U0299130

全·球·健·康·学·译·丛

黎浩 向浩 毛宗福 | 主编

全球精神健康

原则与实践

Global Mental Health

Principles and Practice

[英] 维克拉姆·帕特尔　哈里·米纳斯 ◎编
亚历克斯·科恩　马丁·普林斯

尤　瑾 ◎译

人 民 出 版 社

总　序

中国是全球化的受益者,重要的贡献者,坚定的维护者。团结合作,改善健康公平性,应对重大疫情,实现经济社会可持续发展,是各国政府和人类社会的责任和义务。新冠肺炎疫情再次说明,疾病无国界,病毒是人类的共同敌人,任何国家无法独善其身,唯有守望相助,才能有效汇聚成国际抗疫合力。

中国政府积极履行国际义务,倡导构建人类卫生健康共同体。作为实现全球人人公平享有健康的兼具研究和实践的一门新兴学科和艺术,全球健康在我国获得了迅速发展,一批高校、智库和相关部门先后成立了全球健康专门机构,开展教学、科研和社会服务,组建了中国全球健康大学联盟、中国全球卫生网络、中国南南卫生合作研究联盟和中华预防医学会全球卫生分会等全球健康学术共同体,创办了《Infectious Diseases of Poverty》(2012 年)、《Global Health Research and Policy》(2016 年)、《Global Health Journal》(2018 年)和《全球健康简报》(2014 年)等学术期刊。

为满足全球健康专业人才培养的需要,武汉大学 2013 年组织国内外 20 多所高等院校、科研机构的 200 余位专家学者,编写出版了我国首套全球健康专业国家级规划教材,对我国全球健康人才培养发挥了重要作用。为了更好地践行全球卫生健康命运共同体的理念,及时分享传播相关知识与智慧,丰富中文教材读物,经武汉大学全球健康研究中心与人民出版社协商,决定组织出版"全球健康学译丛"。

本套"全球健康学译丛",精心挑选全球健康领域影响力较大的英文原版教材、案例和专著,组成丛书翻译出版。"全球健康学译丛"不仅可用做学生教材、教学参考和课外读物,也可供全球健康领域政策制定者、实践者和研究者参阅借鉴,更好了解国际经典和国际前沿。

最后,本丛书的出版要感谢各书作者及译(审)者、原出版商以及人民出版社的大力支持。但是,丛书体系构成及翻译质量都与我们的组织协调及学术水平息息相关,翻译、审校难免存在不足之处,恳请广大同仁批评指正。

黎浩　向浩　毛宗福

2020 年 6 月 10 日于武汉

目　　录

第一部分　全球精神健康的原则

第二部分　全球精神健康的实践

序　言

　　全球健康是"重点改善全世界人民健康、实现健康平等的研究和实践领域"。全球精神健康在精神健康领域也追求相同的目标。全球精神障碍患者的处境迫切需要大力改善,在资源匮乏、冲突后和灾后背景下尤其如此。精神障碍患者常常无法得到法律和人权的保护,遭受着污名和歧视,常常无法享受教育、住房、就业和其他公民福利,过着贫穷和边缘化的生活。当前精神卫生人力资源和服务不足,并且往往集中在大城市的研究中心。在世界大多数地区,精神卫生和社会保健服务仍无法获得或质量堪忧。

　　全球精神健康领域有漫长且独特的跨学科研究和发展历史。近年来,一些重大的进展推动并支持了该领域的发展。这些进展包括:所有国家精神障碍负担和影响的证据;世界卫生组织的精神健康差距行动计划汇总了非专业卫生保健背景下精神障碍的有效治疗证据;非专业卫生工作人员提供有效治疗的证据;民间社会组织(如全球精神健康运动)的出现;优先研究领域的设定,特别是全球精神健康的重大挑战现在得到了新的经费支持;在全球范围内,以世卫组织2013年5月的全球精神健康行动计划为例,许多国家加强了加大精神健康投入的政治承诺。

　　虽然人们越来越认识到精神障碍对全球健康和发展的重要性,但有必要进一步发展全球精神健康的科学基础、实施和推广精神卫生项目的实践方法。本书主要围绕科学基础和实践这两个彼此相关的需要。这20章全面回顾了这个领域,首先概述了全球精神健康的原理,然后考虑到了实践的重要领域。54位作者来自18个国家,反映了每个国家学者和实践者对此领域的诸多贡献。虽然该领域志在全球,但本书强调了中低收入国家面临的紧迫问题。每章总结了可用证据,并酌情以案例研究做进一步的阐释,并考虑了对实践的影响。所有对该领域感兴趣的人都可以理解本书的语言和内容,不需要具备专业知识。

　　全球精神健康旨在解决当今世界最受忽视的全球健康问题。它也是全球健康领域最令人兴奋、最活跃的领域之一,研究人员、从业人员、倡导者、资助机构(尤其是精神障碍患者、家人和朋友)的参与都在飞速增加。然而,这门学科才刚刚出现。我们希望这本书将为学生和实践者提供信息,并激励他们为全球精神健康的持续发展作出贡献,确保全球精神成为全球健康生机勃勃、不可或缺的一部分，并为改善当今世界最受忽视、最脆弱人群的生活作出贡献。

维克拉姆·帕特尔　哈里·米纳斯　亚历克斯·科恩　马丁·普林斯

2013 年 6 月

第一部分

全球精神健康的原则

第一章　全球精神健康简史

亚历山大·科恩　维克拉姆·帕特尔　哈里·米纳斯

在 2001 年之前,"全球精神健康"(global mental health)一词是用来衡量某一特定人口群体的总体压力水平(主要是抑郁和焦虑)的术语。[1]据我们所知,原美国卫生局局长,大卫·萨切尔(David Satcher)是第一个在公共卫生领域使用这个词组的人。他的评论《全球精神健康:即将到来》,[2]昭告了世界卫生组织 2001 年致力于精神健康的世界卫生报告。[3]然而,直到 2007 年,这个词才开始被广泛使用,当时《柳叶刀》杂志用它来为一系列期刊委员会命名,从而"强调健康医学领域经常忽视的重要的临床主题和领域,它们常常被主流研究项目和其他医学期刊忽视"[4]。不久以后,这个词开始被广泛使用,在 2010 年,全球精神健康被宣布是全球卫生领域的一个新兴领域,旨在改善治疗、提升获得服务的机会、减少精神疾病患者的人权侵犯。[5]

1　古代世界

尽管全球精神健康显然是新兴领域,但对精神疾病的关注(例如解释模型和治疗方法)已经在全球流传了数千年。尽管我们不知道古代中国、印度和希腊的学者、医生相互交流的程度,或他们对其他国家学说的熟悉程度,令人惊讶的是,他们的疾病(精神障碍)理论都认为疾病是因为生命力量的不平衡导致的,例如,中医的阴阳学说、[6]阿育吠陀医学中提出的体液学说,[7]以及古希腊希波克拉底的理论。[8]并且,类似的解释模型产生了类似的生理治疗:传统中医使用草药和针灸,[9]阿育吠陀医学使用按摩和瑜伽,[7]希波克拉底传统使用按摩、沐浴、均衡饮食和锻炼。[10]

2　机构护理的发展

在古埃及、希腊、罗马和犹太基督教的中世纪世界——从关于精神障碍的最古老的书面记载(约公元前 20 世纪)[11]到公元 8 世纪伊斯兰医生建立的第一家综合性医院,[12]

照顾精神障碍患者是家庭的法律责任。[10]只有被家庭带到寺庙、教堂或其他具有宗教或灵魂意义的地方时，精神障碍患者才会得到"机构"护理。[8,12]①例如，在古希腊，人们在"神话和神秘历史人物……墓碑"前祈祷，希望这样可以治愈疾病。[8]②

尽管早在公元3世纪就有关于叙利亚天主教会囚禁精神疾病患者的记载，但在中东和北非的伊斯兰世界，真正的机构护理出现得更晚。事实上，中世纪伊斯兰医学传统中，"对精神病患者的特殊照顾是重要方面之一"。[13]与早期基督教利用驱魔治疗精神疾病的习俗相反，[12]伊斯兰医生遵循希腊医学教义，注重疾病的生理原因，强调生理而非精神治疗。

人们普遍认为中世纪的伊斯兰医院有"放松的氛围"，包括喷泉、花园和包括洗澡、放血、水蛭、拔火罐、各种各样的药物，对饮食的悉心安排。[13]此外，医院还采用了心理社会干预，如跳舞、唱歌和戏剧。然而，与此同时，用锁链或脚镣铐住病人是常见的，也许是必要的（见下文）。

谈及伊斯兰医院，目前仍有五个问题值得注意。第一，就何时何地建立首个精神障碍患者治疗机构，目前仍有分歧。有些人认为，第一批精神病院于8世纪初在非斯和巴格达建立，[14]或可能在7世纪以前。[15]但其他记载认为，虽然第一家伊斯兰综合医院于公元707年在大马士革成立，但最早的精神病患者机构护理后来才出现在开罗的一所医院。[12]

第二，伊斯兰医院的独特性也存在一些争议。例如，这些医院的发展可能主要归功于东部基督教的慈善传统，[16]当然，精神障碍患者常常被关在教堂作为一种治疗形式。[12]这可能起源于希腊和罗马更早、类似的做法。[15]

第三，即使建立了医院，照顾精神障碍患者仍然首先是家庭的责任，而且是在家里进行照料。[12]这些伊斯兰医院"主要为穷人服务"：因为他们的家人无法支付必要的"昂贵药品和医疗保健"，他们无法继续留在家里生活。

第四，目前尚不确定精神疾病护理和治疗在专门为精神障碍患者提供护理和治疗的机构还是在综合医院的科室进行，或者两者兼而有之。[12,13,17]还有一种可能是，对精神障碍患者的机构治疗最初在综合医院进行的，随着时间的推移，这些服务不断扩大规模并发展成为独立的精神病理学机构。未来研究有必要对历史记录进行进一步调查，确定面向精神障碍患者的医院出现的地点、形式和原因。

第五，尽管人们普遍认为伊斯兰医院提供人道的护理，[17]但16世纪的资料描述

---

① 在世界其他地方，如中国、南亚、撒哈拉以南的非洲和南美，精神疾病保健机构可能直到殖民精神病理学的出现才产生（见下文）。

② 这样的做法在欧洲中世纪的基督教也被采用，最著名的是比利时吉尔的圣戴姆弗纳教堂。今天，伊斯兰达尔加斯——纪念已故宗教人物的圣地——仍然是人们寻求精神治疗精神疾病的场所。

了君士坦丁堡一个机构中病人被殴打、用链子锁起来,并被展示给"公众娱乐"的糟糕状况。[18]①然而,一位历史学家猜测,"精神病院的恶劣条件不应该被误解……锁链和镣铐……只是防止精神病患者伤害他人的必要手段。"这些做法是虐待还是善意的保护仍是悬而未决的问题。[13]

　　在见证了罗马帝国衰落、基督教和中东的伊斯兰教兴起的年代,无论机构护理发展的真实历史到底如何,到13世纪,从东部的大马士革到西部的非斯,精神障碍患者的机构护理诚然可能存在。[20]这种精神障碍患者的护理和治疗方法在8世纪上半叶随着摩尔人入侵西班牙继续向北扩展。[21]历史研究表明,对精神障碍患者的机构护理可能直到14世纪才出现,当时苏丹穆罕默德一世(Sultan MohammedI)在格拉纳达建立了一家医院,接收精神障碍患者。[15]此外,这种机构并非西班牙伊斯兰区域独有。天主教地区也建立了精神病院:瓦伦西亚(1409年)、萨拉戈萨(1435年)、塞维利亚(1436年)、托莱多(1483年)、瓦拉多利德(1489年)、格拉纳达(1507年)和马德里(1540年)。随后,在1567年,墨西哥出现了精神病院,并把这一传统被传播到大西洋彼岸。这是西半球第一个类似的机构,后来被称为"殖民精神病理学"的第一个实例,也是第一次真正意义上精神卫生机构护理的全球扩张。

　　然而,与那些声称西班牙首先为精神障碍患者提供机构治疗和护理的观点相反,[22]有证据表明,在中东成立伊斯兰医院后的两到三个世纪,欧洲的机构护理早于西班牙出现了。据说,梅茨(法国)、米兰(意大利)和根特(佛兰德斯)(12世纪),乌普萨拉(瑞典)、贝加莫(意大利)、埃尔宾(德国)、伦敦(英国)②和佛罗伦萨(意大利)(14世纪)和布鲁日、蒙斯和安特卫普(佛兰德斯)(15世纪)等地都出现了精神障碍患者的机构治疗和护理。[15,23]瑞典一直没有精神病院,直到18世纪才出现了"疯人院"③;挪威王室则颁布法令规定,医院必须留出床位用于治疗精神疾病患者。[24]这些医院模式是基于基督教的慈善传统还是早期西班牙伊斯兰教实践的产物——或者两者兼而有之——仍有待确定。[25]

　　中美洲和南美洲的阿兹特克、玛雅和印加帝国与中东、北非和欧洲的机构护理的兴起和扩张大致处于同一时期。然而,由于书面记录相对缺乏,只能依赖西班牙探险家和传教士的叙述,世界这些地区精神障碍患者的治疗和护理几乎没有可靠的证据。生理证据显示,这些地区曾使用穿颅术(trephination)④,但是使用目的尚不能确定。使用精

①　大约在同一时期的伦敦,付费观看贝斯勒姆医院(Bethlem Hospital)的精神病人也是一种流行的消遣方式。[19]

②　这就是贝斯勒姆医院,它成为了精神病院条件恶劣的象征,这家医院的名字也因此被改为"疯人院"。

③　读者会注意到关于瑞典第一个精神障碍机构的出现时间存在相互矛盾的说法,这表明需要更多的历史研究。

④　在颅骨上钻孔的外科手术。据说这样做是为了解放"邪恶的灵魂"。

神药物和致幻剂很普遍,宗教习俗、沐浴、放血和禁食也是如此。[26]

缺乏书面记录还意味着我们对欧洲殖民前撒哈拉以南非洲精神障碍患者的治疗所知甚少。我们对传统做法的现有了解主要来自 20 世纪中叶后的研究。虽然这方面的工作都声称传统做法是有效的,但这些结论仍缺乏系统证据的支持,而且并未得到现有许多证据的支持。[27]传统做法的相对有效性仍然是未来研究的重要主题。

大约在墨西哥建立精神病院的 200 年后,费城宾夕法尼亚医院也开始了对精神病患者的医院护理,[28]北美的第一家精神病院于 1773 年在弗吉尼亚殖民地开业。[29]①随后在 19 世纪上半叶,美国出现了私人精神病院,后来又出现了州立精神病院。加拿大魁北克的一家医院可能早从 1714 年就开始接收精神病患者,但是大多数省份在 1840 年后的几十年间才出现了精神病院。[30]

北美的发展情况与欧洲同期的发展情况十分相似。[31]例如,在英格兰,尽管精神病患者的机构护理历史可以追溯到 15 世纪,[32]但直到 1808 年,随着《郡精神病院法案》的颁布,英国的公立精神病院才开始大规模扩张。[31]法国 1838 年建立了州立精神病院,[33]1830—1850 年之间,比利时的基督教会开设了 18 个精神病院。[23]

对精神障碍患者机构治疗和护理全球化进程的上述简略叙述可能会让人觉得,从 9 世纪初出现少量伊斯兰医院到 19 世纪和 20 世纪欧洲、北美等地的许多大型精神病院,是一旦开始就难以避免的过程。[28]然而,在 19 世纪中期,人们曾质疑了精神病院的未来并考虑其他选择的优点。这场争论至少部分是源于州立精神病院系统的高额花费和过度拥挤的现状。[32]总之,这些问题促使全球所有国家都在寻求解决方案。

具有讽刺意味的是,寻求到的解决方案是起源于中世纪佛兰德斯村庄吉尔的护理体系:从 14 世纪开始,基督教的朝圣者来到此地,在精神病人的守护神圣戴姆弗纳(St. Dymphna)的神殿祈祷。[23]在随后的几个世纪里,随着越来越多的朝圣者来到吉尔并在这里定居,当地建立了一套制度:允许村里的家庭接受患有精神疾病的"寄宿者"并收取费用。这实际上成为了第一个为精神疾病患者提供寄养服务的项目,并且是社区精神卫生项目的第一个实例。[34]②

由于精神病院变得越来越拥挤,维护费用越来越高,慢性病患者的累积越来越成为问题,人们开始寻找机构护理的替代方案,吉尔的制度越来越引起人们的兴趣。在 19 世纪 50、60 年代,英语和法语医学杂志出现了几十条医生和精神医院管理人员访问吉尔的报道。伦敦[35]和巴黎[36]也有关于吉尔系统是否可以或应该在何处实施的讨论报道。

---

① 在这些机构成立之前,北美的许多精神病患者被安置在救济院,英国和欧洲也采用了这一策略。

② 我们不能对吉尔过于理想化。一位观察人士指出:"对几代精神病理学家来说,吉尔一直是精神疾病患者人道主义和富有同情心的医护形象……[它]即使不是欧洲和北美家庭护理项目的典范,也是一种鼓舞。长远来看,这些项目呈现出光环效应,而邻居们则更现实,更不尊重它们……"(Hewitt RT. *Family care after a thousand years*. Am J Psychiatry 1962;119:120–21)

在美国,19 世纪 60 年代末曾有一场激烈的辩论,探讨吉尔系统的修订版能否在马萨诸塞州伍斯特的州立精神病院实施。[37]所有这些争论都以同样的方式结束:支持医院继续扩张的呼声胜出,而对替代方案的探索被放弃。因此,直到 19 世纪 50 年代,出于所有实际目的,精神障碍患者社区照顾的问题才开始被重新考虑。

关于精神病院的未来及其后遗症的辩论几乎发生在欧洲列强殖民非洲和亚洲大片地区的同一时间。随之而来的是西方精神病理学的传播和精神病院在全球大部分地区的建立。我们在这里很难对殖民精神病理学进行全面的描述,但有必要做简单的评论。第一,例如,从 18 世纪末到 20 世纪初,英国官方在印度、[38]新加坡、[39]南非[40]和尼日利亚[41]①建立了精神病院。第二,这些机构的建立意味着欧洲精神卫生系统的基本特征——大型、监禁式的精神病院——成为殖民地区精神卫生系统的主要特点。事实上,精神病院能够提供有效治疗的观点影响到了从未被殖民的国家。例如,日本在 1879 年[43]建立了第一个精神病院,泰国在十年后也建了精神病院。[44]第三,大约 20 世纪 50 年代末到 60 年代初,殖民主义结束,西欧和北美同时出现了社区精神卫生系统。这就为发展替代方案留下了很少的机会,而且精神病院持续在低收入国家的许多精神卫生系统中占据主导地位。

3　精神病院的衰落和去机构化

大约整个 19 世纪,至少在美国和英国,精神病院的医疗监督人员坚持认为,通过早期识别和治疗(如机构护理),精神疾病的治愈率很高。然而,对“精神疾病的可治愈性”的怀疑从 19 世纪下半叶开始出现,并削弱了对机构护理有效性的乐观态度。[47]早在 1857 年,《柳叶刀》发表了批评精神病院护理的评论。[48]对精神病院形象造成更大损害的是普林·尼厄尔(Pliny Earle)的系列文章。普林·尼厄尔是马萨诸塞州北安普顿一所精神病院的负责人,他的文章表明,医院的统计数据混淆了出院率和治愈率,因此,报告的治愈率被大大高估了。[49,50]这一披露,连同随之而来的幻灭感,精神分析方法在非精神病疾病治疗中的应用,意味着精神病理学学科越来越远离机构护理,转而开始强调办公室实践,为“更可治疗、更富裕的客户”提供服务。[51]虽然认识到机构护理并没有增加治愈率,而且事实上与普遍更糟糕的生存状况有关,在整个 20 世纪上半叶,工业化国家因精神障碍住院的人数持续增加。[29,52]例如,在英国,精神病院的病人在 1954 年高达 148,100 人次,[53]在美国,精神病院的病人数量在 1955 年高达 559,000。[54]

---

①　相比之下,法国采取了另一种或许更糟的策略;殖民当局没有建立一个精神病院,反而把患有精神病的阿尔及利亚人送到法国的精神病院,在那里他们不仅被虐待,而且没有任何熟悉的事物。[42]

第二次世界大战之后,至少在西方的许多工业化国家,机构护理,这个在治疗精神障碍患者方面发挥了上千年重要作用的实践做法,开始被认为是无效和不人道的。这种观点的改变源自以下几个因素:

(1)对社区护理效果的信心不断增加;[55,56]

(2)越来越多的人意识到许多精神病院的虐待状况,并认识到长期机构护理的影响可能至少与慢性精神障碍本身一样有害;[53,57]

(3)机构护理的费用;[53,58]

(4)1954年发现了氯丙嗪,第一种有效的抗精神病药物,为慢性精神障碍患者提供了在社区(而非机构)生活的前景;[57]

(5)对精神障碍患者的公民权利和人权的日益重视。[58]

由于上述因素,许多西方工业化国家以及南美洲一些国家的精神病院规模不断缩小或关闭。[52,59]这些变化被称为去机构化,社区服务成为主流照护方法。然而,这种变化并非处处都发生。例如,日本医院的床位数量持续在增加,在许多中低收入国家,机构护理仍然是主流。[45]

人们普遍承认,去机构化只部分地实现了它的目标。医院里的病人往往在没有适当的规划或没有足够资源支持他们在社区生活的情况下出院。因此,许多出院的病人只是被简单地转移到其他类型的机构,如监狱、法医医院和护理屋。[59]在美国,去机构化的结果尤其喜忧参半。尽管去机构化促进了社区服务的发展,但社区精神卫生中心和支持服务的缺乏意味着很多精神病人无家可归,进入司法体系被监禁,或者现在住在成人收容所,重现了旧精神病院最糟糕的一面。[60,61]因此,过去机构护理常见的忽视和虐待往往变成了社区的相对忽视。[62]

4 社区精神卫生服务

尽管在去机构化之前,人们就越来越相信社区精神卫生服务(CBMHS)的有效性,由于精神障碍患者不再需要长期住院治疗,但需要药物乃至更多服务在社区中生活,需要一系列"与……当地机构合作"提供的系列社会和康复服务,因此,此类服务开始大规模出现。[63,64]CBMHS已被证明至少与高收入和低收入国家的医院服务一样有效,[45,65]然而,社区服务并不一定比医院服务便宜。[66]除了成本,更重要的是,在社区提供服务需要符合下列原则:

> 最不受限制的[护理]原则要求,个体可以始终得到治疗,并且尽量减少对个人自由、社会地位和权力(如继续工作、走动和处理事务的能力)的可能影响。[67]

CBMHS在西方工业化国家已有50多年的历史,在一些低收入国家也有着同样悠久的历史。例如,从20世纪40年代末开始,印度开始尝试门诊和社区护理,[68,69]与此同时,托马斯·兰博在尼日利亚的阿贝奥库塔建立了一家日间医院,为严重精神疾病的患者提供治疗,允许他们每天回到社区。[70][①]20世纪60年代,坦桑尼亚建立了一些"精神病村",为可以出院但还不能回到社区生活的病人服务。[72]在世界范围内,社区精神卫生服务是满足精神障碍患者需求的主要方法。[64]

5　比较与文化精神病理学

目前人们对全球精神健康领域的兴趣,至少部分可以追溯到*比较精神病理学*的出现,后来被称为跨文化精神病理学。毫无疑问,探险家和殖民精神病理学家对精神障碍的描述引起了人们对不同社会文化群体中精神障碍的好奇。早在19世纪20年代,安德鲁·哈利迪爵士(Sir Andrew Halliday)就指出,非洲人、西印度群岛的奴隶、威尔士的农民、赫布里底群岛西部的农民和爱尔兰乡村的农民明显没有精神疾病。[73]1904年,现代精神病理学创始人之一埃米尔·克雷佩林(Emil Kraepelin)访问了位于爪哇茂物的荷兰精神病院,因为他推测跨文化比较有可能为精神障碍的病因提供新思路。[74]在那里,克雷佩林比较了欧洲人和爪哇人精神疾病的表现,并指出,"欧洲人早发性痴呆(精神分裂症)的各种常见症状在爪哇人中同样存在,但这些症状都没有那么明显、严重。"[②]访问爪哇后,克雷佩林写了一篇文章,《比较精神病理学》,这标志着文化精神病理学领域的出现。从那时起,文化精神病理学吸引了诸多学科(如精神病理学、人类学、社会学和心理学)研究人员的兴趣,并且主要有两类截然相反的研究观点。

第一种观点认为,尽管文化可能影响精神病理学某些方面的表现,但核心症状——例如抑郁症或精神分裂症——是共有生物和心理过程的产物。[76]另一种观点是,人类经验始终由文化塑造,不能假设精神疾病的症状具有文化普适性。这些观点仍有争议,[77]但全球精神健康领域已经达成了共识:虽然有充分的证据显示精神障碍的表达和反应有诸多文化差异,但研究者普遍认为,这些"在所有的文化和社会中,健康状况会[影响]所有文化和社会的人,并且这既[不是]'西方'的臆造产物,也不是殖民主义的输出。"[77](见第三章)

全球精神健康的起源也可在下列跨国流行病学研究中找到。首先,科内尔-阿罗精神健康研究项目(Cornell-Aro Mental Health Research Project)[78]比较了加拿大新斯科舍省和尼日利亚西部地区精神障碍的患病率和表现,发现社会凝聚力与精神障碍患病率相关。该项目使用了严格的诊断标准,激发了许多精神障碍流行病学的跨国研

---

①　具有讽刺意味的是,这种"传统"的非洲护理和治疗方法被比作起源于中世纪盖尔村的做法。[71]

②　不幸的是,克雷佩林接着使用了当时流行的种族理论,他推测道,[75]"爪哇人的妄想症相对少见,这可能与他们智力发展达到的较低阶段有关,他们幻听相对少见可能反映了,与我们相比,他们语言的作用较小,思维倾向于被感官图像所支配。"[74]

究。[79,80,81]随后,这项工作也促成了世界卫生组织(WHO)国际精神疾病流行病学协会的成立,[82]继续对 28 个国家的 15 万多人进行精神障碍的流行病学调查。[83]其次,WHO精神分裂症的国际试点研究(International pilot study on schizophrenia,IPSS)[84]涉及 9 个国家或地区,证明了对精神分裂症进行有效、可靠的跨文化流行病学研究是可能的。IPSS 的结果还表明,精神分裂症的预后存在着"发达"和"发展中"国家的差异。[85]IPSS的研究结果得到了更严格的 10 个国家或地区研究[86]的支持,以及精神分裂症国际研究的支持(WHO 和其他研究的长期追踪研究)。[87]这两项研究的前期基础包括:中国台湾地区的一项调查不同民族精神障碍的流行病学研究[88]、WHO 精神健康专家委员会的工作(他们致力于找出可靠、有效的方法诊断不同人口群体的精神障碍)[89-91]、美国国家精神健康研究所为应对精神障碍"实地研究"的挑战所做的努力。[92]

从 1972 年至 1973 年,《英国精神病理学杂志》(British Journal of Psychiatry)发表了第一系列全球精神健康文章(见专题 1.1)。三篇论文回顾了非洲、[93]①拉丁美洲[26]和东南亚[96]的精神病理学和精神健康挑战,第四篇是英国精神病理学家卡斯泰尔斯的论文,[97]概述了发展中国家面临的挑战。令人惊讶的是,这个系列论文,尤其是卡斯泰尔斯的论文,在全球精神健康一词出现之前,就已经发现了该领域的重要问题。这些问题包括:低收入国家精神障碍造成的巨大疾病负担、必要人力资源的缺乏、污名的普遍后果。此外,在阿拉木图初级卫生保健会议召开的前几年,在任务分担概念普及的几十年前,卡斯泰尔斯建议:

> 一个明确的事实是:在发展中国家,没有谁应该做什么的"划界争议"空间。即使是配药、注射和 ECT 的实施等医疗权力也可能不得不委托给护士和其他辅助人员,在接受过这些任务的指导后,在督导下开始实习。[97][p.275]

这些观点显然引发 WHO 精神卫生部门对治疗服务的兴趣。1974 年,它召开了发展中国家精神卫生服务组织专业委员会。[98]专业委员会在结论中赞同了卡斯泰尔斯的观点:

> 在发展中国家,受过训练的精神卫生专业人员确实非常稀缺。显然,如果要使广大人民群众能够得到基本的精神卫生保健,这必须要让各级别的非专业卫生工作者——从初级保健工作人员到护士或医生——与更专业的人员合作工作和彼此支持。[98][p.33]

这份报告发表后不久,《英国精神病理学杂志》接着发表了一篇论文,其中吉尔(R. Giel)和哈丁(T.W.Harding)提出,要把精力集中在"有限的优先疾病",即慢性精神障碍(如精神发育迟缓、成瘾和痴呆)、癫痫和功能性精神病。[99]尽管抑郁、焦虑等常见精神障碍的患病率很高,吉尔和哈丁没有把它们列为优先疾病,因为他们认为识别和治疗这些疾病有固有的困难,而且假定传统治疗方法对这些疾病有效。另外,吉尔和哈丁认为,

---

① 15 年后,澳大利亚精神病理学家 G.A.German 更新了他的综述。

最重要的任务是去教育卫生工作者,让他们认识到许多生理疾病的心理基础,减少医疗资源的不当使用。

框 1.1　全球精神健康系列论文

- **英国精神病理学杂志**

  1972:拉丁美洲的精神病理学[26]

  1972:撒哈拉以南非洲的临床精神病理学[93]

  1973:东南亚精神病理学[96]

  1973:发展中国家的精神病理学问题[97]

  1976:发展中国家的精神病理学重点[99]

- **《柳叶刀》全球精神健康系列**

  2007:http://www.thelancet.com/series/global-mental-health

  2011:http://www.thelancet.com/series/global-mental-health-2011

- **公共科学图书馆·医学:中低收入国家的精神健康**

  2009-2010:http://www.ploscollections.org/article/browseIssue.action? issue=info%3Adoi%2F10.1371%2Fissue.pcol.v07.i06

- **公共科学图书馆·医学:将证据付诸实践:公共科学图书馆全球精神卫生实践医学系列**

  2012:http://www.plosmedicine.org/article/info%3Adoi%2F10.1371%2Fjournal.pmed.1001226

- **哈佛精神病理学评论:特刊:全球精神健康**

  2012:http://www.plosmedicine.org/article/info%3Adoi%2F10.1371%2Fjournal.pmed.1001226

- **跨文化精神理病学:专辑:社区和全球精神健康**

  2012:http://tps.sagepub.com/content/49/3-4.toc

- **国际精神病理学:国家概况系列**

  http://www.rcpsych.ac.uk/publications/journals/ipinfo1.aspx

- **世界精神病理学:与全球精神健康相关的高频论文**

这项工作促使 WHO 精神卫生部将服务研究纳入了工作范围。1975 年,这个部门发起了关于扩大精神卫生保健战略的合作研究,该项目的总目标是考察精神卫生项目在 7 个发展中国家(主要在初级保健机构)的可行性和有效性。[100]这将通过以下途径实现:(1)发展跨文化有效的精神病理学调查;(2)培训初级保健卫生工作者对精神障碍的认识和管理;(3)在初级保健机构中成立精神卫生项目;(4)对这些活动进行评价。

然而，现有的关于这些项目的报告很少描述这七个项目，也几乎没有任何有效性证据，后来的报告也没有跟进。[101]然而，这项合作研究在一些低收入国家（如尼泊尔、[102]印度、[103]伊朗、[104]尼加拉瓜、[105]坦桑尼亚[106]和博茨瓦纳[10]）促进了精神健康初级保健项目的发展，并且促使将精神卫生服务纳入初级保健成为了全球精神健康领域最重要的政策。[101]

6 全球精神健康的出现

有人可能认为，这些活动，连同各种精神疾病有效的药物和心理社会干预措施的发展，可能已经使人们认识到，精神障碍在高收入和低收入国家都是公共卫生优先事项（第十二章）。[108]事实上，全球精神健康领域的出现完全源自另一件事情：《1993 年世界发展报告》的出版。[109]该报告重点介绍了世界银行和 WHO 合作的全球疾病负担研究（Global Burden of Disease Study，GBD）的初步结果。在 GBD 研究之前，健康相关统计数据主要是死亡率。因此，传染病是国际公共卫生的优先事项，而非传染性疾病和慢性病的发病率却被忽视。为了解决这种不平衡，GBD 的研究提出了伤残调整生命年（Disability-Adjusted Life Years，DALYs），这一指标结合了"过早死亡造成的生命损失……和因为残疾失去了健康的生活。"令人吃惊的是，DALYs 的结果表明，即使是发展中国家，大约 8% 的全球疾病负担是由精神健康问题造成的（见第六章）。[110]

1995 年，哈佛医学院社会医学系的教授出版了《世界精神健康：低收入国家的问题和优先事项》一书，[110]它利用 GBD 研究的证据，强调了低收入国家的精神障碍负担和日益严重的精神健康危机。简而言之，这是第一本该领域的综合性著作，综述了低收入国家面临的主要精神卫生问题，包括暴力、物质滥用、精神紊乱、妇女、青年和老年人的精神健康问题和精神卫生服务的普遍缺乏。《世界精神健康》最后提出了一系列建议，强烈号召扩大和改善服务、培训和研究（见表 1.1）。这本书被寄给了世界各地的政策制定者、研究人员和学者，影响巨大。在这本书出版后不久，世界精神卫生联合会（由麦克阿瑟基金会资助）成立后很快就能够在世界银行的卫生、营养和人口司安排一名精神健康顾问；WHO 发起了"国家精神健康计划"，启动了世界精神健康调查联盟，旨在开发跨文化有效的流行病学研究工具；[111]美国卫生局局长发布了两份精神健康报告；[112,113]美国医学研究所发布了发展中国家神经精神障碍的报告。[114]

表 1.1   建议和号召

政策	制定国家政策、规划和立法（WHO）。 将脑障碍的治疗纳入初级保健； 二级和三级中心应培训和监督初级保健人员，提供转诊能力和监督（IOM）。 将精神卫生服务纳入初级卫生保健（Lancet CTA）。

污名/公共意识	教育公众(WHO)。 提高公众及专业人员的意识;减少污名和歧视(IOM)。
资源	改善和扩展各级医学教育所有专业人员的精神健康培训(WMH)。 发展人力资源(WHO)。 发展领导、培训和业务研究的能力建设(IOM)。 国际捐助者必须开始把精神健康列为优先事项并提供大量资源(Lancet CTA)。
加强服务和改进	将预防精神障碍纳入考虑事项 提升亚洲、非洲和拉丁美洲的精神卫生服务质量(WMH)。
治疗	在初级保健中提供治疗(WHO)。 使用低成本、有效的干预措施,并遵循最佳实践指南;提供基本药物;实施工作必须与研究同时进行,考察其适用性和可持续性(IOM)。 卫生部应推广提供有效治疗和保护人权的干预措施(Lancet CTA)。
研究	加强五个基本领域的研究:流行病学、暴力影响、妇女精神健康、精神卫生服务、预防(WMH)。 支持更多的研究(WHO)。 评估特定治疗成本效益的运筹学研究;脑障碍的发病率、患病率和负担的流行病学研究(IOM)。 必须加强数据收集和监测机制(Lancet CTA)。

缩写:IOM:《神经、精神和发育障碍:发展中国家的挑战》
　　　LancetCTA:《柳叶刀》呼吁行动
　　　WHO:《2001 年世界卫生报告》;《精神卫生:新认识、新希望》
　　　WHM:《世界精神健康:低收入国家的问题和优先事项》

这些活动反过来又推动了 WHO 的一系列项目。其中最著名和最有影响力的也许是《2001 年世界卫生报告》的出版,这是 WHO 第一次对精神健康的专题报告。[3]这份题为《精神卫生:新认识、新希望》的报告对精神障碍和行为障碍的负担以及公共卫生、政策和精神卫生服务策略进行了全面回顾。报告最后提出了一些推荐建议,极大程度上回应了之前的《世界精神健康》的建议,但补充了在初级保健机构中提供精神卫生保健、向公众提供教育和在政策领域开展工作的必要性。(见表 1.1)也许比建议更令人感兴趣的是,在低、中、高资源地区采纳推荐建议的各种可能情况。由于认识到许多国家没有足够的资源采取相似的措施采纳推荐建议,这些基于背景的可能情况也被提出了。因此,提出这些可能情况是"为了帮助指导发展中国家,特别是在其资源有限的情况下达成可能的效果"。

与此同时,WHO 精神健康和药物滥用部开展了大量活动,包括编制精神卫生政策和服务发展的材料,整理世界各地可用精神健康资源的资料,制定紧急情况下心理社会干预的准则(见专题 1.2)。

2006 年 12 月,联合国大会通过了《残疾人权利公约》。《公约》"是第一个具有法律约束力的国际人权文书,为身体或精神有残疾的人提供全面保护。"[115]更重要的是,《公约》将重点从残疾的个体模式转变到残疾的社会模式:残疾的个体模式认为残疾的个体需要干预,帮助他们能够在社会中发挥更好的作用,社会残疾模式强调"残疾的社会决定因素"，即将损伤转变成残疾的社会阻碍。公约规定了一系列权利，一般来说，精神和生理残疾的个体应该能够"在与他人平等的基础上全面和有效参与社会"，[116]因此，签署国有义务保证所有残疾人享有广泛的经济、社会和文化权利。

就在这个时间，英国的两个重要机构开始为全球精神卫生项目提供了大量资金。一是英国国际发展部（DFiD）资助了一个研究协会，调查撒哈拉以南非洲四个国家的精神卫生政策，最终目标是实施干预措施，"协助这些国家制定和执行精神卫生政策。"[117]二是全球最大的医学研究基金之一，惠康信托基金会（Wellcome Trust）开始资助低收入国家的精神健康研究项目。

2007年9月《柳叶刀》发表了全球精神健康的系列论文，标志着该领域发展的一个重要里程碑。该系列论文包括6篇文献，重点关注中低收入国家的精神障碍负担、[118]精神健康资源、[45]关于治疗和预防的证据、[119]现有精神卫生系统的概览、[120]改善服务的阻碍、[121]以及加强精神障碍服务的呼吁（见表1.1）。[122]鉴于《柳叶刀》可以说是世界上最负盛名的公共卫生杂志，该系列将全球精神健康提升到了前所未有的高度。

不到一年，WHO启动了精神卫生差距行动方计划（mhGAP）（见第十二章），旨在提高各国减轻精神、神经和药物滥用障碍（MNS）的负担和治疗差距的能力。[123]该计划的核心是收集"高优先级别MNS（抑郁症、精神分裂症、自杀、癫痫、痴呆、酒精所致的精神障碍、非法药物所致的精神障碍以及儿童精神障碍）的最可用研究和流行病学证据"。这些证据现在已被收集并整理进了mhGAP干预指南（参见http://www.who.int/mental_health/evidence/mhGAP_intervention_guide/en/index.html）。该指南为确定、处理和管理初级卫生保健机构识别、治疗和管理优先疾病提供了指导。该指南之所以把重点放在非专业条件下，是因为中低收入国家缺乏精神健康专业人员，因此需要借助其他卫生保健提供者来解决MNS的负担——该策略由WHO专家委员会大约在40年前提出。[98]

框1.2　2001—2006年WHO活动

- **精神卫生政策及服务指引计划**：为政策制定和服务发展提供信息，并最大限度地利用现有资源。计划包含14个模块（http://www.who.int/mental_health/policy/essentialpackage1/en/index.html），内容涉及精神卫生政策、融资、人力资源和培训、信息系统、监测和评价等各种主题。

- **图谱项目**（http://apps.who.int/globalatlas/default.asp）：记录WHO成员国的精神健康资源的在研项目。[135]收集的数据包括：治理、融资、精神卫生服务、人力资源、可用药物和信息系统。这些数据可用于不同国家的比较，更重要的是，可以评估各个国家随时间的变化。（见第九章）

- **WHO-AIMS**(世界卫生组织精神卫生系统评估工具)：(http://www.who.int/mental _health/evidence/WHO-AIMS/en/index.html)：ATLAS 项目的扩展,收集了关于国家精神卫生系统的更详细的信息。目前已有 42 个国家或地区的报告(http://whqlibdoc.who.int/publications/2009/9789241547741_eng.pdf),最终可以提供 100 个国家或地区的报告。(见第九章)
- **紧急情况下的精神健康和心理社会支持指南**：[136]组织该团队的主要推动力是 2004 年海啸摧毁了印度洋沿岸国家时频繁出现的混乱和不恰当的反应。该指南强调考虑到受武装冲突或自然灾害影响人群的精神、生理和社会需要的多部门活动。

下一个里程碑是 2010 年成立的"全球精神健康重大挑战倡议"(GCGMH—http://grandchallengesgmh.nimh.nih.gov/)。(见第十九章)由美国国家精神健康研究院(NIMH)资助、全球慢性病联盟支持,以及来自世界各地的研究人员和学者组成的执行委员会和科学顾问委员会指导,GCGMH 召集了包括 422 名专家的小组参与"德尔菲运动",旨在确定"对神经精神障碍患者的生活产生重大影响所需的重要科学推动力"。在该运动确定的五项主要挑战中,四项涉及提高治疗质量和增加可用护理机会:(1)将筛查和核心服务纳入日常初级卫生保健;(2)降低成本,增加有效药物的供应;(3)提供有效的、可负担的社区保健和康复服务;(4)提高中低收入国家儿童循证精神卫生保健的可用机会。[124]第五个主要挑战——增加所有卫生保健人员培训中的精神健康内容——也关系密切,对提供保健质量和增加可用护保健机会的所有工作都必不可少。因此,GCGMH 的结果在很大程度上反映了 2007 年《柳叶刀》全球精神健康系列中的结论性论文中对加强精神卫生服务的呼吁。

7　机遇与挑战

全球精神健康的未来充满了机遇和挑战。人们对此领域的兴趣在持续增加,这体现在非政府组织(NGOs)培训机会的增加和活动的增加(见章节末尾的专题 1.3 和 1.4),也体现在对中低收入国家(LAMIC)研究、能力培养和服务发展领域投资力度的加大(见章节末尾的专题 1.5)。然而,与机遇并存的是诸多发展的阻碍。其中最为关键的三个阻碍是:缺乏资源、"精神障碍本质和有效治疗手段的现有知识不完善"[77]和侵犯人权。

缺乏人力、财力和技术资源几乎对全球精神健康的每个方面都有影响。没有足够的训练有素的专业和非专业卫生工作人员,就无法提供服务。如果没有财政投资,精神卫生系统就无法改善、发展或扩大规模。此类活动还需要信息系统等技术资源进行项目监测和评估,确保充足和一致的药物供应,维护患者记录。从积极的一面看,我们现在正在共同努力，通过所谓*任务分担*战略解决人力资源缺乏的问题。任务分担是指非专业卫生工作者接受培训，学习干预措施的常规做法，而精神健康专家将大部分时间用于培训、督导和处理最困难的病例。如前所述，Carstairs 在 40 年前就推荐了这个策略。[97]近年来积累了该战略得以成功实施的证据。这一证据现已在 PLoS Medicine[125-131]的护理包系列和 WHO mhGAP 干预指南中得到总结。[132]随着服务研究和实践经验证据的增加，毫无疑问，任务分担战略将变得越来越明确和有效。

然而，尽管任务分担可能会取得成功，但它可能无法弥补 LAMIC 卫生系统的财务缺口。事实上，任务转移的实施需要资金投入。因此，在可预见的未来，财政限制和技术限制将继续成为可预见未来的关键阻碍。全球精神卫生从国家政府、国际机构和私人组织获取这些资源的能力可能是另一项重大挑战。

尽管已有诸多精神药理学进展、心理和心理社会干预发展、环境—基因相互作用增加精神障碍风险的知识、大量流行病学证据、文化塑造痛苦的表达和反应的知识，我们对精神障碍及其治疗的理解仍不够。[77]因此，中低收入国家和高收入国家都急需进一步研究，回答由全球精神健康倡议和文化精神病理学批评中"重大挑战"提出的病因学、治疗和文化差异等问题（见第三章）。然而，需要进一步研究不应该成为我们推迟满足已知广泛需求的借口。[119,133]相反，我们必须利用已有的知识，继续寻求已有方案的改善方案和替代方案，同时时刻注意干预措施（生物医学和心理社会）是否的确为有需要的个体和家庭带来真正的帮助。

许多精神障碍患者遭受的侵犯人权问题是对全球精神健康未来的第三大重大挑战。精神障碍患者的人权在健康和社会保护机构、宗教圣地、传统治疗场所和社区中受到了侵犯。《联合国残疾人权利公约》的出现取得了一定的进步，但这项未经所有国家批准的国际法律文书（最近被美国参议院否决），需要国家、专业协会、社区和家庭各级配合以具体的行动。各国绝不能容忍任何机构或做法将患者去人性化。专业协会（精神病理学，心理和法律）不得忽视并因此默许卫生和社会机构中不可接受的情况。社区不得回避精神障碍患者。家庭不得将生病的成员安置密室、笼子中、用镣铐锁上，或把他们遗弃在大街上。总而言之，也许全球精神健康的最大挑战是它必须克服阿瑟·克莱恩曼（Arthur Kleinman）所谓的"人性失败"，[134]即认为精神障碍患者在某种程度上不如人类，也不值得得到体面的照护。

尽管有这些阻碍，但诸多也使人们有理由相信，在未来几年，全球精神健康领域将为改善有精神障碍负担的个人和家庭生活作出贡献。引用本书一位编辑的话：

> 全球精神健康的故事远未结束——这个领域十年后的情况可能无法准确预测，但是前景可期。别的不说，近年来的发展前景将会唤起支持者（包括学者、从业者、精神疾病患者和他们的亲人）的热情和承诺，确保全球精神健康事业在全球健康领域占据重要地位。[77]

框 1.3 全球精神健康课程

国际精神健康领导力计划——澳大利亚墨尔本大学

http://cimh. unimelb. edu. au/learning _ and _ teaching/leadership _ programs/international_mental_health_leadership_program

精神健康的领导力——印度果阿,桑加斯

http://www.sangath.com/details.php? nav_id＝9

国际精神卫生政策与服务硕士——葡萄牙里斯本新大学

http://www.globalmentalhealth.org/node/565

紧急情况下的精神健康——国际人道主义中心

http://www.cihc.org/mhce

全球精神健康:创伤和康复证书计划——哈佛的意大利奥维多难民创伤项目

http://hprt-cambridge.org/? page_id＝31

全球精神健康理学硕士——英国伦敦大学国王学院,伦敦卫生与热带医学学院和精神病理学研究所

http://www.lshtm.ac.uk/study/masters/msgmh.html

西非英语国家精神健康领导力和宣传计划——尼日利亚伊巴丹大学

http://www.mhlap.org/

框 1.4 国际 NGO 与全球精神健康的发展

非政府组织在全球精神健康发展中发挥着重要的作用。[137,138]世界精神卫生联合会(WFMH)(前身为国际精神卫生委员会)[139]于 1948 年在战后"世界公民"的理想主义浪潮中成立,相信良好的精神健康将促进世界和平。几十年来,WFMH 实际上是唯一专注于精神健康和精神卫生系统的 NGO。其他 NGO 在 20 世纪 90 年代进入该领域,往往是希望回应和减轻遭受人道主义危机人民的精神创伤。此外,可能还有成千上万的当地非政府组织正在进行服务提供、研究和宣传。[140]以下是一些在全球精神健康方面表现突出的国际非政府组织的简要介绍。

从一开始,WFMH 的使命就是"在所有人和国家中,在最广泛的生物、医学、教育和社会方面,促进尽可能高的精神健康水平。"它在联合国和世界卫生组织从事精神卫生宣传工作。它的成员包括精神卫生组织、各种卫生专业的成员、精神卫生服务的消费者和家庭成员。1992 年,WFMH 成立了世界精神健康日,现在全世界都在庆祝这个节日。有关 WFMH 的更多信息,请访问 http://www.wfmh.org。①

CBM 成立于 1908 年,是致力于世界最贫穷国家残疾人工作的国际发展组织。多年来,CBM 及其合作伙伴的支持计划一直为有精神健康需求的人们(包括癫痫)提供支持。然而,由于 2004 年亚洲海啸的危机,CMB 开始更普遍地考虑心理社会残疾。CBM 的精神卫生工作旨与合作伙伴共同提供合适的可负担的、可用和高质量的护理,保护人权,促进社会接纳心理社会残疾人士,从而扩大服务范围,满足低收入国家心理社会残疾人的需求。目前,CBM 的精神卫生工作在西非最为活跃,其中 16 个社区康复项目包括精神卫生服务;几个独立的精神卫生项目正在提供服务;两个项目的重点是人权,宣传和提高认识。②

国际医疗团(IMC)将可持续的、可获得的精神卫生保健作为其救助和发展规划的基石。IMC 的精神健康和心理社会计划以当地需求为基础,以社区资源和结构为基础,涉及国家对口方的培训,旨在将精神卫生保健融入现有的服务(如健康或营养)。截至 2011 年,IMC 在中东、高加索、亚洲和撒哈拉以南非洲的 15 个国家共有 28 个精神健康和心理社会支持项目。③

为了保护和援助武装冲突的受害者,国际红十字会(ICRC)关注面临高度精神压力的诸多群体。将精神卫生服务和心理社会支持纳入保护和援助活动现在是 ICRC 对人道主义危机作出的多学科和全面反应的重要组成部分。ICRC 的中立性、独立性和公正性使其能够接触到其他组织往往无法接触到的人群。ICRC 还计划通过将精神卫生服务纳入初级卫生保健,发展自己支持冲突后国家的能力。④

自 1992 年以来,HealthNet TPO 一直致力于加强亚洲、中非和东欧落后国家的精神卫生系统。该组织遵循公共精神卫生规范,在紧急情况下开发可行的保健系统时,整合了常见、有选择的和明确的干预措施。[141]HealthNet TPO 试图在人力资源有限和基础设施不足的地区利用机会建立保健系统,专注于可获得、可接受和有效的社区服务。它运筹学和科学研究,在复杂的紧急情况下制定有效、循证和背景敏感的保健模式,[142-145]致力于可持续发展的能力建设。⑤

---

① 资料来源:Elena L.Berger,WFMH 项目与政府事务总监。
② 资料来源:Julian Eaton,西非 CBM 精神健康顾问。
③ 资料来源:Inka Weissbecker,全球精神健康 & 国际医疗队精神社会顾问。
④ 资料来源:Renato Oliverira e Souza,ICRC 精神卫生和心理社会支助顾问。
⑤ 资料来源:Mark J.D.Jordans,HealthNet TPO 研究主管。

全球精神病理学倡议（**GIP**）是非营利性国际组织,使命是促进全世界人道、道德和有效的精神卫生保健,并支持个人和组织组成的全球网络,提出、倡导和实施必要的改革。GIP 还支持在精神健康领域开展反对行为、政治虐待和其他侵犯人权行为的国际运动。目前,GIP 在欧洲,非洲和亚洲的 30 多个国家开展业务。该组织因其工作曾获得了两项大奖:美国精神病理学协会的人权奖和 2000 年日内瓦精神病理学人权奖。①

BasicNeeds 成立于 2000 年,旨在通过解决精神疾病或癫痫患者的疾病、贫困或社会排斥等问题,给他们的生活带来持久的改变。精神健康与发展作为 BasicNeeds 的运作模式目前正在加纳、坦桑尼亚、肯尼亚、乌干达、老挝人民民主共和国、越南、斯里兰卡、印度、尼泊尔、中国和英国实施。自成立以来,BasicNeeds 已经惠及 104,234 名患者。②

框 1.5 机遇

全球精神健康重大挑战项目至少有两项重要成果,有望在已有发展之外推动该领域的大力发展。首先,NIMH 资助了拉丁美洲、撒哈拉以南非洲和南亚的五个合作研究"中心"。每个中心都与高收入和低收入国家的主要学术机构建立了合作,旨在开展研究和能力建设活动。该中心的最终目标是提高低资源环境下精神健康干预的知识基础。

加拿大"重大挑战"在全球精神健康领域启动了综合创新计划,该计划已经为 15 个项目提供了大约 2000 万加元的资助,旨在改善低收入国家和地区精神障碍的诊断和护理。[146]第二轮融资已宣布将再提供 1000 万加元。加拿大"重大挑战"的另一项倡议——全球健康之星,也特别重要,因为它可能吸引年轻参与者提出新想法,[147]这项倡议最初提供概念验证奖,向成功的研究人员提供更大的"推广转化"基金。第一阶段基金申请只需要展示自己想法的两分钟视频。本轮资助共接收了来自 42 个国家的 400 多个视频。资助的获批将由公众在线投票决定(见 http://www.grandchallenges.ca/grand-challenges/gc4-non-communicable-diseases/mentalhealth/)。

英国国际发展部通过资助改善精神卫生保健计划(PRIME)继续致力于全球精神健康,该计划是为期六年的项目,其中由亚洲和非洲五个国家的研究机构和卫生部组成的联合体(埃塞俄比亚、印度、尼泊尔、南非和乌干达)将合作提供有关实施和推广精神健康计划的证据。此外,欧洲委员会还资助 WHO 在尼日利亚和埃塞俄比亚实施 mhGAP 治疗指南的项目。[148]第三个项目,即中低收入国家的新兴精神卫生系统(EMERALD),由欧洲委员会资助,利用从另外两个项目中获得的知识,确定中低收入国家精神卫生服务的关键系统阻碍和可能的解决方案(Graham Thornicroft,私人通信)。

---

① 资料来源:Benedetto Saraceno,GIP 主席。
② 资料来源:Chris Underhill,BasicNeeds 创始人董事,政策和实践董事。

惠康基金会还通过为一些低收入国家的多项研究项目提供资金来支持了全球精神健康。例如:(1)PREMIUM 是为期五年的项目,旨在开发由印度非专业卫生工作者实施的抑郁症和酒精滥用障碍的心理治疗方法;(2)初级保健中心抑郁症的阶梯护理为期 3.5 年,是由非医师卫生工作人员实施的干预试验。

Gulbenkian 全球精神健康平台[149]是 Calouste Gulbenkian 基金会与里斯本诺瓦大学和 WHO 合作的一项倡议,旨在推动联合国精神健康峰会的召开。为实现这一目标,该平台将为精神障碍的社会决定因素、生理和精神障碍的相互关系,社区保健方法的发展、精神障碍患者的人权保护提供了支持工作。

全球精神卫生运动在《柳叶刀》首次出版全球精神健康系列论文之后不久发起,是致力于改善精神障碍患者服务的个人和组织网络。该活动特别关注中低收入国家,每年举办两次峰会,并运营有一个网站(http://www.globalmentalhealth.org/home),网站提供新闻项目、出版物、全球活动、基金机会、培训机会和其他资源。

第二章　障碍、诊断和分类

奥伊·古雷耶　丹·杰斯坦

1　前言

　　健康远不仅仅是没有疾病,接受正规的治疗也不一定意味存在障碍。例如,针对高胆固醇个体的治疗并不是为了缓解病情,而是为了预防疾病的突发。不过,疾病状态仍是大多数医学实践的重点。这就是说,健康和病态并不完全彼此对立;无论是身体健康还是精神健康,不谈疾病状态或者"障碍"就不可能讨论"全球健康"。

　　一般来说,在物理医学中,一个特定状态是否算病态通常不会那么含糊不清。但是,定义"障碍"及其构成成分则面临着诸多挑战,在精神健康领域尤其如此。"正常"与异常心理状态的界线则非常模糊、难以界定。例如,在大部分日常环境中,焦虑的情绪很常见,也是正常、可以理解的。但是,一旦足够严重,并有一定程度的损伤,焦虑感就会被标识为"障碍"。

　　确定这个程度并不是精确的科学,这种不精确性也引发了精神疾病是道德判断还是真正疾病的争议。支持和反对精神病理学的研究者就精神健康的"道德"(而非"医学")本质进行了大量争论,前者将精神"障碍"看作是真正的医学问题,而后者将之看作是道德的偏离[1-3];但是定义精神障碍及其构成成分的挑战并没有随着争论开始和结束。直到今天,"精神障碍"的概念仍存有争议。[4-8]

2　精神障碍的定义

　　在精神病理学中,"精神疾病"经常用于描述导致个体的心理状态发生本质性改变的系列症状。[9]通常,当这种变化伴随着痛苦或者一些功能的衰退时,我们就会认为出现了障碍。[10]在医学物理学和精神病理学中,疾病经常有多种并未完全揭示的原因。[11]在物理医学中,我们通常使用生物指标来定义这些疾病状况;事实并非总是如此,在精神病理学中,定义精神障碍的生物指标则相对缺乏。由于缺少精确的病因、只是根据一系列症状定义障碍,定义病例成为了挑战。因此,为"病例"设置阈限就成了在症状的关键维度确定临界点。精神障碍常常由多种症状定义,任何一种诊断都需要确定一系列可能症状的具体组合。

因为临床诊断包括在每个症状维度上设定临界点，而各种文化因素可能会影响患者的报告风格，那么在某种文化背景下定义的精神障碍在其他文化中是否适用则成了重要的问题。因此，举例来说，仅仅证明"抑郁症"在一种文化中具有诊断效度和临床实用性是不够的。为了使"抑郁症"成为"全球"健康的有用概念，研究必须要证明描述"障碍"的症状集合具有跨文化效度和适用性的测量工具。就这点讲，价值判断在精神障碍描述中有多大的影响就成了重要的问题。[12]正如 Kendell 所描述，"最基本的问题，也最具有争议的问题是，疾病是否都是基于价值中立的科学术语的规范概念；换句话说，疾病是生物医学术语还是社会政治术语。"[9]按照目前的描述，精神障碍反映了精神健康领域（本质上仍由西方主导）主流力量的社会或者道德价值观，还是反映了异常精神状态的全球或通用概念？

3　文化与精神疾病的概念

就精神障碍反映了障碍的通用概念还是反映了主流社会价值观这一问题，目前哲学和临床文献已经有了彻底的讨论。[13,14]一方面，精神障碍很明显完全不同于实体（如正方形是可以通过充分必要条件定义的通用术语）。但另一方面，也有研究者提出，精神障碍不可以被简单类比；它的定义会随时间和地点完全不同。当然，精神障碍的判断似乎的确包括了价值观的成分（也正是如此，会随时间和地点变化）；不过也有研究者理由充分地反驳，可以考虑一些共通的问题（如相关的痛苦、功能损伤）。因此，就精神障碍的本质和边界，"医学"和"道德"的视角始终彼此对立。[7]

毫无疑问，文化和社会环境会影响精神障碍的表现。关于疾病构成的观点会受到病人及其家人熟悉的规范影响。这些观点将会影响应对模式、求助行为，以及对障碍的（消极或者其他）态度。另外，毋庸置疑，缓解病症的可用资源也与症状的体验有关。事实上，临床经历也会受到当事人"文化"的影响。例如，精神障碍的测评常常受到病人和医生的文化、社会差异的影响。[15]

同时，融入特定的文化环境可能会增加对普适性的认识。例如，过去研究者常常指出抑郁在非洲人中不是一种常见的精神健康问题。此外，当非洲人出现抑郁时，观察也经常发现他们的抑郁特征与西方抑郁患者不同。[16]内疚、自我贬低、心理运动功能抑制和相应的自杀行为在非洲的普遍程度远低于西方人群。这些观察结论都来自在非洲工作的欧洲精神科医生。然而，现在非洲的精神科医生提出了相反的证据：在非洲，抑郁不仅是一种常见的精神障碍，而且抑郁的核心症状在非洲也很常见，并且可以用具有文化敏感性的评估工具测得。[17-21]

4 诊断

诊断有很多重要的目的。诊断有助于确定治疗需求、预测治疗反应或者预后的评估。达到了临床诊断标准后,诊断还可以通过健康保险(无论是全民保险或私人保险)合理报销。当分类可信、可靠,并且在多样化的临床背景中都适用、有效时,诊断还可以促进群体内和群体间的交流。就精神健康而言,分类必须体现差异,尤其是文化差异。然而,因为分类的目标是促进"通用语言"的,[22]分类体系的差异被认为是研究进展的产物,可以指导对分类体系的进一步修改,而不是阻碍沟通。

理论上,诊断必须基于实证证据。通常来说,诊断通过获取临床信息和引发症状、将症状组织成合理的症状集合、通过适当的生物标记物确认潜在的疾病等过程完成。然而,虽然精神疾病经常被看作是影响情绪、高级认知和执行能力的大脑疾病,但是找到敏感、具体的生物指标并不容易。大多数精神健康疾病缺乏有效的生物指标。如海曼所说,"目前只有少量的有效生物指标,我们对神经遗传学和病理生理学的了解仍处于初级阶段,这很大程度上阻碍了我们将神经科学整合进入精神疾病的诊断。"[23]高度异质、病因广泛(包括心理社会机制)的临床疾病是否可能有生物指标仍是悬而未决的问题。[11]

研究者指出,生物指标之外的大量实证证据可以为障碍的诊断效度和临床效用提供支持。例如,事实证明,当胆固醇水平超过一定水平时对其进行治疗,对预防医疗并发症颇具成本效益;这有助于确立高胆固醇的临界值。然而不幸的是,此类数据在精神障碍中并不常见。例如,在西方学术背景下,临床实验是典型的范式,但中低收入国家则严重缺乏随机对照实验,全球范围内的精神健康有效性研究更是少见。

精神流行病学的重要进展有助于论证许多精神疾病在全球范围内的普遍性及其与悲伤和功能损伤的相关关系。这些工作意义重大,强调了精神障碍的全球负担,有助于回应世界卫生组织(WHO)的宣传口号"没有精神健康就没有健康"(见 Prince 章节)。与此同时,我们也需要认识到,现有的流行病学数据有严重的问题。例如,因为用于确定这些障碍的工具不够精确,目前只能获得大概的比率。同样,由于中低收入国家缺乏纵向研究,已有的流行病学数据也有巨大的缺口。

大多数的精神障碍主要通过经常出现的系列症状而不是通过独特的症状群确定和定义。[24-26]因此,根据症状维度对精神障碍进行分类定义时,研究者必须要决定临界点在维度上的位置。研究者需要对与诊断效度和临床实用性有关的一系列相关数据(例如包括相关障碍、治疗反应性的数据)达成共识。研究者仍需要认真地判断数据的重要性,例如不同的症状数目是否可以提高抑郁症的诊断效度和临床有用性。这种判断应该了解诊断结构在不同文化中的使用方式。

5 精神障碍的分类

精神障碍的分类并不准确。事实上，精神障碍分类体系的建构常常反映着每个国家的健康偏好和需求。因此，精神障碍的国家分类系统在很多国家（如中国和古巴）使用了几十年，并且为这些国家的需求服务。然而，目前国际上广为使用的两个分类系统是《精神疾病诊断和分类手册》（DSM）和《国际疾病分类》（ICD）。虽然 DSM 由美国的机构编制，但它在世界范围内得到了广泛的应用，在研究领域尤其如此。ICD 是健康信息的国际标准，被世界卫生组织的成员国用来监控死亡率、发病率和其他的健康参数。

在《精神疾病诊断和分类手册》第三版出版前，精神疾病的诊断类别数目相对较少[27]。DSM（目前是第五版）和 ICD[28]（目前是第十版），这两个分类系统列出并描述了诊断精神障碍的标准。DSM-5 现在刚刚出版，ICD-11 也马上出版。大家都希望，这两个系统的修订版能够包括精神障碍生物基础的最新知识。但是，因为目前脑科学研究进展有限，不能提供精确的生物指标，这个希望十分渺茫。DSM 修订版强调诊断效度，ICD 修订版则强调临床实用性。[29-31]正如 ICD-10"精神和行为障碍"的国际顾问组所说，"如果对分类系统的修订根据生物心理社会数据不会显著地改变精神障碍的结构和描述、提高有效性，那重点应该是提高其临床实用性，帮助临床医师识别和治疗精神障碍。"[32]根据这个早期的观念，[30]WHO 对临床实用性给了如下定义：

> 精神和行为障碍的分类体系或类别的临床实用性取决于：a）交流（如职业医生、患者、家庭、管理者）的价值；b）临床实践的实施特征，包含拟合度（如描述的准确性），使用的容易程度和使用需要的时间（如可行性）；c）选择干预措施和临床管理决策的有用性。[33]

由于 WHO 是全球公共卫生组织，寻求临床效用的目标对于 WHO 非常重要。对美国精神病理学会（APA）而言，除了强调科学效度，DSM 修订的重要目标之一也是提高临床实用性。例如，APA 在 DSM-IV-TR 的"前言"写道"最重要的是为临床实践提供有用的指导。"[10]

使用 DSM-IV 和 ICD-10 分类系统收集的数据表明，大多数精神障碍具有文化普适性，但毫无疑问，精神疾病分类也根植于它所在的社会文化，因此，精神障碍的分类不应该忽视文化因素。就这一点而言，值得一提的是，精神病理学常见构念的潜在结构支持了这些构念的跨文化适用性，也就是跨文化普适性，[34]但同样也有证据表明了跨文化差异。因此，世界精神健康调查使用相似的测量工具进行普查，发现精神障碍的发病率在不同的国家有很大的差异，包括那些地理纬度或经济状况相同的国家。[35]这些差异可能证明了特定环境因素（如文化）的确影响精神障碍的发生和本质。即使如此，国家间的差异可能对修订现有的疾病分类非常有用。例如，根据尼日利亚的一项大规模精神障碍调查,广泛性焦虑症(GAD)被明显高估了,这很可能说明,根据 DSM-IV 和 ICD-10 的 GAD 诊断判断关于被试的担忧是否"过度"没有充分考虑贫困的背景。[36]然而美国研究者指出,删除"过度担忧"这一项不会降低诊断效度。[37]尽管如此,如果文化特指中低收入国家,精神病理分类关于文化的任何说法都是错的。这些中低收入国家和高收入国家一样异质、多样化。意大利和英国的"文化"不尽相同,安哥拉和冈比亚的文化也不尽相同。同时,精神障碍的分类需要充分考虑文化和文化差异"异化"的关系。

6　精神障碍和残疾

精神障碍和残疾的关系是患者、照护者、精神健康工作人员每天需要面对的现实。事实上,现在多数研究者一致承认,与常见慢性身体疾病相比,精神障碍常常会导致更严重的功能损伤或残疾。[38]但迄今为止,测量健康问题影响的传统方法几乎完全依赖于健康问题导致死亡的可能性,并没有全面考虑精神健康对残疾的影响。引入残疾调整寿命年限(DALYs)的概念,将残疾纳入疾病影响的考虑范围对精神障碍负担估计比身体疾病负担估计的影响更大。[39]

虽然认识到残疾和精神障碍的关系很重要,"残疾"的概念并非总是一致、清晰。[40]残疾有时用于代表与某种精神障碍有关的活动限制,有时候也用于描述精神障碍的严重程度。此外,在设定构成某类精神疾病的系列症状阈值时,为了回应调查获得的精神障碍社区发病率估计值虚高的问题,DSM 引入了*临床意义*的概念,并将具有临床意义的精神障碍归于*残疾*(或者"功能障碍")。按照这种方式给出的精神障碍定义整合了两种不同的现象:残疾和临床症状。

认为精神病理学或者临床症状与残疾不同的观点也面临着挑战。正如我们已经指出的,病理性功能失调很难被看作是一种障碍,除非病理性功能失调与损害有关,这种损害被定义为角色损伤。[5]就常见精神障碍而言,虽然潜在的精神症状在社区广泛存在,如果不能将阈值与某些后果(如残疾)联系起来,就很难确定疾病分类的阈值。可靠、有效地评估精神病理学和残疾的关系是当务之急。

在全球健康范围内考虑精神健康时,上述考虑就显得更为相关。报告风格受到文化的影响这一知识表明,如果症状表现与清晰定义的后果没有联系,就精神障碍的构成给出全球适用的定义就很有问题。[41]如果在一个情境下的一组症状在另一些情境下不能表现出客观、确定的后果,那么此类"障碍"反映"分类谬误"的观点将难以反驳。即使后果的测量及其对"伤害"的有效定义仍备受争议,这可能仍然为"病例"的界定提供了重要的标尺。

7 精神障碍的分类和全球精神健康

从本质上说,全球精神健康旨在调配资源,满足人口健康需求的挑战,并促进背后的公平。由于中低收入国家精神健康服务的缺口更大,全球精神健康重点关注(而不是只关注)这些国家也是有道理的。如此,精神障碍的分类体系与全球精神健康的关系是什么呢?

全球精神健康的目标与精神障碍分类系统的发展和修订并不矛盾。这就是说,ICD 和 DSM 的修订并不是一个分散精力的过程。事实上,对缺乏病理学诊断标志和生物指标的精神健康疾病来说,发展在全球范围内可以使用的通用术语是精神健康疾病构成全球考虑的基础。

事实上,近年来,精神健康领域最引人注目的重大发展是:充分的证据显示,神经性精神障碍在全球疾病负担中占了很大的比重;大量信息表明,精神健康需求和可用资源在世界范围内都有很大的缺口,而且资源的分布并不平衡。比较统计的基本要求是,对"精神障碍"的构成达成共识,并证明一个环境中特定的精神健康疾病在另一个环境中有相似的认识。

尽管承认当前精神障碍定义的启发价值并将其组织成有用的分类系统很重要,避免诊断分类固化、不断地根据更好的数据修正分类同样重要。[31]全球精神健康领域的相关人员不可以、也不应该通过分类过程将特定的疾病固定化或将重要的人类经验医疗化。值得注意的是,不同的分类都有不同的用途。资源雄厚的研究机构已经开始描述遗传因素对精神病理学差异的影响,更为精细的诊断系统可能更有用。在资源不足地区的初级保健中,相关人员需要决定转介谁接受精神科治疗,不太精细的疾病分类更合适。

目前有力的证据显示,虽然神经性精神疾病的全球负担很大,对这些负担的处理却严重不足。因此,在世界范围内,精神健康服务的需求和可用资源之间的缺口很大,32%—78%罹患严重精神障碍的个体得不到任何的治疗。[42]全球精神健康的重要考虑之一是现有的分类系统是否有助于缩小可用资源与精神障碍负担之间的缺口。大家普遍认识到,这需要重点关注初级保健系统的精神健康服务。这个认识基于两个重要的观察:大多数的国家,尤其是缺口更大的中低收入国家,并没有足够的精神健康专家资源来提供满足基本需要的服务;另外,在世界范围内,大多数罹患精神障碍的个体会向初级保健服务而不是其他层次的健康服务求诊。[43]因此,具有拓展服务潜力的分类系统必须适用于非专科初级保健系统。事实上,在世界上的大部分地区,初级保健都由医生之外的人员提供。认识到了这个事实,WHO 最近制定了一套指导纲要,"精神健康缺口行动项目干预指南"(mhGAP-IG),包括了针对高优先级别精神健康疾病的循证干预,有助于在非专业背景下识别和管理这些疾病。这主要基于以下事实：在包括专家在内的训练有素的健康工作人员的指导和支持下，初级保健人员在接受培训后可以为一些最常见的精神障碍提供心理和药理学干预。

正如 ICD-10 精神和行为障碍修订案的国际顾问组所说，"只有当疾病的诊断和治疗选择能够依据精确、有效和临床有用的分类系统时，人们才有可能获得最适当的精神健康服务。"[32] 为了充分地服务于这个目的，满足初级保健需求的精神障碍分类系统必须要抓住心理问题广泛、复杂的特征，尽管精神健康问题经常与身体疾病和社会问题密切相关。[44]

事实上，在世界范围内初级保健服务的多样性是必须通过参与式基于共识的方法建立精神健康疾病分类系统的另一个原因。虽然任何一个分类系统都能满足所有的需求，然而重要的是在达成共识的过程中，可以听取尽可能多的相关意见。显然，当前和今后精神疾病学的决策都需要诊断效度和临床效用的相关证据。然而，为了优化分类系统在不同地区的使用情况，整合来自不同文化的数据，根据来自不同地区的实地经验判断诊断效度和临床效用，都非常必要。

8　常见精神障碍

抑郁症、焦虑症和躯体障碍通常被归类为"常见精神障碍"（CMD）。这样组合的主要原因是在临床样本中，这三种障碍经常同时出现。因此，在初级保健中，临床医生会认为精神健康疾病患者的常态是抑郁、焦虑和躯体化症状的不同组合。因此，虽然本节会单独描述这些症状，但是这些症状的临床表现在日常临床实践中并没有明显的区分。

8.1　抑郁症

抑郁症是世界上负担最重的障碍之一。据估计，即使在低收入国家中，抑郁症也是艾滋病和围产期疾病之外的第三大疾病负担。

8.1.1　临床特征

抑郁症的核心症状是情绪低落（感到悲伤）、兴趣和愉悦感的缺失、活力下降，通常表现为活动减少或者容易疲劳。其他症状包含食欲变化（食欲下降最明显）、体重下降、失眠、性欲降低、注意力缺陷和无法集中注意力、内疚和无价值感、反复出现自杀或自残的想法和行为、对未来的悲观看法。很多抑郁症病人会向临床医生陈述身体症状，通常只有通过仔细的问询才能确定抑郁症的核心特征。症状常常在早晨更严重。在一些案例中，病人可能会出现精神病症状，出现幻觉或妄想，这些特征通常反映着病人的低落情绪。

抑郁症的诊断要求至少出现两种核心症状，持续至少两周，并伴随其他相关症状。

为了判断严重程度，临床医生一般会评估患者症状的数目和可能的致残程度。

8.2　焦虑症

焦虑症是世界范围内发病率最高的精神障碍。[45]焦虑症在女性中更普遍，通常在青少年期起病，并逐渐发展成慢性精神障碍。焦虑症往往与其他身体和精神疾病共病。

8.2.1　临床表现

焦虑（不愉快的忧虑感，伴随着自主神经症状）是正常人面对真实或者感知到威胁时的反应。当个体出现了焦虑症状，这些症状不是由身体疾病或者其他精神障碍引起的，但是的确影响个体的日常活动能力时，则可以被诊断为焦虑症。焦虑的躯体症状包含口干、吞咽困难、肚子发胀、恶心或者腹痛、频繁腹泻、心跳加速、胸痛或者不舒服、呼吸困难、大汗淋漓、肌肉紧张和头痛。心理症状包括头晕、昏厥、睡眠不佳；感觉物体是不真实的（现实解体）或自我是遥远的或者不存在的（人格解体）；担心失去控制或者发疯；以及对死亡的恐惧。焦虑的其他症状包含脸红、麻木或者刺痛感和噩梦。

焦虑症的特殊类型包含：

特定恐惧症，焦虑症状主要出现在个体接触他们认为危险的特定情境或者物体时。

社交恐惧症，当个体被他人审视、在公众场合吃饭或说话、与异性交往或者在家庭以外进行社交时，个体会感到害怕。

广泛性焦虑障碍，对大量事件或者活动有着持久的担忧和恐惧。

惊恐障碍，以反复、自发、偶发性严重焦虑发作为特征，不限于任何特定情况。

强迫症，核心特征是反复出现的入侵式想法或者强迫行为或者仪式（不断重复的刻板行为或者心理活动）。

DSM-IV 的焦虑症部分包含 OCD 和创伤后应激障碍，ICD-10 区分了惊恐焦虑症、强迫症和应激相关障碍。DSM-5 和 ICD-11 均将焦虑症、强迫症和相关障碍、创伤和应激相关障碍列为单独的章节。这三类疾病有很多的重合，统称为"焦虑及其相关障碍"。

8.3　躯体形式障碍

躯体形式障碍（原来叫做"身心失调"）的特征是身体症状的反复出现。患者经常要求医疗检查，尽管曾经没有检查出异常或者症状没有明显的生理基础。躯体形式障碍在初级保健中很常见。未分化的躯体形式障碍最常见，占初级保健系统病人的 10%。[46]

8.4　双相障碍

8.4.1　临床表现

躁狂症的核心特征是情绪高涨，经常表现为情绪膨胀、欣快或者易怒。患者会感到精力旺盛、思维活跃和健谈,也会有明显的幸福感、自尊心高涨和自我膨胀。躁狂症的患者通常睡眠减少;正常的社交抑制缺失,导致与陌生人过度熟悉、过度修饰自我和不合适的社交行为;注意力不持久。患者会制定一些不实际的、过分的计划,挥霍无度、疯狂飙车。他们可能也会有精神病症状,包括失常行为、幻觉和妄想,常常反映着夸大的自我价值。

8.5 精神分裂症

在世界范围内,精神分裂症的患病率大约为1%。男女的发病比例相当。发病年龄通常在青春期后期或者成年早期;然而,一个明显的性别差异是,男性比女性的发病年龄早。精神分裂症通常是一个长期、反复发作的过程,很多患者都会有残留的症状或社会功能损害,进而导致残疾,给家庭造成很大的负担。

8.5.1 临床表现

精神分裂症的临床表现很不同,它的诊断可能包括根据特定的临床特征和症状归类到一起的异质性障碍。异质性表现在障碍的临床表现、病程和结果等方面的巨大差异上。

精神分裂症患者的外表和行为可能几乎完全正常(但穿着和说话可能有些古怪),也可能极度激动或混乱。患者的社会行为可能会退化,导致仪表不佳、自说自笑或者社交退缩。患者的言语常常反映着潜在的思维障碍;有些患者会表达奇怪的宗教或哲学观点。思维障碍表现为思维活动或内容的减少或者思维奔逸。其他思维障碍包括各种形式的无法控制自己的想法,如患者觉得"外部力量""插入或撤回"了自己的思维(思维插入或思维撤回)。

患者常常会有持续的、不符合当地文化甚至完全不可能的妄想,通常被视为奇思怪想或控制妄想。更常见的是被害妄想或夸大妄想,后者可能会和体验到的情绪不一致,也叫错觉妄想。幻听也很常见,幻听内容可能是重复的一个字或一个短语,也可能是持续对病人行为进行不断评论的声音,还有可能是两个或者多个谈论病人的声音。其他形式的幻觉相对较少出现。一些病人可能会表现出异常的行为征兆,包括摆姿势、怪癖、刻板动作或是沉默。许多患者无法意识到自己的疾病性质、严重程度和后果,因此治疗依从性很差。

8.6 药物使用障碍

精神活性物质的使用是一个重要的社会和公共卫生问题。全世界药物使用障碍占DALYs的1.8%。它们包括因使用一种或多种精神活性物质而引起的不同严重程度的精神障碍。精神活性物质不一定是处方药,包括酒精、烟草、大麻、鸦片类药剂(吗啡、海洛因、镇痛新和美沙酮)、可卡因、兴奋剂(安非他命、咖啡因)、致幻剂(LSD、迷幻药）、镇静剂、安眠药（苯二氮䓬类、巴比妥类）和挥发性溶剂（胶、汽油/柴油、抛光剂、清洁液）。

8.6.1 药物使用障碍的种类

根据特定的药物，患者可能会遇到以下常见问题：

急性中毒——这是摄入精神活性物质的瞬时反应，会造成意识、感觉、情绪、行为和认知的失调。急性中毒的典型特征和症状通常与我们所知道的药物摄入反应类似。例如，酒精中毒的特征是去抑制化、高攻击性、注意力受损、判断力减退、步态不稳和口齿不清。

有害使用或滥用——精神活性物质的不当使用会损害患者的健康或者社会和职业角色。

依赖——通常出现在重复使用精神活性物质之后。个体会产生使用这种物质的强烈愿望，开始忽略其他的快感来源，并需要不断增加剂量来产生预期的效果。

8.7 痴呆症

痴呆症是一种临床综合征，典型特征是智力、记忆和人格的普遍损害，但没有意识损伤。痴呆通常是大脑皮层（皮质型痴呆）或皮质下结构（皮层下痴呆）出现了非特异性的异常结果。根据病因，有些痴呆可以改善但不可逆转、有些不能改善、而另一些则是可逆的。疾病的病程通常反映了病因。常见的病因包括退行性疾病（如阿尔茨海默和帕金森病）、心血管疾病、创伤、代谢疾病（肝功能衰竭、尿毒）、传染病（HIV/AIDS、脑炎）、毒品或有毒物质，以及营养失调。

痴呆症通常发生在老年期（超过65岁），发病率会随年龄增长。阿尔茨海默病造成的痴呆症最常见，占50%—60%，其次是心血管性痴呆。

8.7.1 临床表现

大多数痴呆症都是隐匿起病。在早期阶段，患者会出现细微的记忆变化、疲劳、思维迟缓和情绪不稳。记忆受损是痴呆早期的突出特征之一。在早期阶段，记忆损伤会影响最近学习的内容（如当天发生的事情），但慢慢会影响到更久远的记忆。患者的方向感也会逐渐受到影响，无法识别方向、时间和人（重症患者）。智力退化出现，这会导致问题处理困难和已习得技能的丧失。思维迟缓并且内容贫乏。语言困难最开始表现为语言模糊、不准确、语言固化和物体命名困难；再后来，患者可能会语无伦次或失语。判断力、决策和理解力都会出现损伤。随着疾病的发展，行为也变得紊乱和不合时宜；患者可能会焦躁不安、易怒、毫无目的地漫步。情绪问题可能表现为焦虑、抑郁、多疑、易怒或者敌意。有些患者可能还会出现精神病症状特征如幻觉和妄想。随着病情的恶化，病人将无法自理。

8.8　常见儿童障碍

儿童精神障碍包括主要影响儿童和青少年的精神障碍,也包括成人期常见但在儿童期发病的精神障碍。两个典型的例子是发展障碍和行为障碍。

8.8.1　发展障碍

发展障碍可以是弥散的,也可以是特定的。心理或者智力障碍是一种弥散性发展障碍,是智力功能和适应能力的整体缺陷。它被定义为在智力标准化测试中得分低于70分,可以被进一步细分为轻度障碍（IQ 50—70）、中度障碍（IQ 35—49）、重度障碍（IQ 20—34）和深度障碍（IQ 低于 20）。在标准化智力测验仍未建立的地区,临床医生需要根据个体的智力水平和适应技能进行诊断,并充分考虑儿童的生活环境。

8.8.2　自闭症

自闭症是另一种弥散性发展障碍。自闭症在男孩中更普遍,而且通常在 3—4 岁时发病。自闭症的特征是社会性发展异常、言语和语言发展受损、对单调事物的沉迷、不正常的刻板行为和特殊习惯。

其他特殊发展障碍包括不能归因于其他障碍或者缺乏学习机会的环境性发展迟缓。根据受影响最大的学习能力的具体方面,特殊发展障碍可进一步分为阅读、拼写（阅读困难）、写作和运动技能障碍。

8.8.3　行为障碍

具有行为障碍的儿童通常会表现出破坏性行为,导致家长难以控制和学习能力损伤。一个典型的例子是多动症（ADHD）,特征是弥散的、持久的、极度的坐立不安和注意力难以集中。多动症的儿童容易冲动、难以完成任务并且容易分心。多动症通常在幼儿开始走路时就可能开始出现。行为障碍的另一个例子是品行障碍,特征是持续的反社会或缺陷行为。这类儿童的特征是攻击性很强,如欺凌、对他人和动物残忍;反社会行为如说谎、偷盗、逃学和搞破坏。

9　结论

无论在哪种文化和社会组织,精神障碍都真实存在并影响着全世界的人口。但是,由于缺乏神经科学领域的精确证据支持,精神障碍的分类仍是一个艰巨的任务。生物指标仍是未来的希望,国际分类体系力图建立沟通的信度和广泛接受度,以达成临床效用的目标。全球精神健康已经受益于通用语的建立,这有助于强调处于不同发展水平的国家所面临的精神障碍负担。

第三章　文化与全球精神健康

劳伦斯·克米尔　莱斯利·斯瓦茨

1　前言

　　人类从本质上说是文化的存在:我们通过由文化塑造的发展过程获得成熟行事的能力,我们生活在本土和全球社区共享的文化建构意义系统。那么,很显然,文化必然是全球精神健康关注的核心。文化精神病理学旨在融合人类学、心理学、社会学及相关领域的思想,以理解精神健康问题的社会根源和地区差异,并对此加以预防和处理。在本章,我们概述了文化精神病理学对全球精神健康领域研究、培训和临床实践的贡献。

　　文化与全球精神健康有关,主要有诸多原因:

　　(a)由于贫富差距和多种形式的歧视,它会导致每个社会存在显著的健康差距,不同的人群存在健康问题分布和资源的结构性不公平。

　　(b)它会通过心理生理和社会生理过程影响精神障碍的症状、病程和结果。

　　(c)它塑造个人和家庭对疾病和康复的应对及适应。

　　(d)它决定了帮助寻求和临床表现。

　　(e)它能够巩固医患关系,进而影响患者对医嘱和干预的反应。

　　(f)它通过为影响卫生保健决策的价值观、可能性和结果提供框架,对了解卫生保健风险有核心贡献。

　　表3.1总结了文化在精神病理学中的一些应用。

表 3.1　文化在精神病理学中的应用

对于患者,允许他们用明白易懂的、接近生活的、具有社会意义的方式交流意见。 　对于临床医生,解释症状和预兆,并设计适当的干预。 　对于公共卫生和卫生系统的规划者和管理者,理解帮助寻求、应对、对疾病和干预作出反应的重要决定因素。 　对于研究者,阐明社会和文化因素在精神病理学和治疗中的作用。

　　在下文中,我们将介绍文化如何塑造精神健康的社会决定因素。然后,我们会转而介绍文化在为疾病和损伤提供本土解释时的核心作用。这些解释和相关的知识和实践系统会影响疾病的体验、帮助寻求行为和社会对于精神问题及其干预的反应。接下来,

我们会考虑文化如何建构应对、适应、疗愈和恢复的模式。最后,我们将讨论如何将文化知识整合到研究、训练和干预,从而支持全球精神健康的目标。

2 全球化世界中的文化

不同的时代和不同的地区就文化给出了不同的定义,反映着当地的历史和政治认同。精神病理学领域对文化的早期讨论主要是因为殖民主义者普遍认为非西方国家的人们是落后的、原始的或不文明的。[1]"文化"是西方传统的教化结果。这承认了其他文明存在的可能,但一套传统明显比其他所有传统更受重视,并被用于评价健康和疾病。这种欧洲中心主义和种族优越感与种族主义意识形态和统治剥削系统一起给很多地区造成了严重的伤害,并导致这些地区长期处于劣势状态。[2,3]当代文化观试图打破这段有问题的历史,并在某种程度上坚持认为,所有制度——包括科学、医学和精神病理学——都植根于文化,必须在社会历史背景下理解。

广义地说,文化包含社会生活中所有人为构建的、可传递的方面。从出生起,社会化的过程就是通过耳濡目染学习符号系统和所属社会群体和社区的价值观的过程。文化不仅包括某群体或社区共有的本土元素,也包括了通过本土或者跨国网络在不同社区传递的全球元素。狭义上讲,文化也用于指由种族、地域、血统、宗教或其他社会特征定义的特定群体或社区的生活、身份和传统。从广义上讲,文化导致了地区差别。例如,人种和种族是以遗传、外表或特定的社区参与为基础,个体主动选择或被动接受的具有文化意义的身份。[4,5]虽然人种、种族、宗教和职业身份等范畴是文化构建的,但它们都是对健康和幸福有重要作用的社会现实。[3,6,7]作为精神健康极其重要的社会身份或者文化背景的具体方面,它们取决于社会背景、个人和问题本质。

文化和社会背景的多样性和复杂性也给精神病理学理论、研究和实践带来了诸多挑战。在许多研究中,文化被简化为各式各样的替代测量或单个因素。例如,跨国流行病学调查,如 WHO[8-11]或者国际精神病流行病学协会的调查[12]一般会把地理位置当作是文化的代表指标。当然,任何地理区域之间都有很大的文化差异。事实上,大多数跨国比较研究多在城市和发达地区开展,这些地方深受西方教育和文化的影响。每个国家或地区有独特的身份特征,因此限制了研究调查或临床方法的可推广性。例如,在美国,大多数比较研究都使用了由美国人口普查建立的种族体系(非裔美国人、亚裔美国人、太平洋岛民、美国印第安人和阿拉斯加原住民、拉丁裔人以及白人)。[13,14]这些分类反映了特定的移民历史和当代政治历史。因此,它们可能对解决美国社会内部的公平问题很有用,但在其他背景下,其他分类系统可能可以更好地确定健康、健康差距、精神卫生服务需求的社会决定因素。

文化的另一种研究取向则涉及分解文化内容,找出文化变量或因素。例如,大量的跨文化心理学研究考察了强调自主或独立的文化(被称为"个人主义"或"自我中心")和强调相互依赖的文化(被称为"集体主义"、"社会中心")之间的差异。[15]虽然这些文化取向代表了文化价值观,但是在任何社会中,个体是否像人格特质一样遵守或表达这些价值观却存在很大的差异。[16]有证据显示,与文化规范或者价值观保持一致的个体有更高的幸福感,而那些不能保持一致的个体,无论是因为气质、生活经验还是个人选择,都会因为他们无法适应社会环境和满足社会期望而更加痛苦。

关于文化和文化差异的早期思考深受西方探险者面对陌生文化实践时的相关经验影响。在早期的研究取向中,文化被看作是有边界的实体,彼此分离,自成一体,自动调节。在一定程度上受到快速多元化世界的影响,当代理论认识到文化是开放的、混合的、流动的意义体系,由文化内和文化外彼此竞争、彼此对立的价值观组成。[17]文化提供了嵌套于社会制度和社会实践的意义系统。这些文化实践的方方面面会被内化到大脑,通过神经发育过程影响个体的整个人生。[18,19]文化也可以通过不断地对社会背景、环境和困境作出反应的认知互动过程实现。文化并不完全是个体的心理表征,因为文化的很多方面存在于个体之外的关系网络、家庭、社区和社会制度,而且本土和全球文化正越来越多地通过全球网络(包括电子通信)相互影响。

虽然有人声称,文化差异在全球化的进程中正在消失,但全球化过程中不断增加的流动性、电子通信和经济力量似乎正发挥越来越复杂的作用。虽然某些方面出现了"全球"或者"世界"文化,但与此同时,对当地身份的认同和对其他文化的反应则会固化或强化当地的文化认同。[20]文化在不断地融合,新的文化形式在不断涌现。[21]个人可以通过互联网形成新形式社交网络参与到去本土化的亚文化。[22]

3 文化与健康的社会决定因素

越来越多人意识到健康(具体地说是精神健康)的社会决定因素是影响精神疾病的患病风险、发病和病程的关键因素。[见第七章][23,24]这些决定因素包括贫困和社会不平等、社会融合和社会支持、种族主义和歧视。社会生活状况对幸福感有强烈的影响,一定程度上是因为它们决定着基本物质条件(如营养),接触传染性病原体、毒素或其他环境危害,其他基本需要的满足。这些需要包括有意义、和谐的世界。我们从本质上说是社会性生物,并且依赖稳定的人际关系、成长中可靠的照顾、社会团结和互相尊重,让生活更和谐,更有意义。

一些人认为,相对于导致贫困、不平等、歧视和困境等的社会经济因素,文化因素是次要因素。但是文化制度和实践构成了本土的生活方式,它们实际上创造和维护着首先影响社会决定因素的社会设施。此外,文化价值观和意识形态可以用于维护这些社会设施,使不平等合理化,并且让不平等显得自然而然或者无可避免,有时甚至还可以隐匿这些不平等。例如,奴隶制是一种文化实践,它把人当作是财产,可以被"自由"、自主和有主导权的公民所有。如果没有非人道的种族和种族主义的意识形态,美国就不会有大规模的奴隶制度,也不会使得美国黑人长久地处于下层社会。[25]相似的意识形态也深深根源于殖民史、建国史和持续的社会冲突,被用于维护很多当代社会的社会阶层、制度、特权和排外的社会体制。

　　文化提供了有明显社会差异的概念性语言、意识形态和制度实践,决定着健康的社会决定因素、社会地位、流动和卫生保健条件等方面上对人们区分的后果。这些对健康的各个方面都有深远的影响。例如,在很多国家,土著人的健康状况明显比一般人群差。[26]在加拿大,一些社区土著青年的自杀率非常高。[27]这些健康差距反映了殖民主义取代并边缘化土著人的漫长历史,也反映着过去一个世纪通过寄宿学校和立法废除传统实践实施强迫性同质化州立政策的历史。[28]由于土著人更落后、更需要教育才能和欧洲裔加拿大人一样的观点,这些强迫性政策还被合理化了。随着越来越多人意识到这些政策造成的伤害,人们才开始把恢复、保存土著民族以及加强土著文化当作是人权和精神健康问题。[29]

　　当代文化观强调生物医学和精神病理学本身就是拥有自己的历史和内隐价值观的文化制度。一般情况下,精神病理学往往把个体的问题归因为个体内部的身心失调。实际上,随着近几十年生物学的发展,精神病理学实践假设精神障碍本质上是脑功能障碍。这为寻找生物学解释和使用心理药物来治疗精神和行为问题提供了正当理由。事实上,目前大多数精神障碍的脑功能失调证据都非常有限。[30]当前精神病理学领域对基于生物学的诊断和治疗的投入更多地反映的是文化价值观,而不是科学证据。尽管所有行为都必然在大脑中有所反应,但是许多精神病问题也可能根源于社会发展过程、与别人交往困难或者有害的环境。这说明有必要采用生态社会学取向通过当地社会环境(包括家庭、社区和其他社交网络)的互动来描述精神健康问题的特征。无论是近端或远端因素,基于对上述社会互动理解的系统干预是提升精神健康和预防精神障碍最有效的方法。

4　精神障碍和健康的本质

　　文化给我们思考精神障碍提供了概念体系,因此精神病理学理论本身是文化建构。例如,德里克·萨默菲尔德指出,精神障碍的全部内涵都基于文化,故而很难或不可能在所有文化统一应用。[31]因此,将精神病理学在不同文化的推广尝试最终都会变成新殖民主义教化、文化灌输,或者都是在把解释体系和效果值得怀疑的实践强加于其他地区,最终可能会破坏当地专业水平和能力。

　　萨默菲尔德认为,在某种程度上,常见精神障碍(包括创伤相关障碍)有一大片"灰色地带"，即一些轻微或模棱两可的案例既可以被看作是精神健康问题，也可以被看作是生活中的日常问题。如表 3.2 总结，文化在很多层面影响疾病的体验和表现。随着时间推移，在欧洲和北美，深受精神病理学影响的痛苦描述词已经替代了当地习语，混淆了精神障碍和原本可以在精神卫生服务之外得到有效解决的潜在医学或者病态问题（如哀伤、堕落）的界限。[32,33]就常见精神健康问题（包括各种形式的抑郁、焦虑、躯体化和分离症状），不同文化已经有了大量的解释。这些体验没有被看作是健康问题，而被视为是个人挑战、道德问题或是家庭或社区不和谐的后果。

对社会行为和角色表现有深度破坏的重度精神问题在不同文化中可能有共同的核心特征，这说明了某些已有精神病理学类别的效用。然而，即使严重精神疾病在每种文化都被当做健康问题，和躯体症状（如癫痫、艾滋病）一样，它们也可以从不同的角度解释，如经常被归咎于宗教、精神或者其他社会道德原因（如巫术）。[34-36]在特定文化背景下的康复干预可能对（病人）重新融入社会非常重要。当治疗和康复失败，饱受煎熬的病人可能会被进一步的歧视和边缘化。

精神健康问题和其他类型疾病的一个区分是精神健康问题主要表现为心理和社会功能的损伤，感觉、知觉、认知、情绪和行为调节过程的改变。虽然所有疾病都可以有心理效应，并且许多神经障碍或者系统障碍也会损害心理功能，但是如果可以确定明确的生理机制，疾病往往会被归为医学疾病，而非精神疾病。目前不同形式的痴呆症、运动障碍（如抽动症）和其他医学无法解释的症状现在都被视为生理调节功能紊乱。尽管如此，这些疾病的体验、认识和治疗往往包括了文化的成分。

表 3.2　文化对精神健康和疾病的影响

- 症状、痛苦和幸福的感知和体验
- 悲伤的表达方式
- 对症状或者疾病的解释、说明或者归因
- 应对和求助模式
- 治疗干预的策略
- 对病程和结果的预期
- 症状、功能性损伤和诊断标签的社会影响

精神障碍的生物医学解释把精神障碍归因为内在神经生理功能失调。虽然所有行为都有神经生物学基础，但是单凭神经系统功能可能无法解释大多数精神或行为障碍。此外，所有尝试构建"精神障碍"的单一、统一定义的工作都失败了，因为精神疾病的类别包括了很多种不同类型的问题。[37]精神健康不仅仅是一种类型的问题：一些问题可能反映神经发育问题或其他生理缺陷，而其他问题可能源自学习适应不良或者人际互动的不良模式。[30]文化和社会背景对不同种类的问题可能起着不同的作用。因此，推动全球精神健康关键取决于了解多样化社会结构和过程与心理病理学的相互影响。

5　文化、心理病理学和疾病体验

文化决定所有的疾病体验,也影响在临床背景下与他人交流悲伤的方式。[34]这些体验和沟通的过程本身可能也影响病理过程,进而影响所有精神障碍的过程和结果。认识到文化对精神病理学的独特影响挑战了目前精神疾病分类学描述文化普遍症状的观点。虽然目前的疾病分类学强调普遍模式,但它也包括了很多疾病分类发展的具体背景。在一些背景下很常见或者重要的特定问题和悲伤模式在目前的诊断系统中并不突出。

在认识文化独特性的过程中,以前有关文化依赖综合征的观点开始让位于那些强调认知和沟通过程的更精确的概念。文化依赖综合征的建构倾向于异化其他文化实践,倾向于根据从背景中抽取的系列行为或者症状构成了综合征集合,并忽略了国际精神疾病分类体系也是文化建构的事实——很大程度上建立在英美思想的基础上,并在一定程度地由接受过欧美训练的临床医生的国际工作扩展而来。最近的研究表明了替代文化依赖综合征的其他概念的效用,包括文化综合征——特定的文化认知、行为、经验影响病理机制[38];悲伤的文化俗语——影响疾病行为的当地表达风格或者沟通模式[39,40];以及文化解释、模型、或归因——用于解释疾病或痛苦的特定概念[34,41]。这些解释可能起源于民间文化或本土医学系统中的诊断类别。

当代精神病理学理论集中在发育神经生物学过程,包括逆境改变了社会行为、情感和认知等基本调节过程背后的表现遗传机制。发展和日常生活社会背景的文化差异可能会引发独特的综合征。许多精神健康问题在异常认知、情感和行为构成并不断放大的正反馈循环中出现。基于文化的特定解释或因果归因可能在这些循环中发挥作用。[42]例如,辛顿描述了柬埔寨人(包括柬埔寨当地人和美国移民)不同类型的惊恐发作,由直立性低血压或者颈部忽然扭动带来眩晕感在文化中被解释为是体内的"风"上升的证据,这会导致中风或惊恐发作。[38]许多躯体症状和综合征都有特定的文化解释,会导致直接关注身体或解释感觉,进而加重焦虑和增加身体痛苦。[42]例如,印度年轻人会把虚弱和疲劳归因于精液流失,即性心理障碍综合征。[43,44]在赤道附近的非洲,抱怨头部发热、烦躁的感觉或者头部的蚁走感是悲伤的常见、非特异性主诉,可能和很多的精神健康问题相关。[45]

在全球,身体主诉在初级保健中是精神障碍最常见的临床表现。[10]身体疼痛、虚弱、疲倦、或不适的身体症状多伴随着严重和常见的精神障碍。人们关注这些躯体症状还是情绪感受和认知困难,都反映着这些症状的相对重要性,受到疾病体验的主流模式或者常见模式的影响。这些模式来自流行文化、过去的疾病经验和卫生保健系统的知识。因为人们意识到生物医学的保健模式强调身体,所以他们在临床症状上可能会更强调身体症状。此外,在许多情况下,情绪悲伤被视为个人或社会道德问题,最好在家庭、宗教或其他场合自行处理。生物医学医生或者精神病专家需要处理导致混乱破坏行为或混乱行为的重度精神障碍。然而,人们认为,精神病专家只关注最严重、高度污名化的疾病,不太严重的精神问题不合适看精神病专家。

每一种文化都有自己的悲伤习语——文化认可的、可以被社区成员理解的表达痛苦的方式。在某些情况下,这些习语可能和精神障碍有关,但在大多数情况下,他们可能只是简单地表达日常痛苦或担忧。例如,需蒙德·普林斯在20世纪50年代末描述了尼日利亚学生中的脑疲劳综合征,主诉为头痛、脑热、疲劳和注意力不集中,并且将之归因为精神紧张和过度劳累。[46]"脑疲劳"一词在19世纪晚期在英格兰开始流行,并作为殖民交换的一部分并且在殖民化过程中传到西非。[47]这个标签在尼日利亚存留了下来,用以描述家族中第一代年轻人接受西方教育同时也面临殖民体系挑战的身体感受和人际困境;殖民体系在激励他们的同时也使得他们与乡村生活疏远了。[47,48]对尼日利亚重度抑郁症患者症状的因素分析研究发现,描述虚弱和头部相关症状的维度与脑疲劳非常相似。[49]专门测量脑疲劳的量表也包括了头部的发热和蚁走感等题目。[50,51]虽然抑郁和脑疲劳的综合征可能共存,但是脑疲劳可能是可以更好地描述悲伤的习语,与多种精神障碍同时存在。

文化为来自当地知识本体和民族生理系统的悲伤提供了解释。人们不需要十分了解这些系统就可以利用它们来解释自己的健康问题。例如,在世界各地,个人的不幸,包括疾病,都可能归因于精神或巫术的产物。这些解释体现在当地特有的社会和道德行为概念:遵守道德规范、执行必要的仪式,以及与包括祖先在内的他人保持良好的关系。这些系统为原本看起来令人费解的一些现象提供了解释,并满足了人们维持一致、连贯的世界观的需要。它们可能会影响人们的求助行为和治疗的可接受度。在某些情况下,它们可能通过给患者的悲伤赋予积极或消极的意义和以维持社会整合或导致边缘化、拒绝或排斥的方式影响对他人的反应直接影响疾病的过程和结果。

这些有关意义和社会反应的问题已经被用来解释一些观察结果:包括精神分裂症在内的重度精神障碍患者在较少被污名化的环境中可能有时会有更好的病程发展。[52,53]虽然这些研究发现受到了质疑,[54]但毫无疑问,社会因素对包括精神障碍在内的大多数精神疾病的病程和结果都有巨大影响。[55]然而,我们必须权衡容忍异常行为、更好的社会融合带来的潜在收益和不治疗或传统的精神或宗教形式治疗不起效时的严重后果。

6　文化与治愈

每个文化都有各种各样的治疗系统和实践,可能可以有效治疗很多精神障碍。[56]了解当地的治愈系统对理解当地人求助模式背后的逻辑,理解人们遵循的途径以及与特定治疗相关的目标、好处和潜在问题至关重要。除了缓解症状外,诊断实践和干预还可以解决个人和社会意义问题,识别冲突,并通过干预提高患者及其家属的社会阶级和社会地位。这说明我们在评估治愈效果时需要考虑很多后果。精神分裂症的康复运动是理解治疗有效性的一个例子,它很好地说明了有效的治疗远不仅是症状缓解,还有更广泛的意义——社会角色再融入和适应问题成为了这个模式的核心问题。[57]

治疗实践植根于当地(文化)意义体系使得治疗具有了一定的社会价值和潜在功效。这是理解"安慰剂效应"的一种方式——它不是简单的、非特异性的积极期望,而是人们在生理、心理和社会层面应对和反应的特定意义和预期的结果。[58,59]事实上,仪式治疗是更大的宗教和社会道德系统的一部分,不能简单地被精神病理学实践取代,因为即使症状得到了成功的治疗,疾病存在的意义和病人的社会困境还没有得到解决。以下是凯博文在对中国湖南神经衰弱症患者的研究结果:[60]尽管大多数病人可能被诊断为重度抑郁症,并且使用抗抑郁药物后症状得到改善,但是许多病人仍然觉得他们的根本问题并未得到解决。他们的痛苦与自己在"文化大革命"浩劫中的个人损失有很大关系。尽管他们的抑郁症得到了成功的治疗,但他们破碎的生活、受到的持久严重的不公平对待仍没有得到解决。当然,这是全球精神健康实践的一个问题,即尽管众所周知,社会、政治和经济因素可能导致疾病和社会排斥,但精神健康从业人员通常无法干预广泛的社会问题。

大多数仪式或宗教形式的治疗都在社区背景下发生,与病人关系密切的人员都可以积极参与。简森描述了非洲因为一名患者形成的帮助寻求小组组织整个求医的过程。[61]家庭和社区的互动可能是支持的来源,也可能是冲突、负担和痛苦的来源。在治疗仪式中,参加仪式的人员可能会出现各种问题,并且干预某些效果可能需要通过改变病人与家人和社区的关系才能实现。因此,将系统的仪式治疗理解为社交网络或者社区干预很重要。相关的社交网络可能还包括与已故祖先的关系,通过礼拜或纪念活动保留在人们的生活。因此,治疗不仅可以缓解症状和消除疾病,而且可以重建与祖先和社区的适当关系。精神病理学强调症状或行为功能,并不总是评估或解决这些层面的问题,因此不能提供传统仪式治疗的某些好处。

虽然传统治疗是全球精神健康的重要资源,但不要夸大或不加批判地接受传统治疗也很重要。大多数此类形式治疗方法的疗效尚不清楚。尽管人们经常声称传统形式的治疗经过了时间的检验,但事实上,生物医学和其他传统的大量证据显示,有些治疗实践明明无效甚至有害,也可能持续存在下去。坦白地说,目前有许多常用的治疗实践是有害的,可能会造成严重的伤害。[62]仪式和宗教治疗也可能非常昂贵,很多家庭根本无法负担,甚至富裕家庭也承担不起这种资源的消耗。最后,所有治愈体系都有处理自身的内在局限和弱点的方法,可能涉及归罪于病人或以加重污名的方式解释疾病。

当然,对传统治疗的这些批判也适用于生物医学。认识到生物医学本身有许多不同的形式也很重要。在世界大部分地区,各式各样治疗实践的存在说明任何一种治疗方法都有其自身固有的局限,并且与宗教、精神、或文化价值观密切相关。治疗的多样性为人们提供了多种治疗选择,病人也倾向于根据问题的严重性和自己的资源从多渠道进行咨询。[63]对于患有更严重、更持久精神疾病的患者,多样性治疗的存在也可能可以帮助病人及其家人找到适合他们需求和期望的治疗方案。

7　精神卫生服务和干预

面对"精神健康"名目下各种各样精神健康问题,精神科医生、心理学家或者其他精神健康领域的专家常常供不应求,因此其他干预模式仍然非常必要。这可能包括合作医疗模式(精神卫生工作者和初级保健医生的密切合作)、使用训练有限的社区精神卫生工作者或者与本土治疗师、宗教机构以及其他卫生保健或者支持系统各种形式的合作。

长期以来,人们都有兴趣将生物医学卫生保健与传统医学体系整合。在1978年的"阿尔玛阿尔塔宣言(the Alma Alta Declaration)"中,世界卫生组织(WHO)就意识到了传统治疗师对初级保健的重要性。[64]这不仅给基于不相容的本体论(如分子病理学和愤怒情绪)整合疾病组合和干预的理论问题带来挑战,而且会给认定熟练的医师和保证护理的质量和可用性等实际问题带来挑战。在大多数情况下,合作比整合更现实。虽然寻求整合或合作有风险,拥有国际认证执照和资源的生物医学体系将是地方最合适的治疗形式。这可能会破坏通过干预模式为病人提供意义和支持(而非仅仅关注症状)的医疗实践的生存空间。同时,生物医学机构的认证可以帮助那些缺乏相应监管或质量保障机制的传统治疗形式的从业者实现合法化。

最近研究者对根据文化和背景修订干预很有兴趣。[65-69]表3.3列出了对干预进行文化修订时的一些维度。[70,71]修订可能对干预进行简单的翻译或整理,使用当地语言和相关例子实施,也可能是改变方法(如采用不同的认知策略、冥想或放松达到特殊目标,如放松、掌控感等),还包括改变目标(如维持病人家中养病,而不是鼓励病人自主)。修订的适当程度将取决于可用治疗与当地价值观和资源的匹配程度,也取决于一些实际考虑因素。有效修订的阻碍之一在于前提假设,即认为所有的干预都以相似的机制运作,可以被简化为常规治疗(如认知行为疗法)运作的常见机制。毫无疑问,虽然不同的治疗方法有一些共同机制,但与干预的文化意义有关的特殊机制也可能存在。例如,在处理创伤后悲伤时,促进痛苦表达或促进接受和原谅的干预的接受度和影响可能取决于不同传统中不同的共享宗教价值观。[72]

表 3.3　对临床干预进行文化修订的维度

1. 语言:把干预翻译成当地语言
2. 人:考虑"病人"和"医生"认同的种族和其他社会文化特征如何促进(或阻碍)医患关系
3. 比喻和习语:以目标人群共有概念为基础,使用熟悉的习语和比喻
4. 内容:根据特定群体的文化知识、价值观和传统设计内容和例子
5. 概念找出与对"人"和"问题"的文化理解相一致的基本治疗概念
6. 目标:选择适合主要社会角色、文化价值观和当地关注重点的目标和结果
7. 方法:从当地文化传统、教学方式、治疗或行为改变中选取特定的干预方法
8. 背景:根据评估、治疗协商和实施干预的社会背景修订干预

注: ＊源于 Bernal et al.1995,2009。[70,71]

　　"文化胜任力"是在精神卫生服务和干预中尝试处理文化的常见说法。[73]具有文化胜任力的组织能够满足多样化客户的需求,尊重他们的文化背景,并支持文化一致的应对和治疗方法。文化胜任力的发展大部分发生在美国。由新西兰毛利护士提出的另一种取向,"文化安全",强调有必要解决殖民主义的遗留问题和持续存在的权力和歧视问题,因为这些问题使得临床环境对来自特定背景的患者(或医生)来说不安全。[74-76]在公共卫生干预和精神卫生服务中处理文化多样性问题的具体策略取决于在当地、地方或国家背景下最突出的文化多样性的类型。尽管承认文化事关尊重,会影响干预的可接受度和参与度,但是保证干预效果、避免那些破坏当地重要价值观或社区团结和社会支持模式的干预措施也至关重要。[77]即使是简单的物质帮助,如提供食物和住所等基本需要,如果忽略或否认核心价值观或者文化的根基,也可能变得无效或使问题恶化。[78,79]

　　"积极结果"或"康复"的观念也可能存在文化差异。[78]惠特利和德瑞克提出了可以用以评估康复的多个维度或框架,包括:临床(如症状严重程度、再入院、治疗依从性)、存在层面(希望、情绪健康)、角色功能(就业、住房)、适应,生理功能(身体健康和活动)、和社会关系(社会支持、整合)等。[80]这些内容的每个方面都可能随着社会环境的变化而变化,它们的相对重要性取决于随年龄、性别和社会地位变化的、由文化定义的社会角色。

8　卫生保健中的文化、伦理和人权

　　生物伦理学的很多领域都认为文化是至关重要的,这些领域包括:临床沟通、决策能力的评估,诊断和预后的真实告知,知情同意书的获取,以及治疗方法协商。[81]这些问题很大程度上取决于临床医生和患者彼此理解的程度(见下节),但在全球范围内,还有其他很多亟待解决的问题也非常重要。西方伦理实践的思想一般基于个体是相对自主的存在并且有能力独立做决定这一观点。正如我们之前讨论的,跨文化领域的大量文献表明,社会组织强调集体,而不是个人。例如,非洲南部的许多地方,所谓的 ubuntu

（又 umunthu），[82]是指"人性"只通过与他人的互动来表达的伦理规范。将个人主义实践规范强加到集体主义社会可能是文化帝国主义的不恰当形式。人们可能以群体而非个人的形式寻求帮助和救治，知情同意和自主的决定可能需要在群体背景下协商。[61]这就是说，尊重文化差异比尝试尊重不同群体的实践更具挑战性。许多令全球精神卫生从业人员憎恶的实践——包括对妇女的压迫，对不同性别和少数民族群体的迫害，甚至是对艾滋病的排斥——都以关乎文化差异的名义得以维持。[83]很显然，所有实践都嵌套在权力和控制的网络中。虽然对地方价值观和规范保持敏感很重要，但全球精神卫生从业人员简单地维持当地的或者本土的一些实践也是有问题的。虐待精神障碍患者和非社会主流人群的行为依然称得上是国际丑闻，并且这种虐待行为也并不能通过简单地以"文化相对主义"为借口。[84]此外，伦理行为不仅仅是尊重个体和尊重文化权利的问题，更涉及在日益不平等的世界中对全球和地方不平等框架内实践的质疑。[85]

精神健康问题正在越来越多地被纳入人权框架内考虑。[86]精神障碍患者的权利被写进了许多国际文件，其中最重要的是联合国的《残疾人权利公约》（UNCRPD；http：//www.un.org/disabilities）。该公约承认了主流文化生活对残疾人（包括精神障碍患者）的排斥（见第 30 条），并指出有必要为残疾人积极参与到主流社会创造有利条件。认识到社会排斥是促进在文化背景下理解精神障碍的重要制衡因素。理解文化背景是重要的，但我们也需要认识到，所有的文化实践既是包容的，也是排他的；既有可能有促进作用，也有可能有抑制作用。[84]

在全球不平等的大背景下认识到伦理问题的文化复杂性要求全球精神健康工作人员的进一步反思：实践者有责任反思自身实践是否反映了自身的偏见和世界观。跨文化协商和自我反思的过程都需要时间和承诺，并且可能是痛苦的，但是很有必要。

9 语言和翻译问题

在很多精神健康领域的跨文化工作中一个常见却经常被忽视的问题是跨越语言障碍的沟通交流。全球精神健康领域的从业人员和研究人员无法直接和服务接受者或研究被试沟通是再寻常不过的事情。在全球精神健康背景下，准确的沟通不仅是理想的，而且对做好工作至关重要，同时临床翻译确实也是一项高难度的工作。[87]虽然这一工作的挑战有目共睹，但许多翻译工作仍由家人或者没有受过翻译或精神健康培训的其他人员临时完成，并且有时这些人甚至没有充分的语言能力就被叫来做翻译工作。[88,89]

这些问题使得诊断访谈和治疗干预的临床背景更具挑战性。众所周知，翻译者在对精神健康研究和实践进行解释时会犯错误，包括遗漏关键材料，压缩和不恰当地总结医生和病人的话语，误译，甚至添加医生和病人未提及的内容[90-92]，远超出了翻译者的能力范畴。[93]目前对翻译的研究更关注来访者、翻译者和临床医生之间复杂的权力关系如何影响翻译的效果。目前研究者对翻译者的角色持不同的观点。例如,翻译者应该像透明的窗户或话筒——仅仅是翻译,而不掺杂自己的想法和观点吗(始终坚持如此通常是不可能的)? 他们应该承担病人代言人的角色吗? 或者他们可以成为临床医生的助手?[94]在具体实践中,关于翻译者和临床医生如何一起工作的问题从任何一方的角度都没有答案。对翻译的分析表明,这些谈话的参与者可能在一次谈话中承担不同的角色和角色期望。即使在对翻译服务投入巨大的卫生保健机构中,角色混淆和身份问题也可能不仅会影响翻译的准确性;甚至会影响对病人精神状态的判断。[95]这些问题在精神卫生服务中尤其有挑战性,因为临床医生不仅关心人们说什么,还关心人们怎么说。[89]当代理解翻译过程的重要观点强调,翻译不在于有多好多精准,而在于能否实现翻译的临床目标。[96]

认识到翻译无法回避的局限性,人类学家已经开始讨论"工作误解"。[97]尽管不同语言和文化绝对准确的翻译基本不可能,但是我们还是有可能找出一些限制误解或纠正误解的方法,以满足临床或研究背景下的特殊需求。这很大程度上取决于临床医生和翻译者在多大程度上理解语言翻译和团队工作的复杂性。意识到这些困难是存在的、不容易解决非常重要。事实上,在任何领域的任何研究中,宣称已经跨越了语言障碍的论断都值得怀疑;在临床实践中,我们应该对任何新信息和新意义保持开放的态度,等待它们随着时间得到澄清。跨文化精神卫生工作所面临的一个特殊挑战是,我们不仅对人们说的内容感兴趣(可能包含难以翻译的悲伤习语),而且还对他们的表达方式感兴趣(包括表情的细微区别)。语调和特定词语或短语的使用可能传达着难以言说的含义。例如,"我觉得自己很伤心(sad)"和"我觉得自己很悲惨(miserable)"被翻译成另一种语言时可能完全一样,但是英语母语的人能够理解到"悲惨"有更受困扰的意思,比"伤心"传达了更多不满的意思。[98]总之,全球精神健康的目标必须是培养母语为当地语言的、合格的临床医师,充分地解决这些重要的诊断和治疗问题。

10　研究策略和方法

从国际范围看,知识产出差距明显,90%的研究在占世界人口 10%的群体中完成,给全球精神健康带来了重大的挑战。[99]从现在起对这一问题采取行动,我们必须假设,西方的现有实践适用于或经修订适用于低中收入国家(LMIC)多样化的背景。尽管LMIC 的研究呈增长之势,但在大多数情况下,这些工作仍然主要基于西方精神病理学的模型和假设。尽管基于专家共识建立的 LMIC 临床从业者指导纲要可以为实践提供切实可行的短期解决方案,我们还需要保证这些接受西方训练的专家自身是扎根本土的。[100]未来我们需要持续地、认真地开展文化差异研究,不仅要包括本土和创新的方法,还要为有效实践提供有力的证据。

循证实践（EBP）旨在为精神卫生实践提供坚实的基础，在全球精神健康日程中，证据非常关键。[101]然而，由于证据基础的局限和将一般知识转化为当地有效且适当的干预的复杂性，EBP 也有自身固有的局限。在寻找普适性知识的过程中，精神障碍的相关证据往往会淡化或忽略文化差异。[102]事实上，即使是在开展大多数研究的发达国家，研究也经常不能代表人口的文化多样性。[103]研究者对研究课题的选择往往由经济利益驱动，因此对药物干预来说，公共卫生领域的研究证据最有力。临床实验常常通过使用安慰剂、短期追踪和关注有限的症状结果，来获得最积极的结果，临床实验甚至有一些彻底失实的陈述，如不报告消极结果，篡改或歪曲数据，以及最近其他涉及大型医药公司的违法犯罪活动。[104,105]当前的伦理准则要求预先登记试验并声明可能存在的利益冲突，这在一定程度上可以纠正上述这些弊端，但是研究者和临床医生必须忠于职守并保持警惕，避免给病人带来潜在严重后果的偏差。在全球精神健康领域，许多干预本质上是心理社会干预[106,107]，或是心理社会干预和药物干预的结合，因此也需要为心理社会干预制定类似的伦理准则。

提高临床研究样本的代表性对提升研究证据与多样化人群的相关性非常重要。除了在发达国家深入研究多样性之外，未来还需要 LMIC 的研究。然而，为了确保文化相关性，这些研究需要的不仅仅是简单地重复已有方法，还需要与当地知识和实践融合，发展出创新性的干预措施。

10.1　建立研究的跨文化等值性

跨文化研究在确保诊断概念、干预、测量工具和结果的跨文化等值性方面面临着独特的挑战。这些挑战同时涉及实际问题和认识论问题。实际问题涉及如何确定合适的研究问题和样本群体，以及如何编制有效可靠的工具测量概念。认识论问题涉及文化如何塑造我们使用范畴阐述精神健康和疾病的看法。

一般来说，研究由研究应用对象和有实地经验的人推动时，研究更可能满足当地的需求。[108]出于这个原因，许多相关人员提倡社区参与式研究方法，确保研究人员能够认识到当地的优先事项，并在研究过程中不断与社区进行知识交流，最大限度上接受研究成果。社区工作还可以明确各利益方，找到边缘化或被排斥的群体，并找到那些最需要帮助的群体。

跨语言翻译测量工具带来了额外的技术挑战。[92]虽然我们有许多方法可以翻译测量工具，[87]但如布里斯林所述的，"回译"是最广为接受的方法。[109]在这种方法中，测量工具从源语言被翻译成目标语言，然后翻译后的版本再交给熟悉目标语言和文化的独立双语人员，由他们将测量工具"回译"成源语言。然后比较原始版本和回译版本问卷后，并在反复的翻译和回译过程中对测量工具进行修订。回译中有一种常见的错误是使用精神健康知识丰富的回译者，因为他们很可能会猜到这些测量工具的初衷，因此可能会出现翻译错误,影响到目标人群对工具的理解。正确地翻译测量工具可能很枯燥,并且费用很高,但是对编制有效的测量工具来说是至关重要的。许多术语可能没有准确的翻译,即使看起来相似的术语也可能有不同的含义。翻译过程可能揭示了两种语言概念系统的差别,这些差别值得被系统地记录和报告。[110]表 3.4 列出了跨文化翻译中必须考虑的一些等值性问题。

翻译也可能反映着文化世界更深层次的分歧,根据范畴组织的经验在不同的文化无法完全对等。这种分歧可能会导致精神病理人类学家所谓的"范畴谬误"。克雷曼认为,范畴谬误是毫无根据的假设,因为我们能够将我们的范畴应用到不同文化,所以这些范畴代表相同的东西,具有相同的效应。下面是克雷曼最初在中国研究躯体化和抑郁时对这个问题的描述:

> 我们可以确定抑郁症的特征包括抑郁情绪、失眠、体重下降、缺乏活力、昼夜情绪变化、便秘、口干以及相关心理主诉次数明显较少等特征。Singer 认为抑郁症在很多文化背景下都存在,这是正确的。但当他用这一事实来支持他的结论时是不对的。抑郁症仅是全部抑郁现象的一小部分。它是西方精神病理学家构建的文化范畴,用于描述非常同质的一组病人。根据定义,即便在西方,它也排除了大多数抑郁现象,因为它们超出了抑郁症狭窄的定义范畴。应用这个范畴的跨文化研究或者田野研究并不是典型的跨文化抑郁研究,因为通过定义,你会发现"普遍的"内容,并且系统性地遗漏了那些不符合它的狭义定义的内容。前者是被定义的,因此能够被西方文化模式"看到",后者不是那么符合定义,因此没有被"看到",这给跨文化研究提出了更有意思的问题。正是在后一组现象中,人们很可能会找到文化最显著地影响抑郁的例子[111]。

表 3.4　跨文化研究等值性的水平

水　平	描　述	方法学策略	目　标
内容等值性	每个题目的内容与被研究的文化现象相关	当地项目负责人或者参与者观察,确定相关的背景、行为和经验	题目的生态效度
语义等值性	在翻译成不同文化的语言和习语后,每个题目的意义在每个文化都相同	双盲回译,发现分歧,寻找在日常用语中含义最接近的术语	在目标人群中文本含义的等值性
技术等值性	测量方法(如问卷填写或访谈)及数据在每个文化有可比性	媒介效应的实验	实施测量的模式合适,不影响反应
标准等值性	在与文化常模比较时,对测量变量的解释一致	心理测量的标准化、项目反应分析	严重程度和阈值的准确测量
概念等值性	测量工具的理论建构在每个文化相同	潜变量模型、与其他相关概念的相关	测量到可推广的概念

注:改编自 Flaherty 等。[118]

症状、先兆、行为的意义取决于文化背景。因此，即使我们相信共同疾病特征的存在，诊断范畴和概念（及其症状、先兆）在某一文化背景下有意义，并不意味着它们在另一文化背景下具有相同的意义。根据先入为主的知觉范畴，人类的感知组织建构着这个世界。因此，研究使用对特定症状和范畴非常敏感的工具，通常会重复和验证这些范畴，但却无法涵盖其他方面。解决这个两难困境的方法是超越已有的概念范畴，考虑其他文化意义系统。这包括民族志研究，使用定性和定量的方法，探索构成某文化生活方式的意义系统和实践。到目前为止，大量的民族志研究阐释了与重度精神障碍（包括情绪障碍、神经症、焦虑症、创伤后症状、躯体障碍、人格障碍、痴呆症）相关的情感体验和行为的文化差异。[112,113]然而，未来研究仍需要继续研究悲伤的本土习语、疾病模式和精神健康促进和干预有关的应对和求助模式。此类研究可以广泛使用医学、心理学、人类学的各种方法，包括专门用于了解特定疾病体验的定性研究工具。[114,115]

这类民族志研究主要是描述性的，可以为疾病体验的主要维度、健康的社会决定因素、结果，以及康复的中介变量等定量测量提供原材料。[116]这些测量工具需要按照标准的心理测量方法检验效度，用于跨文化比较。[117]这不仅要求确定测量工具的内部可靠性和一致性，还要求确定它们与其他本土测量工具和具有文化意义的结果是相关的。[118]检验在某文化编制或者修订的测量工具时，将它们与在其他背景下验证过的测量工具进行比较也很有用。国际公认的测量工具也可以增补本土编制的题目、量表或者测量工具。[119]共同使用本土和全球性测量工具可以进行跨文化比较，并明确本土测量工具在明确病症和预测结果方面是否比已有测量工具表现更好。这种比较很重要，因为即使当范畴和概念在新的文化背景中得到了验证，具有良好的内在一致性和信度，并且与预期的前因后果有关，它们也可能在临床上没有用处。例如，阿富汗的一项研究发现，虽然创伤后应激障碍（PTSD）这一概念似乎是有效的——因为暴露于创伤的成年人更有可能出现 PTSD 症状——但是与悲伤的一般性表达（包括抑郁和文化特异性症状）有关的其他替代性概念，更好地预测了功能损伤。[120]

11　结论

全球精神健康和幸福的严重不平等要求我们必须有所行动。这些不平等的出现一部分是因为发展的不平衡、殖民主义和剥削。当前全球化的力量已经改善了部分地区的上述问题，但同时也导致了另一些地区问题的明显恶化。全球精神健康所面临的一个基本挑战是如何解决这些健康不平等问题而不会再次导致这些不平等的权力和特权等级制度。正如一些研究者指出的，全球精神健康是否会成为全球化的辅助工具？[31]或者它能否成为建设全球公民社会的关键部分，为全人类的权利和平等而战，同时将作为创造力根源的文化多样性保留下来？文化对全球精神健康的贡献能否在文化精神病理学对主流的批评和推广务实服务的迫切需要之间取得平衡？[121]

　　全球精神健康不仅是纠正那些反映全球剥削和统治历史的深刻不平等现象的机会，而且是从文化多样性中获益的机会。[122]这一观点敦促我们公开对话和交流，学习不同知识体系，在一种特定的生活方式中找出提升精神健康的合适方法，推动全球精神健康；也敦促我们理解每种文化传统带来的人类现象。这强调了多元化价值的重要性。[123-126]多种形式的政治形式与基本人权问题可以共存。事实上，同样的人权不仅敦促大家不断努力实现全球精神健康的平等，也保护着人们的社会空间，保护社区成员能够按自己文化的生活方式和价值观生活。以全球多元文化主义的形式存在的多元主义允许不同文化和平共存，甚至促进文化的多样性，它认识到文化会在自身内部力量作用下或者文化之间相互作用下不断地变化或变革。

　　认识到文化在精神健康中的重要性对研究、培训和实践来说意义重大。在研究中，我们需要的不是简单地在代表当地多样性的样本中重复已有研究，而是更深入细致的知识交流，使研究者和精神卫生从业人员能够从其他文化传统中学习。培训不能简单地采取专家向缺乏训练的人员传授知识和技巧的形式，而是需要积极主动的对话和共同学习过程。与接受治疗的患者背景相似的临床医生和精神卫生工作者是这一过程中的宝贵资源。然而，如果临床医生要利用自己的隐性知识，那么他们需要文化影响精神病理学和治疗的概念模型。临床和公共卫生干预不是简单地进一步推广那些在北部和西部富裕的、城市化的、拥有独特文化的国家验证过的最佳实践模式，而是要与在本土实践中摸索出的模式相结合。我们需要开展更多的诊断系统、干预和卫生系统的文化修订工作，以找到在多样化环境中开发和验证干预的实用方法。全球精神卫生政策面临着固有的悖论：努力分享资源和优化实践的前提是存在一个标准的干预措施可以或多或少地在不同背景下实施。然而，回应当地需求的主张需要病人和基层工作人员以及支持系统的共同参与。因此，全球精神卫生政策必须使用自下而上的策略（如社区参与式行动研究），找到作为社区复原力一部分的本土帮助和治疗系统。当地策略可能并不总是最佳的思路，而且其他地方好的思路和方法应该得到广泛的传播。然而，干预必须认真考虑当地的文化价值观和观点，保护和表达文化认同和社区认同。总之，这需要多元化的公民社会，而精神卫生服务可以为此作出贡献。

第四章　跨文化研究方法与实践

哈里·米纳斯

许多"跨文化"精神健康研究会将在一个文化背景(通常是英国或美国)下提出的概念和方法修订或直接应用于其他文化背景,主要是拉丁美洲、非洲或者亚洲的非英语的中低收入国家(LAMIC)。这些研究的存在主要反映着西方生物医学和社会科学在学术机构、人力资源、研究经费、媒体传播途径上的主导地位。毕竟英国研究人员一般不会在美国做跨文化研究。真正的跨文化比较研究并不太常见,大多数已有的研究由世界卫生组织(WHO)负责,包括精神分裂症的国际初步研究[1,2]、精神保健拓展策略的合作研究[3]、初级保健精神问题合作研究[4]。最近的研究例子包括在 24 个国家超过200000 被试中进行的世界精神健康调查[5,6]、10/66 痴呆研究小组在 10 个 LAMIC 开展的痴呆症和老龄化研究[7]。

本章的目的是回顾建立跨文化测量等值性的必要程序,包括定量评估跨文化结构效度的最新方法学进展。然后我们会考察跨文化研究的潜在应用。

1　建立跨文化的测量等值性

所有跨文化研究都需要建立研究概念在各种背景下的相关性,需要适用双文化、双语译者准备测量工具的当地语言版本,作出必要的文化修订。这些方法和程序已经得到了广泛的介绍,基本已经达成了清晰的共识[8]。就翻译或者修订问卷的评价而言,研究者早已通过各种指标作出了描述[9]。

内容等值性:这个概念在其他文化是有意义的、公认的、可以识别的吗?

语义等值性:每个题目的意义在翻译后是否保持不变?

技术等值性:数据收集方法在两个文化会对结果产生不同的影响吗?

标准等值性:测量工具与同一现象的已有独立测量标准关系如何?

概念等值性:测量工具在不同文化中测量的是相同的概念吗?

这个理论框架帮助大家意识到文化对(distress)的习语、解释模式、求助行为和临床反应的影响,对疾病分类学和测量学都有着重要的其他意义。这五个子类别与测量工具等值性的三大研究活动关系密切——对某个概念文化相关性的形成性调查研究

（内容等值性）、对已有测量工具的修订和翻译过程（语义和技术等值性）、测量工具的编制和修订过程的最后对测量工具的本土和跨文化的效度检验（标准和概念的等值性）。我们将进一步考察这些内容。

1.1 考察研究构念的形成性研究

克雷曼首先注意到了"范畴谬误"的危险。"范畴谬误"是指"在某个特定文化群体中提出的具体疾病分类，在缺少一致性的情况下被运用到了其他文化下的成员身上"[10]。根据他的示例，在非西方背景下发现的"灵魂缺失"综合征，虽然明显毫无意义，但可以在北美中产阶级城市人群中给出操作定义、应用并算出患病率。克雷曼认为，这种谬误是常见的，但是鉴于西方文化观点的主流地位，这个过程往往朝着相反的文化方向进行。基于浅层现象的相似性，这种错误在文化特异行为与精神病理学混淆时更容易发生。因此，他认为，在低收入国家，慢性疾病（如贫血、营养或寄生虫类疾病）患者更容易被不合理地诊断为恶劣心境障碍——这些疾病在上述低收入国家很常见，但在编制 DSM 分类系统的北美却非常罕见。

在苏丹、印度北部和菲律宾进行的有关精神保健拓展策略的 WHO 合作研究考察了西方诊断模式的一致性问题[11]。当地研究团队使用方言、事件和习俗定义和细化了抽象场景，用以代表癫痫、心理发育迟滞、急性精神病、躁狂、抑郁症，"过程性"精神分裂和抑郁性神经衰弱。研究团队向多位关键信息提供者呈现了这些场景。人们基本能够识别每一种病症，其中癫痫、心理发育迟滞、精神病和抑郁性神经衰弱症最为常见。人们评定所有这些病症都很严重，但认为精神病尤其可能导致社交和职业的功能丧失。这项研究并没有探讨疾病的知觉——印度相似的情景研究[12]和定性研究[13]发现，虽然人们能够广泛识别且命名类似于老年痴呆症的症状，但将之看作是老龄化的正常组成部分，而不是需要寻求帮助的医学疾病。目前还有其他很多对疾病模型的"自下而上"的民族志研究：曼森对西方"诊断访谈表"的扩展研究包含了以霍皮土著人类似于抑郁症疾病分类为基础的症状和类别的操作定义列表[14]，帕特尔和同事对津巴布韦地区的修纳人心理痛苦的研究[15]，以及贝当古和同事对乌干达北部受到战争影响的青少年中类抑郁（two tam、par、和 kumu）、类焦虑（ma lwor）和行为问题的量表编制工作[16]。

我们很难决定编制一个本土有效的评估手段 de novo，还是利用资源去修订已有的西方测量工具。显然，这首先取决于某概念的定义在不同文化下的相似性。编制符合当地语言习惯的本土化测量工具，原则上在可行性、效度和变化敏感性上应该更有测量优势。然而，测量工具编制过程技术含量很高，还要花费大量的时间和资源。如果资源有限，编制本土化测量未必能够得偿所愿，修订来自其他文化的测量工具可能是更经济的做法。西方测量工具本质上更具有普遍性、更支持跨文化比较研究的观点可能是错误的。例如，研究显示，绍纳症状问卷和英国编制的用于识别威尔士初级保健机构中常见精神障碍的筛查工具相当。[17]。关键是,当一个文化背景下编制的测量工具用于其他文化时,必须要特别注意翻译问题和修订的需要。

1.2　工具的翻译和修订过程

世界卫生组织制定了英文测量工具在其他文化背景下翻译的基本程序[18]。这可能代表了当前的"最高水平",WHO 对整体目标的简洁定义是:

保证英文测量工具被翻译成不同的语言版本时,在每个目标国家、文化中仍具有概念的等值性。换句话说,测验工具应该是同样自然且可接受的,在实践中以相同的方式被使用。重点应该是跨文化等值性和概念等值性,而不是语言或字面上的等值性[18]。

1.2.1　开始翻译

译者应该是双语者。他们的母语应该是目标文化的语言,但是他们还应该具备测量工具来源文化的知识和测量工具涵盖领域的专业技能。在翻译的时候,译者不应该逐字翻译,而应该考虑到原始题目的意义,以实现概念等值性。翻译应该力求简洁、明了、精炼。字数越少越好,要注意避免包含许多从句的长句子。他们还要考虑到翻译工具的使用对象,比如当被试听到问题时他们会如何理解,要避免使用让人不能清晰理解的行话和术语。译者还要考虑到性别和年龄的问题,避免使用任何可能具有冒犯性的术语。

1.2.2　专家小组

研究者应该组成双语专家小组,澄清和解决表达模糊不清、原文和翻译的差异等问题。专家小组可以对字词和表达提出质疑并给出建议。通常来说,专家小组应该包括原翻译者、健康方面的专家,以及对量表编制和翻译有经验的专家。经过这个过程,最终会得到一个问卷翻译的完整版本。

1.2.3　回译

测量工具应该由独立的译者翻译回英文,译者的母语应该是英语,并且对原始问卷不了解。回译强调的是概念等值性而不是字面的等值性。有差异的地方需要解决——进一步翻译、由双语专家小组进行讨论、再回译,必要的时候反复直到满意为止。

1.2.4　预测验与认知访谈

预测验的被试应该是那些能够代表问卷施测群体的个体,同时在被试招募的过程中应该保证性别的平衡,包括所有相关的年龄组和不同社会经济地位的个体。施测工作应由有经验的访谈者实施,应该全面地告知受访者研究目的。在告知研究目的的过程中(有时也被称作"认知访谈"),受访者会被问到他们觉得问卷的每个题目在问什么,他们能否用自己的语言描述问题,以及他们给出这个答案的逻辑。任何理解的困难都应该被记录下来,并且需要要求被试解释。任何被认为不可接受的、具有冒犯性的字词和表达都要记下来。

1.2.5　最终版本

每个阶段都应该有适当的记录,包括初始的翻译版本、专家小组的建议、回译的版本,和预测验中发现的问题总结,提出的修改和最终的版本。

研究者还提出了其他的方法。苏门答腊和默里[19]请 9 位专家独立将布拉德福症状问卷的条目翻译为僧伽罗语,然后评价翻译的概念等值性和语义等值性。未能达成一致的翻译会在集体讨论中修正,并通过进一步的讨论达成一致。这结合了先前的翻译和专家小组评审的过程。作者认为,把有问题的条目翻译成新语言的过程极其复杂,完全不是一个人的翻译就能完美解决的问题,达成共识的内容不需要通过回译达成内容和语义等值性。因此,回译的作用受到了质疑,因为翻译和回译译者对内容的错误判断可能会造成研究者无法敏感、有效地识别有问题的题目。此外,虽然回译有助于发现问题,但是不能解决问题。

有时候,因为语言和文化的原因,对题目进行大幅度的、重要的修订是必要的,但与此同时需要保持被评估的症状和概念的本质保持不变。因此,在对加纳乡村产后妇女对同一心理障碍的三个测量工具进行验证的过程中[20],由于当地契维语很少用否定的方式问问题,研究者认为 WHO 自我报告问卷中的 7 个题目尤其不符合当地文化习俗。这就需要将题目从否定的表达修改成肯定的表达。举例来说,"你睡得很不好吗?"这个问题应该改成"你睡得很好吗?",然后进行反向计分,否定的回答得 1 分,肯定的回答记为 0 分。虽然我们无法直接评估修订这些量表的影响,但是修订条目的区分力(通过相似比率断定)和条目与总体的相关性会比没有修订的题目更高。[20]

技术等值性也是个重要的问题,例如,施测方式与最初期待的方式可能有差异。在 LAMIC 修订为西方高教育水平被试编制的自评问卷时,这个问题就更突出了,因为那里的很多人是文盲。此时,访谈者可以负责问卷施测,但是这或许会改变测量工具的特性。复杂的回答方式也需要简化或者分解为不同的子问题,以方便口头施测。比如,前文提到的加纳农村的九题病人健康问卷(the nine-item Patient Health Questionnaire)验证研究中,被试发现,很难在原问卷的回答选项中(一点也不、几天、每天超过一半时间、几乎每天)选择自己在最近两周内的抑郁症状体验。[20]因此,这个问题在施测时被分成了两个阶段。被试首先被问,他们是否有过这种症状,回答有或者没有。如果回答是,则进一步问这些症状是否在"一些时候、大多数时间、总是"干扰到了他们。技术等值性没有正式建立起来——当然,我们可以在教育水平较高的被试中比较原本的自我施测和修订的访谈施测的差异,但是这在教育水平低、文化程度低的样本是不可能做到的。

在现实中,很少有翻译和修订能够达到 WHO 推荐的成熟、严格的水平。修改的性质和背后的逻辑常常很少被记录。曼福特将医院焦虑和抑郁问卷很认真地翻译为乌尔都语是极好的实践示例。

1.3 跨文化测量工具的验证

1.3.1 校标效度

测量校标效度需要一个"黄金标准",在技术上去测量我们真正想要测量的东西。精神病理学研究最常用的黄金标准是临床半结构访谈,一般是基于 ICD-10 或者 DSM-IV 的神经精神病理学临床评估表(the Schedules for Clinical Assessment in Neuropsychiatry;SCAN)或者 DSM 心理障碍的结构化临床访谈(the Structured Clinical Interview for DSM Disorders;SCID)。凯斯勒认为,为世界精神健康调查准备的量表验证流程强调了若干问题,这些问题并不是跨文化研究特有的问题[23]。第一,临床半结构访谈的效度并不完美,特别是在社区研究中,随机误差的出现会影响到可能被观察到效度系数的上限。第二,综合心理状态测量的重复与症状的系统性漏报有关;与第一次访谈比,第二次访谈更可能导致真实的效度被低估。第三,DSM 和 ICD 的诊断标准还不能完全被操作定义;测试评估的诊断算法和黄金标准研究访谈会导致判断差异,是文化差异出现的另一个来源。第四,科恩卡帕值会随疾病的患病率变化,即使在特异性和灵敏性保持恒定时依然如此,这就限制了在不同人群中比较测量效度的效度系数的有效性——相反,凯斯勒提出,接受者操作特性曲线(the Receiver Operating Characteristic;ROC)下部的面积,在二分变量的特例中,反映着灵敏性和特异性的平均水平[23]。具有相似功能的约登指数(Youden's index)[(灵敏性+特异性)-1]是更好的指标。[24]

出于这些理由,凯斯勒建议,将大众结构化世界精神健康综合国际诊断访谈(WMH-CIDI)与临床医生半结构化 SCID 进行"校准"可能更合适[23]。研究者已经在临床校准子样本中建立了预测方程等,WMH-CIDI 的症状数据可以被他用于预测 SCID 诊断,随后这些系数被用于预测样本中其他每一个被试被诊断出 SCID 的几率。因此,还是有可能考察基于 WMH-CIDI 诊断的患病率和相关估计与基于 SCID 诊断的结果是否一致。法国、意大利、西班牙和美国的 WMH 调查数据考察了焦虑症和情绪障碍患者 12 个月患病率估值,相对于 SCID,来自 CIDI 的毕生患病率估值更加保守[25]。焦虑障碍(ROC 曲线下的面积(AUROC=0.88))和情绪障碍(AUROC=0.83)的诊断一致性也很好。

10/66 的老年痴呆研究组(10/66DRG)使用此类标准化方法制定了"10/66 老年痴呆"的诊断。但是,校准算法最初是在拉丁美洲、非洲、印度和中国 26 个中心进行的国际预研究中提出并检验[26]。对这个算法有贡献的测量工具均根据"文化公平"特征(在各种背景下对 DSM-IV 痴呆病患和非病患有同等的鉴别力)和教育公平特征(对各种教育水平有鉴别力,并且对低教育水平或者没有文化的人群有最低的积极错误率)的实证证据筛选。预测算法在预研究数据集的一半随机数据中计算,然后在另一半数据中检验。最终得到的 10/66 概率诊断在世界所有地区都有相似的效度,整体的敏感度为94%,在低教育和高教育水平控制组中错误诊断率分别为6%和3%[26]。这个算法随后被运用到全国大样本研究中,在这一阶段,这个算法将得到了进一步的同时效度和预测效度检验[7,27,28]。

对跨文化研究而言,更基础的问题是到底能否确定唯一的"黄金标准",并在各个国家和文化得到有意义的应用。这个问题在 WMH 或 10/66 DRG 研究中都没有得到妥当的解决。比如,SCID 本身没有按照符合当地习惯的标准去验证,研究者经常质疑DSM-IV 诊断手册能否被广泛应用[29]。基于统一外部标准的等值性效度证据并不能排除克雷曼描述的范畴谬误。文献中一些例子已经开始使用能够更准确反映当地诊断实践的外部标准。例如,一些例子使用了临床症状清单,一方面可以与诊断标准保持一致,但也允许当地临床医生使用他们认为相关的、符合当地文化的会诊技术发现和评定症状。斯里兰卡研究者已经成功使用这种方法在症状聚类水平上验证了临床访谈量表-修订版(the Revised Clinical Interview Schedule,CIS-R)[30]。埃塞俄比亚研究者首先建立了综合精神病理学评估量表(the Comprehensive Psychopathological Rating Scale,CPRS)的评分者信度和重测信度,然后经过培训进一步提高了它的信度后,将之用作了黄金标准验证了自我报告问卷和爱丁堡产后抑郁量表[31,32]。在一项创新研究中,帕特尔把当地实践者(包括对抗治疗师的和传统治疗师)的识别和西方结构化精神病理学访谈(the CIS-R)作为黄金标准去验证绍纳症状问卷是否可以作为常见心理障碍的诊断工具[15]。目前没有例子显示这些方法可以在其他不同国家和文化的验证性研究中使用。一种可能的方法是使用"客位"标准(普遍主义取向,假设存在国际普遍的标准和测量工具,如 SCNA)与可以在每个文化背景下选择的"主位"标准(当地文化的相关性和有效性)。"主位"标准的信度显然是一个重要的考虑因素。

1.3.2　构想效度

总的来看,构想效度的概念仍不清楚,但是它与建立概念和测量工具在不同群体和文化中的效度关系密切。构想效度1954年由美国心理学会心理测验专业委员会提出,米尔和克朗巴哈在经典论文中给出了定义[33]。效度的已有概念强调内容效度和校标效度,为概念建立了黄金标准。如米尔和克朗巴哈定义,构想效度是"测验者对关心的内容没有明确的效标测量,必须使用间接的测量工具,因此测验背后的特质或品质(的说明)至关重要。"[33]米尔和克朗巴哈认为,在这些问题上专家评定的作用,即使有,也非常有限。构想效度涉及回答如下问题:"这个测试在多大程度上是不受文化影响的?""这个测试会测量阅读能力、量化推理或者反应定势吗?""高分者与低分者有怎样的不同?"这些问题的答案都需要来自定量研究,从本质上说,来自一系列基于假设的调查,目标在于由概念可观察的近端标识构成的"法则网"或理论框架。

米尔和克朗巴哈把对测验构想效度的调查看作是在观察研究中发展和验证理论。在使用与测验"效标"有关的"法则网"时尤其如此(在引号中,因为效标的内容效度本身也仍在考察中，至于观察研究的假设，被测量的概念则可以根据研究结果定义。）建立构想效度的其他定量程序包括项目间相关性、内部一致性、因素分析和重测信度。近年来方法学的发展推动了更成熟、假设检验方法的出现，检验不同文化下的构想效度。验证性因素分析（CFA）和 Rasch 模型可以用来测量一个量表在不同的群体中是否测量了相同的特质维度，这被称作"测量等值性"。在一个有效的案例中，Reise 等人进一步阐释了在明尼苏达和中国测量情绪症状时这些方法的使用[34]。在不同国家、文化、种族群体的测量等值性为比较研究中测量工具的构想效度提供了有力的支持证据。尽管这些方法明显可以应用于精神健康状态的跨文化效度评估，但是文献里相关例子相对较少。

　　主成分分析法（PCA）是基于四分相关系数协方差矩阵估计潜在特质的项目因素负荷量的探索性技术[35]。PCA 技术被广泛用于揭示在不同文化背景下某个测量工具的因素负荷模型是否相似——例如，在巴基斯坦和英国的基础卫生保健机构中，布拉德福症状问卷在医学上无法解释症状的病人群体中广泛使用。[36] 验证性因素分析用于检验观察变量和潜在变量之间关系的预设模型。测量工具等值性的检验涉及评估潜在特质的最佳因素模型在每个人群中是否相似。CFA 在参与世界精神健康调查的欧洲各中心被用于验证亲子关系访谈[37]，为探索性因素分析得到的三因素模型在六个国家、不同性别和所有年龄组中的测量等值性提供了有力的证据。通常的做法是比较所有因子负荷在（a）限制和（b）未被限制的两个模型在不同国家是否等同。如果测量的完全模型未得到支持，我们还可以检验测量的部分等值性。如果大多数非固定值在不同组保持不变，并且这些具有等值性的因素负荷可以定义一个有意义的潜在特质，那么此测量工具就具有部分的测量等值性。一个 CFA 模型的绝对拟合度可以通过 x^2 统计值来测定。此外，研究者还推荐了其他绝对或者相对模型指数。Akaike 讯息校标（Akaike's Information Criterion；AIC）[38] 调整了模型的卡方值，修正模型复杂性。AIC 值越低，模型的拟合程度越好。Tucker Lewis 指数（TLI）[39] 代表了指标之间的共变比例，可以由假设模型相对于独立的零模型的比较解释。数值接近 0，表示拟合度差；接近 1，表示拟合度好；0.9 以上，表示拟合度可以接受。相反，渐进残差均方和平方根（the root mean square error of approximation，RMSEA）对模型中每个自由度的不拟合度进行了评估，如果模型拟合度完美，那么 RMSEA 值是 0；RMSEA 值小于 0.05 则说明基本拟合，0.05—0.08 则说明模型基本拟合。

　　拉施分析是由项目反应理论（IRT）发展而来的统计模型[34]。CFA 模型主要揭示了项目间的共变程度，IRT 模型主要揭示项目的反应模式。拉施模型认为，一组项目的反应可以通过每个个体在拟测量潜在特质的位置和项目程度（也叫"项目校准"）来测量。项目的校准值和潜在特质的程度通常使用相似的量表。测量项目上程度分数低于校准值的被试更倾向于否认项目，而非赞同项目；反之，测量项目上程度分数高于校准值的被试更倾向于赞同项目。因此,校准值较高的项目更少得到被试的肯定反应。同时,赞同中等校准值项目的被试更可能赞同所有校准值较低的项目。Infit(信息权重适配度)在评估可观察反应模式的一致性或不一致性程度时使用的是项目校准值。平方根(MNSQ)Infit 统计量小于 1.3 表明该量表项目有利于单层次建构(单一维度)。虽然没有唯一的令人满意的模型拟合度检验,但是这个方法已经可以用来评估 Rasch 模型不同方面的拟合优度了。

拉施分析被世界卫生组织国际研究组织用于一般卫生保健背景(general health care settings;PPGHC)的心理问题研究。[40]目前有力的证明支持了 CIDI 症状(按项目严重程度升序:睡眠、情绪、专注疲劳、兴趣丧失、自杀、内疚、不安/迟钝、食欲改变)在抑郁严重程度不同的三组国家(低、中、高)的普遍层级结构。即使测量具有等值性,文化因素会导致情绪和精神健康在规范、期待、表达上的差异,即阈值效应,这也是很大的问题,极大程度上解释了观察到的患病率的文化差异。PPGHC 研究对项目功能差异的正式检验排除了这种可能性。结果发现,允许三个群体有不同症状阈值的模型拟合优度并没有明显优于假设症状阈值相同的简单模型(卡方值为 19.4,自由度为 18,p 值为 0.38)。研究者由此下结论说,患病率的差异并不能由抑郁症状在形式或者效度上的文化差异解释,因此,抑郁症的差异显然不能够归因于"范畴谬误"。一旦阈值差异存在(如自我报告的全球健康例子中),我们应该使用锚定情景的确定和调整随后的反应偏差[41]。

1.4　跨文化构想效度的例子——EURO-D 量表

1.4.1　背景

EURO-D 量表[42]旨在采集 11 个欧洲国家人口研究中晚年生活抑郁的数据,是 EURODEP 合作的一部分。EURO-D 条目全部选自老年人精神状态(Geriatric Mental State)临床访谈[43],但是选取这些条目的依据是,在某些 EURODEP 研究中,其他 4 个抑郁量表也使用了这些条目。因此,EURO-D 量表本身有很强的表面效度。初步验证分析显示,量表有很强的内部一致性,3/4 的临界点在很多国家是诊断临床显著抑郁症状的分界点[42]。在几乎所有的参与国家中,主成分分析都发现了两个因素("情感痛苦"和"动机")[42]。在印度、拉丁美洲和加勒比地区的 10/66 痴呆调查小组预研究也发现了相同的因素结构[46]。

1.4.2　跨文化测量等值性

研究者使用 Europe2004 基线研究中欧洲健康、老龄化和退休调查(the Survey of Health,Ageing and Retirement in Europe;SHARE)的数据对 EURO-D 和其测量成分的跨文化效度进行了更详细的调查。研究包括了 10 个欧洲国家(丹麦、瑞典、奥地利、法国、德国、瑞士、荷兰、西班牙、意大利和希腊)50 岁以上社区居民的代表性样本的横断调查数据。

主成分分析表明,在10个国家中9个国家发现了两因素模型(情绪痛苦和动机)。在所有国家,完整的EURO-D量表具有中度的内部一致性,克朗巴哈系数(Cronbach's alpha)为0.62—0.78。然而,在验证性因素分析中,两因素模型的拟合度都优于单因素模型[44]。研究者还通过比较3个测量模型:a)无限制模型;b)这两个因素的因素负荷在所有国家都限制为相等(完全测量等值);c)只有情绪痛苦因素的因素负荷在所有国家限制为相等(部分测量等值)。模型1的拟合度明显优于模型2。因此,完全测量等值模型并不适合所有国家,测量等值的假设不成立。然而,三个绝对拟合度指标充分证明,部分等值模型是可以接受的,并且和模型1没有明显的不同。因此,研究证据显示,在欧洲不同的国家和文化中,情感痛苦是一个稳定的潜在特质,可以通过一些指标题目以相似的方式测量。但是上述结论在动机因素上就不成立。

拉施模型表明,EURO-D是一个分层量表,所有国家的EURO-D项目校准值的等级排序都是类似的,即抑郁(然后是睡眠障碍)的项目校准值最低,但是内疚和自杀的校准值最高。在10个国家中,项目校准值的一致度,组内相关系数(ICC)是0.89(0.78—0.95)。因此,研究结果为项目校准值的测量等值性提供了有力的证据。然而,研究证据也显示,动机因子上的项目比情感痛苦项目表现出了在项目校准值上表现出了更多的异质性。对于负荷在情感障碍上的项目,ICC值是0.94(0.85—0.99),而4个动机项目的ICC值只有0.65(0.30—0.96)。

1.4.3 因素在测量什么?法则网

之前在EURODEP[45]和10/66[46]预研究中谈到,情绪痛苦因素与女性性别有关,然而动机因素的分数,而非情绪痛苦的分数,随着年龄的增长而增加。在与情绪痛苦正交关系背景下考察动机和年龄的关系是否意味着缺乏兴趣和愉悦的表达(连同悲观)只是情感中立地表达个体在老年期对活动限制的适应性认知评价?另一种假设是,动机因素可能抓住了血管性抑郁的某些临床特征——与大脑结构皮层下血管损伤有关的执行功能损伤。在SHARE数据库中,前述情绪痛苦和动机因素与年龄与性别的关系在所有的10个SHARE国家中都是一致的[48]。研究者已经正式检验了受损执行功能的早期假设,更高的动机因素得分与较差的动物命名(执行功能)表现有关,与10字回忆(记忆)无关。情感痛苦因素与两项认知测试都没有关系。此外,EURO-D因素与认知测试的相关关系在所有国家都高度一致。[48]

1.4.4 结果总结

在所有情况下,单维度量表EURO-D的信效度良好,研究证据显示,单维模型的拟合度良好,克朗巴哈系数(Cronbach's alpha)分数中等偏高。

然而,证据显示,该量表可能测量了两个潜在的因素,情感痛苦因素(在不同文化下特征明显并且等值)和动机因素(在不同文化下特征不够明显并且不等值)。

情感痛苦因素表现出良好的跨文化测量特性,有力的证据显示,在共有潜在特质的项目负荷和项目校准值都有测量等值性,作为抑郁测量也有很好的表面效度。

动机因素,无论是因素负荷还是项目校准值,在不同国家都有明显的差异,表明动机因素在跨文化研究使用中的局限。

2　跨文化研究中的潜在应用

2.1　疾病谱(disease frequency)的比较研究

流行病学家对某个障碍的高患病率或低患病率的群体很有兴趣,因为群体能够为病因学提供了重要的线索。最简单的研究是对某一人群的研究。根据关岛运动神经炎的高患病率[49],南非多发性硬化症的低患病率[50],研究者提出了一些病因学假设[51、52]。早期精神分裂症研究报告了低患病率地区(如美国的哈特人再洗礼教派)[53]和高患病率地区(如克罗地亚的部分地区)的存在。

一些研究合作的建立有明确的目标,就是要广泛地比较不同国家与文化精神障碍的发病率。WHO 对严重精神障碍结果及其决定因素的合作研究[55]显示,当临床访谈技术和案例诊断标准化后,在北美和南美、欧洲、非洲、亚洲以及远东地区,各种精神障碍的发病率相差无几。但该研究也表明,使用严格的标准,精神分裂症年度发病率有 2 倍的差异。对发病率研究的进一步元分析发现患病率差异很大[56]。在严重精神障碍结果决定因素研究(Determinants of Outcome of Severe Mental Disorders study;DOSMED)的某些发展中国家研究中心,严重精神障碍的病后康复状况似乎更好[55、57],不过这一发现的解释目前仍有争议[58]。世界卫生组织就一般卫生的心理问题(Psychological Problems in General Health Care;PPGHC)对 15 个国家的国际研究发现,重度抑郁症的患病率有 15 倍的差异(通过大众评估综合国际诊断工具(lay-administered Composite International Diagnostic Instrument[CIDI-PC])评估),亚洲患病率最低,拉丁美洲患病率最高,欧洲和北美洲有中等的患病率[40]。世界精神健康调查对包括美洲(哥伦比亚、墨西哥、美国),欧洲(比利时、法国、德国、意大利、荷兰、西班牙、乌克兰),中东和非洲(黎巴嫩、尼日利亚),亚洲(日本和中国)的 14 个国家进行了 15 项考察,初步研究结果发现,所有常见精神疾病的发病率有巨大的国家差异[5]。DSM-IV 中任何精神疾病的患病率都在 4.3%—26.4%(四分位数是 9.1%—16.9%),上海(4.3%)和尼日利亚(4.9%)患病率明显更低,美国(26.4%)患病率明显更高。即使在欧洲,各国的患病率也有两倍的差异。

2.2　解释观察到的文化差异

观察到的在任何地区、国家、文化和种族的疾病谱(disease frequency)差异都必须

小心解释,理由如下:

精神病流行病学的历史表明,大部分已经报告的疾病谱差异主要都是因为研究方法的差异。相关因素包括取样、纳入和排除标准、确诊精神障碍的测评手段(基于量表或诊断采访,大众或临床医生施测),尤其是诊断标准。在建立了可操作化的标准后,诊断访谈技术也在发展,研究方法也在不断标准化,所以估值差异的来源也在减少[55、56]。

在跨文化比较研究中标准化方法最理想:从某种程度上,这种方法假设或表明,研究者在不同文化中用相似的方法测量相同的东西。通过标准化方法在不同文化得到的一致性结果或许是范畴谬误,因此不应该被解释为跨文化普适性的支持证据。在不同国家和文化验证和校准标准化测量工具的工作很少[23、26、60]。使用相同的、有效的诊断方法可能可以确定不同语言或文化群体疾病严重程度的差异[40]。

由于患病率是发病率和病程的产物,低患病率对疾病患者可能意味着高康复率或者低存活率,而不是发病率上的真实差异。如果希望在不同情形下对患病率进行有效的比较,就有必要对疾病的发病率和病程进行纵向研究[61、62]。

不同研究有不同的反应率,会增加有效比较疾病谱的难度——在世界精神健康调查中,未作答比例在46%(法国)到88%(哥伦比亚),其中加权平均数只有70%[5]。

在不稳定人群中,低患病率可能是因为易感人群的选择性迁出或者不易患病人群的迁入,反之,高患病率亦然。这在精神分裂症研究中是一个重要问题(如下所述)。

2.2.1 评价构成和背景因素的作用

如果事实的确如上所述,那么疾病谱差异可以用构成和背景因素解释。构成因素与研究群体人口构成差异有关。其中患病率和发病率的已知影响因素,如年龄和性别,常常可以通过标准化的方法控制,可以对不同人口群体的疾病谱进行更细致的比较。然而,构成差异也可以用于提出病因学假设——例如,一种疾病在人群X中很常见,暴露因素Y在人群中X也很常见,那么暴露因素Y可以被假设为此疾病的起因。对疾病谱差异的构成解释可能是基因因素和环境暴露因素的主效应,也可能是基因—环境、基因与其他基因,不同环境因素交互作用的结果[63]。

背景因素是人口群体的特征,而不是构成人口群体个体的特征。例如,人口群体会按照国家定义,可能会包括人们生活的政治制度、医疗卫生保健系统结构、收入差距程度和主流文化。

2.3 解释观察到群体差异的研究设计

虽然国际研究可以用于提出病因学假设,但一般来讲它不可能为基因或环境解释提供直接的支持证据。我们应该考虑4类研究设计中的可能贡献:生态相关性研究、移民研究、基因混合研究、多层研究设计。简而言之,生态相关性研究有助于提出病因学假设,但是假设检验需要使用个体样本数据。移民研究和遗传混合研究有助于确定基因和环境因素对疾病谱群体差异的相对贡献。多层研究设计可以用来分解和探究构成和背景效应。

2.3.1　生态相关研究

生态相关研究为分析疾病谱变异的影响因素提供了粗略的定量分析框架。人口群体水平上假设暴露的整体测量指标(人口群体中的暴露比例,平均暴露水平)与不同地区结果的整体测量指标(人口群体的患病率和发病率)相关。举个例子,在非洲撒哈拉以南的地区,研究者发现,在国家水平上,男性割礼比率和 HIV 血清阳性率呈负相关关系,由此推论,男性割礼可以降低 HIV 性传播的风险[64]。然而,生态相关关系并不意味着在人群内部个体水平的相关关系,这个问题被称为"生态谬误"。简单来说,我们不能确定患有 HIV 的个体更不接受割礼。在国家水平,其他很多与 HIV 风险直接相关的因素可能会与割礼风俗共变,但在个体水平上,这些因素的混淆作用难以控制。反向因果关系也不能被排除。由于这些原因,研究者很难从生态相关研究中做因果推断。对生态假设更严谨的检验可以通过传统研究设计(队列研究和病例对照研究)在某个暴露因素存在个体变异的群体中实现——这类工作已经被用于研究男性割礼和 HIV 风险的关系[65],并在个体水平上证明了二者的负相关。上述结论在接受割礼的 HIV 阴性男性被试中开展的随机控制研究中得到了进一步的有力支持[66]。生态相关也可能涉及背景变量——如本民族人口密度[67]或不平等[68]与精神分裂症发病率的相关关系——研究者就不能在个体水平进行分析。然而,研究者可以使用多层研究设计(如下)控制结构变异;例如,多层次研究设计可以用于检验在高度不平等的地区发病率的增加是否是因为这些地区有更大比例的低收入人群。

2.3.2　理解基因和环境的作用——移民研究和基因混合研究

疾病谱群体差异的基因解释越来越不占优势,研究发现人口群体之间的基因变异不足人口群体内部基因变异的 10%。库柏说:"在群体水平上,种族并没有为与药物反应、诊断或病因有关的基因信息提供有用的分类系统。"[69]然而,研究证据显示,人口群体间的基因变异似乎包括每个人口群体对环境改变和文化变革的近期适应[70];最受近期人口群体特异性选择影响的基因似乎与肤色、骨骼结构、不同食物的新陈代谢有关。这些基因中的部分基因已经被证实对疾病过程有重要的影响。因此,疾病谱地区差异的基因和环境解释在大多数情况下仍站得住脚。

移民研究会比较从高患病率地区迁徙到低患病率地区(或者相反)的移民和当地人群的健康结果。这些研究可以为观察到的疾病谱差异提供可能的基因和环境解释。正如我们看到,不论饮食的文化适应如何,南亚移民到英国后,II 型糖尿病的高或者低患病率持续不变,[71]说明可能与基因因素有关。研究发现,日本裔美国人罹患心血管疾病的疾病谱疾病频率与主流群体趋于一致[72],说明可能与环境(生活方式)风险因素相关。

英国少数族裔群体研究一致发现,非洲和非洲加勒比血统的人群中精神分裂症和双相情感障碍发病率尤其高。对首发精神病的 AESOP 研究表明,某些种族群体和某些精神并有更高的发病率,尽管白人和亚洲移民的患病风险也在逐步增加[73]。此外,第二代移民的发病风险似乎比第一代高。其他欧洲国家也有类似的发现[74]。上述研究都是没有迁出国对照组的移民研究。特立尼达岛的研究表明,精神病的发病率在非洲血统的岛民中比在印度血统的岛民中高[75]。对荷兰和法国移民及加勒比地区的原住民的比较研究发现,精神病发病率的结果并不一致[74]。选择性移民基本不能解释加勒比居民移民到欧洲后的高发病率,尤其是二代移民更高的发病率[74]。目前很多研究都认为移民过程、种族主义和弱势经历的交互作用是这些结果的可能解释[74]。

研究疾病风险与混血人群的基因混合(如个体从非洲裔和白种祖先处遗传的基因构成)是区分种族差异的基因和环境解释的直接方法[76]。这种研究方法已经被用来探究非洲血统中的基因对痴呆患病率的影响,考察载脂蛋白 E(APOE)基因型在古巴混血人群的痴呆症患病率的效应[77]。如果患病率与基因混合有关,研究者就可以通过基因混合图谱确定与种族差异有关的基因染色体区。

2.3.3　多层研究设计

对于情景因素,多层次研究设计提供了成熟的方法,可以同时研究构成和情景效应。研究需要选取多个社区,用来保证被研究的情景因素(比如社会资本或收入不平等)存在变异;在每个社区中再进一步调查个体,可以用来收集个体水平的风险因素和心理健康结果的信息。构成和情景变量的独立和交互效应则可以严格研究设计和统计分析评估[78]。在英国,精神疾病分数在地区水平上的变异非常小;在控制了构成因素后,尤其如此;与之相对,家庭水平的变异则非常明显,并且达到了统计学上的显著水平[79]。这些研究结果说明,对常见精神障碍(CMD)的风险而言,个体和家庭因素或许比情景因素更重要。此外,收入不平等(在地区水平)对 CMD 发病率的影响还取决于个体层面的社会经济地位;生活在高收入不平等地区对收入比较高的个体是风险因素,但对收入比较低的个体则有保护作用[80]。但是,另一个全国代表性数据库对黑人和少数族裔群体进行了过取样,结果发现,本民族人口密度对小型社区的 CMD 发病率有重要的保护作用,并且上述效应并不能被种族主义经验的减少和社会支持增加等构成效应解释。

2.4　干预研究中的跨文化问题

心理干预和精神药物干预在欧洲和北美已经进行了大量的临床试验,但这些研究结果需要推广到欧美之外的国家和文化中。帕特尔提出了发达国家的临床证据可能不具备可推广性的四种原因[82]。

很多发展中国家对常见精神障碍的解释模型不太承认生物医学干预的作用,这会影响精神病理学干预的可接受性。

文化因素不太可能影响生理治疗(如抗抑郁药物)的治疗反应,但是药物治疗的药代动力学和药效学可能存在基因中介效应,影响着剂量和治疗时间窗。文化可能也会影响对副作用的接受度和容忍度。

差异巨大、快速变化的卫生系统因素能够对治疗研究的可接受度产生深远的影响。

尽管疗效的差异可能相对较小,但药物的成本深受地区经济因素的影响(如药物专利规定、仿制药生产和药物制剂剂量强度)。心理干预的成本更多地取决于治疗师的实施成本(和可得度)。因此,治疗相关的成本—效益比和成本—收益比可能会在不同地区非常不同。

更重要的是,精神卫生保健的优先事项在更大程度上会严重受到当地研究的影响。即使药物在其他地区已经广泛使用,许多国家的药物政策要求在新药物获批投入使用之前至少要经历 IV 期的临床实验。发展中国家的临床实验也关注精神健康和已建立的健康优先事项之间的相互关系也非常有用,如 HIV/AIDS 患者常见精神障碍的治疗。尽管低收入和中等收入国家已经积攒了大量的实验证据,最近在撒哈拉以南的非洲地区、南亚和拉丁美洲进行的高质量随机控制试验证明了选择性 5—羟色胺再摄取抑制剂(SSRI)的抗抑郁药[83]、心理干预[84/85]、心理和药物干预的阶梯治疗[86/87]对治疗抑郁症和其他常见精神障碍的有效性。这些试验的关键特征之一是干预由社区或初级保健机构的非专业人员实施,因此为任务分担的可行性提供了重要的证据;这有助于推动各方共同努力推动在资源贫乏的地区弥合精神障碍和精神卫生专业人员不足的巨大治疗缺口。

在新的文化背景下开展干预研究最重要、最富于争议性的问题是临床试验的被试选择标准和结果的定义。如上面所描述的原因,仅仅使用西方的诊断疾病分类学去确定需要治疗的病例可能是不太合适的。因此,Bolton 和同事于乌干达的人际关系治疗临床实验招募了自主确认或者重要他人确认的抑郁综合征病人,即 yo'kwekyawa(大致翻译为"自我厌恶")和 okwekubazida("自怜")的个体。然而,要参加这些临床实验,这些人的抑郁症状必须通过霍普金斯症状自评量表(HSCL)文化修订版本确定,满足DSM-IV 重度抑郁症的所有症状;并且通过当地开发的分性别功能损失量表确定至少有一定程度的功能损伤[88]。除了 HSLC 量表,当地开发的功能损伤量表也被用作了判断干预有效性的次级指标。

在设计干预策略时,文化和当地的卫生系统和卫生服务问题也是需要认真考虑的问题。例如,在 Manashanti Sudar Shodh(MANAS)临床试验中,设计干预策略和实施的评价计划等系统过程已经得到了详细的描述和记录;循证抑郁和焦虑治疗方案也被整合进入了印度果阿的日常公众和初级保健系统。

3 结论

　　不同文化的有效评估需要质性研究考察概念的文化相关性、需要对常用测量工具进行谨慎的翻译和修订，然后对目标群体进行预研究和认知访谈。由于建立普遍适用"黄金准则"的难度，在不同文化下建立测量工具的完整效标效度几乎是空谈。然后，定量分析可以用于建立跨文化结构效度。量表的内部一致性、项目间相关和项目—总分相关和重测信度能够为新的文化背景下测量工具的效度提供支持证据。探索性因素分析可用于比较因素和因素负荷。验证性因素分析（因素和因素负荷背后的共同成分）和拉施模型（项目的共同等级结构）可以直接用于检验跨国和跨文化的"测量等值性"假设。即使建立了测量等值性，但由规范、期望或对精神障碍表达相关的文化差异导致的阈值效应可能也是个问题。比较精神健康研究已经在世界范围内确定了精神障碍（包括常见精神障碍、精神病、老年痴呆症）的患病率和发病率的显著差异。对上述差异的解释，尤其是病因学解释，更有问题；考虑到排除方法论因素（主要测量效度）影响的难度，尤其如此。跨文化精神健康文献已经有少量的研究作出了文化公平、有效的比较。原则上，研究者还需要更多的工作验证测量等值性，找出并探索文化差异的来源。

第五章　精神障碍的流行病学和影响

罗纳德·凯斯勒　乔迪·阿隆索　索姆纳特·查特吉　何燕玲

本章回顾了精神障碍在世界范围内的流行病学研究和精神障碍的消极影响研究。在过去20年,研究者对健康问题的消极影响(不仅包括直接治疗花费,而且包括人力成本)的兴趣急剧增加,成为了合理配置医疗资源、最大化治疗成本收益的大型运动的一部分。事实上,目前健康政策制定者对精神障碍的兴趣大部分都基于一个事实:疾病成本研究一致表明,精神障碍是负担最为沉重的健康问题之一。[1]很多因素可以解释这些结果,如精神障碍频繁发生、一般开始于生命早期、通常会持续一生、会对诸多功能结果有实质性的消极影响。本章将回顾上述问题的流行病学证据。关于精神障碍和神经障碍(相对于其他疾病)的全球负担总结,见第六章——精神健康、全球健康和发展议程。

1　流行病学调查中精神障碍的测评方法

在过去20年,精神障碍的流行病学调查迅猛增加。这是因为研究者发展出了完全结构化诊断访谈,合适受训后的普通访谈者使用。第一个此类访谈是诊断访谈提纲(DIS),该工具用于美国大型社区流行病学调查,随后被用于世界其他地方的类似调查。[2]基于DIS,WHO随后开发了复合性国际诊断访谈表(CIDI),根据世界各地的DSM和ICD系统形成可靠的诊断。[3]很多国家使用CIDI的第一个版本在人群中进行了普查。WHO成立了跨国研究团队对CIDI调查结果进行了系统的比较。[4]基于这些比较的结果进一步扩充和细化了CIDI,推动WHO世界精神健康(WMH)调查倡议启动了新一轮跨国CIDI调查。WHO世界精神健康(WMH)调查倡议是一项持续的举措,旨在开展和分析社区流行病学调查结果,为世界各国的卫生政策制定者提供实证依据。在写作本章时,28个国家已经完成WMH调查。本章中,我们将重点报告这些调查的结果。WMH调查报告的完整列表见www.hcp.med.harvard.edu/wmh。

在世界各地的精神疾病流行病学调查中,CIDI已经成为了主导工具,就CIDI诊断准确性而言,目前有若干结论值得一提。对CIDI原始版本的临床评估研究表明,基于CIDI和独立临床评价的常见精神障碍诊断结论并不完全一致。[3]虽然在西方国家的 WMH 调查中,最新版本的 CIDI 诊断一致性相对较好,[5]但是基于结构化诊断访谈的诊断在发展中国家的临床相关度目前仍未可知。流行病学调查的患病率估计值在一些发展中国家低至令人难以置信,这也让研究者担忧,譬如基于研究诊断访谈(如 CIDI)的诊断在这些国家是无效的,这些访谈中包含的西方诊断概念与这些国家的相关度很低。研究上述可能性的方法学研究工作才刚刚开始,但是初步的证据显示,尽管很多发展中国家的悲伤词汇和西方国家不同,修订 CIDI 可以在这些国家作出可靠、有效的诊断,研究者仍需要开展大量的 CIDI 修订工作。[6]由于大多数 CIDI 文化修订工作并没有包括上述工作,我们需要谨慎解读这些国家的流行病研究结果。

2 常见精神障碍的毕生患病率

基于上述考虑,我们将综述已经发表的社区流行病学调查中常见精神障碍患病率估计值。这些调查大多使用 DSM-IV 诊断标准,因此我们的文献综述也会使用这一标准。大量的最新综述详细总结了大量流行病学调查中各种 DSM-IV 精神障碍患病率估计值。[7,8]这些综述发现了若干一致的结果。其中之一是,临床症状显著的精神障碍通常有较高的毕生患病率,但不同国家之间差异很大。例如,在 WMH 调查中,受访者毕生出现一种或者多种核心障碍(包含焦虑障碍、情绪障碍、破坏性行为障碍、酒精和非法药物滥用障碍)的比例高达 47.4%(美国),低达 12%(尼日利亚),四分位全距(IQR,不同国家 25%—75%百分位数差距)在 18.1%—36.1%之间。[7]在哥伦比亚、法国、新西兰、乌克兰和美国这五个国家中,超过三分之一的受访者符合至少一种精神障碍的诊断标准;在比利时、德国、黎巴嫩、墨西哥、荷兰、南非其他六个国家,该比例超过四分之一;在以色列、意大利、日本、西班牙其他四个国家,该比例则超过六分之一。在中国的北京、上海(13.2%)[9]和尼日利亚(12%)[10]进行的调查中,患病率则偏低,其他中低收入国家的全国患病率估计值都在四分位全距下限之上(25.8%—39.1%)。

流行病学文献的另一个一致结果是,焦虑症(一般焦虑障碍、强迫症、含/不含广场恐怖症的惊恐障碍、创伤后应激障碍、社交恐惧症、特定恐惧症)通常是患病率最高的精神障碍类型,情绪障碍(重度抑郁症或心境恶劣/心境恶劣障碍,双相 I—II 障碍)是患病率次高的精神障碍。例如,在 WMH 调查中,焦虑障碍大约在三分之二的参与国中患病率最高,患病率估计值在 4.8%—31%之间(IQR,9.9%—16.7%),情绪障碍在所有其他国家(一个国家例外)的患病率最高(患病率为 3.3%—21.4%,IQR:9.8%—15.8%)。[7]在大多数参与调查的国家中,破坏性行为障碍(注意缺陷/多动障碍、品行障碍、间歇性爆发障碍、对立违抗障碍)是四大类精神障碍中最不常见的障碍(患病率 0.3%—25%,IQR:3.1%—5.7%),而在其他国家中,药物滥用障碍(酒精和非法药物滥用或依赖)最不常见(患病率 1.3%—15%,IQR:4.8%—9.6%)。值得一提的是,药物依赖在一些国家中尚未得到全面的测评,因为在没有药物滥用史的情况下,研究者通常不会测量药物依赖,这种先入之见可能会导致患病率被低估。此外,值得注意的是,这些相对患病率估计值只适用于成年人,并不适用于儿童或青少年,因为破坏性行为障碍在儿童中更常见,[11]但是在青春期后期和成年早期会减少。[12]

需要注意的是,这些患病率估计值都相对保守,因为一些批评者认为 DSM 和 ICD 系统的诊断标准过于保守,[13]而且相当的证据仅局限于很多精神障碍临床症状显著的子阈限表现。[14]此外,上述患病率估计值并没有包括两类不太常见的障碍,因为上文回顾的社区流行病学调查没有将它们考虑在内。这两类障碍是痴呆(阿尔茨海默症和其他亚型)和非情感性精神障碍(NAP;包含精神分裂症、分裂障碍、分裂情感障碍和妄想障碍)。尽管这些疾病的毕生患病率比上述常见精神障碍低,但是由于痴呆[15]和 NAP[16]通常更严重,也会带来更沉重的负担,因此本章对它们也有所关注。

估计痴呆症的患病率更加困难,因为在世界大部分地区,相关的流行病学数据非常稀缺。在 21 世纪早期,为了解决这个问题,国际专家组试图使用德尔菲共识专家组方法总结可用的流行病学文献并估计全球患病率。[17]专家组得出结论,在 60 岁的人群中,患病率在 0.3%—1.2%之间;在 70 岁的人群中,患病率在 1.3%—7.6%之间;在 80 岁的人群中,患病率为 25%或者更高。然而,由于中低收入国家缺乏高质量的数据,[17]这些估计值也有局限。世界人口正在迅速地老龄化,我们不仅需要估计某时间点上的患病率,更需要估计患病率的变化趋势。[18]

10/66 痴呆研究小组调查的近期研究已经解决了中低收入国家数据质量差的问题,[19]结果表明,中低收入国家不同年龄组痴呆症的患病率可能与高收入国家相似。根据这些新数据,对全球调查结果的系统综述发现,除了撒哈拉以南的非洲地区(患病率估计值在 2%—4%之间)之外的世界所有地区,60 岁及以上的人群中的年龄标准化患病率估计值在 5%—8%之间。[20]但是这些研究发现,60 岁之前的痴呆症很少发生,不到所有病例的 10%,因此,患病率大约以每五年翻倍的速度在增加,从 60 岁到 64 岁的 1%—2%,到 90 岁及以上的 33%—50%。系统综述也表明,痴呆发病率大约以每六年翻倍的速度增加,从 60 岁到 64 岁的大约 3‰到 95 岁以上的 175‰。基于这些结果,加上人口老龄化的全球趋势,世界范围内患痴呆症的人数预计未来仍会迅速增加(预计每年会有 770 万新病例[21])。根据估计,在 2010 年全球有超过 3500 万人患有痴呆症,这一数字每 20 年会翻番,预计到 2030 年全球将有近 6500 万痴呆症患者,到 2050 年将超过 1.15 亿。2010 年痴呆症的全球总成本大约有 6500 万美元,占全球生产总值的 1% 左右,在低收入国家约占 0.25%,在高收入国家约占 1.25%。[22]

就 NAP 而言,大多数流行病学研究集中于精神分裂症。对此类文献的详尽综述发现,精神分裂症的毕生发病风险(即在生命的某个阶段患某种精神障碍的个体在某人群中的比例)在普通人群中为 0.7%(P_{10}/P_{90} = 0.3%/2.7%)。[23]精神分裂症的平均年发病率为 15/100,000(P_{10}/P_{90} = 8/43)。百分位数分布表明,患病率和发病率估计值都有相当大的差异。男性的发病率普遍高于女性(平均男/女发病比率为 1.4);但患病率并没有显著的性别差异。患病率和发病率在移民群体都明显较高。患病率(男性和女性)和发病率(男性)在高纬度地区更高,患病率和发病率在欠发达国家中相对较低。

尽管关于 NAP 其他类型的障碍相关证据相当匮乏,但是研究显示,NAP 的毕生患病率可能是精神分裂症的三到四倍。[24]此外,在普通人群中,相当高比例的人群报告了单一的幻觉史和妄想史,不太符合 NAP 的诊断。这通常被称为"类精神疾病经验"(PLEs)。对 35 项社区流行病学调查的元分析发现,PLEs 的平均患病率为 5.3%。[25]尽管我们可能预期,PLEs 很有可能在后期发展成 NAP,但是它也与包括焦虑障碍、情绪障碍和药物滥用障碍在内的很多精神障碍都相关。[26]

3 发病年龄的分布

考察发病年龄分布(age of onset,AOO)(毕生患有特定精神障碍的个体第一次出现这些疾病的年龄分布)很重要,主要是有两个原因。第一,如果常见的毕生精神障碍只发生在晚年,它们的影响会更小。第二,了解 AOO 对精神障碍的预防研究和前兆性或继发性精神障碍的早期干预研究都很重要。尽管精神障碍的毕生患病率估计有很大的国家差异,AOO 分布估计却非常一致。[27]基于回溯性报告,WMH 的 AOO 结果在这一点上特别典型,[7]结果表明,在常见精神障碍中,破坏性行为障碍的 AOO 分布最早,情绪障碍最晚;在所有的精神障碍中,痴呆症的 AOO 最迟。

就破坏性行为障碍而言,WMH 调查估计,注意缺陷/多动症(ADHD)的 AOO 是 7—9 岁,对立违抗障碍(ODD)是 7—15 岁,品行障碍(CD)是 9—14 岁,间歇性暴怒障碍(IED)是 13—21 岁。这些精神障碍发病风险的年龄范围非常窄,根据估计,80% 的毕生 ADHD 开始于 4—11 岁之间,大多数的 ODD 和 CD 发生在 5—15 岁。尽管 IED 的 AOO 分布并不集中,所有毕生案例中,一半发生在童年期和青春期。

焦虑障碍的情况更复杂,因为它们的 AOO 分布有两种的情况。WMH 的调查估计,恐惧症和分离焦虑障碍(SAD)的 AOO 都非常早(中值为 7—14 岁,IQR 为 8—11 岁)(图 5.1)。相形之下,一般焦虑障碍(GAD)、惊恐障碍(PD)和创伤后应激障碍

（PTSD）的 AOO 则偏晚（中值为 24—50 岁，IQR 为 31—41 岁）（图 5.2）；这些焦虑障碍比破坏性行为障碍、恐惧症、季节性情感障碍的 AOO 有更大的跨国差异。WMH 数据显示，一个国家精神障碍的发病率及其在曲线上的位置和国家的经济发展水平没有显著的关系。

在 WMH 调查中，情绪障碍的 AOO 分布与后发性焦虑症非常相似，数据一致显示，发病率在青少年早期之前都很低，到中年晚期之前有粗略的线性增加趋势，随后增加的速度会下降。但是，研究显示，情绪障碍的 AOO 中值在各国的变化范围很大（25—45 岁），IQR 的波动范围更大（17—65 岁）；但是精神障碍在一个国家的患病率及其曲线形状与国家的经济发展水平也没有一致的关系。尽管关于 NAP 的 AOO 分布的流行病学调查数据很少，但是治疗研究和长期前瞻性队列研究表明，NAP 很少在 14 岁之前发病，AOO 中值在 20 岁早期，IQR 在 18—19 岁到 20 岁晚期，男性发病时间总体早于女性（28—30 岁）。

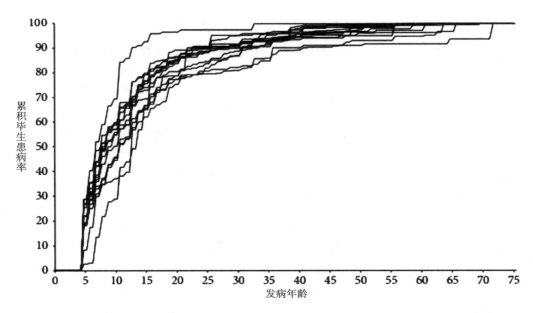

图 5.1 WMH 调查中，DSM-IV/CIDI 恐惧症和分离焦虑障碍的标准化发病年龄分布。[1]

（最初发表于：Kessler RC，Wang PS，Wittchen H-U."The societal costs of anxiety and mood disorders：An epidemiological perspective." In Preedy VR & Watson RR，editors. *Handbook of Disease Burdens and Quality of Life Measures*. New York：Springer Publishing；2010.p.1516. 2010 Springer Publishing；经许可使用。）

4 常见精神障碍的病程

相对于患病率，流行病学调查更少研究病程（如 AOO）。但是，人们常常认为，更持

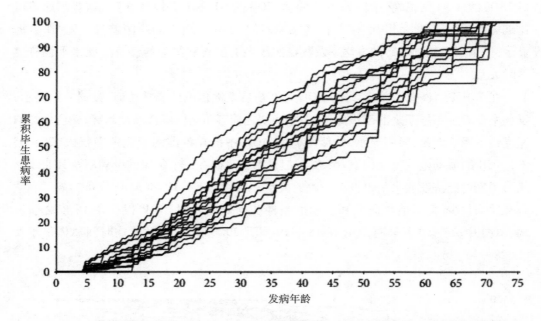

图 5.2　WMH 调查中,DSM-IV/CIDI 一般焦虑障碍、惊恐障碍和创伤后应激障碍的标准化发病年龄分布。[1]

(最初发表于：Kessler RC,Wang PS,Wittchen H-U. "The societal costs of anxiety and mood disorders：An epidemiological perspective." In Preedy VR & Watson RR,editors. *Handbook of Disease Burdens and Quality of Life Measures.* New York：Springer Publishing；2010.p.1517. 2010 Springer Publishing；经许可使用。)

久的精神障碍会有更消极的影响。少量的长期前瞻性研究描述了常见精神障碍的病程。结果表明,与人们的印象一致,这些精神障碍常常有长期—复发的病程。然而,这些研究大部分都基于临床样本,比一般人群长期病例比例更高。[31]

通过比较近期患病率估计值(可能报告的是访谈前一个月、六个月、一年的患病率)和毕生患病率估计值,我们可从代表样本中获得疾病病程的间接信息。这些研究发现近期患病率和毕生患病率的高比率间接说明这些障碍的病程更为持久。

WMH 调查的数据采集最早开始于对访谈前 12 个月患病率的估计值,然后将其和毕生发病率进行比较。在不同的调查中,受访者在参加访谈前 12 个月患有 DSM-IV/CIDI 障碍比率均值是 16.7%,中值是 13.6%,IQR 在 10%—20.7% 之间(表 5.1)。在不同调查中,相对患病率的估计值非常一致。焦虑症近 12 个月患病率估计值与终生患病率估计值的比率最大,在 0.5—0.6 之间,情绪障碍的比率相对较低(0.4—0.6),破坏性行为障碍和药物滥用障碍的比率更低(0.2—0.4)。这么高的比率有力地表明,相当比例的精神障碍会在整个生命历程中持续存在。我们还可以把这些数据按被试受访时年龄或者首次发病年龄分解成子样本,对这些比例进行详细的分析,但是目前我们还没有看见任何研究报告这些数据。对 WMH 的初步分析表明,尽管近 12 个月患病率—终生患病率比率会随年龄的增加而下降,但下降速度相当缓慢,说明精神障碍在整个生命历程都非常持久。在毕生精神障碍患者的代表性样本中开展的少量长期纵向研究报告了一致的结果,结果表明,不同的共病障碍的消长变化、复发—间歇的病程是精神障碍持续存在的原因。[32]

表 5.1　WMH 调查[2]中 DSM–IV/CIDI 障碍[1]的近 12 个月患病率

	所有障碍		焦虑症		情绪障碍		破坏性行为障碍[3]		药物滥用障碍	
	%	(se)	%	(se)	%	(se)	%	(se)	%	(se)
Ⅰ.低/中—低收入国家										
哥伦比亚	21.0	(1.0)	14.4	(1.0)	6.9	(0.4)	4.4	(0.4)	2.8	(0.4)
印度—本地治里	20.0	(1.1)	10.5	(0.8)	5.5	(0.5)	4.3	(0.7)	5.3	(0.6)
伊拉克	13.6	(0.8)	10.4	(0.7)	4.1	(0.4)	1.7	(0.3)	0.3	(0.1)
尼日利亚	6.0	(0.6)	4.2	(0.5)	1.2	(0.2)	0.1	(0.0)	0.9	(0.2)
中　国—北京,上海	7.1	(0.9)	3.0	(0.5)	2.2	(0.3)	2.7	(0.6)	1.6	(0.4)
中国—深圳	16.0	(0.9)	11.4	(0.9)	4.8	(0.4)	2.9	(0.4)	0.0	(0.0)
乌克兰	21.4	(1.3)	6.8	(0.7)	10.0	(0.8)	5.1	(0.8)	0.4	(0.8)
小计	14.8	(0.4)	9.2	(0.3)	4.8	(0.2)	2.7	(0.2)	1.9	(0.1)
Ⅱ.中—高收入国家										
巴西—圣保罗	29.6	(1.0)	19.9	(0.8)	11.8	(0.7)	5.3	(0.7)	3.8	(0.4)
保加利亚	11.2	(0.8)	7.6	(0.7)	3.2	(0.3)	0.8	(0.3)	1.2	(0.3)
黎巴嫩	17.9	(1.6)	12.1	(1.2)	7.0	(0.8)	2.6	(0.7)	1.3	(0.8)
墨西哥	13.4	(0.9)	8.4	(0.6)	5.0	(0.4)	1.6	(0.3)	2.5	(0.4)
罗马尼亚	8.2	(0.7)	4.9	(0.5)	2.5	(0.3)	1.9	(0.7)	1.0	(0.2)
南非	16.9	(0.9)	8.4	(0.6)	4.9	(0.3)	1.9	(0.3)	5.7	(0.6)
小计	16.7	(0.4)	10.2	(0.3)	4.8	(0.2)	2.5	(0.2)	3.2	(0.2)
Ⅲ.高收入国家										
比利时	13.2	(1.5)	8.4	(1.4)	6.1	(0.8)	1.7	(1.0)	1.3	(0.4)
法国	18.9	(1.4)	13.7	(1.1)	6.8	(0.7)	2.4	(0.6)	0.8	(0.3)
德国	11.0	(1.3)	8.3	(1.1)	3.4	(0.3)	0.6	(0.3)	1.2	(0.4)
以色列	10.0	(0.5)	3.6	(0.3)	6.4	(0.4)	0.0	(0.0)	1.3	(0.2)
意大利	8.8	(0.7)	6.5	(0.6)	3.6	(0.3)	0.4	(0.2)	0.1	(0.1)
日本	8.0	(0.7)	4.8	(0.6)	2.8	(0.4)	0.2	(0.1)	1.0	(0.3)
荷兰	13.6	(1.0)	8.9	(1.0)	5.5	(0.7)	1.9	(0.7)	1.7	(0.5)
新西兰	20.7	(0.6)	15.0	(0.5)	8.0	(0.4)	0.0	(0.0)	3.4	(0.3)
北爱尔兰	23.1	(1.4)	14.6	(1.0)	10.6	(0.9)	4.5	(1.0)	3.5	(0.5)
葡萄牙	22.9	(1.0)	16.5	(1.0)	8.3	(0.6)	3.5	(0.4)	1.6	(0.3)

续表

	所有障碍		焦虑症		情绪障碍		破坏性行为障碍[3]		药物滥用障碍	
	%	(se)	%	(se)	%	(se)	%	(se)	%	(se)
西班牙	9.7	(0.8)	6.6	(0.9)	4.4	(0.4)	0.5	(0.2)	0.3	(0.2)
美国	27.0	(0.9)	19.0	(0.7)	9.8	(0.4)	10.5	(0.7)	3.8	(0.4)
小计	17.7	(0.3)	11.9	(0.2)	7.2	(0.2)	2.7	(0.2)	2.2	(0.1)
IV. 合计	16.7	(0.2)	10.8	(0.2)	6.2	(0.1)	2.6	(0.1)	2.4	(0.1)

[1] 这些障碍包括焦虑障碍(一般焦虑障碍、惊恐障碍、广场恐怖症、特定恐惧症、社交恐惧症、创伤后应激障碍和分离焦虑障碍)、情绪障碍(重度抑郁症、心境障碍和双相障碍)、破坏性行为障碍(注意缺陷/多动症、对立违抗障碍、品行障碍和间歇性暴怒障碍)、药物滥用障碍(有/无依赖的酒精或药物滥用)。

[2] 对于所有障碍($\chi^2_{24} = 1401.2, p<0.001$)以及所有类别的障碍($\chi^2_{24} = 715.4 - 1099.9, p<0.001$)而言，患病率的国家差异均显著。

[3] 访谈时统计了 44 岁以下子样本的破坏性行为障碍患病率。

此表最早发表于：Kessler RC, Aguilar-Gaxiola S, Alonso J, et al. "The burden of mental disorders worldwide：Results from the World Mental Health surveys." In：Cohen N & Galea S, editors. *Population mental health：Evidence, policy, and public health practice*. Abingdon, UK：Routledge；2011：18-19. 2011 Routledge；经许可使用。

5 精神障碍的共病

精神障碍的共病很常见，多达半数符合一种精神障碍诊断标准的个体也符合另外至少一种精神障碍的诊断标准。[33]重要的是，某些共病可能是人为产物，由人为疾病分类学的区分(进一步讨论见第二章——障碍、诊断和分类)造成。近年来研究者开展了大量的因素分析研究，探讨常见精神障碍的结构。[34]这些研究一致发现了两个主要因素：内化障碍(焦虑障碍和情绪障碍)和外化障碍(破坏性行为障碍和药物滥用障碍)。最近的两项研究将更多精神障碍纳入研究，结果发现了第三个因素——思维障碍(非情感性精神症、双相障碍、A 型人格障碍)的出现。[35,36]上述三类共病障碍都有清晰的 AOO 结构，特定恐惧症和分离焦虑症是 AOO 较早的内化障碍，ADHD 和 ODD 是 AOO 最早的外化障碍，PLEs 是 AOO 最早的思维障碍。

精神障碍高共病率的研究结果之所以有趣的原因很多，但最重要的原因是共病与精神障碍的病后进程、持久性和严重程度关系密切。[37,38]这就暗示了一个可能性，即如果有效的早期干预可以治疗某共病类别中的某种暂时性主要障碍，则有可能有效减少随后的精神障碍风险。虽然只有少量的研究就内化[39]和外化[40]障碍考察了上述可能性，但初步的研究结果表明该方向很有发展前景。越来越多的研究者开始认识到开展这类干预的潜在价值。[41]研究者已经开始开展研究，考察针对 PLEs 的各种干预是否能够预防神经障碍的发生，尽管迄今为止这些研究多为小型研究，研究结果也并不一致。[42]

6　常见精神障碍的严重程度

认识到许多精神障碍和很多身体疾病一样相对温和且有自限性也很重要。鉴于精神障碍的高发病率远超过卫生保健系统提供治疗能力的事实,这个结论尤其重要。[43]事实上,一些卫生保健组织的确会根据严重程度限制对精神障碍的治疗。例如,美国联邦补助款基金只可以用于治疗严重精神疾病(SMI),即在痛苦程度、角色损伤程度、持续时间等方面至少有一项超过了 DSM 障碍的最低标准(见 http://www.odmhsas.org/eda/advancedquery/smi.htm)。

基于此类限制,考察精神障碍的患病率和严重程度都非常有意义。虽然只有很少的流行病学研究系统考察了精神障碍的严重程度,但是 WMH 调查明确考察了访谈前12 个月内出现的精神障碍是否符合 SMI 诊断标准。SMI 是指有 NAP 或者 I 型双相障碍,或者在 12 个月内有其他 DSM-IV/CIDI 障碍,并有严重的角色损伤。"严重角色损伤"是指在西恩残疾量表(SDS)的一个或多个子量表上得分达到严重程度,[44]或者在访谈前 12 个月内曾尝试自杀。

根据上述定义(表 5.2),在访谈前 12 个月内患有精神障碍的 WMH 受访人中,大约四分之一(23.5%)有 SMI。在不同的调查中,近 12 个月内具有 SMI 的病例比例中值是22.3%,全距是 6.2%—36.9%,IQR 是 18.6%—25.8%。有中度精神障碍(即不符合SMI 的诊断标准,但是根据 SDS 的标准,至少有中等程度的角色损伤)的病例比例更高,均值为 37.8%,中值为 38.7%,全距是 12.5%—50.6%,IQR 是 32.7%—42.9%。严重性分布的国家差异从本质上说相对较小,国家收入水平和精神障碍严重程度的皮尔逊相关系数只有 0.06。但是研究发现,精神障碍的整体患病率和被诊断为重度精神障碍(0.30)和中度或重度精神障碍(0.40)的比例有更高的正相关。

不同国家的患病率估计值和严重程度呈正相关这一结果也很重要,因为它证实了方法学文献指出的重要问题,即患病率估计存在偏差的可能性。其他研究小组的两项研究使用不同抑郁测量工具,得出了完全相反的结果:即不同国家抑郁症的平均损伤程度与这些国家抑郁症的患病率估计值呈负相关。其中,一项研究比较了韩国流行病学调查与全球文献的结果;[45]另一项研究比较了不同国家初级保健样本中重度抑郁症的结果。[46]这两份报告的作者都认为,抑郁症的患病率估计值有显著的国家差异,这可能是由于诊断标准有国家差异。但是,更具代表性的 WMH 调查主要使用 CIDI 修订版估计患病率,结果并没有支持上述解释。

7　常见精神障碍对角色责任的消极影响

剑桥大学出版社系列丛书中最近出版的一本论文集致力于考察常见精神障碍的消

极影响。[47]该论文集中论文报告的大量数据证明精神障碍显著预测了各种消极结果，进而给个体和社会带来了沉重的负担。本章接下来的部分将回顾这些结果。

第一类结果涉及角色责任。考虑到精神障碍的 AOO 通常较早,研究预期精神障碍对关键的发展过渡期(如教育程度和结婚时间)有消极的影响。流行病学研究考察了这些效应,重点关注了四个领域:教育、结婚时间和婚姻稳定性、生育和职业。

7.1 教育

一些研究表明,早发性精神障碍与过早终止教育有关。[48]在这些研究中,破坏性行为障碍和双相障碍往往与教育程度有很强的相关关系,同时重度抑郁症和焦虑障碍也与不能完成中学教育和中学毕业后未能继续接受高等教育相关。

表 5.2 WMH 调查中不同严重程度 DSM-IV/CIDI 障碍的近 12 月患病率[1]

	无条件患病率[2]						有条件患病率[2]					
	重度		中度		轻度		重度		中度		轻度	
	%	(se)	%	(se)	%	(se)	%	(se)	%	(se)	%	(se)
I.低/中—低收入国家												
哥伦比亚	4.9	(0.5)	8.6	(0.7)	7.5	(0.5)	23.3	(2.1)	41.2	(2.6)	35.5	(2.1)
印度—本地治里	4.3	(0.3)	7.8	(0.7)	7.9	(0.8)	21.7	(1.6)	39.0	(3.1)	39.3	(2.8)
伊拉克	3.0	(0.4)	4.9	(0.4)	5.7	(0.6)	21.9	(2.3)	36.0	(2.6)	42.1	(2.9)
尼日利亚	0.8	(0.3)	0.8	(0.2)	4.5	(0.5)	12.8	(3.8)	12.8	(2.6)	74.8	(4.2)
中国—北京,上海	1.0	(0.3)	2.3	(0.5)	3.8	(0.6)	13.8	(3.7)	32.2	(4.9)	54.0	(4.6)
中国—深圳	1.0	(0.3)	5.2	(0.5)	9.8	(0.5)	6.2	(1.6)	32.7	(2.9)	61.2	(3.6)
乌克兰	4.9	(0.4)	8.4	(0.8)	8.1	(1.0)	22.9	(1.8)	39.4	(2.9)	37.7	(3.5)
小计	2.8	(0.2)	5.3	(0.2)	6.7	(0.3)	18.8	(0.9)	35.9	(1.2)	45.3	(1.3)
II.中—高收入国家												
巴西—圣保罗	10.0	(0.6)	9.8	(0.5)	9.8	(0.6)	33.9	(1.4)	33.0	(1.8)	33.2	(1.4)
保加利亚	2.3	(0.3)	3.6	(0.5)	5.4	(0.5)	20.3	(2.8)	32.1	(3.6)	47.7	(2.7)
黎巴嫩	4.0	(0.7)	7.7	(1.0)	6.2	(1.2)	22.3	(3.1)	42.9	(4.9)	34.9	(5.6)
墨西哥	3.5	(0.4)	4.7	(0.4)	5.2	(0.4)	26.3	(2.2)	34.8	(2.2)	38.9	(2.5)
罗马尼亚	2.3	(0.4)	2.4	(0.3)	3.5	(0.5)	27.9	(3.4)	29.3	(3.7)	42.8	(3.5)
南非	4.3	(0.4)	5.3	(0.5)	7.2	(0.4)	25.7	(1.8)	31.4	(2.1)	43.0	(2.1)
小计	4.7	(0.2)	5.5	(0.2)	6.5	(0.3)	28.0	(0.9)	33.1	(1.1)	39.0	(1.0)
III.高收入国家												
比利时	4.3	(0.8)	5.1	(0.8)	3.8	(0.6)	32.6	(4.2)	38.7	(3.4)	28.8	(4.8)
法国	3.5	(0.5)	8.1	(0.8)	7.2	(0.9)	18.6	(2.5)	43.1	(3.0)	38.3	(3.6)

	无条件患病率[2]						有条件患病率[2]					
	重度		中度		轻度		重度		中度		轻度	
	%	(se)	%	(se)	%	(se)	%	(se)	%	(se)	%	(se)
德国	2.4	(0.4)	4.8	(0.8)	3.9	(0.7)	21.6	(2.5)	43.2	(4.5)	35.2	(4.1)
以色列	3.7	(0.3)	3.5	(0.3)	2.8	(0.2)	36.9	(2.4)	34.8	(2.3)	28.3	(2.1)
意大利	1.4	(0.2)	4.2	(0.5)	3.2	(0.5)	15.9	(2.7)	47.8	(3.9)	36.3	(3.9)
日本	1.3	(0.4)	3.8	(0.5)	2.9	(0.4)	16.1	(4.5)	47.2	(4.8)	36.7	(3.7)
荷兰	4.2	(0.6)	4.2	(0.5)	5.2	(0.8)	31.1	(3.5)	31.1	(3.6)	37.8	(4.7)
新西兰	5.3	(0.3)	8.6	(0.4)	6.7	(0.3)	25.8	(1.0)	41.7	(1.4)	32.5	(1.2)
北爱尔兰	6.7	(0.7)	7.7	(0.7)	8.7	(1.1)	28.8	(3.0)	33.4	(2.6)	37.8	(3.3)
葡萄牙	4.0	(0.4)	11.6	(0.6)	7.3	(0.5)	17.5	(1.5)	50.6	(2.0)	31.9	(1.9)
西班牙	1.9	(0.2)	4.2	(0.5)	3.6	(0.6)	19.9	(2.4)	43.5	(4.1)	36.6	(4.8)
美国	6.9	(0.4)	10.7	(0.5)	9.4	(0.5)	25.5	(1.4)	39.7	(1.2)	34.8	(1.4)
小计	4.5	(0.1)	7.2	(0.2)	6.0	(0.2)	25.4	(0.6)	40.7	(0.7)	33.9	(0.7)
IV. 合计	4.1	(0.1)	6.3	(0.1)	6.3	(0.1)	24.5	(0.5)	37.8	(0.8)	37.7	(0.6)

[1]有关这些疾病的列表,请参见表 5.1 的脚注 1;有关严重程度的说明,请参见文本。

[2]"无条件患病率"指总样本的患病率,"有条件患病率"指病例中的患病率。例如,哥伦比亚的调查中,4.9%的受访者在近 12 个月中患有重度精神障碍;21%的受访者近 12 个月内患有某种 DSM-IV/CIDI 障碍,而在这些人中,又有 23.3%患有重度精神障碍。(总患病率为 21.0%,见表 5.1)

[3]所有类别精神障碍的无条件患病率($\chi_{24}^2 = 377.9–741.6, p<0.001$)和有条件患病率($\chi_{24}^2 = 146.8–187.2, p<0.001$)的跨国差异均显著。

此表最早发表于:Kessler RC, Aguilar-Gaxiola S, Alonso J, et al. "The burden of mental disorders worldwide: Results from the World Mental Health surveys." In: Cohen N & Galea S, editors. *Population mental health: Evidence, policy, and public health practice*. Abingdon, UK: Routledge; 2011: 22–23. 2011 Routledge;经许可使用。

7.2 结婚时间和婚姻稳定性

一些研究考察了婚前精神障碍与婚姻状况之间的关系。[49]这些研究表明,早发性精神障碍可能预测了更低的结婚可能性,与早婚(18 岁之前结婚,已知与很多消极结果有关)呈正相关或无关,与晚婚(与如财政安全和社会支持等诸多好处相关)呈负相关。这些关系在不同国家的男性和女性中都大致相同。另外一组独立的研究表明,有精神障碍的婚前病史有很大可能会导致离婚;[50]上述关系在所有国家的夫妻中都类似。许多精神障碍与上述结果都有类似的相关关系,但是具有冲动控制问题的早发性破坏性行为障碍是早婚的主要预测因素。

7.3 青少年期生育

我们发现只有一项研究考察了儿童青少年精神障碍和青少年生育的关系。[51]大量的早发性精神障碍(其中大多数是外化障碍)是青少年生育率增加的重要预测因素。

进一步研究发现，这可能是由于精神障碍引起了性活动的增加而非避孕套使用的减少。

7.4 就业状况

虽然大量研究表明精神障碍与失业有关，但是大多数两者关系的相关研究强调了失业对精神障碍的影响，而不是精神障碍对失业的影响。[52]虽然最近的 WMH 分析报告了后者的关系，即很多被试的精神障碍病史与终止学业的年龄有关，可以预测当前（受访时）的失业状况和工作残疾。[53]但是，这些相关关系只在高收入国家显著，这也提出了一种可能性，即随着工作复杂性的增加，精神障碍对工作表现的消极影响也将增加。

8 常见精神障碍对角色表现的消极影响

研究者开展了大量的研究，考察了精神障碍与各种角色表现之间的关系，尤其是在婚姻质量、工作表现和财务成功方面。

8.1 婚姻质量

长期以来，研究发现，婚姻不满意感、不和谐与抑郁症有强烈的相关，并且这种相关是双向的。[54]少量研究考虑了临床抑郁症或其他 DSM-IV 障碍对婚姻功能的影响，[55]但均一致报告了显著的消极效应。尽管大量的研究旨在研究关系暴力的精神健康后果，但是结果发现精神障碍和婚姻关系中的身体暴力有显著的关系。[56]然而，越来越多的研究表明，婚姻暴力在一定程度上是先前精神障碍的产物。事实上，纵向研究一致发现，婚前的各种精神障碍病史都预测了婚后施加[57]或者遭受[58]家庭暴力风险的增加。破坏性行为障碍和药物滥用障碍是这方面影响最大的精神障碍。[59]

8.2 教养功能

大量研究已经表明父亲[60]和母亲[61]的精神障碍与消极的教养行为有显著的关系。这些关系在整个儿童期都存在，但是在幼儿的父母中更明显。虽然研究并没有完全揭示背后的机制，但是，父母—婴儿微观互动的实验室研究和自然观察研究发现了父母的精神障碍（特别是抑郁症）会导致不良互动，阻碍婴儿的情绪调节和儿童期的发展。[62]

8.3 缺勤天数

相当数量的研究考察了缺勤天数与各种身体疾病和精神障碍的关系。这些研究通常发现，精神障碍是缺勤天数的显著预测因素。[63]例如，在 WMH 调研中，研究者评估了 24 个国家 62,971 名受访者的各种身体疾病和精神障碍与受访前三十天内缺勤天数的关系。[37]精神障碍与总体人群水平上六分之一的缺勤天数相关，个体水平上平均缺勤天数与五分之三的精神障碍(双相障碍、恐惧症、创伤后应激障碍、其他严重神经障碍和慢性疼痛障碍)相关。

8.4　财务成功

精神障碍患者的个人收入和家庭收入远低于其他人。[64;65]但是,目前尚不清楚是精神障碍导致了财务问题,还是财务问题导致了精神障碍,或者二者兼具(更多细节参见第七章——精神障碍的社会决定因素)。尽管失业的准实验研究表明,低收入是焦虑、抑郁和物质使用障碍的起因,[52]但是关于精神障碍导致收入减少的研究没有控制这些双向关系,故而难以确定精神障碍对收入的消极影响。确定时间先后顺序的方法之一是利用很多精神障碍始于儿童期和青少年期的事实,使用前瞻性流行病学数据研究早发性障碍和随后的收入之间的长期关系。目前已经存在几项类似的研究,所有结果都表明,儿童期和青春期的精神障碍显著预测了成年期收入的下降。[66]将这些关系的强度考虑在内,WMH 分析估计,在人口的整体水平上,AOO 早于完成学业年龄的毕生精神障碍导致全球家庭总收入(GHI)减少了 1.1%(即世界所有人口全部收入——而不仅仅是精神障碍患者收入——减少了 1.1%),在低/中低收入国家为 0.5%,中高收入国家为 1.0%,高收入国家为 1.4%。[53]1%的 GHI 相当于 790 亿美元,大约等于美国卫生和公共服务部的全年预算。

8.5　相对损伤

大量社区调查——其中多数在美国进行——考察了各种健康问题对不同角色功能的相对影响。[67]结果基本表明,在测评过的所有常见疾病中,肌肉骨骼疾病和重度抑郁症与个体水平上最严重的失能水平有关。此领域中最有力的跨国研究基于 WMH 调查。[68]研究比较了受访一年前罹患 10 种慢性身体疾病和 10 种精神障碍个体的失能程度,进行了 100 项精神障碍和身体疾病的配对比较。精神障碍导致严重失能的比例比身体疾病要高,在高收入国家,100 项比较中有 76 个如此,在中低收入国家,100 项比较中有 84 个如此(表 5.3)。几乎所有的这些高精神障碍—身体疾病失能程度评定比在0.05 的水平上都是显著的,而且这是个体内比较(如,在同时罹患两种疾病的子样本中比较了特定的精神障碍—身体疾病造成的失能水平)。有研究比较了接受治疗的身体疾病患者和所有(接受治疗或未接受治疗的)精神疾病患者的失能程度,揭示了相似的结果,排除了研究者的一种担忧,即相比于精神障碍,对身体疾病的测量更简单,这可能包括了较多失能程度偏低的亚类型身体疾病。重度抑郁症(MDD)和双相障碍(BPD)是发达国家和发展中国家中对患者功能损伤程度最大的精神障碍。在上述分析中,所有的 10 种身体疾病带来的损伤程度都低于 MDD 和 BPD,尽管身体疾病包括了癌症、糖尿病和心脏病等严重疾病。

表 5.3　WHO 精神健康调查中特定障碍损伤评级

	严重损伤比例				
	高收入国家		中/低收入国家		
	%	(se)	%	(se)	χ^2
Ⅰ.身体疾病					
关节炎	23.3	(1.5)	22.8	(3.0)	0.1
哮喘	8.2*	(1.4)	26.9	(5.4)	9.0*
背部/颈椎疼痛	34.6*	(1.5)	22.7	(1.8)	27.0*
癌症	16.6	(3.2)	23.9	(10.3)	0.0
慢性疼痛	40.9*	(3.6)	24.8	(3.8)	12.9*
糖尿病	13.6	(3.4)	23.7	(6.1)	1.4
头痛	42.1*	(1.9)	28.1	(2.1)	15.7*
心脏病	26.5	(3.9)	27.8	(5.2)	0.3
高血压	5.3*	(0.9)	23.8	(2.6)	50.0*
溃疡	15.3	(3.9)	18.3	(3.6)	0.1
Ⅱ.精神障碍					
注意缺陷/多动症	37.6	(3.6)	24.3	(7.4)	0.8
双相障碍	68.3*	(2.6)	52.1	(4.9)	7.9*
抑郁症	65.8*	(1.6)	52.0	(1.8)	30.4*
一般焦虑障碍	56.3*	(1.9)	42.0	(4.2)	7.9*
间歇性暴怒障碍	36.3	(2.8)	27.8	(3.6)	2.0
对立违抗障碍	34.2	(6.0)	41.3	(10.3)	1.2
恐惧症	48.4*	(2.6)	38.8	(4.7)	4.3*
创伤后应激障碍	54.8*	(2.8)	41.2	(7.3)	4.2*
社交恐惧症	35.1	(1.4)	41.4	(3.6)	2.6
特定恐惧症	18.6	(1.1)	16.2	(1.6)	1.9

* 高收入和中/低收入国家之间的差异在 0.05 水平上显著,双侧检验。

此表最初发表于:Ormel J,Petukhova M,Chatterji S,et al."Disability and treatment of specific mental and physical disorders across the world." *Br J Psychiatry* .2008;192(5):372. 2008 The Royal College of Psychiatrists,经许可使用。

9　常见精神障碍对身体疾病患病率和死亡率的消极影响

　　众所周知,常见精神障碍与各种各样的慢性身体疾病如关节炎、哮喘、癌症、心血管疾病、糖尿病、高血压、慢性呼吸疾病和各种慢性疼痛症状有显著的相关[69](关于精神疾病和其他健康问题更广泛的相互影响,参见第六章——精神障碍和全球健康与发展议程)。这些相关关系有相当重要的个人意义和公共卫生影响,并且至少通过两种方式体现精神障碍的损害。第一,精神障碍在一定程度上是风险因素,会导致身体疾病的患病率的增加,并与经济花费、损伤和死亡风险的增加有关。虽然我们通过纵向研究结果发现,精神障碍,特别是重度抑郁症,是随后冠心病、糖尿病、心脏病发作、某些类型癌症首次发作的重要预测因素,但是关于精神障碍是身体疾病起因的证据并不一致。[70]研究者提出了许多可能的生物机制解释这些关系。已有研究表明,精神障碍与大量的健康破坏行为(如吸烟、饮酒、肥胖、对治疗方案的低依从性)和各种生物功能失调(如 HPA过度反应、免疫功能受损)有关。基于这些观察,我们还是有充分的理由相信,常见精神障碍至少是某些身体疾病的风险因素。第二,即使某些精神障碍更可能是慢性身体疾病的后果而非原因,但是精神障碍共病通常与身体疾病的恶化程度相关。[71]这里涉及很多原因,如生活方式和不依从治疗方案。

　　基于这些考虑,常见精神障碍与早亡风险的显著增加相关,也不足为奇。[72]这个关系之所以成立,在一定程度上是因为精神障碍患者有更高的自杀率,也因为精神障碍与很多身体疾病的患病风险相关。作为精神障碍和身体疾病严重程度的关系模式的一部分,常见精神疾病与罹患某些身体疾病人群的死亡风险升高相关。一些研究者对抑郁和心血管疾病的关系特别感兴趣,重度抑郁会增加心脏病或中风导致的心血管疾病患者死亡风险。[73]实际上,研究者已经开发了很多干预措施,发现和治疗 CVD 患者的抑郁症,延长患者寿命,虽然目前这些研究只有中度的效应。[74]

10　讨论

　　很多国家的流行病调查都发现精神障碍有患病率高、发病时间早、持久的特点,有严重的消极影响,这证明了全球关注精神障碍的重要性。虽然没有确切的证据显示精神障碍与本章提及的很多消极结果有因果关系,但是明确的证据显示,精神障碍对很多重要的中介变量有因果影响,因此难以假定精神障碍以外的其他因素对各种负担有因果影响。根据这些结果,研究者主张从社会视角考察大力宣传、发现和治疗常见精神障碍的可能成本效益。[75]然而,在世界范围内,只有很小比例的精神障碍患者接受了治疗。[76]未来仍需要随机对照试验,进一步探究常见精神障碍的发现和治疗效果。通过学校的筛查项目、工作场所的健康风险评价调查和卫生保健系统的筛查项目中发现精神障碍都是可行的。未来研究需要在这些背景下实施有效控制的长期追踪实验,进一步了解治疗精神障碍对改变青少年毕生角色轨迹、工作表现、身体疾病和精神障碍共病患者身体健康的作用。

第六章　精神健康、全球健康和发展议程

奥伊·古雷耶　丹·杰斯坦

现在广泛使用的一个口号是"没有精神健康就没有健康"。这一口号背后的研究依据为加大精神健康投入和将精神健康意识、知识和技能纳入卫生政策制定和实践工作提供了很多重要的证据基础。这些研究依据可以总结为以下三个主题。[1]

1. 无论是绝对数据还是相对其他健康问题,精神障碍带来的巨大负担在全球所有地区都在增加。

2. 全球疾病负担统计严重低估了精神障碍对死亡率的重要影响。

3. 身心疾病有诸多关联,相关共病导致求助、诊断和治疗更加复杂,对耳体疾病的治疗结果产生了消极的影响。

在本章节,我们将首先回顾支持这些观点的证据及其在发展背景下对政策和实践的影响。促进发展议程、捐赠优先事项确定、健康促进政策框架制定和运筹学研究常常忽略或不重视精神健康;联合国千禧年发展目标将之列为了亟待解决的问题之一,在促进性别平等和争取妇女权利、降低儿童死亡率、提高产妇健康、消除艾滋病、疟疾和其他疾病,尤其如此。[1,2]更宽泛地说,良好的精神健康对社区和国家来说都是重要的经济和社会资源。[3]贫穷和社会劣势地位是精神障碍的核心决定因素和重要结果,进一步说,提升精神健康和减少疾病的干预措施可能有助于预防和缓解贫困(见第七章)。

1　精神障碍的全球负担

世界卫生组织在 2005 年发布了全球疾病负担(GBD)的最新统计数据,包括了 2030 年的预测数据。健康指标和评估研究所(IHME)最近发布了进一步的全面修订,[4]但仍在接受世界卫生组织审批。本章所使用的统计数据主要以 WHO 的资料为基础,但也反映了 IHME 版本的修正结果。全球疾病负担统计数据为全球健康问题的相对影响提供了论据。[5,6]发病趋势似乎在全球化:非传染性疾病(NCD)正迅速成为所有发展中国家和地区(除了撒哈拉沙漠以南的非洲地区)健康问题的主要原因(见表 6.1)。在此大范围健康转型中,GBD 报告第一次明确了精神障碍的影响力度:这个转变其实是因为伤残调整生命年(DALY)、伤残生命损失年(YLD)和寿命损失年(YLL)开始成为

了疾病负担的综合测量指标。

　　神经精神疾病(按 DALY 影响的降序排列包括:精神障碍、药物和酒精滥用障碍、其他神经精神障碍、痴呆、精神发展迟滞、偏头疼、癫痫、帕金森病和多发性硬化症)可以解释14%的 DALYs 变异和28%的非传染性疾病 DALYs 变异(见表6.1),[6]是非传染性疾病负担的主要来源(见图6.1),远超过心血管疾病(NCD DALYs 的22%)或者癌症(NCD DALYs 的11%)。根据最新的 IHME 统计,在1990年,精神、行为和神经障碍占7%的 DALYs 和17%的 NCD DALYs,到2010年,增加到了10%的 DALYs 和19%的 NCD DALYs。[4]在所有 NCDs 中,精神和神经障碍(MND)的影响高于癌症(14%的 NCD DALYs),略低于心血管疾病(22%NCD DALYs)。[4]

　　就不同国家的疾病负担比例而言,精神障碍只占了低收入国家(LIC)疾病负担的9%,占中等收入国家(MIC)的18%和高收入国家(HIC)的27%。换个角度看这些数据,这种差异出现的原因就变得显而易见:从人均 DALYs(每1000人的 DALYs,如图6.2)看,低收入国家中,疾病的人均负担比高收入国家要大(在低收入国家中每1000人的 DALYs 为323,在高收入国家中每1000人的 DALYs 为126),因为很多中低收入国家传染、围产期、母婴疾病负担居高不下。然而,精神障碍绝对负担在世界不同地区的差异很小,每1000人的 DALYs 在29—39之间(见图6.2)。

　　精神障碍是长期失能和无法自理的首要原因。根据 GBD 的报告,精神障碍占伤残损失年数的31.7%,五种主要的障碍是单相抑郁症(11.8%)、酒精滥用障碍(3.3%)、精神分裂症(2.8%)、双相抑郁(2.4%)和痴呆(1.6%)。[7]根据最新的 IHME 统计数据,2010年精神和神经障碍占28%的 YLDs。[8]然而,每种障碍所占的比例非常不同,这主要因为它们导致残疾程度不同,五种主要的障碍是单相抑郁症(9.6%)、焦虑障碍(3.5%)、药物滥用障碍(2.1%)、精神分裂症(1.9%)和酒精滥用障碍(1.8%)。这些慢性疾病造成了巨大的社会负担,在中低收入国家尤其如此。在世界范围内,抑郁症和焦虑症占初级保健就诊总数的四分之一到三分之一。[9]躯体化,即表现出医学上无法解释的躯体症状且伴随心理悲伤和求助行为,在初级保健病人中约占15%。[10]这些症状严重致残,[10]患者经常会去咨询专家,成为了重要的单项保健支出。[11]在2010年,痴呆的年度全球经济成本超过6000亿美元,[12]患者约3600万人,其中近三分之二生活在中/低收入国家,到2050年,预计增长到四分之三。[13]低收入国家癫痫的发病率至少是发达国家的两到三倍,并且死亡率也更高。[14]

2　精神障碍和死亡率

　　根据 WHO GBD 的统计数据,每年有120万神经性精神疾病患者死亡,占了全年死亡率的1.4%,主要病因是痴呆、帕金森病和癫痫病患者。由精神障碍(单相和双相抑

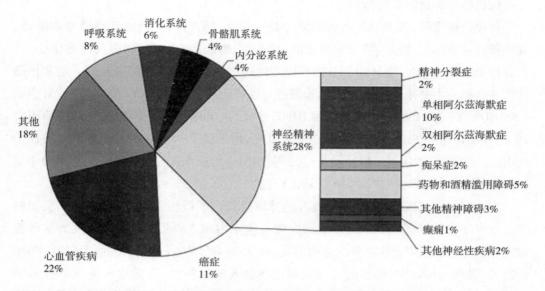

图6.1　2005 年特殊疾病和神经精神障碍群体在非传染疾病的伤残调整生命年（DALYs）中的比例

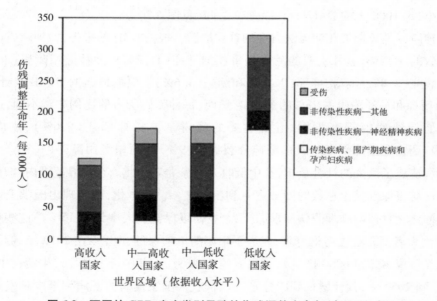

图6.2　不同的 GBD 疾病类别导致的伤残调整生命年（每1000 人）

（Ⅰ.传染疾病、围产期疾病和孕产妇疾病；Ⅱ.非传染性疾病,细分为"神经精神疾病"和"其他疾病"；Ⅲ.受伤）,横坐标为国家收入水平。

郁、精神分裂症和 PTSD）直接导致的死亡只有 40,000 例,由药物和酒精滥用导致的死亡有 182,000 例。IHME 最新的统计数据计与之类似,在 2010 年,约有 232,000 例死于精神和行为障碍,120 万例死于神经障碍。[15]这显然不够准确,并低估了现实情况,因为在 WHO 和 IHME 的统计数据中,自杀死亡被单独列入了"事故"范畴。每年至少有 800,000 人自杀,其中 86% 发生在中低收入国家(LMIC),而且半数以上是年轻人。[5]最近印度的一项全国代表性死因推断研究显示,每年大约有 187,000 人自杀,主要发生在 15—29 岁群体(尤其是女性群体)。[16]研究者估计,在印度,自杀引起的死亡大约是 HIV/AIDS 死亡的两倍,并且在年轻女性人群中,自杀死亡和难产死亡的数量相当。精神障碍明显是最重要的可预防性因素。[17,18]除了加强精神卫生服务,我们还需根据自杀方式制定预防策略,如在南亚,需要限制毒药(特别是农药)的接触,因为大约有一半的自杀者采用服毒的方法。[16]

考虑到重度精神障碍和非自杀死亡的密切关系,精神障碍负担在全球疾病负担统计中可能也被低估了。由精神病、[19]抑郁症[20,21]和痴呆[22,23]引起的非自杀死亡率也在大幅度增加。研究者最近将上述效应归结为重度精神疾病患者预期寿限的下降:下降幅度很大,根据确诊疾病的类型,通常是 10—15 年,精神病和药物滥用障碍会比抑郁症导致的预期寿限下降幅度更明显。[24-26]精神病对预期寿命的影响,与那些众所周知的因素如吸烟、糖尿病和肥胖的影响相当乃至更大。[25]除了心血管疾病患病风险增加和精神药物的副作用,医疗条件有限、精神障碍患者接受的医疗服务质量较差等因素可能是高死亡率的部分原因。[1,27]

3　精神和身体疾病的相互关系

精神疾病负担多通过与其他健康问题(如传染疾病、生殖、母婴、儿童健康)的复杂作用实现。[1]精神障碍是传染疾病和非传染病的风险因素,很多身体健康问题也会增加罹患精神障碍的风险。例如,一项人口研究发现,抑郁症是心血管疾病(CVD)(包括心绞痛、心肌梗死和中风)的潜在风险因素。[28]以 HIV 为例,研究发现,精神健康问题与某些 HIV 高危人群的感染有关。[31]在高危人群中,抑郁症、药物滥用和冒险行为可能共同作用增加感染风险。[32,33]

身体疾病常常也会通过各种机制增加罹患精神障碍的风险。例如,在艾滋病患者中,除了疾病确诊带来的心理创伤、病耻感以及疾病对人生角色和人际关系的影响之外,艾滋病毒感染、[34]高活性抗逆转病毒疗法(HAART)治疗[35]对中枢神经系统有直接的影响。研究证据一致显示,艾滋病毒感染与情感障碍的高患病率有关。[31]艾滋病导致的痴呆患病率在未接受治疗的群体中为 15%—30%,在接受 HAART 治疗的群体中患病率为 10%、年发病率为 1%。[36,37]除此之外,艾滋病毒导致的神经认知障碍(HAND)的患病率为 20%—30%。在艾滋病毒血清阳性率高的撒哈拉以南的非洲国家,接受了艾滋病治疗的患者精神障碍的患病率也很高,例如,在南非开普敦的初级保健机构,接受 HAART 治疗的患者罹患 HAND 的比例为 42%,艾滋病所致痴呆的比例为 25%。[38]

3.1 共病及其对身体疾病治疗的影响

共病会使求助、诊断和治疗更加复杂,对身体疾病的治疗结果(包括疾病所致的死亡率)造成影响。因此,抑郁症共病预测了心肌梗塞的死亡和复发。[28]中风后的抑郁症与10年后更差的功能结果[39]和死亡率的增加有关。[40]在糖尿病患者中,抑郁与血糖控制不佳、[41]并发症[42]和死亡[43]有关。在美国和坦桑尼亚,在控制了治疗因素后,慢性抑郁症与艾滋病死亡率的增加、更快的疾病发展有关,[44-46]艾滋病导致的认知障碍与死亡率的增加有关。[47]精神分裂症会将艾滋病治疗复杂化,并与更差的预后有关。[35]

背后的常见机制可能是治疗安排遵从不佳。这在心血管疾病患者的行为改变、[48]精神分裂症患者的口服降糖药物治疗、[49]抑郁症和糖尿病共病患者的饮食和运动建议和口服降糖药物治疗[50]上均有所体现。抑郁症、[51]认知损伤、[52]酒精和药物滥用[53]也不利于患者对HAART治疗方案的遵从。在被诊断为艾滋病之后,抑郁还可能会对初始的求助和治疗有不良的影响。[54]

3.2 精神疾病、母婴和儿童健康

由于与生殖健康、妇幼健康的关系,女性的精神障碍很重要。女性的常见精神障碍患病风险更高,是男性的1.5—2.0倍。[55]虐待、焦虑、抑郁、药物和酒精滥用都与痛经、性交困难和盆骨疼痛有高相关。[56]在亚洲文化中,生殖健康和精神健康的解释模型可能进一步支持了上述关系:印度南部的一项研究发现,相对于生殖道感染,阴道分泌异常的主诉与常见精神障碍的关系更为密切。[57]孕产妇精神健康也可能对围产期结果、婴儿发育和存活有重要的影响。孕产妇的精神分裂症与早产、[58,59]低出生体重、[58-60]死胎和婴儿死亡率[61]有一致的相关关系。对产后抑郁症研究的元分析发现,产后抑郁症的患病率在撒哈拉以南的非洲国家[18.3%,95%CI(17.5%,19.1%)][62]比高收入国家[12.9%,95%CI(10.6%,15.8%)][63]要高,在南亚(19%—28%)[64,65]和拉丁美洲(35%—50%)[66]更高。在发达国家中,产后抑郁对早期母婴关系和孩子的心理发展有不良的影响。[67]在亚洲,两项纵向研究表明,产前CMD和低出生体重关系密切,[68,69]围产期CMD和婴儿在六个月时的营养不良有关。[68,70-72]除了极少数的例外情况,[73]上述结果在撒哈拉以南非洲地区的横断或队列研究中并未得到重复验证。[74-77]然而,与巴基斯坦一样[78],在埃塞俄比亚[79],长期常见精神障碍与婴儿腹泻有关。[79]这说明,婴儿腹泻是母亲常见精神障碍与婴儿成长关系背后的可能中介机制之一。孕产妇的抑郁症会症降低她们对儿童健康促进建议和疾病预防措施(如免疫接种[68])的遵从。来自发达国家[80]和LMIC[73,81]的大量研究证据显示,母亲抑郁和母乳喂养质量不佳有关。

3.3 精神健康、意外事故和受伤的关系

事故和暴力在世界范围内都是死亡和疾病的重要原因。根据2005年的GBD统计

数据,全球有 540 万事故死亡案例,占死亡的 9% 和疾病负担的 12%。[5]到 2030 年,事故带来的负担预计还会显著增加。精神健康问题既是事故的原因也是结果。事故和精神疾病也有很多共同的决定因素,例如,贫困、[82,83]冲突、暴力和酒精滥用。任何伤害控制的公共卫生举措都应该充分考虑精神健康因素。

4 身体疾病背景下的精神障碍治疗

大量证据显示,治疗精神障碍共病能够有效提高诸多身体疾病(包括癌症,[84]糖尿病,[85]心脏病[86,87]和艾滋病[88])患者的精神健康水平和生活质量。

但是就精神健康干预能否改善身体疾病结果,研究结果并不一致。研究显示,心理干预能够改善 1 型[89]和 2 型糖尿病[90]的控制。药物治疗对抑郁症有效,但并不能改善血糖控制[85]或糖尿病患者的自我保健。[91]抗抑郁药物和认知行为疗法(CBT)较为安全,且对 MI 后的抑郁症有一定的效果,[87,92]但是没有降低复发率和总体死亡率。[87]研究显示,中风后抗抑郁药物对中风的预防[93]和治疗[94]效果非常有限。巴基斯坦农村地区的一项随机分组对照试验(RCT)显示,将对抑郁母亲的认知行为治疗纳入社区初级卫生保健工作者的日常工作,有效提高了婴儿免疫水平、减少了婴儿的腹泻、改善母亲精神健康状况,但是并不能改善婴儿的发育不良。[95]在秘鲁,[96]印度[97]和埃塞俄比亚,[98]非随机临床评估显示,将心理干预纳入结核病治疗有助于治疗的完成和疾病的治愈。总之,当前的研究结果还比较复杂,需要谨慎解读。尽管在很多疾病中,精神障碍共病与治疗结果不佳有明确的关系,但是对精神障碍的成功干预似乎对改善身体疾病结果基本无效。

以艾滋病为例,一项大型随机分组对照试验对加州流浪艾滋病人进行了氟西汀直接观察治疗,结果发现,治疗组的疗效是控制组的 2.5 倍[调整优势比(AOR)为 2.40;95%CI(1.86,3.10)],治疗组的抑郁症状减少是控制组的 3 倍[AOR = 2.97,95%CI(1.29,3.87)]。[88]但是,抗抑郁治疗对次级艾滋病结果(包括抗逆转病毒疗法(ART)的使用、对 ART 的遵从和病毒抑制)并没有显著的影响。相反,美国健康生活项目 RCTs 针对压力、应对和适应性行为,安全行为,健康行为(包括对 ART 的遵从)进行了 15 次认知行为疗法干预,结果表明,干预措施能够成功提高对 ART 的遵从,[99]减少冒险行为(与 HIV 阴性或状况未知的人进行无保护措施的性行为)。[100]然而,对上述三类行为的 CBT 干预对心理社会适应都没有显著的影响,包括基线测量中有轻度或者中度抑郁症的个体。[101]

因此,除了观察队列研究的证据,艾滋病人的抑郁症可能和遵从性不足和其他消极的艾滋病结果并没有明确的因果联系。相反,这些结果可能是混淆变量缺乏控制的结果。同样的结论也适用于孕产妇抑郁症与婴儿发育不良的关系、[95]心肌梗死的病后抑郁症与复发和死亡之间的关系。[87]消极的疾病知觉,可能会反过来影响健康行为,也可能是精神障碍共病和生理健康结果关系背后重要的中介变量或者混淆变量,可能在干预措施中未能直接考虑。对于艾滋病而言,消极疾病知觉可能包含内化的污名、[102]对疾病治愈率和药物治疗必要性的态度。[103,104]虽然常常提及重度精神障碍的治疗,但是如果干预措施想要对具体的结果有影响,可能需要有广泛的覆盖面,要涉及背后的心理社会因素和健康心理过程。例如,一项针对艾滋病患者的治疗遵从性(包含遵从的阻碍因素)和抑郁的随机分组对照试验取得很好的效果,干预组在遵从性和抑郁两个方面都比"日常看护"组要好。[106]只是单纯关注精神障碍的精神病理学治疗可能不足以改善生理疾病结果,只有在关注与疾病和治疗相关的其他心理健康因素的前提下,针对精神障碍的干预措施或才可能有效。

5　结论

总之,精神障碍在世界所有地区的整体疾病负担中都占据了重要的位置,但迄今一直被低估。此外,精神障碍是传染疾病和非传染疾病的风险因素,也是意外和非意外受伤的重要原因。很多健康问题增加了罹患精神障碍的风险,或者延长了精神疾病的病程。由此产生的共病会使得求助、诊断和治疗更加复杂,并影响身体疾病治疗的结果(包括疾病相关的死亡率)。因此,可以说,"没有精神健康就没有健康"。

精神健康意识需要被纳入卫生和社会政策、卫生系统规划和卫生保健工作。如果把精神障碍看作是拥有单独服务和预算的独立健康领域,精神健康投入就会有高昂的机会成本。未来需要有更多研究来评价推广精神卫生保健的宏观经济影响。[106]本章给出的论据为将精神卫生保健纳入各级卫生系统的一般保健提供了有力的证据。纳入目标可以有不同的解读。某种意义上,这可以简单地指在一般卫生保健背景下由非专业卫生专业人员提供精神卫生保健。这是一个重要的目标,通过任务分担、动员公共卫生和社区卫生力量做好精神健康工作,将少量精神健康专家的影响最大化。没有这一步,基本很难缩小所有精神和神经健康疾病的巨大治疗差距。[107]其他好处包括病人和家庭对本土保健的偏好,这样不仅便宜、便利,而且比去精神健康专家门诊更少受到歧视。"纳入"还可以包括将精神卫生保健纳入已有的健康项目和其他重大疾病保健。这仍然是一个重大挑战,目前只有很少成功的例子。不过,这可以带来很多重要的好处。

1.照护重度精神疾病(如精神分裂症、痴呆和癫痫)患者是长期工作,往往持续终生。因此,保健最好在遵循最佳慢性疾病保健原则的机构或卫生系统实施,应该包括个案登记、健康信息系统、延伸定期卫生保健联系模式、病人和家庭为中心的保健、病人的社区支持。这对中低收入国家的大多数服务系统来说会是个巨大的观念转变,因为这些国家的初级保健机构只为突发疾病提供单次保健服务。WHO在提出创新型慢性疾病护理模型(ICCC)时,呼吁多方对话,为卫生系统的整体变革建立共识并提供政治保障。[108]显然,和慢性重度精神疾病类似,这些变革对有效地照顾糖尿病和高血压病人、多种疾病老年人的有效照护也很必要。将重度精神障碍疾病保健整合到提供慢性疾病护理项目的机构和体系或许可以将组织效率低下问题最小化,也可以更好地满足精神障碍患者的身体健康保健需求。例如,精神分裂症患者需要监控体重和血糖,注意心血管风险因素。[107]痴呆症患者需要注意营养不良、流动性、视觉和听觉障碍以及肠道和膀胱功能。[109]

2. 由于一般卫生保健机构缺乏重度精神障碍求助和治疗的文化,可以想见,提高社区敏感度和病例发现能力对发现疾病和获得照护是必要的。[109,110]然而,常见精神障碍又是另一种情况。常见精神障碍经常出现在基础保健系统,正如我们所看到的,这些精神障碍常常和其他健康问题共病,是患者就诊的主要原因。此时,提高卫生保健系统提供精神卫生保健的能力应该把抑郁症、焦虑症和酒精及药物滥用障碍的发现和管理工作纳入已有的优先疾病项目和活动中,[111]如艾滋病预防、抗逆转病毒疗法的推广项目、TB 治疗、性别暴力抗议、围产期保健和慢性疾病管理项目。

高度关注精神健康关乎与三个健康相关千禧年发展目标的实现。[2]提高孕产妇健康可能有利于孩子的成长和发展,甚至可能有助于提高儿童的存活率。艾滋病领域中的大量证据显示,精神疾病、酒精和药物滥用、认知障碍在艾滋病风险传播、及时发现和获得服务、医嘱遵从和治疗结果上都发挥了重要的作用。随着对慢性非传染性疾病关注的不断增加,精神障碍不仅本身是慢性疾病负担,而且在治疗和控制其他慢性疾病时是重要的共病,因此,将精神健康列为优先事项非常重要。正如我们看到的(第七章),不良精神健康的重要社会决定因素包含贫穷、性别和不理想的居住条件。贫困是不良精神健康的起因,也是结果。[112]最近的一项综述发现,精神健康干预可以极大程度上改善贫困人口的生存状况,远大于脱贫干预对于精神健康的促进作用。[106]但是,一方面,收入提高和财富再分配政策对精神健康有影响;另一方面,经济冲击和市场失灵对精神健康的影响则少有研究。[106]女性有更大的风险罹患常见精神障碍。这个关系可能通过一系列可变因素(如缺乏自主、教育不足、社会经济劣势、婚姻不满、伴侣暴力等)中介。因此,促进性别平等、提高妇女权利是促进精神健康的重要途径。人口精神健康显然与发展密切相关,一些学者呼吁将此作为今后千禧年发展目标乃至更长时期全球发展的优先事项。[113]联合国在 2012 年的 Rio+20 联合国可持续发展大会上阐明的新关注点——"社会、经济和环境健康",可能预示了 2015 年之后的优先发展目标。这似乎为进一步倡导精神健康促进打开了一扇门,同时也对精神健康的预防、治疗和保健给予了更多的关注。

第七章 精神健康的社会决定因素

克里克·隆德　斯蒂芬·斯坦斯菲尔德　玛丽·德·席尔瓦

1　前言

目前,国际已广泛接受了社会因素对公共卫生结果的决定作用。[1]精神健康也不例外。然而,社会因素影响精神健康的具体形式非常复杂,精神健康社会决定因素的很多特征也与其他疾病完全不同。因此,越来越多的国际研究领域开始致力于研究精神健康的社会决定因素,并设计影响这些社会决定因素的干预,提高不同群体的精神健康水平。

了解精神健康的社会决定因素之所以如此重要,有很多原因。第一,无论从基因或个体的角度,还是从社会的角度,理解精神疾病的病因是必要的。在整个生命历程中,社会因素与更近端的遗传因素和个人经验相互影响,对个体的精神健康状况有重要的决定作用。第二,了解社会病因学为群体水平的干预提供了可能。具体地说,这些干预可以针对精神健康促进或精神疾病的初级和次级预防,旨在减少社会和健康不公平。第三,更好地了解这些社会决定因素后,针对这些因素的群体水平干预可以设计得更有效、更高效。这点非常重要,因为掌握精神健康的社会因素可能需要社会、健康、教育和司法等诸多部门的配合。[2]第四,目前大量国际研究和政策与联合国千禧年发展目标(MDGs)和最近的可持续发展目标(SDGs)有关,[3]因此,将精神健康与国际发展目标联系起来很必要。正如一些研究指出的,精神健康,无论是作为全球发展的手段,还是作为结果,都是至关重要的。目前已有大量且仍在不断增加的证据证实了二者的关系[4-6](见第六章)。

本章的目的是回顾各种社会决定因素与精神健康关系的现有证据,讨论社会因素和精神健康关系背后因果路径的理论观点,总结针对精神疾病的社会决定因素和影响的干预证据,并为政策制定、执行和未来研究提出方向。

2　社会决定因素和贫困的定义及测量

谈及精神健康的社会决定因素,直接想到的问题是:社会决定因素是什么,如何测量？我们如何定义贫困？贫困在多大程度上可以由收入、教育、社会阶层、物质匮乏和食品不安全等具体指标的综合分数反映？WHO 健康社会决定因素委员会（CSDH）给社会决定因素下了非常宽泛的定义："健康的社会决定因素是人们出生、成长、生活、工作和老化的环境，是应对疾病时涉及的社会系统。这些环境进而受到经济、社会政策和政治等广泛力量的影响。"[7]其他章节已经充分讨论了卫生系统和服务，本章我们将重点关注社会经济结构及其在整个生命历程中影响个体生活环境和精神健康的方式。

测量社会决定因素有诸多挑战。举例来说，"绝对"贫困一直通过个人或家庭收入水平测量。例如，世界银行曾经将每天生活费不足 1 美元（现在是不足 2 美元）的人划分为"绝对贫困"。[8]这种方法也是有局限的，因为它没有考虑到一个社会内部的收入不平等、在非正式的低资源经济体系中很难精确地测量收入、由于一美元在不同社会的购买力不同难以进行国际比较。随后，各项工作开始关注"相对贫困"，即在一个社会中，个体收入与该社会均值或中值收入的相对位置。[8]这个方法能够部分解决不平等问题，仍没有解决用收入代表贫困程度的局限。最近，研究者尝试对贫困进行多维度测量，如"多重剥夺"指数的使用。[9]这些测量基于汤森对剥夺和贫困的区分：剥夺是指人们未满足的基本日常用品需要，而贫困是缺乏满足这些需要的资源。[10,11]多重剥夺指标包括一系列社会和经济的剥夺和排斥指标，如收入、教育、住房、资产和食品不安全，其中一些可以合并成为综合指标。典型的测量指标包含多重剥夺指数[9,12]和人类发展指数。[13]后来的测量方法更有优势：对定义进行了直接测量；当在使用综合指标时，对不同构念可以进行更具体的测量和加权。

无论是贫困研究还是精神健康社会决定因素研究，定义都是非常重要的问题。在中低收入国家，社会因素及其与精神障碍的患病率和发病率的关系还没有清晰的定义或者测量方法。库珀和同事对精神流行病学研究做了系统的综述，报告了从 1990 到 2008 年在中低收入国家中贫困与常见精神障碍（抑郁、焦虑和躯体障碍）的关系，结果发现贫困的测量非常不同。[14]在该综述的 139 篇文章中，大多数（33 个国家的 123 个研究）都没有清晰地定义贫困概念，只有少部分使用了已验证或标准化的测量。对贫困的不一致、粗略的操作定义可能是造成结果不一致的重要原因，也是难以理解精神健康的社会决定因素背后因果路径的原因。

在健康研究的社会经济地位综述中，副标题是"不能一刀切"，布雷弗曼和同事重点强调了可能的解释途径和机制，具体说明了整体社会经济地位以外可测量的具体社会经济因素，考虑到了尚未测量的社会经济因素对结果的可能影响。[15]这章将采用这种方式尝试找出具体的社会经济因素及其与精神健康的关系。

3　社会决定因素和精神健康的关系：从观察研究中我们能知道什么？

研究显示，大量的社会决定因素影响了精神健康。如图 7.1 所示，这些因素可以在总体框架中操作定义。该框架从人口、社会、经济、环境结构、环境事件等五个领域描述了精神健康的社会决定因素。每个领域又可以分为远端和近端因素。上述五个领域有多重、复杂的相互影响。在接下来的讨论中，我们将尝试整理这些因素和精神健康结果关系的相关论据。

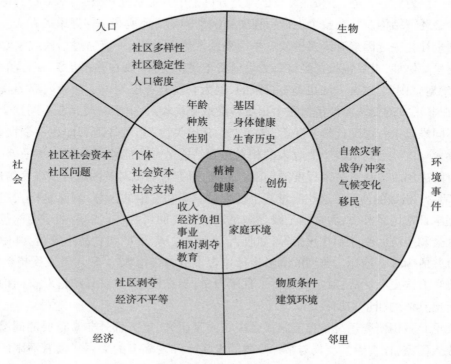

图7.1 精神健康的社会决定因素：理论框架

3.1 社会经济因素

尽管社会因素和经济因素在概念上不同，在精神疾病的流行病学文献中，他们常常通过对 SES 或社会经济位置（SEP）的综合指标测量。[14]研究表明，大量的精神障碍与不利 SEP 有关。这些精神障碍包含精神分裂症、抑郁症、药物滥用和人格障碍。[16]在研究中，SEP 通过不同的指标如（基于职业的）社会阶层、收入、房产、债务、经济问题和教育程度等测量。本章将引用这些研究的定义，报告研究中使用的具体指标及其相关综合指标（例如 SES）的研究结果。

3.1.1 童年期社会经济地位

童年期的低 SEP 不仅与出现内化、外化障碍的风险有关，而且与成年晚期的抑郁症状有关，上述效应在控制了儿童期的社会人口学变量、精神疾病家族史和成年期 SEP 后依然存在。[17]美国研究发现了青少年期抑郁的社会梯级；[18]但英国的一些研究则发现

SEP 对青少年期健康的效应则相对一致。[19]

3.1.2　成年期社会经济地位

研究表明,抑郁症与不利社会经济地位有很强的关系。[20]对 51 项发病率研究、5 项患病率研究和 4 项追踪研究的元分析发现,低 SEP 个体比高 SEP 个体有更高的抑郁风险(未调整 OR = 1. 81,p<0. 001),这些研究主要来自高收入国家(HIC)。[20]轻度抑郁和焦虑症的社会梯级往往更弱、更不一致。这可能意味着不同类型常见精神疾病(CMD)的社会梯级不同,也可能反映着在全球跨文化背景下 CMD 分类系统的效度不佳。此外,研究者常常通过职业社会阶层来测量 SEP,但它只是抑郁的远端决定因素,经济劣势、失业、低收入、低教育程度或者低物质生活标准对精神障碍的风险有更直接的影响。[21-23]租房生活、[24,25]经济负担、[26]接受社会福利[27]也与 CMD 有关。美国国家共病研究发现,经济和实物资产与心境障碍、焦虑障碍、酒精和药物滥用障碍呈负相关。[28]成年人独居可能是贫困的指标之一,也与后续的 CMD 相关[29-31]。

HIC 的一些研究发现了受教育程度和 CMD 之间的关系,[32-34]但另一些则发现没有关系。[35-37]在 LMIC,一项对教育和 CMD 关系的系统综述发现,1990—2008 年间发表的30 项研究中,20 项研究发现低教育程度和 CMD 发病率的增加有显著的关系,9 项研究发现没有关系,一项研究报告了不确定的结果。[38]关于职业等级和 CDM 关系的研究结果尚不一致,2 项研究发现二者有关,[39,40]而另一项研究则未发现相关关系。[41]成年期收入和 CDM 之间关系的研究则显示,低收入与罹患 CDM 的风险有关,但也有例外的结果;在控制其他变量之后,尤其如此。一项研究发现,非裔美国妇女的低收入预测了CMD;[36,42]另一项研究发现,高收入对非裔美国男性是保护因素;[32,36]而马尔莫和同事在多种族样本中发现二者在男性中有关,但在女性中无关。[36]同样,LMIC 的研究发现成年期收入与精神健康有关;大多数双变量分析发现低收入和 CDM 有关,但在多变量分析中二者的关系并不明显。[38,43]这些结果似乎表明,仅仅收入并不能完全解释群体水平的精神健康差距。

研究显示,在一到两年时间内,失业直接或通过经济负担在一到两年内对 CMD 有短期的消极影响。[21,44-48]也有研究显示了失业的长期影响,例如,失业的年轻人在 7年[49]、14 年[50]、和 22 年[51]后都有更高风险罹患 CMD。其他研究在更大的年龄范围内探讨了失业的影响,一项研究发现了相关关系,[33]而另一项研究则没有。[52]

研究表明,低 SEP 及其相关因素如贫困,对抑郁症持续时间的影响可能比抑郁症发生的影响更大。在洛伦特的一项元分析中,抑郁发病的优势比(OR = 1. 24)远低于抑郁持续时间的优势比(OR = 2. 06)。[20]因此,贫困、经济困难和低收入可能使得个体抑郁后更难恢复。[21]研究一致表明,持续或者累积的贫困(在一个时间点通过收入、职业阶层、不良物质条件等多个指标测量或在多个时间点通过一个指标测量)与 CMD 有关。[17,25,30,53-56]一项荷兰老龄化研究发现,高毕生 SEP 的老年人比低毕生 SEP 的老人罹患抑郁的风险更低,[57]这与长期收入比现在收入对健康更重要、长期贫困比暂时贫困更有害的结论一致。[54]这些也可能也证明了抑郁的社会漂移现象(关于社会漂移和社会因果论的进一步讨论见下文)。

3.2 社会资本

在 20 世纪 90 年代,罗伯特·普特南[58]提出了社会资本的概念,或者说社会关系的"价值",为社会环境如何影响健康提供了解释,逐渐成为了社会政策和健康领域的核心概念;在高收入国家中,尤其如此。[59]

3.2.1 社会资本的测量

研究者已经达成了共识,社会资本包含认知(对社会关系质量的知觉,例如信任和社会和谐)、结构(社会关系的数量,例如各种组织的会员)、归属(相似地位个体之间的连接)、桥接(不同地位个体之间的连接)、和连接(不同权力水平的连接)成分。[60,61]就社会资本是否是个人(个人社会资本——影响个体社交网络的参与和社会关系质量的知觉)和群体(最为常见的是社区,又称生态社会资本)财富这一问题,目前仍存有争议。一些研究者认为,社会资本是个人和群体财富,因而应该认识到构成和背景因素之间的复杂关系。[62,63]

3.2.2 对社会资本的批评

社会资本理论的发展受到了广泛的批评。[61,64-66]一个主要的批评是社会资本概念太过广泛,本质上包含所有水平的所有社会关系,可以是家庭内部的关系,也可以是国家组织间的关系。[64,67-69]个别测量(如个体所属团体数量)被批评是"新瓶装旧酒",[70]但生态社会资本测量(如非选民比)与上述测量毫无共通之处,却都被纳入了同一个术语中。对社会资本的第二个批评是测量与理论不符。[71-73]许多理论家强调,社会资本是复杂的多维度概念,一道题目无法精确测量。[72-75]然而许多研究从已有调查数据操作定义社会资本概念,最终很多测量指标(如报纸阅读率或者人口普查响应率)与理论概念基本无关;[76-78]其他研究只使用了社会资本的一个指标,[77,79]或者将若干指标归类为低、中、高社会资本。[78,80]近年来,虽然研究者们就社会资本应该在何种层面进行测量的问题仍持有争议,但是相关理论和多维测量取得了一定的进展。[75]

3.2.3 社会资本与精神疾病

虽然对社会资本定义和测量的批评很有道理,但越来越多的研究探讨了社会资本对精神疾病的影响。一项系统综述发现了,在 21 个相关研究中,只有两个研究在低收入国家完成。[62]尽管研究相当一致地发现,在个人水平上,较高社会资本认知和精神疾病风险的降低有关,但是在个体水平上,社会资本的结构或生态测量与精神健康的关系目前还不确定,这很大程度上可能是因为这些方向的研究较少。之后,中低收入国家开展了大量的横断研究,证实了个人和生态水平的社会资本认知与精神健康(包括自杀率、[43,81]常见精神障碍[82-84,85])有正相关关系。但是个体与生态水平结构性社会资本与常见精神障碍的关系并不一致。[62,86-89,85]

然而,有证据表明,社区水平的社会资本可能对同一社区里所有人的影响不同。高收入和低收入国家的研究结果显示,社区水平的社会资本认知在低社会经济地位人群中与更好的精神健康有正相关,但是对高社会经济地位个体的精神健康却没有影响。[62,90]这可能是因为在贫困人群中,社会资本能够帮助个体缓解可能导致精神疾病的压力,因此,社会资本可以用作干预目标,预防弱势群体出现精神疾病。

虽然研究者就社会资本的定义和测量并没有达成明确的共识,但应该分别考察每种类型的社会资本与精神疾病的关系。鉴于这一点,从文献中可得出三个结论:个体和生态水平的社会资本测量可以预测精神疾病;社会资本认知始终与更好的精神健康相关,结构性社会资本则取决于背景,因为该概念与个体在社会结构中参与度有关;社会资本可能在弱势群体中更重要,可用于缓解压力和与剥夺感有关的消极生活事件。

3.3　经济不平等和精神健康

绝对贫困无疑对精神健康有消极的影响,但是很多研究表明,随着经济地位的降低,疾病风险呈梯度增加趋势。此现象的一个解释是相对剥夺,即一个社会最富裕和最贫穷群体的差异大小会对精神健康有严重的影响。[91]威尔金森和同事发现,成年期精神健康、童年期的幸福感和其他社会问题指标(如敌意和他杀事件),会随社会不平等程度变化。[92]因此,在比较平等的社会,这些健康问题和其他社会问题的发生率会更低。这是诸多不同数据证实了的普遍假设,[92]尽管一些研究者认为对上述不平等效应的社会心理解释过于简单。[93]发达国家的有力证据显示,国家水平的经济不平等和精神疾病有关。LMIC 还缺乏足够可靠的全国代表性流行病学研究提供相同的结论。

3.4　环境结构:精神健康的地区决定因素

研究发现,控制了个体水平的 SES 后,地区水平的低 SES 指标仍与精神疾病有关。[94]这表明,除了个体水平的SES,生活在贫穷社区可能对精神健康也有影响。对犯罪事件的恐惧、目睹暴力、邻里关系不佳和缺乏可用的社会资源都可能会导致精神疾病。在 1939 年发表的一项经典研究中,法瑞丝和端木发现,芝加哥贫民窟的精神疾病的发病率远高于富裕社区。[95]至少有一项元分析结果部分支持了上述结果:该研究显示,精神分裂症的发病率在城市更高。[96]至于 CMD,奥斯特勒和同事发现,在英国汉普郡接受了初级保健服务的成年人中,地区水平的社会经济剥夺(通过贾曼欠发达地区指数测量)对抑郁症的发病率和结果都有消极的影响。[29]在这项研究中,欠发达地区指数可以解释初级保健实践系统下抑郁症状(通过医院焦虑抑郁量表测量)变异的 48.3%。与之相似,这种趋势在老年人的自杀意念中也得以体现:在纽约门罗县的人口普查中,居民家庭年收入的中值不足 30,000 美元,该县居民比其他高收入社区居民报告了更高的自杀念头(未调整 OR = 4.60;95%CI[1.64,12.86]),控制了人口学变量和基线临床因素后,上述关系仍然显著。[30]

3.5　环境事件

由自然灾害、战争和冲突引发的大量消极生活事件被确定为精神疾病的有力决定因素(见 17 章,精神健康和人道主义背景)。在此背景下,气候变化可能对不同人口群体的精神健康产生重大的影响,不过这显然还需要进一步的研究。[97]以洛杉矶抑郁症研究工作为基础,安尼森色的健康差距"压力过程"模型明确地阐释了消极生活事件、经济困境和精神疾病之间关系[98](参见下述社会因果机制)。

3.6　人口学变量:弱势群体

3.6.1　种族

种族歧视、排斥和疏离经历都有可能增加罹患各种精神疾病的风险。英国的一项关于累积社会劣势、种族和精神病首次发病情况的大型病例对照研究发现,相比于英国白人被试,在经历了更多社会劣势和隔离的非洲裔加勒比海人中,累积劣势和精神疾病患病可能性的线性关系更明显。[24]但此类研究可能很难将移民和文化适应(后面会进一步讨论)效应与种族主义经历区分开来。在精神分裂症和移民的一项元分析中,来自黑人为主的地区的移民,比来自白人区或其他地区的移民,有更高的风险被诊断出精神分裂症,优势比为 4.8(95%CI[3.7,6.2])。[99]然而,这篇综述的结果似乎证明,种族,而非移民,对精神健康有更强的影响,因为在二代移民的相对患病风险更高:在一代移民中,对 40 个效应量加权后,精神分裂症的平均相对风险是 2.7(95%CI[2.3,3.2]);在二代移民中,对 7 个效应量的单独分析得到的相对风险为 4.5(95%CI[1.5,13.1])。

关于种族对 CMD 的影响,研究结果比较复杂,并不总能验证预测模型,即处于劣势的少数族裔风险更高。美国的大型全国家庭概率样本中,重度抑郁的毕生发病率在白人中比例最高(17.9%),其次是非洲裔加勒比海人(12.9%),非裔美国人(10.4%);12 个月内罹患重度抑郁症的统计数据与之类似。[100]然而,重度抑郁症的持续时间在两个黑人群体中都更高,因为黑人群体接受抑郁治疗的可能性比白人群体更小。布勒斯劳和同事的研究证实了这个结果:即美国弱势种族群体(尤其是非拉丁裔黑人和拉丁裔)罹患焦虑和抑郁的风险更低,但却容易有更持久的焦虑和抑郁。[101]南非的全国代表性样本调查发现,12 个月内精神障碍的发病率没有显著的种族差异,但是非洲人罹患间歇性暴怒障碍的风险更低,印度人罹患药物滥用障碍的风险更低。[102,103]同样,精神障碍的毕生发病率也没有显著的种族差异,但是白人有更高的风险罹患间歇性暴怒障碍,有色人种有更高的风险罹患药物滥用障碍。[103]

3.6.2　**性别**

大量实证研究表明,女性有更高的风险罹患常见精神障碍,男性有更高的风险出现药物滥用障碍,性别经常与精神健康的社会决定因素相互作用。[104]研究考察了性别如何影响人们对压力的反应[105]以及男性和女性不同的心理痛苦模式。[106]例如,多重角色(如抚养孩子、照顾生病的亲人和赚钱)增加了女性的负担和压力。对妇女的暴力行为,特别是家庭暴力,对女性的压力和精神疾病也有重大的影响。[43,107-109]低收入和低教育水平更有可能会导致遭受家庭暴力的妇女继续维持虐待关系。[110]由于女性的照护者角色,身体健康问题可能会给女性带来额外的负担。这在艾滋病的背景下尤其重要,因为女性可能不仅要应对家人的健康问题,更要应对她们自己不断变差的健康。[105]因此,贫困妇女有更高的风险罹患常见精神障碍,反过来说,精神健康不佳的女性更可能会日益困顿(见第十六章——性别)。

3.7　全球化

全球化(维基百科的定义是"世界观、产品、思想以及文化的其他方面不断交流带来的国际一体化进程")、经济结构调整、信息和通信技术革命都是精神健康社会决定因素背后重要的背景因素。[111]全球化的经济和社会变化与 HICs 的精神障碍有关,与LMICs 的精神障碍也有关,虽然程度更小。[43,112-118]全球化可能通过加剧社会和经济的不平等影响精神健康,这在一定程度上可能与全球贸易法规的改变和国际贸易中关税和非关税限制的减少有关。[119]有证据表明,贸易波动可能对弱势群体产生负面的影响,例如印度小农场主的高债务导致了自杀率的攀升。[43,120]在这些事件中,农药是自杀或者蓄意自残行为的一种手段。

此外,全球化还会影响痛苦习语和照护方法,[112]因为 LMICs 的人们也开始使用西方解释模型和治疗方法。[117]例如,如果根据西方疾病分类学系统诊断出精神障碍,患者可能会将传统解释模型和西方解释模型结合起来理解自己的疾病,可能会影响到他们对因果关系的归因和求诊行为。随着全球化的推进,农村向城市的人口流动也在不断增加,农村贫困人口流动到城市寻找工作机会。这可能会破坏传统家庭结构,父亲和其他家庭成员都流动到城市,对母亲的支持不断下降。这也影响到老年人和精神疾病患者,导致他们得到照护的可能性更小。由于整个家庭流动到城市工作,社交网络和社区凝聚力也会被破坏。[117]一些研究者认为,全球化可能受到一系列的背景因素的影响(本章其他部分进一步阐述),因此对精神健康有不同的影响[119](见第八章——全球问题)。

4　精神健康社会决定因素的理论

关于精神疾病社会经济相关因素的流行病学研究多为横断研究,难以进行因果推论,在 LMIC 中,尤其如此。然而,越来越多的纵向研究和 RCTs,辅以质性研究,对精神健康社会决定因素理论的出现作出了巨大的贡献。

大多数精神分裂症患者为 SES 弱势群体,这一直由"社会漂移假说"(有时候称为"社会选择假说")解释,即精神疾病患者会失业、淡出社会关系、迁居到更便宜的社区,因此社会地位有下降趋势。[16] 在此情况下,社交关系的减少是疾病的次级结果,主要是因为疾病污名和残疾导致了收入和就业机会的减少,医疗支出却不断增加。反过来,抑郁症或人格障碍与低社会经济地位之间的关系也可以由"社会因果假说"解释,即贫困、债务、失业、受教育机会有限、住房条件欠佳、频繁的消极生活事件、童年忽视、危险和贫困的环境导致了抑郁症的病发。

一些研究者指出,这些关系很复杂,社会因果因素可能会影响精神分裂症患者,反过来,社会漂移因素也会使得抑郁和焦虑症患者经济状况变得更加糟糕。[121] 例如,AESOP 研究表明,精神疾病的发病率也由社会因素决定。[122] 这些因果路径的双向作用有时被称为是贫困和精神疾病的"恶性循环"。[123]

为了进一步阐释这两条途径,现有研究就社会不公平对精神健康的影响已经提出了很多可能机制。我们将根据总体路径的每条路径来描述。

4.1 社会选择机制

社会选择理论指出,个体的健康可能会决定他们的社会地位。正如上面提到的,背后涉及的主要机制似乎是精神疾病相关的残疾和污名导致了收入和就业机会的减少,精神卫生保健和一般卫生保健的健康支出不断增加。[121] 一些队列内研究发现,精神分裂症会导致社会漂移,但抑郁的效应会更小。[16] 还有研究发现,儿童期的心理痛苦会阻碍社会性和学业发展,进而阻碍向上社会流动,通过健康选择导致成年期更低的社会阶层。[124] 然而,总体来看,目前并未发现精神和身体健康有很强的社会选择效应。健康行为可能是与身体疾病有关的解释。例如,心血管疾病的社会梯度可能由吸烟、血压、胆固醇、葡萄糖耐受不良和饮食等方面的差异解释。[125]

4.2 社会因果机制

安尼森色通过(上文提到的)"压力过程"模型阐述了抑郁的社会因果机制。[98] 根据此模型,可得资源的差异会导致低 SES 家庭成员的精神健康比高 SES 家庭更容易受到资源波动的影响,因为他们有更少的经济"缓冲"来保护自己免受消极事件的影响。此外,低 SES 家庭有更多的压力生活事件,会进一步增加罹患常见精神障碍(如抑郁和焦虑)的风险。这些在一些 LMIC 研究中也得到了证实,例如,在南非,低 SES 群体经历了更多的消极生活事件和心理痛苦,近期发生的生活事件似乎部分中介了 SES 和心理痛苦的关系($p = 0.035$)。[126]

最近研究者提出,医疗保健服务的可得性是健康社会阶级差异的另一个可能解释。然而,死亡率的研究表明,在英国较高社会阶层中,死亡率的降低很大程度上与非治疗的可改变因素有关,因此并未支持医疗保健服务导致社会阶层差异的观点。[127]即使有同等的机会获得高质量保健服务,抑郁治疗的社会不公平仍然存在。[128]

物质条件解释模型强调不同社会经济地位个体所处的环境因素。房屋标准、职业危害(如接触有害化学物质)和心理社会因素可能很重要。这些因素在低 SES 人群中可能会同时出现:职位工作低、收入低、社区危险破旧、住房条件差、环境污染严重、家庭和工作的心理压力巨大,都可能对身心健康产生消极影响。尽管心理社会解释模型和物质条件解释模型看似彼此矛盾,但事实并非如此,因为二者常常彼此影响。[129]例如,危险的工作条件与更差的工作管理相关,家庭贫困经常无可避免地与不良的父母教养模式有关。

最后,社会因果机制还有潜在的生物机制。研究者假设,社会不平等是"渗透到骨子里的"。根据压力假设,处于不利社会地位会刺激肾上腺(HPA)轴分泌过量的皮质醇(一种类固醇激素,在面对压力时会释放),会增加患病的风险。墨西哥的"机会"研究证实这一点:与没有收到社会资助的家庭相比,受资助家庭儿童唾液皮质醇的含量明显更低。[130]上述结果在母亲抑郁量表(CES-D)得分更高的家庭中更加明显。成人生活的压力源(如经济紧张、工作不安全感、低控制、工作单调、压力生活事件、社交网络不良、低自尊、宿命论等)都可能通过内分泌机制影响健康。[131]刺激 HPA 轴导致的糖皮质激素的过度分泌与抑郁症的患病风险增加有关。研究表明,在英国白厅 Ⅱ 研究发现,C 反应蛋白和抑郁症相关,[132]高 C 反应蛋白和白细胞介素-6 的基线测量可以预测了 12 年后抑郁症患者的认知症状。[133]此外,人类研究结果表明,社会地位与 HPA 活动的增加有关。知觉到的控制感是社会等级地位的指标。工作中的低控制感与冠心病风险和凝血因子如纤维蛋白原相关。长时间经受压力会有生理适应性成本,即身体会通过稳态过程来重新设定生理指标。[134]

这些生物机制在整个生命历程中都存在:儿童期社会经济劣势与成年人精神障碍的关系可能由"关键期"模型或风险累积模型解释。[135,136]关键期模型认为,童年期的社会经济劣势有时会对生物系统如 HPA 轴产生影响,但潜伏到成年期才表现出来,并且上述效应与成年期的逆境经历无关。此外,儿童早期的不利地位与皮质醇受体的敏感化有关,与成年期 HPA 的过度反应相关。

5　打破循环的干预

以上关于精神健康社会决定因素的两个主要因果机制(社会因果和社会漂移/选择)的研究结果引发了一个问题:打破循环需要什么样的干预? 更具体地说,干预是否应该针对精神疾病的社会因素,例如,财政扶贫(如专项资金、有条件现金援助)、改善营养(特别是孩子的营养)、加强弱势群体的食物和饮水安全、减少社会经济不平等、加强居住环境安全? 干预应针对社会漂移/选择机制治疗精神疾病、减少污名、促进康复吗? 或者事实上,应该同时针对两种因果机制进行干预? 本章节将系统论述针对社会因果和社会选择/漂移路径的干预。这些将在图 7.2 中说明。

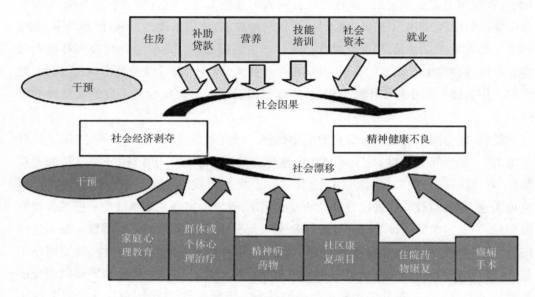

图 7.2　针对社会因果论和社会漂移路径的干预

经 Elsevier 许可修改(Lund et al.,2011)。

5.1　社会因果干预

5.1.1　金融干预

最近一项对 LMIC 研究的系统综述发现,针对社会因果机制的干预结果并不一致:一些研究发现,有条件现金援助有利于儿童的发展和行为结果,财产促进项目有助于提升自尊,但是目前没有证据显示无条件现金援助或者贷款的积极效应。[137]然而,缺乏证据并不一定代表没有证据,因为下文提到的两个研究就没有被包括在这项综述里。研究结果显示,墨西哥"机会"项目中的有条件现金援助计划能够显著减少了母亲的抑郁症状,上述效应在控制了母亲的年龄、教育、家庭人口学、种族和社会经济因素后仍然存在。[138]同样,厄瓜多尔人类发展基金(BDH)的无条件现金援助计划明显改善了农村地区受资助家庭儿童的语言发展,但是这些效应在城市地区并不存在。[139]在高收入国家,科斯特罗和同事通过斯莫基山脉研究评估了建立赌场为美国印第安人土著对家庭收入保障的影响。通过四年的跟踪研究,科斯特罗和同事发现,在收入不再低于贫困线的家庭,孩子的对立违抗障碍和品行障碍的行为症状显著减少了。[140]这些研究结果为社会因果假说提供了有力的支持。[139]

5.1.2　营养

研究证实,各种营养干预(如补碘)不仅仅有助于改善孩子的生理健康状况,更有助于促进儿童的认知和情感发展。[141,142]儿童营养不良通常是与认知、情感和行为缺陷有关,尽管这些关系可能会与社会经济因素混淆。营养补充试验一致显示,从怀孕到孩子24个月的发展,营养干预都带来了好处,证明了可能的因果关系。[43,141]

5.1.3　技能培训、就业和住房

目前大量文献考察了培训技能培训、增加就业和改善住房条件对精神健康的影响,尽管上述研究证据多来自HICs。此类干预的主要目标可能并不是促进精神健康,但事实是,精神健康的确有所改善,这似乎说明评估精神健康结果是重要的调查方向。此类研究多为精神健康促进和精神疾病预防领域的工作。[143,144]资源匮乏地区的研究[143-145]同样发现,这类干预的确能够提升精神健康和带来经济效益(见11章—精神健康促进和精神障碍预防)。具体地说,正如柯灵和同事最近在柳叶刀发表的儿童精神健康系列文章所强调的,通过初级和次级预防以及精神健康促进对婴儿和儿童进行干预是非常有前景的方向,在LMIC也是如此。[146]

5.1.4　社会资本干预

通过社会资本促进健康的思路很诱人,[147]有研究者指出,提升社会资本是改善诸多精神健康结果(包括减少自杀[148]和改善青年人精神健康[149])的途径之一。研究表明,有针对性的干预可以提升社会资本,但是否会进一步影响精神健康仍未可知。南非的一项随机对照试验发现,性别平等和艾滋病参与式培训与群体小额信贷干预显著提高了结构性社会资本和社会资本知觉,但该研究并未评估此干预对精神健康的影响。[150]类似地,尼加拉瓜的一项非随机研究表明,在武装冲突后的社区进行管理和领导力提升干预可以显著提高社会资本知觉,也有助于提升公民的参与度和政治权利。虽然社会资本的增加与积极的个人健康行为(如使用现代医学来治疗儿童疾病的意愿)相关,但是这些因素对精神健康的影响仍未可知。[151]只有一项非随机实验研究表明,旨在增加社会联系的大规模社会心理干预对提升卢旺达大型暴力事件幸存者的精神健康有持久的效果,然而这项干预的主要目的是改善精神健康,而不是增加社会资本。[152]因此,虽然通过有针对性的干预可能可以增加社会资本,但是社会资本可否被用作精神疾病的干预手段仍未可知。

5.2　社会漂移/选择干预

LMIC的研究有力地证明,成功治疗精神健康问题可以改善精神疾病患者的经济状况。对最近的一项系统综述总结了中低收入国家用于治疗各类精神障碍的干预(包括

随机或非随机干预设计）及其效果，结果发现，治疗干预能够改善精神疾病患者、家庭和照护者的经济状况，有助于防止他们社会漂移，陷入贫困。[137]该综述引用了来自6个国家的9项研究，评估了不同精神健康疗法对抑郁、精神病、药物滥用和癫痫的影响。这些研究包含了三类经济地位指标——就业状况、家庭经济状况和医疗费用，在19个相关关系中，10个相关关系显示，干预对经济地位有显著的积极影响，9个报告了不显著的积极影响（或者没有提供显著性检验结果）。没有研究表明，精神健康干预对经济状况有显著的消极影响。

三项对抑郁症的干预研究都是随机对照试验。乌干达的一项研究发现，对抑郁症的群体人际关系心理治疗提高了女性（而非男性）日常任务执行能力。[153]中国的一项研究表明，基于家庭的社区康复干预（包含药物治疗和心理教育）显著减轻了家庭经济负担，促进了家庭就业，提高了病人的工作能力。[43,154]印度的一项研究显示，抗抑郁治疗减少了家庭的治疗支出（但未达到显著水平），而个人心理治疗则增加了治疗支出（也未达到显著水平）。[155]对精神病的三项干预研究中，两项为随机对照试验，其中一项显示了干预对经济地位有显著积极的影响。在中国，社区康复干预（包含药物治疗和家庭心理教育）对就业时长、家庭经济负担有着显著的积极影响，但对健康家庭成员的工作模式或病人的工作能力没有影响。[43,156]印度的一项非随机干预研究发现，干预显著减少了服用抗精神药物被试的工作失能。[157]伊朗[158,159]和尼日利亚[158]的两项队列研究评估了住院治疗项目对药物滥用的影响，结果发现干预改善了就业状况，但是没有提供显著性检验结果，但两个研究结果都可能有偏差。一项队列研究评估了癫痫手术成功对就业状况多个方面的影响，结果发现干预会大幅度提升工作效率、平均工资和工作地位。[160]

这个综述的结果描述了一个明显的趋势：在LMIC，精神健康干预与患者经济状况的改善有明显的关系。虽然不同研究的统计显著性水平会存在差异，但所有研究都显示了经济收益。有些干预措施可能过于昂贵或者过于专业，不适合在LMIC由非专业的卫生保健工作者大规模实施（如癫痫手术），[160]但三项研究评估相当简单、简短的干预，可以或者已经由非专业的卫生工作者实施。[153,155,157]其中的两项研究表明小额资助可以显著改善患者的功能和经济地位，[43,153,157]第三项研究显示抗抑郁治疗可以便宜、有效地改善临床症状。[155]

经济地位的改善伴随着临床症状的改善，有助于形成增加回报的良性循环。所有研究同时发现了显著的经济状况改善和临床症状的显著改善。这些临床症状的改善可能是家庭经济地位提高的原因。两项随机试验探讨了干预对家庭负担的影响，结果发现，相对于控制组，干预组患者明显更少再度入院、住院时间更短、就业时间更长，这解释了干预组家庭经济负担的减轻。[43,154,156]

6　结论：对政策和未来研究的建议

上述系统综述的结果表明，特定的干预能够影响精神健康的社会决定因素，打破贫困和精神疾病的恶性循环。目前已经有充分的证据显示，为精神疾病患者提供治疗和康复干预可以解决社会漂移的问题。它强调了推广精神健康服务的重要性[161]，这不仅是公共卫生和人权的优先事项，更是发展的优先事项。有关扶贫干预打破社会因果路径的证据相对较弱，对此急需开展进一步研究；在评价扶贫干预效果时，尤其需要使用有效的精神健康结果。

在 HICs 和 LMICs，关于精神健康社会决定因素的研究，目前有诸多颇有前景的方向：（a）评估扶贫干预的精神健康结果，包括社会资助、社会资本、营养、食品安全、住房和就业以及改善工作条件的干预；（b）评估精神疾病干预的社会和经济结果，特别是在资源匮乏地区开展的低成本社区干预。此外，纵向观察研究可以找出远端经济和结构性因素和近端因素（如社会资本、不良生活事件）之间的关系，了解它们在整个生命历程中对精神健康的影响。

最后，近期几项国际发展项目强调了精神健康的社会决定因素在全球的重要性。2010 年发表的 WHO 精神健康和发展报告重点强调了将 LMIC 精神障碍患者列为弱势群体和扶持对象的理由。[162]同年，联合国通过了全球健康和外交政策决议，其中承认了精神不健康有"巨大的社会和经济后果"。[163]WHO 在健康社会决定因素委员会报告的一部分——平等、社会决定因素和公众卫生项目——也包括了一章专门讨论精神健康的社会决定因素［聚焦于抑郁和注意缺陷/多动症（ADHD）］。[164]此外，世界卫生大会（WHA65.8）近期通过了有关健康社会决定因素的里约政治宣言，呼吁成员国实现里约宣言中的承诺。如近期世界卫生大会关于精神健康的决议（WHA65.4）所述，它也提出了精神健康的全球行动计划。如果要将这些发展目标落实到实质行动，强调精神健康的社会决定因素，那么必须结合政治意愿和可靠的研究证据。基于本章中的研究证据，未来有希望进一步了解这些决定因素；发展出更多的干预措施，从根本上解决上层建筑问题，最终提升不同人口群体的精神健康和幸福感。

第八章　人类安全、复杂性和精神卫生系统的发展

哈里·米纳斯

　　健康，和很多东西一样，分布并不均等。进入 21 世纪，世界上大约一半的人被落在后面，无法充分实现自己的健康潜能。如今，世界卫生凸显了特权阶层的空前成就与人类大多数非特权阶层可预防性疾病的巨大负担之间的矛盾。对于可避免的健康损害，不同年龄、性别、社区、阶级、种族和国家的人们有不同的风险。因此，穷人、边缘化群体和被排斥的群体有更高的死亡风险也不足为奇了。儿童和妇女在各种群体中都尤其脆弱。这种差异不仅存在于国家之间，而且存在于富裕或贫困的国家之中。

——人类安全委员会[1]

　　我们强调人们生活在自由和尊严中，摆脱贫困和绝望的权利。我们承认，所有人，特别是弱势群体，都享有免于恐惧和免于匮乏的自由权利，享有所有权的平等机会，并充分发展他们人类潜力。为此，我们致力于在大会中讨论和定义人类安全的概念。

——联合国大会第 60/1 号决议[2]

　　精神疾病是一个重大的公共卫生问题。精神障碍的高患病率；[3]每年死于自杀（青年人最常见的死亡原因）的人数惊人；[4]青年人最常见的死亡原因；精神分裂症和其他精神疾病患者过早的全因死亡率；精神障碍造成的高残疾负担；[5]经济生产力的巨大损失；以及诸多精神健疾病患者的极端贫困[6-10]和痛苦，其中大部分人在中低收入国家无法获得治疗及护理；精神障碍在政府及卫生服务中应该是优先事项。然而，直到近几年，精神健康在很大程度上仍被政府、双边援助机构和其他主要开发投资者、国际发展非政府—组织（NGOs）、研究人员和教育人员忽视了。这种情况已经开始转变。研究者已经有效收集了行为证据，[11-25]有效的干预包已经出现；[26-32]全球精神卫生社区变得更加有组织，[13,33-35]更有效地参与全球发展议程。

　　　　澳大利亚致力于在发展中国家减少贫困和实现可持续发展，改善对精神疾病患者的反应是实现这一目标的重要基石……除非失能患者（包含精神疾病患者）的需求得到满足，否则 2015 年将不可能实现千禧年发展目标。[36]

　　关注人口群体精神卫生、推广有能力对精神卫生服务需求作出反应的精神卫生服务的承诺重新出现。[15,37-45]目前基本的共识是，推广活动必须是循证的，并必须评价这

种活动的有效性。如果要满足这些要求,就必须加强各国对系统发展项目严格监测和评价的能力,并证明其对人口群体的持久益处。即使是设计完善和实施良好的社区精神卫生系统发展项目也无法保持长期收益,是值得严肃关注却非常普遍的问题。

1　全球问题

历史上的每一刻,包括现在,世界都不太平。武装冲突目前在马里、阿富汗、叙利亚和其他很多地方肆虐。来自世界冲突地区的庇护寻求者和难民受到了越来越多的怀疑,接收国正在采取越来越严格的边界管制措施。埃及内乱再次爆发;出乎意料的是,爱尔兰贝尔法斯的街道上也发生了内乱。出于对全球恐怖主义威胁和筹划不周的"反恐战争"的忧虑,民主国家也开始明目张胆地践踏人权,以打赢"战争"。在希腊和其他南欧国家的经济危机中,西班牙年轻人的失业率超过了 50%,美国国会对经济政策的无效争论证明了结束这场已持续几十年、最长的、最严重的经济危机的曙光尚未到来。在过去二十年里,特别是非洲和亚洲的普遍贫困和伴之而来的灾难已经得到缓解,但仍有数亿人生活在极度贫困中。

女性性暴力无处不在,并且在大多数情况下却被无视,进入了全球公众的视野(印度新德里的一名学生在公共汽车上被残忍强杀后,印度发生了大范围的示威活动)。在家庭和可信机构(如天主教会)中的虐童事件最终导致了澳大利亚皇家委员会的成立。[46]

就精神健康而言,与这些戏剧性事件相比,没有那么引人注目却同样重要的是对诸多小众群体、土著和少数族裔、宗教少数派、男女同性恋者、残疾人、精神障碍患者的日常却广泛存在的结构性歧视。歧视通过压迫、排斥、边缘化摧残着生命。

由于缺乏协同全球行动造成的气候变化及未来的糟糕状况,处理当前迫在眉睫的威胁也许是人类面临的最大挑战,造成了破坏性极端天气和自然灾害数量和严重程度的显著增加,在人口越来越密集的沿海地区尤其如此。

2　人类安全

从最广义上讲,人类安全远远不止于没有暴力冲突。它包含人权,良好的治理,获得教育和卫生保健,确保每个人都有机会和选择来发挥自己的潜力。在这个方向上的每一步也是减少贫困、实现经济增长、预防冲突的一个环节。免于匮乏的自由、免于恐惧的自由和后代继承健康自然环境的自由——这些都是彼此关联的人类安全基石,因此也是国家安全基石。(科菲·安南[1])

人类安全概念[47,48]代表了从国家安全转移到人类安全的重点转移。它承认,尽管国家仍是公民安全的主要保障,但国家经常未能履行其安全义务,有时会成为了自己国家公民的主要威胁来源。人类安全委员会将人类安全定义为"以增进人类自由和实现人类价值的方式保护所有人类生命的重要核心。"[1]人类安全意味着保护基本自由权利和保护人民免受严重和普遍的威胁。这也意味着发挥人类的优势和理想,创造政治、社会、环境、经济、军事、文化系统,保护人类的生存、生活和尊严。人类安全概念将重点从国家边界安全扩大到国家内外人民的生活。人类安全与几种自由相联系:免于匮乏的自由、免于恐惧的自由、为个人利益采取行动的自由。人类安全的首要目标是扩大人们必须想要过上长久、充实、的真正自由的范围。

扩大自由范围需要自上而下和自下而上的行动。它需要保护个体防止个人和社区控制范围之外的威胁,也需要可以增强韧性和减轻脆弱的赋权策略。

保护。人们深深受到了自己控制能力之外的威胁,例如暴力冲突、气候变化、金融危机、贫困、环境恶化、传染病流行、自然和人为灾难、无法获得健康、教育、饮水等基本服务。这些威胁都减少了自由,削弱了能力。有效的保护需要对威胁、准备、预防、有效应对和恢复以及最小化伤害有清楚的理解。

赋权包括提升人民和社区为了自己和他人的利益采取行动的能力。这需要获得能够对社会安排、个人和集体行动进行审查的教育和信息,需要获得卫生保健和基本的社会服务和保障,鼓励多元化、参与讨论和决策。这有助于培养创造性和适应性地应对风险和威胁所需的能力和韧性。

2.1 人权

关注精神疾病患者的人权有着悠久的历史。联合国大会的第33/53号决议要求联合国人权委员会将"防止歧视及保护少数群体委员会应将精神疾病收容人员的保护研究列为优先事项。"[49]这项工作的结果是1991年12月通过的第46/119号大会决议建立了精神疾病患者保护和精神卫生保健提升的原则。[50]第46/119号决议罗列的25项原则中,第一项是"基本自由和基本权利",主张所有人都有权获得最好的精神卫生保健,这应当是卫生和社会保健系统的一部分。所有精神疾病患者都应得到人道的对待,尊重人的固有尊严,并有权得到保护,免受剥削、虐待和有辱人格的对待。精神疾病患者有免受歧视的自由权利,并享有《世界人权宣言》[51]《经济、社会和文化权利国际盟约》;[52]《公民权利和政治权利国际盟约》[53]和其他有关文件所承认的一切公民、政治、经济、社会、文化权利。

表8.1是一份有关精神疾病患者权利保护全球和地区文件的不完整但代表性的清单。尽管这令人印象深刻的国际法律文件旨在保护人权,大多数中低收入国家(LAMICs)没有签署或批准这些文件。在已批准联合国文件的中低收入国家中,大多数国家不具备实施这些明确规定的公民权利和国家义务所需的制度安排、金融资源和技

术能力。这导致了精神疾病患者基本人权的广泛滥用。[37,54-56]

人类安全的核心原则——保护和赋权——的实施是全球精神健康最迫切和最重要的使命之一。

表8.1　人权和文件

年份	组　织	文　　件
1948	联合国	《世界人权宣言》第 25 条[51]
1950	欧洲理事会	《保护人权和基本自由公约》
1966	联合国	《经济、社会和文化权利公约》第 12 条[52]
1966	联合国	《公民权利和政治权利国际盟约》第 7 条[53]
1966	联合国	《消除一切形式种族歧视国际盟约》
1966	欧洲理事会	经修订的《欧洲社会宪章》(第十五条:残疾人独立、融入社会和参与社区生活的权利)
1975	联合国	残疾人权利宣言
1977	欧洲理事会	关于精神病人状况的建议
1979	联合国	《消除对妇女一切形式歧视公约》第 12 条
1982	联合国	《关于残疾人的世界行动纲领》
1987	欧洲理事会	《欧洲防止酷刑和不人道或有辱人格待遇或处罚公约》第 18 条
1988	联合国	保护所有遭受任何形式拘留或监禁的人员的原则体系
1988	美洲国家组织	《美洲人权公约在经济、社会和文化权利领域的附加议定书》
1989	联合国	《儿童权利公约》第 25 条
1991	联合国	保护精神病人和改善精神卫生保健的原则
1992	欧洲理事会	关于残疾人康复政策的建议 1185
1992	欧洲理事会	针对残疾人的连贯政策
1993	联合国	《残疾人机会均等标准规则》
1996	欧洲议会	关于残疾人人权的决议
1999	美国国家组织	美洲国家组织《消除对残疾人一切形式歧视美洲公约》
2000	欧盟	《欧洲联盟基本权利宪章》第二十一条和第二十六条
2007	联合国	《残疾人权利公约》

3　威胁

威胁是可能降低个人、社区或整个人口群体的生活质量,[1]或使政府或私人,非政府实体(个人,团体,公司)可获得的政策选择范围显著缩小[2]的事件或情况。除了军事行动或内乱,人口增长、城市化和移民等事件也应该被视为安全威胁。

风险和威胁可能是突然性的——例如冲突、经济或政治崩溃。但是构成人类安全威胁的事件不仅仅是因为出现速度,还可能是深度。许多威胁和灾难性事件是普遍的——一次又一次地影响着许多人。人类不安全的一些起因是有意策划的，而另一些是无意的、意想不到的下限风险。例如，种族灭绝或歧视少数族裔会直接威胁人类安全。其他威胁是间接的：例如，军事过度投资导致公共卫生投入不足，国际社会没有提供足够的资源来保护落后地区的难民。但这些威胁必须被确定并通过赋权的方式将之列为优先事项。[1]

3.1 暴力冲突

国家之间的战争，国内冲突和跨国恐怖主义对人们的生存、生计和尊严乃至人类安全构成了重大威胁。据估计，1.9 亿人直接或间接丧生于 20 世纪的 25 个最大的暴力冲突，这些冲突通常以宗教、政治、种族或种族优越感为名。在许多社会中，暴力冲突毁坏了日常生活，增加了普遍的不安全感和绝望。在冲突期间，组织可能严重侵犯人权和犯下战争罪（包括酷刑、种族灭绝和强奸等战争武器）。[1]

贫困、较低的人类发展水平和暴力冲突之间有明显的联系。2002 年，20 个人类发展指数最低的国家中，16 个国家处于在暴力冲突中（主要是内部冲突）或刚刚摆脱冲突。导致暴力冲突的可能因素如下：对土地和资源的竞争；突然而深远的政治、社会和经济转型，特别是经济快速下滑；贫富差距的明显增加；犯罪增加；政府和企业中的腐败；羸弱且不稳定、因而更脆弱的政治体制和机构；以及种族、宗教和社区因影响力而出现的仇视和竞争。内部暴力冲突经常会跨越边界殃及邻国。冲突的资金往往是来自非法活动，包含武器走私、贩毒和洗钱。他们滋生了可以获得巨大利润的犯罪集团。在某些情况下，政府和反动组织本身不过是为争夺权力而斗争的犯罪集团。冲突地区也是恐怖主义组织组织、训练和部署恐怖主义分子的理想环境。国家资助的恐怖主义、对公民的压迫和对反对者的酷刑普遍存在。

在暴力冲突背景下，穷人、老人、妇孺、残疾人和精神疾病患者是最为弱势的群体。基于性别的暴力，包含强奸、强迫卖淫、贩卖人口，经常被用作战争工具，尽管他们明确被界定为反人类罪行。[57-58]

3.2 自然灾害

自然灾害对公共卫生的影响现在已经很清楚了。近年来，这些灾害——地震和海啸，火山爆发，卡特里娜和桑迪飓风，热浪和山火等极端天气事件——已经影响了许多国家数百万的人民，造成巨大的生命损失，给社区的社会和经济带来毁灭性破坏。精神疾病患者更可能被贫困和被社会孤立，更容易有身体健康问题，更不太可能有韧性和能力去有效应对自己健康的具体或普遍威胁，更有可能遭受这些威胁导致的多重负面影响。[59,60]

2004 年 12 月，印度尼西亚的亚奇和尼亚斯遭遇了大规模的地震和海啸，一项研究探究了灾后精神健康反应。[61]研究以 783 名 15 岁以上的人群为被试，不仅探讨海啸对精神健康产生的直接影响,而且考察了灾后即时生活环境改变(冲击)对精神健康的影响。在整个样本中,焦虑和情感障碍以及创伤后应激障碍等精神疾病的发生率很高,在经历了重大灾后生活环境改变的流离失所者(IDPs)中尤其如此。IDP 的心理症状明显多于非 IDP 组。人口因素仅解释了不足 2% 的心理症状评分变异。妇女、教育程度较低的人、韧性较低的人、受灾难影响程度较高、直接遭受灾害以及由于灾难(未经测量)流离失所者等人群的心理症状得分较高。这些因素中影响最大的是灾难冲击——即灾难导致的生活环境变化。单独考虑创伤后应激症状时,结果相似。这表明,减少灾后生活环境消极变化的程度和持续时间对预防灾后精神疾病具有重要的作用。

自然灾害和暴力冲突也是促进人类发展的机会。灾难或冲突的过渡期通常始于人道主义反应[58],到恢复和重建,然后到发展。由于冲突或灾难,治理和其他安排经常受到严重干扰,变化多端且容易改变。[62]在这些情况下,国际资金、专业知识以及新关系的建立使创新成为可能,而且资金通常可以用于创立和加强卫生、精神健康、教育和其他社会系统。

3.3 贫困

当人们的生计受到严重威胁——担心吃了上顿没下顿,毕生积蓄突然贬值,庄稼歉收,没有存款——人类安全受到影响。一些人不得不少吃,一些人要挨饿。人们让孩子辍学。人们付不起衣服、暖气或卫生保健。反复发生的危机进一步加剧了处于绝对贫困或极端贫困之中人民的弱势地位。[63]

贫困,精神疾病和残疾之间有明显的联系,[6,7,25,65]任何一个问题的存在都会增加其他问题的可能性。[6-10]要减少精神疾病和残疾以及由此普遍造成的贫困,就必须加强人权保护,发展精神卫生系统,确保人们可以平等地获得有效的治疗、康复、社会支持、住房和就业。

贫困是发展项目最明确的重点。[65]近年来,人们认识到,如果不能特别关注贫困社区最弱势的群体,特别是残疾人,就不可能把重点放在扶贫方案上。[66]人们日益认识到精神障碍患者是特别脆弱的群体,值得发展机构和项目的关注。[36]人们现在也认识到,生活在贫困社区的精神障碍患者,特别是中低收入国家农村和偏远社区的患者,最有可能遭受最严重的人权侵犯。[54-56]家境贫穷的精神障碍患者也是如此,由于家庭无法为其提供住处和照护,他们无家可归,或者只能待在公立社会保障中心和教堂收容所。[37,67]

国家经济数据与许多其他类型的国家数据一样,可以隐藏很多信息。重要的是,我们要意识到资源在各国内部、各地理区域以及种族和其他人口亚群体之间分布非常不均衡。图 8.1 展示了在肯尼亚多维贫困的地理分布,说明了一个国家内部不同地区和不同亚群体之间的巨大贫富差异。

减少贫困以及贫困相关精神健康卫生问题的工作必须针对那些最需要帮助的人。

一般来说，特别是在没有为残疾人提供有效社会和收入保障的中低收入国家，重度和长期精神障碍患者将是该国最贫穷的公民。

3.4　财政和经济危机

　　世界上五分之一的人，即 12 亿人，正经历着严重贫困，每天的生活费不足 1 美元，其中近三分之二的人在亚洲，四分之一在非洲。此外，16 亿人每天的生活费不足 2 美元。总的来说，全世界 28 亿人生活在长期贫困和日常不安全状态，这一数字自 1990 年起并未产生明显变化。发展中国家约有 8 亿人，以及发达和转型经济体约有 2400 万人粮食不足。[63]

　　多年来，世界各国一直在应对全球金融危机，这是自 19 世纪 30 年代以来最严重、持续时间最长的全球经济衰退。这场危机的一个重要特点是，所有国家都牵涉其中，但有些国家受到的影响更大。在 19 世纪 80、90 年代始于发展中世界的早期经济危机中，1 亿多人重新陷入贫困，常常是国际货币基金组织（IMF）授权结构性调整方案的结果。在这场始于工业化国家的危机中，人们激烈地讨论在某些地区实施的严厉紧缩措施是否明智，及其对人类安全（包括精神健康）的短期和长期后果。毫无疑问，这些措施导致了严重的不满和一些内乱。还有一个问题是，危机和紧缩措施是否会滋生极端主义政治团体以及种族主义和仇外主义。世界各个社会的价值观都正经受着检验。

　　众所周知，经济危机和失业率上升是精神健康的风险因素，对于贫困和边缘化群体，尤其如此。研究者预期，经济危机可能增加自杀和酒精相关的死亡；一些证据表明这一情况已经发生了。[68,69]一些经济极其困难的国家（如希腊）大幅度削减了卫生预算和卫生服务，特别是精神卫生服务。

　　在提供这些保护的能力不断下降的情况下，越来越需要采取增加收入和社会保障的措施。精神卫生服务对人们的健康至关重要，对其进行有针对性地投入可以减轻危机的破坏性影响。对活跃的劳动力市场、住房和家庭资助项目的需求非常明显，对精神障碍患者而言，尤其如此。

3.5　气候变化

　　当我写这篇文章的时候（2013 年 1 月中旬），澳大利亚东海岸发生了火灾。[70]几个州发生了 200 多场森林大火，烧毁了沿路的一切，农村和市郊的大多数人失去家园，流离失所。成千上万的消防员、后勤和战略指挥人员正以极大的勇气与火灾做斗争，基本也取得了巨大的成功。值得注意的是，绝大多数冒着生命危险救火的人员是农村消防队的志愿者。大多数人是在保卫自己的社区，但也有一种常见的情况是，州政府派送消防人员和设备去帮助受到极端威胁的其他州。幸运的是，我们最终度过了这个夏天，森林火灾并未带来巨大的生命损失，并且经济和社会成本也尽可能地降到了最低。

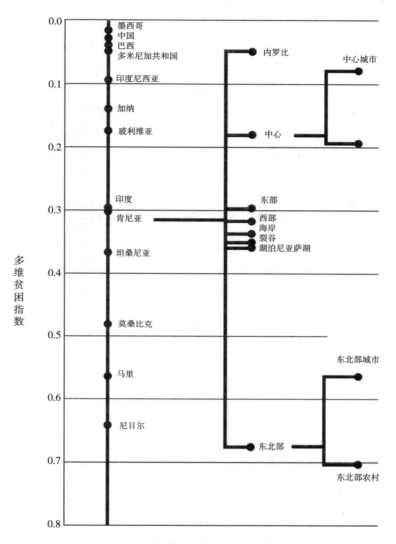

图 8.1　肯尼亚国家内部多维贫困的差异

资料来源：Alkire.*Human Development*，p.5。

　　和许多国家一样，澳大利亚经常遭受自然灾害——洪水、火灾和风暴。尽管澳大利亚具备预防和有效应对这些灾害的资源，但在所有发生灾害的国家中，经济和社会最为弱势的国家面临着最严重的后果和最大的恢复挑战。更为贫穷的农村社区更有可能经历灾害。对于有足够经济能力或保险保障的人来说，有些损失不值一提，但会毁掉没有这些保障的人们的生活。

　　影响布里斯班和昆士兰大部分农村地区、新南威尔士州和维多利亚州的大规模洪水、不断增加的风暴和气旋，以及大量增加的夏季森林大火风险，引发了一场激烈的争论：这些事件明显增加的风险是否可能归因于气候变化。2013 年 1 月，澳大利亚气候委员会发表的一份报告传达了以下关键信息。

> 当前酷热的持续时长、范围和严重程度在现有记录中是前所未有的;尽管澳大利亚一直有酷热、炎热天气和森林大火,但气候变化增加了发生更频繁、更持久的酷热和更多的极端炎热天气的风险,也恶化了森林大火的情况;气候变化加剧了目前的极端炎热状况和森林火灾;公众对气候变化风险的良好理解对于确保采取适当行动减少温室气体排放和制定应对极端天气的措施至关重要。[71]

专题8.1概述了气候变化对于精神健康的当前和预期影响。

专题8.1 气候变化和精神健康[98]

格兰特·布拉斯基

在全球范围内探讨精神健康的复杂决定因素时,全球精神健康领域的工作者必须考虑气候变化的影响。主流气候学家清楚地指出,全球气温正在稳步上升,将对人类健康产生重大影响。然而,它对全球精神健康的影响并不显而易见,对精神健康有着直接和间接的多重影响。

鉴于大众媒体对气候变化仍持有争议,在此有必要简单重述政府间气候变化专门委员会(IPCC)[99]提供的有力科学证据:气候变化确实正在发生。多方研究(地面温度监测、卫星测量、海洋测量和全球一致的生物系统指标如树木年轮和动物迁徙的变化)的大量证据表明,地球正在变暖。[100]IPCC还指出,这种变暖"很有可能"(>90%)是由人类活动造成的,主要是温室气体的排放。[99]

气候变化对*健康影响*的证据也很充分。世界卫生组织的重要报告、[101]2012年里约热内卢大会健康报告[102]和有影响力的系统综述[103]共同指出,气候变化的确是本世纪最大的全球公共卫生威胁之一。

气候变化对健康的*直接*影响相当清楚。可能最明显的例子是与出现频率越来越高的酷热天气有关的发病率和死亡率,预计下个世纪仍会急剧增加。[71,103]全球各地的破纪录高温酷热发生频率越来越高。气候变化直接影响的另一个例子是更为严重、频繁的洪水和风暴对健康的影响,预计今后十年这种影响还将继续升级。[103]人们预测,病媒传播疾病,尤其是疟疾和登革热的分布也将发生变化,虽然它将对人类产生何种影响仍存有争议。[103]

同时,在极端天气事件背景下,气候变化可能通过一系列复杂的因果关系造成更重大的间接影响。[98]粮食和农业的逐步减产将造成巨大的社会经济压力,在依赖自给农业的发展中国家尤其如此。[99]生计和粮食安全的丧失伴随着一系列的后续影响,如被迫移民、家庭压力和冲突隐患。[99]环境难民,特别是那些来自将因海平面上升被淹没的低洼地区难民,预计会有数千万到数亿,将造成巨大的公共卫生影响。[99]

由于环境压力,尤其是气候变化,人口也发生了急剧变化的背景下,全球精神健康从业人员必须思考下个世纪面临的挑战。从几十年来与气候变化无关的极端天气事件中,我们知道,严重的洪水、火灾、风暴和其他极端天气事件将给受影响的社区居民造成严重的精神健康问题。[98]创伤后应激障碍、焦虑障碍、抑郁和丧亲之痛对遭遇这些危及生命的事件的人来说在所难免。[98]

从长远来看,我们必须考虑需要全体搬迁社区(如生活在基里巴斯等亚太低洼岛屿上的一些居民)受到的心理社会影响。[21]值得注意的是,社区中的弱势群体(如儿童、青少年以及精神障碍患者),尤其是风险人群。[21]

衡量气候变化的精神健康影响也面临着一些特殊的挑战。值得注意的是,大多数人口群体中精神障碍的高患病率并不意味着总能检测到特定病因引起的患病率增加。也许更重要的是,这是错综复杂的因果关系链,伴随着带给人类的彼此相关、相互重叠的诸多压力,使得气候变化的影响难以测量。

然而,在考虑如何应对气候变化对精神健康的影响时,我们需要采取切实可行的办法。显然,我们不能忽视全球健康和全球精神健康这一广泛的背景。现实是,考虑到千禧年发展目标、全世界为保障用水和卫生基本标准、提升儿童健康和降低孕产妇死亡率等所做的工作时,全世界仍然存在着巨大的全球健康缺口。与此同时,尽管十大全球疾病负担中的五种疾病为精神障碍,目前世界各地的精神卫生服务,特别是社区服务,在许多发展中国家仍处于非常初级的水平。因此,当前在全球加强精神卫生服务的工作本身就是日益发展的人权运动的一部分(不论有没有气候变化)。

话虽如此,从气候变化的角度看待全球精神健康,确实发现了一些特别弱势的群体。例如,生活在易受气候变化影响的环境敏感地区(如低洼岛屿)的群体、生活在亚洲河流三角洲上的群体、生活在撒哈拉以南的非洲并易受干旱影响的自给农民。[104]我们知道,在这些人群中,年轻人、老年人和残疾人仍面临着更大的风险。

气候变化正在发生,已经对健康造成了重大影响,并且影响预计将进一步恶化。在深受气候变化影响的地区,精神障碍的患病率和严重性可能会增加,特定的疾病尤其如此,如,受紧急事件影响人群创伤后应激障碍的增加,以及各年龄段的难民和被迫搬迁人群中众所周知的一系列精神健康问题。在今后几十年里,全球精神健康从业人员可以通过了解气候变化对这些落后地区和弱势群体的可能影响,加强精神卫生服务。

经 *Springer Science+Business Media* 许可使用。

3.6 移民

1.7亿人在来源国以外的地区生活,每年有超过7亿人出入国境。[11]移民寄回来源国家庭的钱款往往是贫穷国家外来收入的主要来源。事实上,临时和永久移民的海外汇款总额超过了全球发展援助预算总额。这种大规模人口流动的公共卫生重要性在传染疾病中显而易见。尽管并不那么明显,但是它对精神健康也同样重要。

短期和永久人口流动的诸多因素(如暴力冲突和贫穷)也是精神健康和疾病的重要决定因素。复杂的突发事件和人权侵犯行为造成大量庇护寻求者和难民涌入邻近的低收入国家,而这些国家几乎没有能力接收和照顾他们。贫穷助长了致命的人口贩卖交易,这是非法移民的主要来源。世界各地农村经济的衰退和全球生态问题的迅速升级将大大增加人们流动的压力。临时劳动力移民往往是教育程度较低的农村妇女,与家人分离,得不到法律保护,容易受到剥削和虐待。人口减少和老龄化的高收入国家需要移民,但当移民到来时,他们往往对移民持矛盾的态度。制度或个人种族主义对移民精神健康的影响不容忽视。身份的分裂和侵蚀、脱离熟悉的环境和支持网络的损失、定居困难、惯常家庭结构和关系的压力,都会增加精神疾病的患病风险。

暴力冲突是造成国家内部大规模迁移的最常见原因之一,也是人们逃离至境外并寻求庇护的最常见原因之一。2011年是自2000年以来,跨境流离失所者最多的一年,超过了2000年以来历年寻求庇护者和难民的人数,流离失所者新增430万人,80万人逃离自己的国家,成为难民。截至2011年年底,4250万人沦为了难民(1520万)、境内流离失所者(2640万)或正在寻求庇护。难民的最大来源国是阿富汗(270万)、伊拉克(140万)、索马里(110万)、苏丹(50万)和刚果民主共和国(49.1万)。表8.2展示了来自这些国家的难民人数和一些人类发展指标,清楚地说明了冲突、人民流离失所和人类发展水平偏低之间的联系。

表8.2　难民人数和人类发展指标

国家	来自该国的难民人数	该国的人类发展指数	该国的人类发展指数排名[*]	出生时的预期寿命(年)
阿富汗	2,700,000	0.389	172	48.7
伊拉克	1,400,000	0.573	132	69.0
索马里	1,100,000	无	无	51.2
苏丹	500,000	0.408	169	61.5
民主刚果共和国	491,000	0.286	187	48.4

注:[*]共计187个国家。

接收难民数量最多的国家是巴基斯坦(170万)、伊朗(88.65万)和叙利亚(777.54

万）。当然,由于仍在持续的残酷内战,叙利亚现在是难民来源国之一。世界上百分之八十的难民仍然滞留在发展中国家。

偷渡现象是正在考验各国遵守《难民公约》条款的能力和意愿的全球问题之一。这种在绝望和痛苦中谋取丰厚利润的交易使接收国的移民管制越来越严格,对庇护寻求者也更加怀疑。过去十年里,澳大利亚对"未经许可的抵岸船只"——来自世界上最漫长、最残酷冲突中的庇护寻求者——进行了严厉的拘留制裁,同时评估了他们的庇护申请,并采取了其他措施,阻止未来庇护寻求者向偷渡者支付将他们运到澳大利亚的费用。这一问题在澳大利亚内部产生了严重的分歧,并引发了一场有害的政治辩论,对庇护寻求者造成了严重、长期的伤害。[72]

4 弱势群体

发展机构已经认识到,他们的发展援助应该重点放在确保弱势群体得到特别的关注和帮助;只有明确了弱势群体并发展了具体策略找出他们,弱势群体才可能从发展援助中受益。如果不将重点放在最弱势的人群身上,就不可能取得援助实效。[73,74]

芬克和同事[36]提出了极具说服力的观点:精神疾病患者构成了特殊的弱势群体,值得发展机构和发展项目给予关注与支持,正如发展工作总是更加关注贫困人口、艾滋病感染者、庇护寻求者和难民、被贩卖的儿童和成年人、商业性工作者和残疾人。尽管精神障碍患者非常弱势,但他们在很大程度上被忽视了。然而,"不应将弱势与缺乏能力混为一谈,也不应将弱势群体视为被动的受害者。必须要设法给弱势群体赋权,帮助他们充分融入社会"。[36]

表 8.3 汇总了弱势的决定因素[36]和《残疾人权利公约》[75]赋予的具体权利。

表 8.3 精神障碍患者的威胁、脆弱性和权利

威胁和弱势[36,97]	《残疾人权利公约》[75]
污名和歧视	缔约国应禁止一切对残疾的歧视,并保证给予残疾人平等和有效的法律保护,使其免受一切理由的歧视。 ——《联合国残疾人权利公约》第 5 条
暴力和虐待	任何人不得遭受酷刑或残忍、不人道或有辱人格的待遇或处罚……缔约国应采取一切适当措施……保护残疾人在家庭内外免受一切形式剥削、暴力和虐待…… ——《联合国残疾人权利公约》第 15、16 条
行使公民权利和政治权利的限制	缔约国应该承认,残疾人在生活的所有方面与他人平等地享有法律能力……缔约国应……确保残疾人能够在与其他人平等的基础上有效和充分地参与政治和公共生活…… ——《联合国残疾人权利公约》第 12、29 条

续表

威胁和弱势[36,97]	《残疾人权利公约》[75]
被完全排除在社会参与之外	……残疾人应该有机会积极参与有关政策和项目的决策过程,包括与之直接相关政策和项目的决策过程…… ——《联合国残疾人权利公约》序言
获得卫生和社会服务的机会减少	缔约国应提供残疾人因残疾而特别需要的保健服务,包括及早发现和酌情干预、旨在尽量减少和防止进一步残疾的服务…… ——《联合国残疾人权利公约》第 25 条
获得紧急救济服务的机会减少	缔约国应采取……一切必要措施,确保在危险情况下(包括武装冲突、人道主义紧急情况和自然灾害),残疾人的保护和安全。 ——《联合国残疾人权利公约》第 11 条
缺乏受教育机会	缔约国应确保残疾人不因残疾而被排除在普通教育制度之外,残疾儿童不因残疾而被排除在免费义务初等教育或中等教育之外。 ——《联合国残疾人权利公约》第 24 条
被排除在创收、就业机会之外	缔约国承认残疾人在平等基础上与其他人一起工作的权利。 ——《联合国残疾人权利公约》第 27 条

5 发展

当伦敦尚处于枪林弹雨时,约翰·梅纳德·凯恩斯正在构思布雷顿森林体系的蓝图。当欧洲仍处于战争状态时,让·莫内梦想着建立欧洲经济共同体。当战争的尘埃尚未消散,重建欧洲马歇尔计划正在成形,当各国之间的敌对情绪仍在酝酿之时,联合国这一充满希望的设计正得到世界各国领导人的批准……[76]

——赫布卜·乌·哈格,关于人类发展的思考

人民是一个国家的真正财富,发展的基本目标是创造有利环境,使人民能够长寿、健康和创造性地生活。这似乎是一个简单的事实,但在关注物质和财富的积累时,人们往往忘记了这一点。

——联合国开发计划署人类发展报告 1990[77]

"人类发展"的概念源于对假定经济增长与人类进步存在天然联系的发展观点的质疑;上述观点没有得到观察结果(如经济增长中仍然存在的贫穷、经济增长过程中出现的诸多社会问题、确保经济增长采取的宏观经济干预措施有时会造成的严重且广泛人力代价)的支持。经济学家赫布卜·乌·哈格巧妙地提出了更宽泛的观点,即把重点放在"人类发展"上,包括经济增长以外人类繁荣的重要方面,并在联合国开发计划署(UNDP)自 1990 年以来委托其编写的年度系列《人类发展报告》中详细阐述了这一观点。

虽然人类发展尚无公认的定义,但可以认为它是"扩展人的选择,培养人的能力(人们可以成为什么人、做什么事)的过程,可以使人们能够长寿、健康地生活,能够获

得知识,拥有体面的生活标准,并参与到社区生活和影响自己生活的决定"。[78]阿马蒂亚·森关于能力和自由的工作阐释了这一概念的内容和必要的概念澄清。[79]人类发展指数是对预期寿命、教育和收入的综合衡量,用以明确发展趋势,并将国家排序并分为了四级:极高、高、中等和低人类发展水平。最不发达国家最有可能遭受暴力冲突和自然灾害带来的严重后果,最难以应对自然灾害,也最缺乏有效保护其公民人权的能力。

虽然人类发展和人权的概念是不同的,但它们有许多共同之处,而且相互补充。人权和人类发展有着共同的愿景和共同的目标,即"确保每个人的自由、幸福和尊严"。[78]

5.1　千禧年发展目标:有史以来最大的精神健康促进项目?

自联合国成立以来,推动人类发展的最突出的项目是千禧年发展目标(MDGs)。该项目雄心勃勃,目标是在相对较少的优先发展领域中实现明确的全球目标(见专题8.2)。

尽管这一项目的成功可能性受到一些人的质疑,而且在过去十年中,项目进展似乎停滞不前,但2012年的进展报告展示了一些令人瞩目的成就(专题2)。联合国秘书长恰如其分地强调了"第八个千禧年发展目标"(MDG-8)的重要性,即构建活跃的发展伙伴关系。双边发展机构一直是重要的发展合作伙伴,将千禧年发展目标作为其发展任务的核心部分。[80]它们越来越重视发展实效问题、发展援助资金和专业知识的高效和有效利用问题。[65]

"精神健康"并未被明确列入千禧年发展目标。虽然精神健康倡导者经常将此事实称为"精神健康错失的机会",但现实情况却完全不同。基于我们对精神健康和疾病的社会决定因素的了解(见第七章),千禧年发展目标项目是有史以来实施的最大精神健康促进项目。毫无疑问,在若干目标上取得的进展将对促进精神健康和预防精神障碍作出积极和重大的贡献。

专题　8.2 千禧年发展目标

http://www.undp.org/content/undp/en/home/mdgoverview.html

(下列内容引自《2012千禧年发展目标报告》前言[105])

1. 消除极端饥饿和贫穷

2. 普及基础教育

3. 促进两性平等,给女性赋权

4. 降低儿童死亡率

5. 改善孕产妇健康

6. 防治艾滋病、疟疾和其他疾病

7. 确保环境的可持续能力

---

8. 构建全球发展伙伴关系

今年的千禧年发展目标进展报告重点阐述几个里程碑。极端贫困人口减半的目标比 2015 年的预期提前了五年，无法可靠获得改善饮用水源的人口减半的目标也已实现。贫民窟 2 亿多人的生活条件得到了改善，这一人数是 2020 年目标的两倍。女童的小学入学率与男童相当，我们可以看到降低儿童和孕产妇死亡率方面的进度也在加快。

这些结果极大程度地缓解了人类的苦难，明确证实了千禧年发展目标所述方法的有效性。但是，这些并不是我们放松的理由。据预测，2015 年，全世界仍有 6 亿多人在使用未经改善的水源，近 10 亿人每天的生活费不到 1.25 美元，母亲继续不必要地死于分娩，儿童因可预防的疾病遭受病痛和死亡。饥饿仍然是一项全球挑战，确保所有儿童都能完成基础教育这一项基本的具体目标仍未实现，这将影响其他所有目标的实现。缺乏安全的卫生设施阻碍了健康和营养方面目标的进程，生物多样性继续迅速丧失，温室气体排放继续对人类和生态系统构成重大威胁。

两性平等的目标也仍未实现，并且有广泛的消极影响，因为实现千禧年发展目标在很大程度上取决于女性赋权和女性平等获得教育、工作、保健和决策的机会。我们还必须认识到，各国和各区域内部的进展不平衡，各人口群体（尤其是农村和城市）存在着严重的不平等。

在 2015 年前实现千禧年发展目标仍充满挑战，但也充满可能。这在很大程度上取决于第八个千禧年发展目标——构建全球发展伙伴关系。不能让目前困扰发达世界许多国家的经济危机减缓或逆转已经取得的进展。让我们在迄今所取得成就的基础上再接再厉，在实现所有千年发展目标之前不要松懈。

潘基文
联合国秘书长

精神健康对个人、社会和国家的整体健康至关重要。世界卫生组织自成立之日起便承认了精神健康的重要性，世界卫生组织章程中的健康定义也反映了这一点，*健康不仅仅是没有疾病或不虚弱，而是生理、心理和社会的完全健康状态*。精神健康关系到社会和国家的发展。贫穷及其相关的心理社会压力（如暴力、失业、社会排斥和不安全）与精神障碍相关。相对贫困、低教育程度和社区内不公平与精神健康问题风险的增加有关。社区和经济发展也可用来恢复和提升精神健康。旨在缓解贫困、实现经济独立和赋予妇女权力、改善营养不良、提高文化水平和受教育水平、向弱势群体赋权的社区发展项目都有助于预防精神障碍和药物滥用障碍并促进精神健康。（2008 年世界卫生组织"精神健康差距追赶行动计划"，WHO mhGAP[40]）

在今后几年中,全球精神健康领域面临的重大问题和机遇是确保精神健康(特别是重点发展有效和可用的精神卫生系统)被列为更广泛发展议程的一部分,成为千禧年发展目标后发展愿景的明确组成部分。

6　复杂的适应系统

从上述简短的概述,我们可以清楚地看到,威胁、风险和弱势是高度复杂、多变和彼此相关的。因果关系不是线性关系,要想解决一个问题,就需要尽可能综合地关注其他很多问题。这些人类安全和发展中的精神健康问题在现实中同样密不可分,同时我们仍然需要简化概念体系和语言,在看似不可能实现的复杂情况下指导实践。

精神卫生系统是复杂的适应系统(CAS)。[62]它们由各子系统组成,也是超系统的一部分,是所在社会、经济、文化和政治环境的产物。人类系统包括从分子活动到生理组织系统,到个体、个体间和群体间的相互作用,再到精神卫生系统所属的社会和文化系统等诸多子系统和超系统。无论复杂的适应系统(如物理、生物、生态、社会/文化系统)的组成如何,它们都有共同的重要属性[81-84]——多层次的组织、开放的边界、决定任何时间点系统状态的规则体系或控制参数、适应和结构耦合、自我组织、出现、非线性因果关系。表8.4列出了复杂适应系统的核心特性,并列举了精神卫生系统每种特征的一些例子。[62]

复杂的适应系统可能存在三种广泛的状态——有序状态、混沌状态(两种状态间的过渡状态)或复杂状态。考夫曼[85]提出了网络的诸多特征,决定者网络运行的状态,从而初步确定复杂适应系统中可能的秩序源。考夫曼的重要发现之一是,在有序到混沌的阶段性过渡区域有着最复杂的行为,足够稳定有序,但"充满变数和意外,事实上,这就是我们所说的复杂性"。[85]一个活跃的系统必须"在可变性和稳定性之间达成内在的平衡。要在一个可变的环境中生存,则必须是稳定的,但不能稳定到永远保持静止"。[86]也不能过于不稳定,以至于轻微的内外部扰动都会导致整个结构的崩塌。

在系统保持稳定(具有高度确定性和一致性)的情况下,对问题的技术解决和行使权限较为适宜。复杂系统变革的领导作用多发生在复杂区域。[62]在这一区域,就需要改变什么和如何实现改变,确定性和一致性程度相对较低。不断出现的变革环境或背景是陌生的,必要的任务也是陌生的。此时仅有胜任力是不够的。我们还需要有能力——为未来和当前问题提供创造性、适应性解决方案的能力。

7 全球精神健康的当前处境

精神、神经和药物滥用(MNS)障碍在世界所有地区都普遍存在,是发病率和过早死亡率的主要决定因素。在世界范围内,社区流行病学研究数据估计,成年人毕生精神障碍发病率为 12.2%—48.6%,近 12 个月发病率为 8.4%—29.1%。在由伤残调整生命年(DALYs)衡量的全球疾病负担中,大约 14% 由 MNS 障碍造成。在非传染性疾病的总负担中,大约 30% 由精神障碍造成。大约全球神经精神障碍负担的四分之三发生在低收入国家或中低收入国家。针对这些障碍患者的污名和人权侵犯行为加剧了这一问题,增加了他们的弱势地位,加速并加剧了他们的贫困状况,阻碍了照护和康复。恢复精神健康不仅对个人健康至关重要,而且对社会和国家的经济增长和贫困减少也必不可少。精神健康与健康保障密切相关。冲突环境给精神健康带来了诸多挑战。(WHO,2008[40])

本书的其他章节中将详细讨论全球精神健康的担心处境,特别是中低收入国家的现状。表 8.5 总结了一些值得特别注意的特征。对各国政府和其他重要决策者来说,精神健康的优先级别一直较低。这源于诸多因素:对精神健康作为重要公共卫生和发展问题的认识不足;不了解有效治疗和社会干预的可得性、可负担度和可行性,即使在资源匮乏的环境中也如此;居民精神健康素养偏低,对服务的需求较低;对改善精神卫生系统采取行动的需求较低。中低收入国家的精神卫生项目和服务治理安排很不完善,重要部门(尤其是卫生部、社会事务部、教育部和科技部)的能力有限。因此,目前在临床和社会服务、精神卫生服务的发展和管理、精神健康研究(特别是精神卫生系统研究)等方面几乎没有投入动力,也没有任何技能发展。精神卫生信息系统很差或几乎不存在,使得规划、监测和评估很困难,完全无法了解人口群体的精神健康需求。毫无疑问,由于这些因素以及许多其他因素,精神健康投入一直低得可怜。最贫穷国家的卫生预算本原本已经很低,用于精神健康的比例也是最低。[40]精神卫生系统发展的主要和持续存在的阻碍是精神卫生人力资源。[23](见第十章)

这些阻碍的结果包括:精神卫生服务系统发展不完善、缺乏整合,主要依赖资源匮乏、往往功能失调的精神病院提供机构服务,[86,87]社区服务极度有限,康复和社会支持力度不够。LAMICs 经常缺乏收入和社会保障往往意味着精神障碍患者是穷人中的穷人。污名和歧视现象十分突出,人权侵犯行为频繁而且普遍。[37,54-56,68](见第十八章)

表 8.4　复杂自适应系统的核心特性

核心特性	简述	精神卫生系统
多层次组织	具有子系统和超系统的多层次组织，多个系统的同时存在很常见。	这是世界各地精神卫生系统的关键特征之一。精神卫生从业人员在国际、国家、州/省、地区、服务机构，团队和个人不同层级有不同形式的组织。这也适用于民间社会组织和团体，家庭和精神障碍患者。
开放的边界	复杂的适应系统具有开放/模糊（而非固定）的边界。物质、能量、信息的流动是开放的（取决于系统的性质）。系统的成员可以改变，也可以同时成为多个系统的成员。	个体进入和离开精神卫生系统，系统中各个机构的速度都很快。特定的组织出现，系统不同元素之间形成交流与合作。团队结构和功能可能出现又消失。随着时间的推移，系统不同元素之间的边界进一步开放（例如卫生部和社会事务部之间），并鼓励和促成交流与合作。精神卫生专业组织和民间社会组织之间以及地方和国际发展机构之间，可以跨越了系统的不同要素和资金的流动将对系统的形态和组织产生重大的影响。系统中的人，信息和资金的流动很关键，可以跨越地方和国际层次。通过系统不同层次，增加或减少信息和资金流动对系统的形态和组织产生重大的影响。
规则体系	主体的行动或行为由规则体系控制。这些规则的设置或价值参数或系统的控制参数。在人类系统中，主体的行为受法律，法规以及文化价值，信仰和承诺的制约。	在全球精神健康领域，国际法律文书和国际政策（"规则体系"）对 LAMICs 有重要的影响。精神卫生系统中的主体是个人（临床医生、NGOs、科研院系、卫生部门等其他工作人员，管理人员、办事人员和其他，卫生部门的精神卫生部门）。怀特福德"提出政府执行政策时"只有互相可用的主要手段"：信息收集和公布，对系统、支付系统，服务分配，对患者需求的回应，监督系统。这些手段也可以被视为政府有能力重新设定规则或改变价值观，带来变化的关键系统参数。
适应	主体和系统是适应的。系统中的主体和规则体系都会随时间而变化。系统与其环境或背景都会随时间而变化，系统的性质和程度也会随时间上是耦合的，CASs 通常在结构上是耦合的，也就是说，当它们相互适应时，它们会共同变化。随着系统的变化，它们会改变彼此的环境，从而导致彼此发生共同变化的环境以及整个环境同时也是不断发展的（自我组织）系统。	随着经济、社会和政策背景的变化，规则体系也会随时间变化。随着关于正常运作的精神卫生系统构成要素主流观点的变化，规则体系也会变化。例如，机构治疗和护理系统向社区治疗和护理系统的转变也提出了越来越多的服务和参与决策的要求，更具回应性的服务也应运而生。特别重要的是，患者和照护者对获得安全，更具回应性的服务，并在服务价值观、结构和实践方面制定了合理重要的要求。各地的精神卫生服务都在适应康复运动的要求，为康复发展作出进一步发展进一步发展进一步贡献。这是结构耦合的明显例证之一（还有很多其他协调一致的对策，为发展进一步努力工作的例子）。

续表

核心特性	简　述	精神卫生系统
自组织	基于内部交互规则和外部约束的自组织。弹性稳定的模式——具有应对大规模变化的能力——基于系统各组成部分的相互影响。	各多学科团队（如危机评估小组）的具体组织安排，职能和活动因可用资源、当地需要、地理距离等因素而在大都市和农村地区有所不同。在市中心区域，当地的需求催生了特定的团队，例如那些关注无家可归精神病患的团队。注入资金可能会产生以前并不存在的新团队，在全球金融危机的背景下，资金的减少也迫使精神卫生系统采用不同主体不同形式的自组织，以确保系统关键要素或组成部分的存活。
出现	系统的行为是由于不同成分的主体，系统与其环境的丰富交互作用的结果。	即使系统发展工作类似，国际文化（例如世界卫生组织的文化）与当地的社会、文化、经济和政治环境将影响未来系统的类型。了解系统中不同主体的相对权力很重要，因为这将对系统采用明显的相互作用模式造成明显的影响。
非线性因果关系	复杂适应系统的典型特征是非线性关系，具有多重积极和消极反馈回路，受外部约束因素的影响，对初始条件有高度的敏感性。由于这种非线性关系和对初始条件的敏感性，出现的具体行为本质上是不可预测的。	由于精神卫生系统的关键要素（如高级临床工作人员对变化的态度）的内在稳定性，精神卫生系统任何层面的改变（如新政策）可能产生微乎其微。"政治决策对某项政策产生的影响很复杂。每个参与者在政治格局中的相对权力，所持的立场、支持或反对某项政策的强烈程度等因素都会发挥作用。"[97]同样，相对较小的变化，例如在服务的管理结构中任命重大的患者顾问，可能会导致一个系统的运作发生重大的变化。实际上，政策的执行计划有按计划进行过，基本上无法预测的变化，新发问题既可能造成阻力，也可能带来机会，必须灵活应对，积极适应。

表 8.5 中低收入国家的精神卫生系统

概　况	系统元素	结　果
• 对精神健康是一个重要的公共卫生和社会经济发展问题的认识不足 • 对有效和可负担的干预和服务模式知之甚少 • 精神健康在政治和社会中的优先级别不高 • 投入不足 • 精神健康体制改革与发展的动力不足 • 制定和执行政策的能力不足 • 治理和管理安排薄弱 • 人口"精神健康素养"低	• 基础设施、设备、药品供应系统不完善 • 缺乏专业的精神健康工作者 • 现有劳动力的地域分布不均 • 训练不平衡——主要是医生和护士 • 以医院为中心 • 信息系统不发达，缺乏高质量的地区信息支持规划 • 精神卫生系统研究能力不足 • 缺乏评价并据之改进的体系 • 组织不良和边缘化的患者、照护者和民间团体	• 狭小的治疗人口覆盖范围，巨大的"治疗差距" • 最好的(通常在主要城市中心)和最差的(通常在贫穷的农村地区)精神健康服务之间的巨大差距 • 获得精神卫生服务(地理、经济、语言、文化)的机会少且不平等 • 污名、歧视、社会和经济排斥 • 精神卫生培训对大多数学科都没有吸引力 • 权利保护不足，侵犯人权的现象普遍存在 • 缺乏适合当地政策和实践的证据 • 民间社会团体的宣传工作开展得不够充分

资料来源：Minas.*Harv Rev Psychiatry*，p.38.经 Lippincott Williams & Wilkins 许可使用。

　　为了应对上述令人不满意的现状，人们越来越关注并呼吁宣传我们已经知道的现实。[15,22]然而，摆在我们面前的任务要比"推广"大得多、也复杂得多。这是一个发展问题，需要从人类安全和复杂性的角度出发，建设运作良好的综合系统，需要将国际和国家政策理想转化为切合当地文化的现实实践。

　　关于全球精神健康的讨论往往集中于中低收入国家，而非高收入国家。资源的整体水平固然重要，但不能忘记的是每个国家的资源、威胁和能力的分布在不同的地理区域和人口群体有巨大的差异。图 8.1 中，肯尼亚国家内部各区域的贫富差异生动地说明了这一点。高收入国家中总有一些人口群体受到精神障碍社会决定因素的影响，有更高的患病风险，往往是因为社会经济环境限制了他们有效应对风险的能力，包括有限的获得精神健康和社会服务的机会。（低收入和中等收入国家当然也是如此。）例如，澳大利亚的高风险群体包括土著居民、庇护寻求者和难民、囚犯、吸毒者以及极度贫穷和无家可归的群体。全球精神健康需要通过微妙的方式跨越国界，关注特别弱势的亚群体。例如，从内罗毕和中部农村地区到肯尼亚东北部农村地区，发展方式、人类安全干预的应用以及精神卫生系统的发展都有很大的不同。

　　阿尔基尔和桑托斯[88]的分析（图 8.1）关注了多维贫困的地理分布。相似的分析关注了其他威胁和风险的地理分布，同样为精神健康促进项目规划和实施、精神卫生服务设计提供了丰富的信息。当前仍需要按人口群体而非地理区域进行类似的分布分析。

　　2012 年 5 月，世界卫生大会（WHA）审议了秘书处的报告，[38]请世界卫生组织总干事与世界卫生组织成员国合作制定全面精神健康行动计划。[89]

世界卫生组织提出了四项广泛的战略，由 WHA 审议：(a)更好地为精神健康疾病提供高质量的治疗和护理；(b)增加精神疾病患者或高风险人群获得社会福利服务、受教育和就业的机会；(c)为精神障碍患者提供人权保护；(d)保护和促进精神健康。2012 年 8 月，WHO 发布了拟议的《2013—2020 年全球精神健康行动计划》零号草案，供成员国协商。[39]该计划的初步愿景是：

> 在这个世界上，精神健康能够受到重视，精神疾病能够得到有效的预防，精神障碍患者能够获得循证卫生和社会保健，并完全享有人权，在没有污名和歧视的情况下达到尽可能高水平的健康和功能状态。

8 精神卫生系统发展

精神卫生组织和整个精神卫生系统都是复杂的、适应的、非线性的动态系统。系统的边界都是人为的，取决于限定边界的目的。精神卫生机构、一般卫生系统、患者和照护群体、专业组织、卫生部门等之间存在结构性耦合。它们不断地相互作用，并且随着时间的推移，相互塑造彼此的结构。[90]系统不同层次之间的变动与出现的现象有关，这些现象不能由低阶子系统的相关知识预测，超越了低阶系统的属性。每一个层次都需要不同形式的调查和理解。

8.1　整体系统性能

目前人们认识到，"提高护理质量涉及整个围绕医生或医患互动的系统的改善"，质量提升的关键任务是创造"使临床护理卓越发展的环境"。[91]关注整体系统性能的需求与人类安全的观点一致，往往需要在不同领域采取多种干预才能取得理想的结果。复杂适应系统内部的相互作用比每种元素的单独作用更重要。精神卫生系统的发展需要不同部门和学科的合作、伙伴关系和合作工作实践。当交互作用产生了新的、有价值的、不可能通过各部分的单独作用实现的能力时，生产性或生成性的关系就会形成。[83]领导者和管理人员需要越来越多地审视整个系统的各个部分，并采用全系统的视角。

8.2　最低规范

通过将若干简单、灵活的规则（有时称为"*最低规范*"）应用于系统，可以在理想但难以实现的目标上取得进展。但是，政策执行和管理倾向则相反，需要详细说明了系统的每一层次需要做的事情。最低规范为创造和创新提供了空间。它们鼓励人们讨论如何在当地实现这些目标，从而加强联系，并达成应做什么的共识。如果最低规范侧重于系统范围的目标，它们则将有助于生成性关系的形成，有助于提出与当地条件相关的解决方案。设定最低规范（如原则、价值、结果），而非试图详细说明一切，确保所有参与者致力于实现最低规范的任务,可能是一项重要的领导职能。管理责任是在每个人都清楚自己的角色、需要完成的任务、必须实现和监督的职责、需要建立的信息系统的情况下推进这些目标。

8.3 理解而不是抵抗变化的吸引力

虽然全球精神健康相关文献经常提及"变化的阻力",但这可能对我们了解需要做什么才能带来改变并无帮助。如果阻力或阻碍被认为是变革难以实现的原因,那么无论是什么,解决办法就是与之做斗争并克服它。然而,在复杂适应系统中,行为会遵循系统中的"吸引因子"。了解系统中的吸引因子在哪里是领导和管理艺术的一部分。了解系统参数的变化如何将系统从一个吸引因子模式转变为更理想的模式,是领导变革的一项关键任务。这种控制参数变化的一个例子是关注奖励系统,例如通过财务激励机制促成期望的结果,改变监管安排,把行为和系统结构推向理想方向。

8.4 变异和多样性

标准和指导方针都支持一致性。当我们考虑鼓励循证实践的最低规范和准则时,这是可取的。然而,在远未完善并期待不断改进的系统中,也需要鼓励多样性,培养创造力,接受当地的相关结构和过程,而不是试图强加一致性。变异和多样性是所有复杂演化系统的核心特征。生物多样性对生态系统健康的重要性已不言而喻,文化多样性在社会制度中的重要性却尚未被人们很好地理解和接受。服务系统(如精神卫生系统)的多样性和临床实践的多样性也常受到质疑。这是一个严重的错误,可能会对服务系统的持续发展产生非常消极的影响。

8.5 能力的学习

目前,职业教育的重点是胜任力——个体知道什么和能够做什么,表现在态度、知识和技能。在处理复杂适应系统时,我们需要将教育重点转移到能力上——即个体能够在多大程度上适应变化,产生新知识,并持续提升自己和组织的绩效。[92]这涉及终身学习、学习网络、循证实践、质量改进以及跨学科和跨部门联系等问题。这是一个系统的不同元素之间和系统及其背景共同进化或结构耦合的例子。反思型学习者会随着世界的变化而变化,并改变周围的世界。

8.6 价值观和领导力

就任何精神卫生系统发展领导力的最低规范而言,关键成分是清晰、明确的价值观,是系统中其他事物的基础。同样至关重要的是,所有参与变革议程的人员都尽可能拥有共同的价值观。指导精神卫生系统发展的价值观应该是人类安全议程和许多旨在保护人权、承诺循证发展和实践文件阐明的价值观。[93]

9　结论

要在复杂的系统中实现积极的变化，需要熟练、持续和分布式的领导。[94]在全球范围内寻求发展更有效的精神卫生系统时，我们对相关的控制参数尚无足够深入的了解，而且通常不能肯定地预测改变那些可变控制参数将产生的影响。显然，我们还需要提高实施科学和精神卫生系统研究的能力（见第十九章），了解有效的领导力，探索确保政治承诺的最有效战略（见第二十章）。

显然，如果将精神卫生系统视为复杂适应系统，领导力能够带来此类系统的变化，指挥和控制型领导风格将毫无用处。我们的精神卫生系统正在发生的变化可以在经济学中找到相似的例子，我们正从计划经济转向市场经济。发展项目，特别是精神卫生系统的管理，仍存有诸多计划经济思维方式的残余。

复杂性理论的观点和方法能否直接应用于全球精神卫生系统发展的任务尚不明确。在这样存在意向、计划、控制和方向的系统可能需要对物理和生物系统中已发展起来的概念进行重要的修改。然而，为了我们的目的，复杂性的概念（出现、结构耦合等）可能为创造性地思考领导力和管理变革提供了重要的隐喻。我们需要发展研究项目，调查并更好地理解作为复杂适应系统的精神卫生系统。尽管流行病学和随机试验等传统研究学科将继续发挥重要作用，但也有必要发展新的研究和分析方法，使质量和模式的严格研究成为可能。随着社会文化系统复杂性研究项目的发展，复杂性视角是否仅仅是有用的、引人入胜的隐喻将变得更加清晰。

患者发起的康复运动对全球精神卫生政策和实践产生了深远的影响，这与本章概述的人类安全和复杂性观点完全一致。迪根是以康复为导向的政策和实践的创始人和最有影响力的支持者之一，也是从精神分裂症中康复的心理学家，他写道：

> 康复不是以连续的成就为标志的线性过程。更准确地说，康复过程是一系列小的开始和非常小的进步。专业人士不可能制造出康复的意志，并将其交给患者。康复不能被强制，也不受意志左右。然而，我们可以创造环境，像培育一株娇嫩珍贵的幼苗一样，支持康复进程。要想康复，精神上有残疾的人必须愿意去尝试，经历失败，然后再继续尝试。（Deegan 1988，p.11，引用自文献 96）

"可以创造环境"一词强调了一个事实：从复杂适应系统的视角，系统建构的任务是创造环境，使得理想和预期的情况出现，即康复。全球精神健康事业正在寻求有效的、公平分配的、可负担的、适合当地社会和文化背景的精神卫生系统的发展（出现）。

第九章　全球精神健康资源

帕拉布·莫里克　艾米·丹尼尔斯　雷恩·麦克巴恩　伊迪·莫里斯

1　简介

近年来,非传染性疾病和受伤的发生率呈增加趋势,在中低收入国家尤其如此。不仅心脑血管疾病、中风、癌症、糖尿病和呼吸道疾病呈现上升趋势,精神健康疾病,如酒精滥用障碍近年来也呈增长趋势。[1]此外,许多非传染性疾病(如心脑血管疾病、癌症、中风)和传染性疾病(如艾滋病)都与精神障碍风险的增加相关,进而导致了精神障碍患者数量的急剧增加。[2]世界精神健康调查估计,在不同国家,精神疾病的近 12 个月发病率在 4.3%—26.4%之间。[3]最近,欧洲的研究表明,每年都有近 38%的欧洲人(近 1.68亿人)患有精神健康疾病。[4]

不同类型、不同严重程度的精神疾病患者数量都很大并且在增加。已确诊精神疾病患病率不断增加的影响因素包括对精神障碍认同的提高、普通人群和照护提供者精神健康意识的提高、压力的增加、其他慢性健康疾病(如艾滋病、酒精和药物滥用障碍)发病率的增加和人口老龄化。在过去的半个世纪,精神生物学和药理学的发展导致人们对许多精神障碍及其治疗有了更好的理解。然而,精神障碍的复杂性决定着没有适合所有疾病的绝对解决方案,同时还需要大量的资源去解决这些问题。这些资源可能是简单的需求,如基础设施,可以提供高质量照护的、训练有素的卫生保健人员,也可能是相对复杂的问题,如社区支持系统、为执行循证照护提供必要管理和监督的立法和政策举措。[5,6]然而,上述很多因素的缺乏和不均匀分配带来了巨大的治疗缺口,也导致了由精神健康引发的残疾。虽然治疗缺口(需要精神健康照护护和实际接受照护的人口数量差异)在中低收入国家是事实,[7]但是治疗缺口在高收入国家中也不小。[8]即使人们接受了精神卫生服务,但因为缺乏训练有素的卫生专业人员管理精神疾病,精神卫生服务也可能是不充分的或者不适合的。

帕特尔和普林斯[9]在全球健康背景下,把全球精神健康定义为"重点在提高[精神]健康、实现全世界[精神]健康公平的研究和实践领域"。[10]全球精神健康资源是与很多人相关的诸多事宜,包含大量的具体内容:帮助世界各地减少精神障碍的负担,改善精神健康,促进积极的精神健康。在 2001 年,世界卫生组织(WHO)启动了精神健康图谱项目(Project Atlas),[11]定义和概述了关键的精神健康资源。图谱的内容包括:精神卫生政策和项目、立法、对一般人群可用的精神卫生服务、特定人群(如儿童和青少年、女性、老人、残疾人、难民、酒精和药物滥用障碍患者)可用的服务;初级保健和社区保健服务;精神疾病患者和精神健康保健设施的数量;精神健康的筹资;精神健康培训和教育设施;监督、检测和研究设施;可用的基础精神药物。尽管这不是图谱的全部内容,本章将关注以上主要资源。

当讨论全球精神健康资源时,有如下重要的问题:已有精神健康资源有哪些? 缺口在哪里? 怎样补上缺口? 怎么做效果最好,在什么情况下最好? 研究能够很好地促进这些问题的解决吗? 谁应该负责发展精神健康资源,在哪些地区政府应该与非政府组织(NGOs)合作? 虽然不是所有问题都有简单的答案,我们将在本章随后的部分讨论和回答其中一些问题。

2 全球精神健康资源知识和世界卫生组织采集数据的相关性

全球精神健康的概念已经存在多年,但直到近十年才再度成为研究的焦点。一些因素再度受到关注是因为最新的跨文化流行病学研究强调了精神健康负担和可以通过非专业卫生工作人员实施的治疗、[9]世界卫生组织和其他国际组织的全球领导地位。随着全球精神健康需求的增加,人们也认识到有必要收集可用资源的相关信息来应对精神疾病。2000 年下半年,世界卫生组织在世界健康报告 2001 中提出要关注精神健康,推动了这一信息采集工作。精神健康图谱项目[11]正是源于这种需要,并不断被开发出多个版本。[12-18]图谱项目到现在仍使用相似的定义收集世界全部国家数据,是有关精神健康资源的唯一数据来源。尽管精神健康图谱只收集了宏观数据,数据的准确性也值得怀疑,但它为比较不同国家的全球精神健康资源提供了一个概述。

2.1 精神健康图谱项目

从 2001 年,精神健康图谱项目的主要目的是"提高公众和专业人士对已有[精神健康]资源和服务的不足及其在国家和全球层面的分配不平等性的意识"。[18]为此,图谱项目大约每五年(2001、2005、2011 年)会发布新的报告,并特别关注了不同国家精神卫生系统各成分的不同过程指标。2011 年版的精神健康图谱是目前最新的、具有国际代表性的可用精神健康资源集合,包括 193 个联合国成员国中 184 个国家的数据,覆盖了世界人口的 95%。

2.2 WHO 精神卫生系统的评估工具(WHO-AIMS)

除了 WHO 精神健康图谱,其他一些测评工具如 WHO-AIMS[19]和世界精神健康

（WMH）调查对全球精神健康资源数据库也有实质性的贡献。WHO-AIMS 的主要目标是为每个国家的精神卫生系统、为精神障碍患者在精神科之外接受的服务和支持提供全面的评估。通过 WHO-AIMS,国家能够制定基于信息的、有明确基线信息和目标对象的精神卫生政策和计划。此外,通过定期评估,国家能够监控改革政策的实施、社区服务的提供、把客户、家庭和其他利益方纳入精神健康促进、预防、保健和康复服务的进度。

2.3　图谱项目和 WHO-AIMS 比较

特别值得注意的是图谱项目和 WHO-AIMS 有交叉,因为这些指标的共同点使得我们可以对不同国家精神卫生系统作出符合现实的、有可比性的表征。和其他指标体系不同,WHO-AIMS 专门针对中低收入国家的需要。[20]与精神健康图谱相比,WHO-AIMS 涉及的数据采集方法更为严格,包括了更多的指标,也包括了多轮的审查。这反映了两个项目主要目标的差异。WHO-AIMS 的主要目的是为国家提供采集详细信息的工具,用于精神卫生计划和政策的发展;图谱搜集到的信息主要用于宣传和研究。虽然两个项目的方法和主要目标不同,但两者都全面概述了现有的精神健康资源。对上述信息准确、及时的概述之所以重要,主要有如下几个原因。它为国家层面资源供给的成败及其在全球地区和收入水平上的差距提供了统计证据。这进而可以强调当前的精神健康需要,有助于找到提升服务和保护病人的重点和策略。[21]加上流行病学数据和全球精神疾病负担的信息——估计占全球疾病负担的 13.5%——这些数据能够提醒人们认识到现有资源水平和病人治疗需要之间存在的资源缺口。除此之外,WHO-AIMS 和精神健康图谱等测评工具为每个国家审视本国的资源和分布并找到不足方面提供了视窗。最后,这个方向的努力可能是有限的,因为每个国家都有资源限制,现实的目标必须通过切实可行的精神卫生计划实现。

3　现有的全球精神健康资源:图谱项目和其他全球举措的发现

一些国家有精神健康资源的详细国家统计数据;然而,为了提供全球范围的概述,本章重点介绍精神健康图谱 2011[18]的最新发现,并概述世界各地全球精神健康资源的重要举措,包含 WHO-AIMS[19]。除了精神健康图谱和 WHO-AIMS 外,有关全球精神卫生服务、培训和公共卫生重点的相关信息已经被编译在专门的图谱:《图谱:全世界精神健康教育和培训 2005》[12]《图谱:儿童和青少年精神健康资源》[13]和《图谱:精神健康护士 2007》[15],并且被纳入了下面的讨论。其他个别举措、具体国家数据在描述特定缺口时也会被介绍。

3.1 治理

在概念层面,治理可被理解为精神健康立法和政策框架的存在及其具体内容,包含国家精神卫生政策、国家精神卫生计划或策略和精神健康的相关法律批文;治理也可以被理解为对现有立法的落实和政策的实施情况。

3.2 精神卫生政策

"精神卫生政策"可以被广义定义为政府的官方声明,它传达了一系列有组织的价值观、原则、目标和行动领域,旨在提高人们的精神健康。虽然政策的内容可能因国家而异,但好的实践原则可以确保处理了最重要的过程、涉及了最关键的问题。[22]根据2011 精神健康图谱 2011,[18]大约 60% 的国家有精神卫生政策,覆盖到了全球大约四分之三(72%)的世界人口,然而,如图 9.1 所示,这个统计在很大程度上掩盖了世界银行对收入群体的分类[7]:超过四分之三(77%)的高收入国家有精神卫生政策,但只有一半(49%)的低收入国家如此。重要的是,从图谱 2001 到图谱 2011,报告精神卫生政策的国家百分比变化很小:在这三个时间点,大约三分之二的国家有精神卫生政策。

3.3 精神卫生计划

结合精神卫生政策,精神卫生计划用来描述用于实现政策目标、细化政策(如实施预算、时间线)的策略和活动。精神健康计划有独特的执行导向。它们在将政策付诸实践中发挥着重要的作用。[23]与国家的精神卫生政策相比,大约四分之三(72%)的国家有精神卫生计划,覆盖全球人口的 95%;相对于 2005 年 70% 的国家有精神卫生计划,这意味着过去六年的进展很有限。如图 9.1 所示,62% 的低收入国家有精神卫生政策,88% 的高收入国家有精神卫生政策。在有精神健康计划的国家中,从 2005 年,超过80% 的国家已经批准或修订了他们的计划,而只有 6% 的国家仍在使用 2000 年以前提出或者修改的计划。正如半公开发表物(如世界健康报告 2001[5])所指出的,这在某种程度上说明,近十年来,精神健康在全球健康领域中有了更高的优先级别。2009 年,拉丁美洲和加勒比海国家的卫生部制订了精神健康策略和行动计划,首次提出了该地区在 10 年内发展精神卫生服务和能力培养,更好地照护精神障碍患者,促进积极精神健康的前景和方向。[24]其他 WHO 地区也采用了类似的举措。

3.3.1 精神卫生法律

尽管国家精神卫生政策和计划为有效的精神卫生系统提供了有力的支持,但精神卫生法律对精神障碍患者的权利障碍和保护尤为重要。在很多情况下,精神疾病的患者在就业、选举和各种各样的个人自由中都受到了正式和非正式歧视。[17]考虑到这一现实,精神卫生法律为保障个体自主地追求有意义的生活提供了法律依据。这些法律可以涵盖很多问题,包含可用的精神卫生服务;同意治疗;免受残忍、不人道、有辱人格的治疗;免受歧视;保障民事、文化、经济、政治和社会权利。专门的精神卫生法律指更狭义的立法,涵盖了与精神障碍患者相关的所有问题。

在世界范围内,大约60%的国家有专门的精神卫生法律,覆盖了全球大约60%的人口。图9.1说明,这些法律的存在比国家政策或计划有更大的国家差异:约四成(39%)的低收入国家和八成(77%)的高收入国家有精神卫生法律。在有精神卫生法律的国家中,不到一半的(42%)这些法律是2005年或以后制定或修订,15%的法律颁布在1970年之前。

除了高低收入国家在立法框架上的差距,全球精神健康治理方面还存在着重要的知识缺口。其中最主要的是精神卫生政策、计划和法律的质量。[25]在理想情况下,精神卫生立法是良好运转的精神卫生系统的基础;然而,很多情况下,立法作为推动变革的积极力量是不成熟、无效的。[26]例如,库珀和同事[27]报道了乌干达的精神卫生政策,发现尽管现有的政策草案和国际标准一致,但它们是歧视性的,并不能充分地保护精神疾病患者的人权。在加纳,精神卫生方案的存在并不为人所知,而且这项政策也没有发挥作用。[28]精神卫生法律或政策不能充分保障精神疾病患者人权的国家有很多,乌干达和加纳只是其中的两个例子,有必要制定政策来改善这种情况。已有残疾人(包括智力残疾)的法律也存在这种不足。[29]通常,现有法律缺乏适当的执行程序,也没有任何条款声明不执行法律将会被起诉。有时,这种精神卫生法律可能会成为提供基于人权照护的阻碍,比没有法律还要糟糕。这进而引发了一个问题:精神卫生立法是否能够反映精神卫生服务在一个国家的优先级别,是否能够反映采取具体行动的意图,还是政策的制定仅仅是反映国家规范和原则的抽象概念。

3.4　财政和支付系统

财政是精神健康资源的重要组成部分。具体地说,精神健康的人均支出从全面反映了精神卫生基础设施、精神卫生专业人员的培训和雇佣、精神疾病药物支出的资金数额。此外,财政还概述了资源分配的大体情况,因为由此我们可以看到精神健康在政府支出中的百分比和精神卫生预算在不同系统(如精神医院、研究和培训机构)中的分配比例。[30]

精神健康图谱2011年版的一个重要发现是,国家在精神健康的支出是人均国民收入(GNI)的函数,[7]如图9.2A所示,国家GNI可以解释国家精神健康支出超过60%的变异。例如,孟加拉国,人均GNI只有580美元的低收入国家,人均只有0.03美元花费在精神健康上。新加坡,人均GNI为37.220美元的高收入国家,人均有26.05美元花费在精神健康上。尽管如此,在收入水平相似的国家,精神健康支出也明显的不同:如巴西和黎巴嫩的GNI相当,但巴西的人均精神健康花费是黎巴嫩的2.6倍。

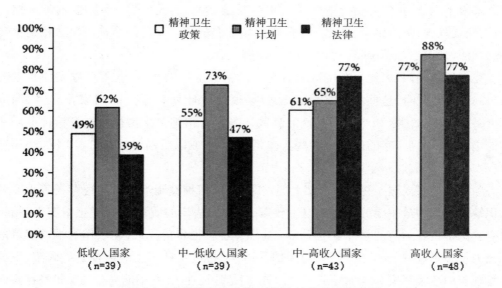

图 9.1　有精神卫生政策、计划和法律的国家比例

（数据来源：世界银行收入组。）

　　总体而言，精神健康的全球平均支出大约是每年人均 1.63 美元。如图 9.2B 所示，此图随着人均收入和收入分类有大幅度的变化。低收入国家的平均精神健康支出比高收入国家低 200 多倍，而低收入国家的平均 GNI 比高收入国家只低 76 倍，这表明收入水平不能完全解释精神健康的财政差异。导致上述收入差距的另一个因素可能是传染病（如艾滋病、肺结核和疟疾）的发病率：由于贫困国家这类疾病的发病率更高，这些国家往往会将更多的健康预算拨到传染疾病，而不是非传染性疾病。[16]

　　精神健康支出在政府健康支出总额的占比体现了政府健康部门对精神健康的重视程度。按照这一标准，全球健康支出中用于精神健康的平均百分比是 2.8%。如图 9.2B 所示，低收入国家会对精神健康投入更低：在低收入国家，用于精神健康的健康支出平均值为 0.5%，中低收入国家为 1.9%，中高收入国家为 2.4%，高收入国家是 5.1%。

　　在全球范围内，精神卫生服务的经费通常来自于以下三个途径：政府税收（63%）、病人自付（17%）和社会保险（15%）。[31]然而，在最贫困、人口最密集的国家，如印度、巴基斯坦、尼日利亚，税收和社会保险只占很少的一部分。在这些国家的大多数病人经常会自付，获得更好的治疗。

　　WHO 的精神健康差距行动项目（mhGAP）的一个实施原则是分散精神健康资源，把精神病院的住院照护转移到初级保健部门负责的整合治疗。[32]沿着这个思路，精神健康支出分配到精神病院的比例可以用作是住院照护在一个国家中心化和优先等级的指标。根据图谱 2011，在中低收入国家，近四分之三（73%）的精神健康支出拨给了精神病院，在高收入国家，大约只有一半（54%）的支出拨给了精神病院。安德烈奥利和同

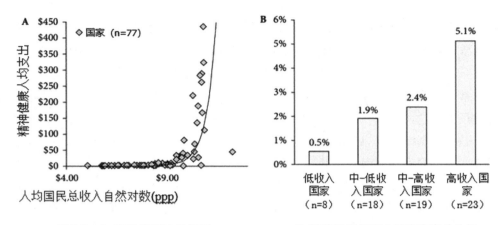

图 9.2　A：GNI 和财政的关系　　　　B：精神健康投资占健康支出的比例

（数据来源：世界银行收入组）

事报告[33]，在巴西，精神健康支出占全部健康支出的比例由 1995 年的 5.8% 下降到了 2005 年的 2.3%，这主要是由于分配给精神病院的预算从精神健康预算的 96% 大幅下降到 50%。然而，同时期社区服务预算在增加，从不足 1% 增加到 15%。印度的精神健康预算从 1997 年到 2002 年的 600 多万美元增加到了从 2008 到 2012 年的 2.1 亿美元。[34] 然而，事实表明，这个增长不足以支持所有的精神健康需求，甚至已经分配的资源也常常没有被有效和公平地使用。

退一步说，很明显，国家精神卫生财政的基本数据也很缺乏。在图谱项目中，只有略多于三分之一的国家能够提供拨给精神健康支出的具体金额。这就导致了现有样本代表性的问题。这也督促各国，除了诸如人均精神健康支出这样简单的指标，还应记录本国已经建立的财政和支付系统。例如，国家的支付系统信息反映了卫生保健工作者已有的激励和约束情况，这可能会影响到病人照护的质量和水平。[35] 例如，在中国，少数医生会通过开高价药来收取回扣，这导致了过度开药和过度消费的问题，在利润率是成功重要指标的私人诊所尤其如此。[36] 由于治疗时间漫长，精神病照护费用昂贵，因此自付费用降到最低是很重要的，政府也需要将精神障碍纳入社会保险计划。然而，社会保险依赖于政府资金，因此，一个贫困国家只有少量的资源支持这样的举措。在其他国家，社会保险不是强制性的或普遍的，这些措施可能只对那些在城市居民或在职人群有用。私人保险也有其自身的风险，例如，美国私人保险提供的管理式医疗可能会将精神病照护治疗限定在特定的形式和时间段。[37] 因此，各国精神疾病服务的筹款状况都不太理想，各国政府应作出更多的努力来减少公民的经济负担。

3.5　精神卫生服务

精神卫生服务为精神障碍提供干预。大多数国家在初级卫生保健系统通过精神病院和精神健康门诊提供精神卫生服务。门诊设施、综合医院的精神科、社区住院设施、精神病院在精神疾病患者的治疗中有各自的角色。例如，精神病院和综合性医院的精神科通常为急性精神病发作提供治疗，或为严重精神障碍患者提供长期的照护。相比之下，门诊设施和社区住院设施可以为寻求跟进照护或康复的病人提供社区支持。精神病院常常没有被充分利用，应该向初级保健和社区保健转变。然而，在许多国家，社区保健很不发达，精神病院可能是唯一可用的服务，在这种情况下，精神病院可能可以被看作是一种资源。理想的情况下，不同类型设施的经费分配准确反映着各种服务的获得方式和不同设施的潜在功能。[22]

3.5.1　初级卫生保健

初级卫生保健（PHC）包括由健康诊所提供的、进入健康系统的第一步服务，通常会对常见的健康问题进行初步评估和治疗，然后转介那些需要专业照护的病人。在很多情况下，如果资源充足，精神障碍在PHC级别就能够得到有效的治疗。此外，强调社区保健有助于及早发现和治疗，把求医过程的污名最小化，提高干预的成本效益。[31]可用的治疗和诊断方案和官方转诊程序体现了各国精神卫生系统的核心成分。在全球范围内，只有36%的国家在PHC水平批准了精神障碍诊断和治疗手册，与国家的收入水平关系不大。尽管低收入国家不太可能有适当的转诊程序，正式转诊程序在所有国家都比较普遍：82%的高收入国家有从初级卫生保健到专业护理的转诊程序，只有72%的低收入国家有类似的正式程序。

3.5.2　门诊设施

门诊设施特别关注在门诊基础上管理精神障碍和相关临床问题。在世界范围内，每10万人平均有0.6个门诊设施。然而，低收入国家每10万人平均有0.04个门诊设施，而高收入国家每10万人平均有2.32个门诊设施（表9.1）。例如，墨西哥大约每400万人有一个门诊设施，而在克罗地亚每3万人有一个门诊设施。

3.5.3　综合医院的精神科病房

综合医院的精神科病房一般为综合医院内部的精神障碍患者预留。这样的病房在85%的国家都存在。全球这些病房的病床数目中值是1.4张/10万人，但在中低收入国家中值为0.4张/10万人，高收入国家中值为13.6张/10万人。精神病院中病床率在下降，但是在全球范围内，综合医院精神病床率的变化很小。只有低收入国家，中值变化率为负值，这表明了超过一半的低收入国家，为精神病患者预留的综合医院床位在减少。

3.5.4　社区住院设施

另一种形式的分散照护是社区住院设施，是社区精神卫生设施，可以为精神障碍患者提供过夜的住所。54%的国家有社区住院设施。社区住院设施的全球中值比例是0.008/10万人（即8/一亿人），目前在中低收入国家中基本为0，在高收入国家则为

10/10 万人。

表 9.1 每十万人人均门诊设施、综合医院或精神病院病床数

收入组（n=有回应的国家数）	门诊设施	综合医院病床数	精神病院病床数
低收入国家（n=30~35）	0.04	0.6	1.3
中—低收入国家（n=40~47）	0.29	0.4	4.5
中—高收入国家（n=35~43）	1.05	2.7	21.0
高收入国家（n=40~47）	2.32	13.6	30.9

（数据来源：世界银行收入组）

3.5.5 精神病院

精神病院是住院设施，为重度精神障碍患者提供照护和长期住院服务。80%的国家有精神病院。精神病院的比率为 0.03 所/10 万人，低收入国家为 0.01 所/10 万人，高收入国家为 0.1 所/10 万人。精神病院病床数的差异会更明显，低收入国家 1.3 张/10 万人，高收入国家为 30.9 张/10 万人（表 9.1）。然而，即使在同一收入水平，差异仍然存在。例如，尽管巴基斯坦大约每 10 万人会有 1 张精神病床，印度、尼日利亚和越南，其他三个 GNI 相似的中低收入国家，每 10 万人精神病床数为 1.5、2.5 和 18.0。

有趣的是，比较图谱—2005 和图谱—2011 报告的精神病院精神科床位比例时，下降的趋势非常明显。在全球范围内，每 10 万人的神经病院床平均减少了 0.1 张，中高收入国家（0.9/10 万人）和高收入国家（0.4/10 万人）减少趋势最明显。这种趋势很可能反映了全球从住院制向门诊和初级保健设施中的社区保健转变的趋势。然而，进一步的研究需要证实这一点。

在所有类型的设施中，提供治疗精神障碍的合适精神药物很重要。研究表明，药物干预对治疗多种精神障碍（如精神分裂症、重度抑郁症等）都是便宜有效的方法。[38] 根据 50 个国家的研究数据，人均药品支出为 6.81 美元。然而，应该注意的是，研究中的大多数国家为高收入国家，而全球的实际平均水平应该低于此标准。按照收入划分，在低收入国家中，精神健康药物的人均花费为 0.02 美元，在中低收入国家为 0.17 美元，在中高收入国家中是 0.83 美元，在高收入国家为 26.31 美元。

在全球范围内，关于精神卫生保健设施的可用性有两个关键问题：设施数量不足；即使可用，分配也是不均衡的。图谱和 WHO-AIMS 的数据显示，社区服务和初级保健设施也非常有限。即使存在，这些服务通常也不全面。在中低收入国家，为精神疾病患者提供的社区支持服务质量尤其差，在这样的环境下，即使人们在家务、购物、交通服务、教育、工作、突发或者长期看护等方面需要帮助，他们也常常不得不自给自足。通常，社区保健由政府和消费者及其家庭的非政府组织共同提供。像巴西这样的国家，为精神疾病患者提供的照护有了显著的改善，主要是由于家庭和消费者的推动。在很多

中低收入国家,因为缺乏受过正式训练的人力资源,家庭需负责提供大量的照护。此外,即使这些服务存在,它们也往往不能被合理地组织。[37]针对精神疾病的住院或门诊医疗国内外都有差异,并且可用的照护和质量差异也很大。在一个国家内部,可用的服务大多位于城市中心,其他大部分地区没有精神卫生保健服务。印度人口众多而且非常多样化,明显存在类似的问题。即使有精神卫生保健服务,服务质量差别也很大。精神健康专业人员的数量不足、住院病床的不可用、基础精神药物供应不足,只是降低现有服务质量的部分因素。[37]

3.6 人力资源

精神健康的人力资源是国家精神卫生系统最大的投入。全球精神健康的人力资源将在下一章详细阐明,现在我们将主要说明,它们有诸多功能,包含诊断和转诊,以心理治疗、药物处方等形式提供治疗、训练未来的人力资源、宣传以争取更多的资源、病人的权利和保护。[39,40]WHO 精神健康图谱提供了人力资源培训的概述,可以预测未来的人力资源水平、在精神健康领域工作的人力资源数目。此外,专业的精神科教育和培训图谱[12]提供了有关培训的全面信息。

3.6.1 培训

在全球范围内,护理专业的毕业生(平均每 10 万人中有 5.2 人)比其他所有健康专业人员的总和都要多(包含平均每 10 万人中有 0.04 位精神科医生、0.09 位心理学家和 3.34 位其他非精神病学医生)。此外,在所有类别的专业毕业生中,高收入国家的毕业生明显比低收入国家多。

精神健康图谱还提供了初级保健培训的基础信息。截至 2011 年,不到三分之一(28%)的国家报告,在过去五年里,大多数初级保健医生接受过正式的精神健康在职培训;这个数字在初级保健护士中更低,只有 22%。这个比例随收入水平并没有显著的变化,表明了现有的知识差距不是因为国家无力支付培训费用。

根据精神健康教育和培训图谱,在覆盖的 73 个国家中,大约 70% 的国家[稍微超过一半(55%)的低收入国家和接近四分之三(77%)的高收入国家]拥有精神健康培训项目。[12]一半的受访国家报告有认证的学士后文凭或精神病学硕士学位课程。每个国家对精神健康培训项目都有具体的标准;大约 45 个国家报告以可用的最少病床数作为预定标准,用于设立培训项目的平均病床数是 136。在 33 个国家,门诊人数也是提供培训课程的标准。此外,大约 55% 和 70% 的国家也会评价培训期间的教学和研究技能也会被评价。

3.6.2 当前人力资源

与不同医疗行业毕业生数量一致,相对于其他健康专业人士,全球有更多的护士在精神卫生部门工作——平均每 10 万人中有 5.8 人,比其他健康行业的专业人士总人数还要多。精神健康护士图谱—2007 发现,低收入国家平均每 10 万人有 0.3 个护士在精神健康部门工作,中低收入国家为 2.1,在中高收入国家为 6.4,在高收入国家为 29.8。[15]上述两个图谱明确传递了这样的信息:虽然贫困国家护士的比例较低,护士在精神障碍患者的照护中起着核心的作用。

在所有职业中,全球在精神卫生部门工作的人员平均比率为每 10 万人中有 10.7 人(表9.2)。虽然 2001 年和 2005 年图谱项目也搜集了人力资源数据,但是操作定义的改动导致这些早期数据(除了精神科医生的数据)和 2011 年的数据无法比较。就精神科医生数量而言,从 2005 年到 2011 年,精神科医生的增长率在高收入国家为 0.65/10 万人,在中高收入国家为 0.31/10 万人,在中低收入国家中为 0.03/10 万人,但在低收入国家却在以 0.01/10 万人的速度减少。上述减少不仅反映着人才流失问题,即一定数量的精神医生移民到了高收入国家;而且反映着精神科医生的培训速度赶不上人口增长速度的问题。[41]

表9.2　目前每 10 万人中在精神卫生部门工作的健康专业人员的平均人数

收入组 (n=有回应的国家数)	精神科 医生	其他 医生	护士	心理 学家	社会 工作者	职业 治疗师
低收入国家(n=25-38)	0.05	0.06	0.42	0.02	0.01	0.00
中—低收入国家(n=31-52)	0.54	0.21	2.93	0.14	0.13	0.01
中—高收入国家(n=26-42)	2.03	0.87	9.72	1.47	0.76	0.23
高收入国家(n=26-47)	8.41	1.49	29.15	3.79	2.16	1.51

(数据来源:世界银行收入组)

除了健康专业人员,家庭和病人协会也可以被看作是非正式的人力资源,在病人的保护和支持上扮演着重要的角色。在全球范围内,64%和62%的国家有家庭和病人协会,高收入国家的比例会更高。在拥有病人和家庭协会的国家中,这些协会自成立以来有 3/4 的时间会参与精神卫生政策、计划和立法的制定和实施。虽然这些发现让人充满希望,但是未来还需要更多的研究去考察在资源有限的环境下这些协会的影响范围和力度。

精神卫生教育和精神卫生从业人员培训的质量在不同国家参差不齐。即使在同一个国家内部,培训标准也差异很大。例如,在印度,不同医疗机构的基本课程相似,但本科和研究生层次精神科训练的重点非常不同。在研究生层次,精神科训练的质量也大不相同。这些差异经常不是因为政府缺乏倡议和积极性,而是因为基础设施不足或缺乏培训有素的教师。精神卫生专家(如精神科医生),应该同时接受临床和科研训练,这能够帮助他们理解文化差异、人权、伦理、研究方法等问题。这不仅能够在临床实践中帮助他们,而且能够指导他们研究的原则,帮助他们在全球范围内更有效地发挥作用。[42]由于训练设施不足,各国训练有素的精神健康人员数量不足也不足为怪。精神卫生从业人员不仅在不同的国家呈偏态分布,贫苦的国家训练有素的人员更少,而且在特定国家的不同地区也是如此,大多数训练有素的人员位于城市地区。某些精神疾病类型(如成瘾)也明显缺乏足够的资源。例如,三分之一的国家缺乏政府部门或官员负责药物滥用障碍的治疗服务,不到一半的国家报告了针对药物滥用障碍治疗的专项预算。[17]然而,在全球范围内,每10万人就有39人是由于酒精或者非法药物使用而死亡,其中35人死于酒精滥用。

由于资源的缺乏,现在是时候承认,管理精神健康问题,尤其是在中低收入国家,需要其他健康学科、医疗系统(包含传统治疗师)共同承担责任[43]。这些国家的政府应该采取有效措施,开发综合保健政策,找出资源不足的关键原因和对其他健康从业人员的需要。

3.7 信息系统:检测和监控

信息系统是评估一个国家健康系统中精神卫生资源的结构和实施的重要框架。通过组织良好的数据采集系统收集来的信息可以很好地概述系统的输入,如各种资源的水平和分布,这对识别不足或者需要加强的方面意义重大。数据收集和分析还可以很好地概述系统的*输出*,如在不同类型机构求诊的个体在数量和人口特征上的分布、个人可用的各类服务、同一个体或者不同的个体在不同时间寻求治疗的情况。[44]

图谱-2011中大部分被调查国家报告了精神病院(80%)、综合医院(73%)、门诊设施(68%)、白天治疗设施(63%)等入住人数的数据。相比之下,少数国家报告了初级保健设施(56%)和社区住院设施(34%)的患者数据。有关诊断和病人的年龄和性别数据的收集频率也少于入院信息。除了图谱列出的这些基本数据估计值外,我们目前尚不清楚各国能否并在多大程度上采集了地方、地区、区域级别的精神卫生保健数据。此外,各国没有提供信息系统基础设施的细节,如医疗记录是存储在硬盘中还是以电子形式存在,卫生保健提供者是否需要以系统和统一的方式备案病人信息。鉴于这些事实,向WHO提供的估计值(如入院率)的质量和可靠性可能因国家而异。

3.8 特殊人群的精神卫生资源

由于精神卫生资源往往不能按人均分配,特殊群体(如儿童、妇女、农村或偏远地区的居民、穷人)难以得到平等的服务在很多国家都是严重的问题。[22,25]例如,设备和人力资源往往集中在市中心,所以对于农村人口来说,得到适当的医疗服务就成了问题。根据WHO-AIMS的数据,城市地区的人口密度控制、床位供应、精神科医生、护士都大约是农村地区的三倍。[19]此外,许多中低收入国家的服务都集中在私人诊所,所以穷人(特别是少数族裔和少数群体)[22]无法顺利得到医疗服务。

此外,弱势群体往往有独特的需求,需要接受有特殊训练的专业人士的治疗,而许多国家没有这个条件。例如,中低收入国家的大多数健康设施是由没有接受儿童精神健康训练的健康工作人员负责,因此,他们无法区分婴儿、儿童和青少年不同的精神健康需要。[46]缺乏训练会导致儿童和青少年疾病的误诊或过度诊断,这反过来,可能导致持续的污名;例如,精神健康状况可能被误诊为纪律问题,懒惰,甚至巫术。[47,48]一项在9个中低收入国家进行的研究发现,提高社区对儿童和青少年精神健康问题的重视程度是提高情绪问题讨论意愿的第一步也是关键的一步。[49]此外,据全球儿童精神健康研究,儿童和青少年可用的精神卫生保健资源远远落后于成人。[13,50]例如,最近一项关于42个中低收入国家儿童和青少年在精神卫生服务中普遍接受的服务的研究发现,儿童在精神卫生门诊设施中所占的比例仅为12%,在其他类型的精神卫生设施中的比例不足6%,只有不足1%的住院床位是预留给儿童的。[50]为儿童制定国家精神卫生政策,促进儿童权益的国际立法和其他全球计划,有助于解决治疗差距和让儿童和青少年更容易得到精神健康需求服务。[51]

其他弱势群体(例如女性,[52]难民[53]和老人[18,54])可能比其他人更难获得包括精神卫生服务的一般卫生服务。鉴于贫困国家的妇女更可能贫困、受教育程度低和体验到创伤(如家庭暴力)[55],这些因素使得她们更可能遭受精神压力和心情抑郁,所以我们急需缩小卫生保健的性别差距。

尽管难民、流浪者以及那些受到战争影响的人精神健康需求可能高于一般人群,[56]这些人群在求诊时会面临更多阻碍。照护阻碍本质上是结构化的也是文化的,包含语言、高成本、普遍的不信任、缺乏知识和精神病治疗的低社会接受度。[53,57]

用来满足老年人(尤其是患有老年痴呆症的老人)的精神卫生资源尤其匮乏,中低收入国家尤其如此。[2]一般来说,资源贫乏国家的健康系统无法解决老年人日益增长的身体健康需求,更别说是精神健康需求。如此具有成本效益的项目(例如教育运动和支持家庭照顾者)值得我们考虑。[2]因此,精神卫生资源总体上需要加强,尤其是特殊群体和当前服务的不公平性需要特别关注。

除了精神健康图谱-2011,药物滥用[17]和神经系统疾病(如多发性硬化[58]和癫痫[14])的特殊图谱也已发布。这些报告结果与2011年精神卫生图谱中的报告大致相似——资源是非常有限的。

4　国际组织的作用和全球精神卫生资源的发展倡议

在前面的小节中,我们重点介绍了由WHO牵头的图谱项目和WHO-AIMS这两个全球计划实例,它们反映了全球精神健康资源分布。结果表明,精神卫生资源仍然不足,并在全球范围内分布不均、不能被充分利用。尽管在过去十年里,很少有证据表明可用资源水平有实质性变化的证据，但很多倡议由各利益方（如各国政府、非营利组织团体、研究中心、倡导组织和专业协会）推动，有助于精神卫生资源的发展。例如，在过去几年，国际组织和由全球合作行动形成的全球计划，大大影响了全球精神卫生资源的增加，在研究、倡导、能力培养等方面尤其如此。本节将介绍在这种工作中发挥了作用的一些国际计划和组织。表9.3简单展示了全球和地区的精神卫生计划。我们将"计划"定义为旨在记录或解决全球精神卫生差距的独特项目或战略。其中可能部分计划关注的是特定人群或特定主题（如政策和服务）。表9.4列出了专门关注精神健康的组织清单。重要的是要注意，虽然计划和组织的清单是并不详尽的便利样本，但它们强调了为应对全球精神卫生资源缺口而建立的全球项目和组织。尽管许多组织和计划已经存在了几十年，在2001年《世界卫生报告》和2007年《柳叶刀》关于全球精神健康的系列文章发表后，其他机构也响应了采取行动的呼吁。[5,21]以上列出的所有计划和组织，都特别关注全球精神卫生，并且在精神健康的研究、宣传和能力培养中起领导作用。下一节将介绍在各个领域中发挥作用的一些计划和组织。

表 9.3　全球和地区精神健康计划

计　划	范　围	主要职责	网　站
精神健康促进和预防全球联盟	全球	科研、宣传，能力培养	www. gcappmentalhealth. org
全球精神健康重大挑战	全球	科研	http://grandchallengesg-mh.nimh.nih.gov/
儿童与青少年精神健康与学校国际联盟	全球	科研、宣传	www.intercamhs.org
国际精神卫生政策与服务项目：精神健康国家图谱	全球	能力培养（政策）	—
精神健康缺口行动计划	全球	能力培养（服务）	www. who. int/mental _ health/mhGAP/en/
精神健康与贫困项目	地区（加纳，南非，乌干达，赞比亚）	能力培养（政策）	www. who. int/mental _ health/policy/ development/mhapp/en/
全球精神健康运动	全球	科研、宣传、能力培养	www. globalmentalhealth. org
精神卫生保健提升计划	地区（埃塞俄比亚、印度、尼泊尔、南非洲、乌干达）	科研、能力培养	http://www. prime. uct. ac.za/
世界精神卫生调查计划	全球	科研	www. hcp. med. harvard. edu/wmh/

表 9.4　全球精神健康重要组织

计　划	组织类型	主要职责	网　站
基本需要	慈善/非营利	能力培养	www.basicneeds.org
公民	慈善/非营利	宣传,能力培养	http://en.cittadinanza.org/
全球精神疾病宣传网络联盟—欧洲 *	用户/专业协会	宣传	www.gamian.eu
全球精神病学倡议	慈善/非营利	宣传,能力培养	www.gip-global.org
全球精神和神经健康研究网络	非营利	科研,能力培养	www.mentalneurological-health.net
国际儿童和青少年精神病学及相关专业协会	专业社会	科研,宣传,能力培养	www.iacapap.org
精神健康与心理社会支持网络	非营利	宣传	http://mhpss.net/
世界精神健康联合会 *	非营利	宣传	www.wfmh.org
世界精神病学协会	专业社会	宣传,能力培养	www.wpanet.org

注: * 仅限欧洲地区。

4.1　研究

近年来很多全球研究项目的发展推动了对精神疾病负担的了解,评估了最常见、最严重精神疾病的治疗证据,并弥合了治疗缺口。1998 年首次推出的世界精神健康调查是很好的例子,[59]在倡导推进全球精神健康研究议程中起重要作用。[60]通过 WHO 的评估、分类和流行病学小组,世界精神健康调查是在 28 个国家开展的关于精神和药物滥用障碍的患病率及其相关因素的多阶段调查。该调查是一个宝贵的资源,因为它提供了国家和全球患病率估计,它的研究结果促进全球精神健康研究从精神流行病学加速扩展到精神卫生服务和实施研究。2011 年,另一项研究回顾了欧盟现有文献以及估计了欧洲的精神疾病负担。[4]

全球精神健康运动(MGMH)和全球精神健康重大挑战(GCGMH)旨在推动精神健康研究,目标不仅包括疾病预测,也包括确定减小治疗差距和改善健康结果的主要挑战和潜在解决方案。MGMH 成立于 2007 年,由致力于改善全球精神障碍患者服务的个人和机构组成。除了宣传和能力培养外,MGMH 还基于《柳叶刀》全球精神健康系列的"行动呼吁"确立了一系列研究重点。[61,62]这包括临床研究、成本效益研究和大型实验,涉及多种环境(例如学校、初级保健)中的多种行为健康状况,其结果将用于为精神健康系统和政策变化提供信息。2011 年 10 月,《柳叶刀》杂志发表了第二期全球精神健康系列论文,是 2007 年系列的更新,突出了 2007—2011 年度在缩小治疗差距和改善资源匮乏环境中精神障碍患者权利方面的全球努力。[62]

全球精神健康重大挑战（GCGMH），由美国国家精神健康研究院（NIMH）和慢性病全球联盟（GACD）协调组织，旨在将精神病学、神经病学和药物滥用障碍引入全球关注和研究议程的前沿。[63]GCGMH 成立于 2010 年，由来自世界各地的研究者、临床医生和倡导者组成，共同目标是确定挑战和研究重点，在未来 10 年改善精神疾病患者的生活。为了应对全球 25 大精神健康"挑战"，[64]该组织确定了疾病病因、早期干预、治疗改善和照护访问、增强意识、培养人力资源能力、提升健康系统和政策领域的研究重点。研究结果旨在帮助改善精神卫生系统和精神疾病患者的生活。

改善精神卫生计划（PRIME）（C.Lund，个人通信）是另一个例子，旨在开展研究，以在资源匮乏国家的初级保健机构中实施和推广酒精滥用障碍、抑郁症和精神障碍等疾病的治疗方案。参与国家包含埃塞俄比亚、印度、尼泊尔、南非和乌干达。研究侧重于考察实施"精神健康差距行动计划"（mhGAP）的可行性和有效性，用于在初级卫生保健背景下上述障碍的治疗实施。研究者预期这五个国家开展的研究可以为我们提供经验教训，有助于更广泛地了解如何在资源匮乏的环境中实施精神卫生服务，并为全球初级卫生保健服务的未来发展提供框架。

4.2 宣传

毫无疑问，精神健康患者的污名在低收入和高收入国家仍普遍存在，[65]国际组织通过提高公众对精神健康病患的认知和宣传，在减少污名中发挥着重要的作用。关于全球人权和精神疾病患者适当治疗的最早倡导者之一是精神疾病全球联盟（WFMH）。WFMH 成员是来自 100 多个国家的精神卫生专家、服务使用者及其家属。自从 1948 年，WFMH 一直致力于预防精神疾病，倡导为精神疾病患者提供适当的治疗，促进精神健康。[66]

自 WFMH 成立以来，在过去几十年里，大量的其他地区性和全球性组织成立了，旨在促进精神健康，为受到精神疾病影响的人群发声。这些组织包括国际儿童和青年精神病学协会、专家联盟、精神病学全球行动和精神卫生促进和预防全球联盟等。地区组织[如欧洲精神疾病宣传网络全球联盟（GAMIAN-Europe）][67]同样发挥了辅助性作用。GAMIAN-Europe 成立于 1997 年，是一个主要由服务使用者推动的欧洲组织，代表着精神疾病患者的利益并宣传他们的权利。组织的重点领域包括宣传、信息和教育、反污名和歧视、病人权利和能力培养。例如，一些活动的例子包括进行污名调查，了解精神疾病患者受到的歧视，为有兴趣成立自助小组的病人提供培训。[67]

4.3 能力培养

若干新举措已被制定，以培养各个国家（主要是中低收入国家）发展和实施精神卫生政策的能力，并发展和推广循证精神卫生服务。虽然 WHO 及其大学合作伙伴在制定一些计划时发挥了领导作用,例如精神卫生和贫困项目(MHaPP)以及精神卫生差距行动计划,但其他一些计划由慈善非营利组织负责,如基本需求(Basic Needs)。以下各节重点介绍了国际组织在精神卫生政策和服务发展领域相关工作的几个例子。伦敦精神病学研究所执行的两个项目对过去十年中肯尼亚和坦桑尼亚的差距和需求进行了详细研究。在这两个国家,在全国范围内应用的方法包括相关利益方分析、流行病学评估,以及开发适当的工具将精神健康纳入全国各级保健,特别是初级卫生保健。最终目标是根据每个国家的需要制定适当的精神卫生政策,并使用多部门工作取向将精神健康纳入整个健康系统。[68,69]

4.3.1　政策

MHaPP 的基本前提假设是精神疾病和贫困是密不可分的,通过制定有力的精神卫生政策,可以打破贫穷和精神疾病的循环。[70,71]MHaPP 的目标是帮助贫穷国家制定、实施和评估精神卫生政策。MHaPP 开始于 2005 年,是南非开普敦大学、人类科学研究理事会、夸祖鲁—纳塔尔大学、英国利兹大学和 WHO 的合作项目。在加纳、南非、乌干达和赞比亚,MHaPP 使用 WHO 的政策、计划和立法发展框架确定了加强精神健康系统的战略。自成立以来,该计划在一些重要领域取得了成功。例如,在加纳,对各相关利益方的研究阐明了精神卫生政策实施的主要阻碍。[72]反过来,这些信息将用于制定精神卫生政策,主要目标是减轻精神疾病负担。

4.3.2　服务

WHO 于 2002 年启动了精神健康差距行动计划(mhGAP),旨在为生活在资源匮乏国家中的精神障碍、神经障碍和药物滥用障碍患者在已知证据的基础上推广服务。[32,73]mhGAP 根据高患病率、高经济成本以及与人权侵犯的相关度确定了目标疾病,包括抑郁症、精神分裂症谱系障碍,痴呆和药物滥用障碍。MhGAP 干预指南(mhGAP-IG)包括了用于预防和管理具有优先等级疾病的干预;所有干预都根据有效性和可行性的证据选定。[32]该计划正在埃塞俄比亚、约旦、尼日利亚和巴拿马实施。由于大多数参与国刚完成选定干预的培训,所以 mhGAP 计划的短期和长期效应将随后发布。然而,所有mhGAP 国家都坚定地承诺增加精神健康资源。例如,埃塞俄比亚,一个拥有 8500 万人口却只有 36 名精神科医生的国家,已经认识到推广精神卫生服务和加强人力资源的必要性。根据当地情况修订 MhGAP-IG 和编制培训材料的工作已经开始。埃塞俄比亚同时还计划将 mhGAP 设为埃塞俄比亚大学医学本科训练的一部分。虽然这个方案处于早期阶段,但预计 mhGAP 将大大增加使用精神健康和药物滥用障碍治疗的机会,并改善资源匮乏国家个人的精神健康结果。

基本需要(Basic Needs)是非洲和亚洲的国际发展组织,致力于改善精神疾病患者的生活(http://www.basicneeds.org/)。具体来说,该组织赋权居住在社区中的精神疾病患者独立工作并谋生,并以社区为基础定期提供精神健康和药物滥用治疗服务。自

1999 年成立以来，超过 45,000 名精神疾病患者从该组织的服务中受益。

4.4 其他计划

本章介绍的计划和组织强调了目前全球努力解决精神健康资源差距的一些问题，特别是研究、政策和能力培养领域。表 9.3 和表 9.4 中提供的列表并不详尽，也不涵盖行为健康的所有领域。例如，药物滥用障碍不是本章的重点；然而，有几项工作，如联合国毒品和犯罪问题办公室/WHO 药物滥用一级预防全球倡议[74]以及非政府组织负责的计划（如开放社会基金的开放社会基金 2011）通过制定有效的政策和服务，减少了药物滥用障碍的全球负担。

此外，一些其他国际计划和组织不仅专注于精神健康，与此同时致力于缩小全球精神健康资源差距。此类计划的一个例子是全球疾病负担研究。[75,76]这项研究的结果表明，精神疾病在全球疾病负担占有重要比例，有助于启动研究、宣传和能力培养领域的国际工作。就组织而言，WHO 的合作中心，如精神分裂症研究基金会（SCARF）、低收入和高收入国家大学的研究中心，以及卡特中心、圣卡米耶—德利利斯基金会等非政府组织和健康网 TPO，以及许多未在此列出的组织，在全球精神健康领域发挥关键作用，在缺乏服务群体和弱势群体开展研究和提供精神卫生服务领域尤其如此。

5 精神卫生计划对全球精神健康资源的影响和对未来的影响

2001 年见证着全球精神卫生，特别是全球精神卫生资源的重要转变。[6]世界卫生报告 2001 关注精神健康，重新唤起了世界对全球精神健康和相关问题的注意。[5]同年，WHO 还公布了"图谱项目"（ProjectAtlas）的精神健康资源全球调查结果。[11]在 2001 年之前，关于精神卫生资源的信息主要来自高收入国家，如美国、英国、澳大利亚等，但在图谱项目之后，这些数据可从世界所有国家中获得。自从那时起，图谱项目及其他相关项目（如 WHO-AIMS）也进行了更新和发展，WHO-AIMS 从选定的中低收入国家采集了更多精神健康资源的深入信息。其他国际项目也有助于提供精神卫生资源和能力培养的信息。[77,78]流行病学项目也在开展，以确定精神疾病负担。[4,59]

估计精神障碍负担的流行病学研究已经在许多国家开展了几十年，但是由于缺乏对现有精神健康资源的了解，无论是基础设施、初级或社区人力资源、计划和立法，还是针对特殊群体（如儿童和妇女）的服务，发展合适的精神卫生服务和相关因素之间的差距很难评估。由于缺乏具有类似经济和人类发展的其他国家的比较数据，各国也无法了解自己精神卫生资源的缺陷。例如，一个低收入的撒哈拉以南国家无法了解使用美国数据了解自己的排名情况，因为两国发展精神卫生资源的需要和能力大不相同。然而,随着制定精神卫生资源图谱倡议的开展,各国可以使用类似发展水平的国家或相同地理区域内的数据比较。[79]各国的研究人员和决策者也有一些共同指标衡量发展和报告计划或政策成果。[80]精神卫生行动计划是一项针对 42 个欧洲国家精神健康资源的调查,确定了该区域各国资源的主要差异以及知识的差距,可用于为该区域更好的精神卫生政策发展提供信息。[80]

自 2001 年以来,人们还认识到,精神卫生法、智力残疾相关立法、精神卫生政策或计划以及精神卫生筹资等具体的精神健康术语在过去并未得到清晰的定义。甚至精神病护士、精神卫生专科的社会工作者和临床心理学家的概念在各国之间也有很大差异。这导致人们无法了解和比较现有精神健康资源。通过图谱项目,更清晰的定义开始出现,并继续优化,使各国对这些概念有统一的理解。欧洲的精神健康行动计划也确定了欧洲各国对不同资源定义的差异。[80]

奇斯和姆和同事[61]估计了 12 个中低等收入国家为精神分裂症、抑郁症、双相障碍和酒精使用障碍等患者提供核心精神卫生服务的当前和预计人均费用。他们的评估使用了几个关键指标,包括对精神卫生保健的充分规划和投资;提供精神卫生服务的足够人力;精神卫生保健投入和进程、最佳实践和人权保护的一致性;精神障碍患者的改善结果。他们估计,低收入国家需要 2 美元/人年,中等收入国家需要 3—4 美元/人年。根据目前的估计,到 2015 年,为了实现支出目标,低收入国家的支出必须增加 10 倍,而中等收入国家的支出也几乎将增加 4 倍(见图 9.3)。他们据此提出了一系列步骤作为柳叶刀精神健康系列提出的"行动呼吁"的一部分。

关键战略包括将精神卫生纳入公共卫生优先议程、改善精神卫生服务的组织、整合精神卫生在一般卫生保健中的可用性、开发精神健康人力资源和加强公共精神卫生领导力。"世界卫生报告 2001"建议了根据各国现有能力改善精神卫生资源的类似步骤。[5]随着公众对全球精神健康日益重视,国际组织、许多机构和非政府组织在过去十年中通过活动在突出精神卫生问题方面发挥了更积极的作用,并对各自政府施加压力,要优先考虑精神健康,但他们仍有很多事情要做。[34, 77, 81, 82]

虽然中低收入国家的精神卫生服务特别欠缺,发达国家也有自己的问题。儿童和青少年、老年人、妇女、那些身处惩教设施中的人、难民和受移民和冲突影响的人群等特殊群体的精神卫生保健影响着所有国家。在最近将焦点转向全球精神健康之前,有关适当精神卫生服务的知识是单独的孤岛,知识主要是从发达国家流向发展中国家。然而,随着对全球精神卫生关注的增加,有必要开发能够双向流动的专业知识[9]。双方可以并应该学习彼此的经验,并在自己的国家合理应用。文化因素在管理精神卫生保健方面发挥着重要的作用,各国可以相互吸取经验教训。

在图谱项目之前,人们通常知道,世界各地的精神卫生设施和资源都匮乏,但正是因为该项目对许多国家资源进行了量化,使这些不良的状况显得更加突出。[31]虽然宏观

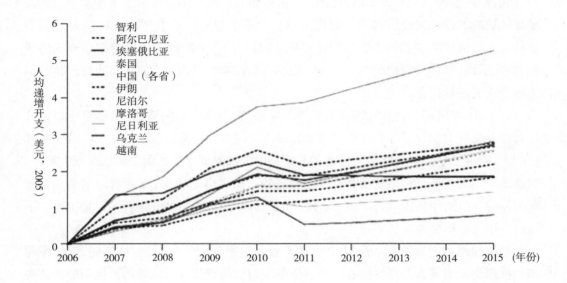

图 9.3　2006 年到 2015 年用于精神卫生核心包支出的增长情况

（来源：Chisholm et al., 2007. *Used with permission from Elsevier.*61。）

数据在广度和精度上有其局限性,但现在正在生成更准确和详细的数据。不断出现的数据还强调了良好的监管[81]、在精神卫生政策和服务领域开展循证研究[68,69,83,84]、增加开发适当精神健康资源预算[61]的必要性。虽然发达国家在不同程度上已有此类,但是资源匮乏国家既没有专业知识也没有专业人员关注这些问题,也没有精神卫生保健层面的监管。正是由于对全球精神健康的重新强调,国际专家团体更加注重中低收入国家的情况。许多倡议侧重于精神卫生资源开发的不同方面。然而,各国需要共同合作,以便尽可能有效地使用有限的资源。各国还需要注意边缘化人群(农村/部落,妇女/儿童/老年人或残疾人/难民)的需求,并发展更加公平和更合适文化的精神卫生服务。

　　即使是最近的倡议,仍有许多问题。如前几节所述,通过全球项目获得的定量数据无法提供有关资源的全面情况。政策和立法的质量、精神病床和人力资源的分配、可用的初级和社区保健设施的质量问题是大多数国家仍未解决的一些关键问题。未来的项目应更多地关注收集关于这些和其他资源的定性信息。数据采集应该辅以克服缺点的策略发展。从所有全球精神疾病负担以及现有资源和预算的可用数据来看,在大多数国家,特别是资源非常有限的中低等收入国家,精神障碍需要与其他健康疾病一起管理。鉴于管理精神疾病的复杂性,还应在必要时让其他部门(如城市规划、扶贫计划、农村和区域发展、社会服务、劳工、金融等)专家参与。所有国家的精神卫生专业人员都有责任尽一切努力让其他卫生和非卫生部门的同事参与进来。如其他此规模的多部门工作取向一样,政府人员参与总是有益的。政府和非政府组织都需要建立透明的合作机制。最后,以上工作都应得到足够的财政支持,无论是资助个人研究,还是为支持地方、区域或国家各级的服务和项目开发的政府或私人资金。最近呼吁增加对精神健康研究的资助是值得欢迎的[64],但各国政府有责任支持大规模的精神卫生政策和项目,这样它们才可以充分利用研究结果而使项目规模化。

6　结论

总体而言,全球精神健康资源,在大多数国家并不充分,中低收入国家迫切需要发展基础设施和人力资源,并通过合适的精神卫生政策和立法支持这些努力。对精神卫生部门的投入应该大幅度增加。一个经常被引用的评论谈到,各国还没有足够的研究评估精神障碍的负担或社会的需要。国际和国家基金机构应该注意到这一点,并寻求策略纠正这一问题。这个方面的努力已经开始,需要进一步发展。最后,随着对全球精神健康的日益重视,我们需要发展对已有的项目充分管理,并概述包括所有国家、可以利用彼此优势的协调战略。

第十章 加强精神健康人力资源建设的策略

角津立子 哈里·米纳斯 马里奥·达尔·波兹

在所有健康系统的中心,劳动力是促进健康的关键。

——世界卫生组织,2006[1]

2006 年世界健康报告[1]将全球注意力放在了健康工作人员的短缺方面。许多中低收入国家面临着健康劳动力危机,人力资源和培训的短缺也同样严重影响了精神健康。[2-5]2001 世界健康报告[6]和精神健康资源图谱[3,7,8]、神经障碍[9]和精神卫生护士[10]清晰地表明了中低收入国家(特别是相对于高收入国家(HICs))精神卫生人力资源(HRMH)的极度短缺和解决此问题的紧迫性。

根据 2011 年精神健康图谱,[8]护士是精神卫生系统的主力:全球平均每 10 万人有 5 名护士;其次是精神科医生,每 10 万人中有 1.3 名。心理学家和社会工作者的数量会少很多,职业治疗师尤其短缺,至少在 50% 的低收入国家(LICs)的精神卫生系统完全没有职业治疗师。精神科医生的数量在高收入国家要多得多,中位数是低收入国家的748 倍。图 10.1 和表 10.1 展示了 2005 年和 2010 年之间 HRMH 的变化。HICs 精神科医生数量的增加速度最大,平均变化率为每 10 万人 0.65 名,低收入国家却在减少,每10 万人减少 0.0005 名。

表 10.1 不同收入国家的 2001 年、2005 年和 2010 年精神障碍健康专家的中值数量(每 10 万人)

	精神科医生			护士+			心理学家			社会工作者			职业治疗师		
	2001	2005	2010	2001	2005	2010	2001	2005	2010	2001	2005	2010	2001	2005	2010
低	0.06	0.05	0.05	0.16	0.16	0.42	0.04	0.04	0.02	0.03	0.04	0.01	未知	未知	0.00
低中	0.9	1.05	0.54	1.0	1.05	2.93	0.6	0.60	0.14	0.3	0.28	0.13	未知	未知	0.01
中高	2.4	2.70	2.03	5.7	5.35	9.72	0.7	1.80	1.47	1.42	1.50	0.76	未知	未知	0.23
高	9.0	10.50	8.41	33.5	32.95	29.94	26.7	14.00	3.79	25.5	15.70	2.16	未知	未知	1.51
世界	1.0	1.2	1.27	2.0	2.00	4.95	0.4	0.60	0.33	0.3	0.40	0.24	未知	未知	0.06
N =	182	183	177	164	172	158	164	173	147	147	157	129	未知	未知	119

注:+2005 年图谱将护士定义为"精神科护士";2011 年图谱将护士定位为"精神卫生机构中的护士"(广义)。UN=未知。来源:Kakuma et al.,2011,p.1656[12]。

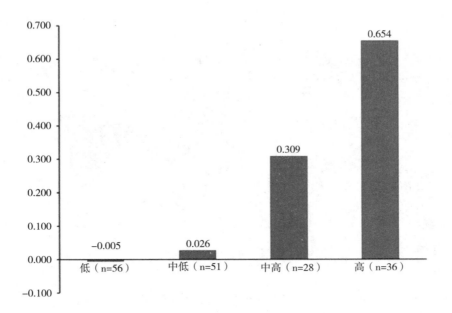

图 10.1　按收入组别划分的各国每 10 万人口中精神科医生人数的中值变化（世界银行，2004）

（来源：Kakuma et al.，2011，p.1656.使用经过了 Elsevier 的许可。[12]）

表 10.2　2005 年 58 个中低收入国家每 10 万人中精神卫生工作者的
供给和缺口以及填补精神卫生工作者缺口的预估成本（工资，2005）

	精神科医生			护士			心理社会健康服务者			全部全职人员合计		
	供给	缺口	工资	供给	缺口	工资	供给	缺口	工资	供给	缺口	工资
低	0.26	1.04	\$48,588	5.15	7.90	\$136,652	1.35	8.40	\$162,523	6.76	17.34	\$347,764
中	2.15	0.46	\$31,845	5.70	9.37	\$282,871	11.43	5.05	\$151,423	19.28	14.88	\$466,139
所有中低收入国家	1.18	0.76	\$80,433	5.42	8.61	\$419,523	6.25	6.77	\$313,947	12.85	16.14	\$813,903

（来源：Kakuma et al.，2011，p.1656[12]。）

　　直到最近，HRMH 短缺和需求的统计数据才被公开。世界卫生组织发布的一项大型研究使用 2005 年精神健康图谱数据估计了 58 个中低收入国家精神科医生、社会心理保健提供者和精神健康背景护士的短缺和需求。[11]据估计，2005 年对精神卫生工作者的总需求数量为 362,000,这意味着低收入国家的需求为每 10 万人中 22.3 人、中等收入国家为每 10 万人中 26.7 人：精神科医生占 6%,精神健康背景护士占 54%,心理社会保健提供者占 41%（见表 10.2）。这些数据表明，精神卫生工作者的总缺口达到了 190,300 人（低收入国家为 17.3,中等收入国家为 14.9）。除了拉脱维亚，所有中低收入国家在上述三类工作者中均有一种或以上的缺口。图 10.2 展示了不同地区精神健康劳动力短缺的程度。

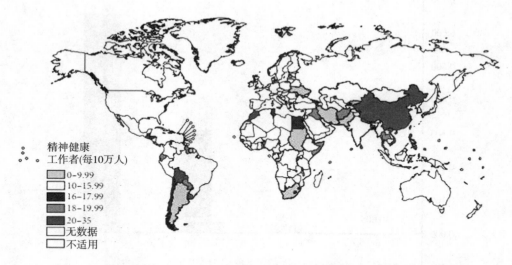

图 10.2 2005 年,58 个中低收入国家精神卫生工作者短缺情况

(来源:Kakuma et al.,2011,使用已获世界卫生组织的许可。)

越南的缺口最大,每 10 万人中仅有 1.7 名精神科医生和 11.52 名心理社会健康服务者;在乌拉圭,每 10 万人中仅有 22.2 名护士。所有 LICs 和近三分之二 MICs 的精神卫生工作者的数量远不能满足实施必要精神健康干预的需求。在每 10 万人中精神科医生缺口更大的国家中,其他领域的医生从事精神卫生工作的比例更高。HRMH 在大多数 LMICs 仍然严重不足,并且资源多集中在城市地区。大多数 MICs 精神科医生数量的小幅度增加和 LICs 精神科医生的急剧减少已经引起了研究者的关注,并对 HRMH 有严重的影响。[8]除非各国加大投入,在更大范围内大量培训专业或非专业精神卫生保健人员,并采取策略应对落后地区的问题,否则精神健康人员的短缺和分配困难会日趋加剧。[12]目前已有一些实践指南,帮助政策制定者、健康计划人员和教育人员解决HRMH 的短缺问题[13-15],中低收入国家可行的新精神卫生服务模式也在不断出现。[12]在中低收入国家加强精神健康人力资源建设并发展全面、可持续的精神卫生系统的关键对策包括任务分担,即"通过简单培训或者专门训练,将任务委派给现有或者新的人员"。[16]这点之所以重要,主要有三方面的原因:(1)大多数国家没有足够数量的精神健康专家满足国民对精神卫生保健的需求;(2)经过充分的训练和督导,非专业卫生工作者也可以实施某些精神卫生保健任务(见如下任务转移部分);(3)卫生保健系统不断地向综合、康复模式转型,有必要通过多领域、跨部门的方式对精神卫生保健进行改革(见如下政策部分)。

此外,系统的实施也极其重要。例如,世界卫生组织提出了健康行动人力资源体系(HRH 行动体系)。它包括六个彼此相关的成分:政策、健康劳动力管理、财政、教育、伙伴关系和领导力。[12,17]目前仍非常缺乏加强 HRMH 的干预证据,这给发展循证 HRMH 策略带来了挑战。

1　加强精神卫生人力资源建设的策略

1.1　准确的精神健康人力资源数据

通过研究、有效的监控和评价获取准确的、最新的 HRMH 信息对发展合适的精神卫生政策、计划和评价非常重要。[18]有效的监控和评价策略和精神卫生信息系统是及时、可靠地获取现有精神卫生系统信息的保证,有助于促进精神卫生服务的恰当实施。对精神卫生信息系统的需求已经成为了并继续是优先发展领域。[19-21]

研究对促进健康、平等和发展的关键作用毋庸置疑[22-24],但最近的一篇综述发现,只有 45 个研究评价了任务分担干预对病人结果的影响,只有 27 个研究评价了培训项目对中低收入国家员工表现的影响。[12]在这些研究中,23 项来自南亚,13 项来自非洲,10 项来自拉丁美洲和加勒比地区,5 项来自中东,5 项来自中国,4 项来自土耳其,2 项来自东亚,1 项来自俄罗斯。目前亟须积累精神健康研究证据,例如,对资源有限地区的卫生政策和系统研究和具有成本效益的干预实施可以指导政策制定者和计划者为资源匮乏地区下制定最恰当的精神卫生保健方案。[25-27]

1.2　任务分担的有效性

任务分担,即"通过简单训练或者专门化训练,将任务委派给现有或者新的人员",是 HRMH 短缺的重要对策。它包括在不同部门雇佣精神卫生保健人员、与其他专业人员的跨部门合作(比如教师和监狱员工),提升精神健康意识,加强精神卫生促进、预防、早期筛查、转介、治疗和康复工作。下面总结了精神健康服务任务分担的证据。

1.2.1　专业精神卫生专家和心理社会工作者

尽管任务分担已经广泛实行,但精神卫生专家对提供复杂的临床保健仍非常重要,重点处理复杂的精神病理学个案,为处理简单个案的非专业卫生工作者(NSHWs)提供培训和督导。[28]中等水平的精神卫生工作者(如精神卫生医疗人员)也可以前往精神科医生严重短缺的农村地区提供服务。心理社会工作者也同样重要。在印度,社会工作者是多学科精神卫生团队的一部分,可以领导面向服务使用者和照护者的支持小组;[29]在智利,社会工作者提供了心理教育和监控。[30]在智利,心理学家也提供了有效的心理教育干预,减轻照护负担和改善照护态度。[31,32]

在大多数研究中,精神病理学家、神经学家、非专科医生、护士以及心理社会工作者为 NSHWs 提供了有效的个案发现、转介、治疗、心理教育、跟进护理等方面的短期训

练、督导和监控，并对病人结果有积极的影响。[30,33-35]

1.2.2 专业精神卫生专家和心理社会工作者

越来越多证据表明，在中低收入国家，非专业卫生工作者能够有效地提供精神卫生保健。他们提供着诊所服务、上门服务、社区外延服务等各种服务，也参与了常见和重度精神障碍、癫痫、精神迟滞和痴呆的发现、诊断、治疗和预防等各种工作，承担了复杂的阶梯护理干预部分工作[30,33,36,37]或者单次干预如群体人际关系治疗（IPT）[38]、认知行为疗法（CBT）[39]等和对照护者的心理教育项目。[40]

根据不同的培训水平，他们的角色也不同。例如，训练良好的护士、社会工作者和普通人员负责跟进、教育和促进工作。[30,41,42]接受过精神健康训练的初级保健医生负责复杂个案的确定、诊断、治疗和转介工作。[2,42,43]此外，非专业卫生工作者负责支持照护者、联络、确保遵从性和发现精神健康问题等工作。[36,39,41,44]

大多数研究表明，人员培训显著改善了病人的健康结果：更好的康复结果、功能异常和症状严重程度的降低。产后抑郁母亲的婴儿也可以因为母亲症状的减轻而受益。[39,44]但一项研究发现，培训社区卫生工作者对筛查痴呆症并没有效果，其他 NSHW 干预有效地减轻了痴呆症病人照顾者的负担。[36]尽管结果很鼓舞人心，但这些方法仍需要在常规服务背景下开展进一步的研究。

1.2.3 专业精神卫生专家和心理社会工作者

在世界范围内，精神卫生保健的使用者和照护者参与精神卫生保健都是新事物。就其对病人结果影响的现有证据主要来自 HICs，[46-49]而且许多研究有方法学缺陷。尽管如此，研究发现，使用者和照护者在支持照护者和提供精神卫生保健等方面有积极的作用。

家庭照护者对精神障碍患者的发现、求诊和支持等方面都很重要；面向照护者（尤其是 LMICs 神经疾病患者的照护者）的教育项目研究在不断增加。[50,51]在伊朗，慢性精神分裂症患者的父母经过一个月的训练后，能够更好地管理孩子的行为，为更好地病人结果提供了支持。[52]伊朗最近的一项研究表明，为期八周的教育课程可以有效减少照护者的痛苦和痴呆症病人的问题行为。[53]印度的一项 RCT 考察了心理教育干预项目对精神分裂症患者照护者的影响，结果发现，照顾者接受为期 9 个月、每月一次的干预，患者的心理病理学和失能结果更好，照顾者的支持和满意度也更高。精神卫生服务的使用者能够为他人提供支持，分享个人经验，参与自助和互助活动。[35,55]尽管一些精神卫生使用者组织为使用者和家人提供心理教育和技能培养课程，用于家庭照护、自助和创业，[56]但目前并没有严格的评估考察它们在 LMICs 的影响。未来的研究需要进一步探索、评价和扩展使用者和照护者的角色。

尽管现有证据有限，但研究表明，非专业卫生工作者，包括使用者和照护者，能够并应该承担起精神卫生劳动力的角色。未来仍需更好地研究社区资源（如本土、传统、辅助照护者)的角色。未来亟须更多背景适宜的研究证据,指导决策者和健康计划者发展加强精神卫生劳动力市场建设的创新策略。

1.3　卫生行动体系下的人力资源

由于全球都需要解决卫生人力资源(HRH)短缺问题,各利益方努力建立技术体系,帮助政府和卫生管理者发展和实行全方位策略,获得有效、持久的健康劳动力。[1]健康行动体系中的人力资源包括人力资源发展必需的、彼此关联的成分:政策、卫生劳动力管理、财政、教育、伙伴关系和领导力(见图10.3)。[17]

- *政策*:有关雇佣条件、工作标准和卫生劳动力发展的规则、条例和法规。重要内容包括行业标准、资格证、资格认定;卫生人力资源负责部门的工作范围授权;健康劳动力的政治、社会、财政决策;公民服务的雇佣法律和规则。

- *卫生劳动力市场管理*:整合数据、政策和实践,制定必要的卫生工作人员、招聘、雇用、调度和发展计划。重要内容包括人事制度(如劳动力规划、招聘、雇用和调动);工作环境和条件(如员工关系、工作场所安全、工作满意度、职业生涯发展);人力资源信息系统;绩效管理(如绩效评估、指导);以及员工维护。

- *财政*:为人力资源募集、统筹和分配足够的资金。重要内容包括薪资和津贴;卫生人力预算;动员财政资源。

- *教育*:具备合适技能的人力培养和持续发展。重要内容包括职前教育;在职训练;训练机构的容量;社区卫生工作者和非正式照护者的培训。教育培训的新兴话题是使用科技——手持设备、网络学习材料和刺激性学习环境——提高学习的效率和效果。

- *伙伴关系*:与关键利益方(如服务提供者、卫生部门、捐助者)的正式与非正式联系以最大限度利用人力资源。重要内容包括社区动员、公共和私营部门协议和利益方的多边合作的机制和过程。

- *领导力*:提供方向、统一人群、动员资源和达成目标的能力。重要内容包括对卫生人力明星的认同和支持;健康人力管理者的领导力发展;多部门和多边合作能力;以及现代化和联系强化。

卫生人力资源行动体系的综合策略有助于解决员工短缺、员工分布不均、技术能力不足、人员维护困难和动力缺乏等问题。有效的卫生人力资源管理是整合所有成分的核心。应用此体系的过程指导原则是国家主导、政府支持、多部门、多利益方、依赖捐助和性别敏感。内容指导原则是关注结果、系统相关、基于知识、学习导向和鼓励创新。[17]2006年世界卫生报告[1]提出了"工作生命周期"方案,用以系统地应对卫生人力资源的动态系统,强调进入劳动力市场的阶段性策略、处于劳动力市场的生命时期和退出劳动力市场的节点(见图10.4)。在每个阶段,研究者都可以设计和实行具体的政策干预。本体系明确地阐述了系统加强HRMH建设的必要性,也是系统发展卫生系统的一部分

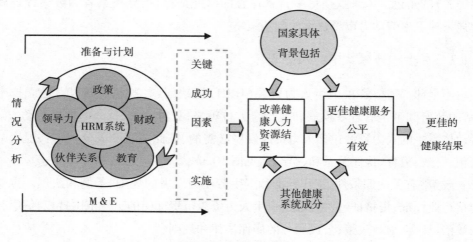

图 10.3　健康人力资源行动体系[17]

（见图 10.5）。系统的方法能够促进策略的发展，有助于处理卫生系统的复杂性，最大限度促进服务的可持续性。[57]HRH 行动体系也阐述了与诸多利益方合作（如决策者、专业和非专业健康专家、社区卫生工作者、研究人员、非政府组织、公民社会组织、基于信仰的组织、使用者和照护者、媒体等）、机构和基础设施能力建设的必要性。尽管在中低收入国家所有卫生领域的人力资源短缺都很明显，但这个危机对精神障碍尤其突出。关于健康和精神卫生政策、计划和服务的现有证据表明，很多中低收入国家还没有意识到精神卫生服务的必要性和重要性。

　　框 10.1 介绍了与卫生人力资源行动体系一致的卫生人力资源策略示例。

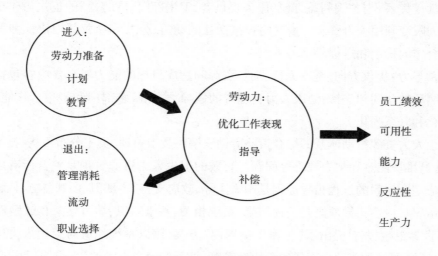

图 10.4　工作生命周期策略

系统建设模块整体目标/结果

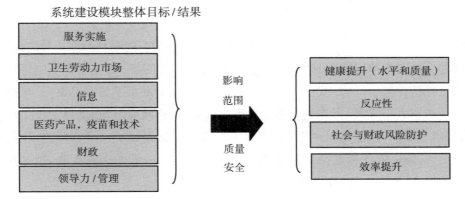

图 10.5　健康系统的行为模块：世界卫生组织卫生系统体系[57]

框 10.1　印度尼西亚亚齐省精神健康人力资源的发展

　　印度尼西亚亚齐省采用的加强 HRMH 建设方法与卫生人力资源行动体系一致。尼西亚亚齐省有省级精神卫生政策，许多地区也制定了地区精神卫生政策。尽管目前仍需要大量的工作发展满足精神卫生工作者计划、招聘、调度和长期技能发展的人力数据系统，但精神卫生劳动力信息在稳步完善。23 个地区中，13 个地区有明确的精神卫生预算，所有 23 个地区都通过核心地区卫生预算雇佣社区精神健康护士，并为大量乡村志愿者项目提供支持。教育和培训早已成为省级精神卫生系统发展策略的主要部分。班达齐亚的吉隆坡大学与马达大学（日惹市）合作开设了心理学培训项目，已吸引了大量齐亚学生。面向乡村精神卫生志愿者的培训和支持快速增加了基层社区工作人员的数量。持续性不足的关键方面是亚齐缺少精神科医生的培训课程。在印度尼西亚卫生部门的持续支持下，亚齐省和地区政府在一直致力于发展最全面的、基于社区的精神卫生系统，成为了模范领袖。许多参与亚齐精神卫生系统发展的核心人员也接受了墨尔本国际精神健康领导力项目的培训。最后，建立社区精神卫生系统和社区精神卫生劳动力市场已经促成了亚齐省、地区政府、印度尼西亚卫生部、亚齐以及其他印尼和国际大学；联合国组织（包括世界卫生组织、联合国儿童基金会和国际移民组织）、当地和国际非政府组织的系列伙伴关系。

1.3.1　政策

　　为了有效地发展 HRMH，清晰的国家、省级、地区政策对定义整体价值观和目标必不可少；为国家提供能够计划、培训、发展 HRMH 的整体体系；提供责任制度；鼓励护理质量的持续提高。必需的人力资源类型、人员和分配取决于特定背景下需要实施的精神卫生服务。它可以是单独的精神卫生人力资源发展政策,也可以纳入整体精神卫生政策。

至于全球举措,2012 年 5 月第 65 届世界卫生大会通过了 WHA-65.4 号决议,即*精神障碍的全球负担和国家级卫生和社会部门协同反应的需要*,呼吁世界卫生组织制定全面的全球精神健康行动计划。[19,20]2012 年世界卫生组织发布了*零号草案:全球精神卫生行动计划 2013—2020*,并邀请世界卫生组织成员国、跨政府组织、世界卫生组织合作中心、非政府组织、其他组织和协会递交意见。零号草案提出了一个变革性议题,旨在支持成员国、国际伙伴和世界卫生组织秘书处制定专门、一致的国家策略,指导对有需要群体的投入,并最大化投入回报。[21]

世界卫生组织通过系列疾病定义精神障碍,包括神经障碍和药物滥用障碍。精神障碍包括抑郁和焦虑症,酒精和其他药物的滥用和误用,严重致残疾病(如精神分裂症和双相障碍)和神经问题(如癫痫和痴呆)。[19]

定义精神卫生服务过去几十年间,精神卫生保健最重要的变化之一是由机构治疗向社区保健转型。这一转型给 HRMH 带来的影响包括:(1)需要从医院调派人员到社区服务机构;(2)发展工作人员在社区工作的新能力,强调在医院和社区的恢复和康复;(3)大范围培训精神卫生人力资源(如非正式社区保健和初级护理);(4)改革相关培训模式,与新服务模式保持一致。[13]

将精神健康纳入一般卫生保健,尤其是初级保健,已经是解决重大治疗缺口最可行的方法之一。[58]这对精神卫生人力资源也有重要的启发意义,比如需要合适的精神卫生能力培训来发现精神疾病、提供基础保健并将复杂个案转介给专家服务,精神卫生专家必须与一般卫生工作者合作以提供支持和督导。

就精神卫生服务的最优组合,WHO 提出了 WHO 服务组织金字塔:将精神卫生服务纳入初级保健是基本做法,辅之以其他保健服务(社区和医院服务)的支持。[59]然而,如果我们要考虑精神卫生服务的背景——日益明显的多领域、跨部门(健康、教育、劳动力、住房、刑事司法和社会服务)背景,金字塔就需要重大修正。A65/10 报告[19]、WHA-65.4 号决议[20]和零号草案:全球精神卫生行动计划 2013—2020[21]都呼吁基于社区的、全面的、整合的、回应性良好的精神卫生和社会保健服务。它强调了社区服务需要打破临床护理的范围,采取以康复为主的模式,包括为个体提供支持性服务,以实现个人目标和理想(如就业、住房、教育机会和社区参与)。越南正在努力为精神障碍患者提供全面、协作的社区精神健康和社会服务,该项目的介绍见框10.2。

有效的精神卫生保健系统还需要充分重视整个人生历程中的精神健康促进和精神障碍的预防。精神健康促进和精神障碍预防策略包括儿童期和青少年期培养核心个人素质的干预;情感和行为问题的及早发现和预防;健康生活和工作条件保障;贫困人群的社会保障;反歧视法律;精神健康和精神疾病的社区教育;提升人权和降低伤害的举措。[21]

　　精神卫生服务范围的转型对界定、协调、管理不同的角色和功能提出了挑战。精神健康服务对精神健康促进、预防、发现、治疗、恢复和社会支持等服务的覆盖范围不同,HRMH 的范围和跨部门合作协调的需求也不同。此外,不同机构精神卫生工作者角色的差异也强调了技术组合(而非人员组合)策略对加强 HRMH 的重要性。[16]精神卫生保健结构如何整合各种服务和人力资源的示例见图 10.6。

框 10.2　越南

　　自 1998 年,越南通过初级护理实施了一项社区精神卫生项目。尽管该项目在越南的大多数地区都已经启动,但它只关注精神分裂症和癫痫症,对常见精神障碍患者的服务非常有限。越南的初级保健人员编制和世界同等国家相当,但所有水平的精神卫生工作者(如精神科医生、心理学家、职业治疗师、精神病学社会工作者和精神科护士)仍严重短缺,越南精神科医生在世界范围内最为短缺。[11]越南政府也越来越重视国民的精神健康,致力于建设综合医院和社区精神卫生系统,以应对国民的精神卫生服务需求。2011—2015 年精神卫生国家行动计划的目标是为所有 63 个省建设社区团队。团队的最初组成人员包括精神科医生、至少 10 名护士和 5 名社会心理工作。心理学、精神病学社会工作、职业治疗和社区精神病护理培训项目在未来四年发展和启动后,团队结构预计将发生变化。

　　就社会工作者的角色,越南政府在 2010 年 3 月 25 日通过了 32/2010/QD-TTg 决议,宣布将社会工作发展为行业,到 2020 年培训 6 万名社会工作者。此外,2011 年 7 月 22 日发布的 1215/DQ-TTg 决议批准了为精神障碍患者发展社区社会支持和康复的提议。1215 号决议旨在动员社区和家庭成员为精神障碍患者提供资源支持、心理支持和康复,协助精神障碍患者的照护和社区融合、精神障碍预防、社会安全保障。因此,劳动部、弱势群体和社会事务部将与卫生部、教育培训部、财政部、规划与投资部、信息通信部合作,通过(1)组织精神卫生保健系统工作人员和合作人员的培训;(2)支持培训机构开发精神卫生保健培训课程和培训项目,提高员工的教学能力;(3)为精神障碍患者家属提供照护和康复技巧培训,为精神障碍患者提供社区社会帮助和康复的人力资源。

　　在任务分担和多种服务水平的背景下,精神健康人力资源可以包括(1)专业工作者,如精神科医生、神经专家、精神科护士、心理学家、心理健康社会工作者和职业治疗师;(2)非专业卫生工作者(NSHWs),如医生、护士和普通卫生工作者、精神卫生保健使用者和照护者;(3)其他专业人员如老师、警员和社区工作者。他们能在不同机构(医

院、诊所、社区等）和不同部门（教育、人力、矫正机构等）工作。

定义不同种类的推广一旦确定了精神卫生服务方案和人力资源的最优组合,我们还需要加强 HRMH 建设的策略。在健康领域,"推广"有不同的含义,它的定义对 HRMH 规划有直接的影响。推广主要包括若干共同成分：在相似背景下增加已证实有效的服务接受者人数；服务范围的扩大；通过政策制定、实施和资金投入来增加服务的可持续性。[60]

推广也可以指包括政治意愿、人力资源发展、增加可得的基础医药、监控和评估等过程。[61]WHO 将推广描述为"努力增加在预研究或实验研究中获得成功的创新型卫生服务的影响力,以惠及更多人,促进持久的政策和项目发展。"[62]与 HRMH 相关的不同形式的推广包括：

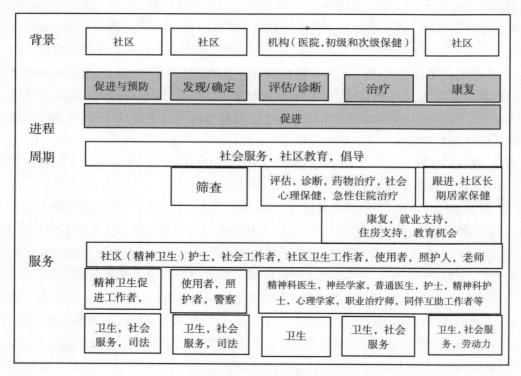

图 10.6　精神卫生保健系统结构示例

- 横向推广（也称作拓展或复制）是指在不同地区复制服务,拓展到更大、更多的人口群体。
- 纵向推广（也称作政策/政治/法律/制度的推广）是指政府正式决定,在国家或下级层面进行革新,通过国家规划机制、政策改变或者法律措施将之制度化。这将包括系统改革和资源分配,建立保证其可持续性的制度机制。

●功能推广（也称作多元化或嫁接）包括在已有的服务方案中检验或增加干预措施。

所有三种类型的推广对有效地发展合适、充足、可持续的人力资源弥合精神卫生保健的治疗缺口都是必需的；保证推广活动仍需要政策的支持。

动员政治意愿是精神卫生系统发展中最常见、最重要的挑战之一，要求一系列有组织举措，有效应对国民的精神健康需求（见第二十章）。这些举措包括改革法律、政策和法规体系；加大精神卫生投入；完善已有项目或开发新的精神卫生项目；加强精神卫生人力资源建设；提供研究证据；有效地利用证据指导政策和实践。[63]

目前能够为就业条件、工作标准和劳动力市场发展提供适当规则、条例和法规的研究证据还严重缺乏。在许多地区，专业能力和职业标准知识有限的工作者提供了精神卫生服务；有些地区缺乏专业资格和资格认证安排，有些地区则缺乏明确的工作范围指导各类卫生工作者的工作。从本质上说，许多正在提供精神卫生服务的卫生工作者是不合法的，但很多时候是因为别无选择。因此，政策不仅可以为精神卫生服务提供必要的指导架构，也可以保护和保证卫生工作者提供有能力提供的服务。[64]

1.3.2　教育与培训

具有合适技能的劳动力市场的持续发展对加强 HRMH 建设至关重要。培训应该以国民的精神健康需求为基础，应该包括在职训练（如继续教育）和为了更有效实施培训项目的制度性能力提升计划。

但是，只有 55% 的低收入国家、69% 的低中收入国家和 60% 的高中收入国家[5]拥有精神病理学培训项目，各个国家精神病理学教育的方法也不同。[65-68]尼日利亚的精神科专家训练项目已经实施了超过 25 年，但是至今整个国家只有一半的第三代精神卫生机构有足够的精神科医生提供可靠的官方认可培训。[5]

NSHWs 的培训也需要推广。研究证据一致表明，对初级卫生保健提供者和其他卫生提供者的精神卫生训练对精神障碍的发现和治疗有积极的效果。[58,59]从整体上，精神卫生专科专业人员提供的短期项目和持续督导有效地提升了精神障碍患者的信心、发现、治疗和治疗依从性，同时减轻了照护者负担。面向社区卫生工作者和非正式照护提供者的培训也是健康劳动力市场满足治疗需要的重要组成部分。[34,52-54,66,68,70-81]此外，非专业工作者和心理社会工作者的培训项目也需要加强、发展和开展。很多国家仍缺少心理学家、社会工作和职业治疗等领域的培训项目。随着服务模式不断地向多学科技能组合方向转型以促进精神健康、预防精神疾病、检测和治疗精神疾病、支持康复，心理社会工作者的需求也在增长，也需要相应的培训项目满足需求。

1.3.3 卫生人力资源管理

经验丰富的卫生管理人员是成功发展卫生人力资源的关键。卫生管理人员会监管精神卫生服务发展的策略方向,管理资源分配,监控政策目标和结果。卫生管理人员也负责卫生人事系统的规划和实施,管理工作环境和条件、HRH 信息系统、员工绩效和人员去留。相对于其他卫生职业,精神卫生培训资源不均等、精神病理学家和其他精神卫生保健提供者收入偏低使得精神健康职业更加缺乏吸引力。这是卫生管理人员提高精神卫生服务必须要应对的重要问题,但 HRH 发展计划常常会忽略政策制定者、卫生规划者和管理者的能力建设。

目前发展中国家卫生管理者信息仍非常缺乏。HRH 规划很少包括管理功能。一项对埃塞俄比亚、加纳、坦桑尼亚[82]卫生管理者的调查表明,管理者主要是额外担负管理角色和职责的临床工作者。他们包括医生、护士、医疗助理、健康管理者、药剂师、卫生员和临床人员,其中医生的比例最高。另外,管理培训并不是承担管理工作的必要条件。这些结果说明目前严重缺乏对卫生管理对服务推广作用的认识。

健康专业人员对精神障碍的消极态度仍是一个重大挑战。即使目前已经拥有培训项目,但是很少有学生选择从事精神病学工作。[83,84]忽视、污名和歧视是许多医学受训人员缺乏接受专业精神健康培训意愿的原因。一项研究调查了肯尼亚内罗比大学医学院学生对精神病学的态度[77],尽管 75% 的受访者对精神病学持积极态度,但只有 14% 愿意选择从事精神病学工作。对巴西初级卫生保健提供者的焦点小组讨论发现,尽管他们承认发现患者的精神健康问题是自己的职责,但他们依然认为诊断和治疗是精神卫生专家的责任。[71,85]对精神障碍的误解、恐惧、精神健康专业人员感知到的低地位、训练不足是加纳、南非、乌干达和赞比亚的很多健康专业人员不愿意提供精神卫生保健服务的原因。[86-89]

但是,研究表明,对初级保健专业人员进行精神健康教育干预可以改善他们对精神疾病的态度。[70-73,75,76,90-92]医疗培训中的相似干预也可以改善精神卫生专家的招募情况,但这仍需要进一步的探索。[93]

人员分配、流动和流失的管理卫生工作者从 LMICs 向 HICs、从乡村向城市的流动严重限制了人力资源的发展,[94-98]精神健康也不例外。[99-101]专业孤独、更好的培训和就业机会是向 HICs 和城市流动的主要原因。[102]待遇和工作条件(如设备和物资不足)因素、培训和持续教育机会缺乏是离开 LMICs 的推动力,也是 HICs 招募健康专家到自己国家的策略和助力。[103]世界精神病学协会(WPA)认为专业孤独和更好的培训机会是“人才外流”的主要原因。

LMICs 精神卫生工作的收入和工作条件比一般卫生工作更差,因为许多国家的精神卫生保健并不是优先事项,因此也缺少资源发展精神卫生保健的培训项目、设施和服务。詹金斯和同事通过考察了 2008 年四个主要接收国专业人员数据库来确定来自本国、具有专业资格的精神科医生数量考察了 LMICs 精神科医生的国际移民情况。[104]研究者发现,在英国、美国、新西兰和澳大利亚的精神科医生中,4687 名来自印度,1593 名来自菲律宾,1158 名来自巴基斯坦,149 名来自孟加拉国,384 来自尼日利亚,484 名来自埃及,142 名来自斯里兰卡(共计约 9000 名精神科医生)。[99]这对来源国来说的消极影响是,如果没有移民,许多国家每 10 万人中精神科医生的数量会是当前的两倍或者以上(在某些国家达五到八倍)。这些结果明确地证明了发展创新策略以有效处理技术移民问题的迫切需要。

在缺乏培训项目的地方开办本土培训项目、完善现有项目、增加激励鼓励职业发展对减少人才外流尤其重要。国际合作也是加强 HRMH 建设的重要方法。[105]通过与多伦多大学和亚的斯亚贝巴大学(TAAP)的合作,埃塞俄比亚开展了精神病学训练,在 2003 年到 2009 年,埃塞俄比亚的精神科医生数量从 11 位增长到了 34 位。[106]这个项目的成功使其扩展到了 14 个不同的健康项目。[107]

工作条件对 HRMH 维持也很重要。肯尼亚的一项横断研究发现,在精神医院工作的 95% 受访者报告了轻度到高度的情感耗竭,88% 报告了去人性化。近 40% 的受访者报告低成就感。[108]在巴西,来自巴西里约热内卢四个精神健康服务机构的 62% 的精神健康专家只报告了中等水平的工作满意度。[109]

HRMH 的保留和均等分配仍是一个挑战。财务奖励策略、促进职业发展的能力培养制度、获得和提供指导的机会、良好的工作条件都是减少流失需要加强的方向。

监控和评估、信息系统 HRMH 推广策略的评估仍是一个挑战。缺少多方认同的 HRH 发展策略的监测和评估指标是主要阻碍。迄今为止,HRMH 指标主要关注精神卫生专家的数量、已有的培训项目、接受过专家培训的卫生工作者数量和接受过精神健康培训的非专家数量。人才流失主要通过国际研究评估,重点关注在低收入国家接受培训但在高收入国家工作的精神卫生专家。

尽管目前 LMICs 精神卫生系统的统计数据开始出现,但是使用这些数据发展和评估 HRMH 非常困难,也非常复杂,在未来几年内仍会是挑战。如果想要取得良好的长期效果,就需要系统的方法,鼓励多学科跨部门的合作,促进各政府部门、研究者、非政府组织、卫生专业人员、服务使用者/照护者和社区建立伙伴关系。充分重视这些方面是实现推广精神障碍照护目标的关键。

HRH 行动体系、监测和评估体系至今还没有应用到精神健康领域。加强精神卫生人力资源建设策略要与发展健康人力资源的研究证据和体系保持一致。

1.3.4 财政

动员财政资源来发展 HRH 是精神健康最重大的障碍之一。高效地利用现有资金也很具挑战性。[110]2005 年精神健康地图集的已有数据表明,所有 LMICs 的精神卫生支出分配不足。[3]推广 NSHWs 的成本效益研究很少,[111]未来需要进一步的研究去指导

HRMH 规划。

舍弗勒和同事估算了填补所有低收入国家精神健康劳动力短缺所需的年度工资账单，填补了上述研究空白。[11]短缺（或冗余）由 2005 年精神卫生工作者供应减去精神卫生人力需求来计算。根据 2005 年来自 58 个 LMICs 的数据，工资账单由年度工资乘以短缺得出。据估计，2005 年消除精神健康人力短缺的年度工资支出约为 8.14 亿美元，精神科医生为 0.8 亿，精神健康背景的护士为 4.2 亿，心理社会照护提供者为 3.15 亿。上述估计数据会因国家而异。据估计数据，尼日利亚填补各类劳动力缺口需要的支出最高：精神科医生为 1480 万美元，护士为 4960 万美元，心理社会健康提供者为 5370 万美元，总计 1.182 亿美元。

南非使用了基于需要的方法估算了推广儿童和青少年精神卫生保健的支出。[112]在全国范围内，每个儿童或青少年每年需要支出 21.5 美元来覆盖全面保健服务，5 美元覆盖最低标准的保健服务。

薪酬系统的策略改变和财政对实现系统变革有同样重要的作用。[113]例如，加强精神科医生的督导和培训职责和增加精神卫生工作者的数量都需要反映职责变化的薪酬分配。这些改变对将实践从机构服务转向社区服务也很重要。

1.3.5　伙伴关系

有效的伙伴关系对建立适当、充足的人力资源实施全面、整合、可持续的卫生系统也至关重要。在缅甸，当地卫生部门和流浪村民建立了伙伴关系，这些村民在接受培训后能够为疟疾控制项目提供一系列全面干预。在 5 年内，因为这种伙伴关系，受训村民数量从 3000 名猛增到了 40000 名。[114]

在索马里，伦敦国王学院、THET（热带健康和教育基金会）及其在索马里的合作伙伴（四所护士培训机构、两所医学院、两个专业协会、一个青年健康专家委员会、一些公立医院和地区卫生宣传部门和卫生劳动部门）建立了公众—学术的伙伴关系。[115]精神健康也被纳入了该项目，包括了设备和培训补助、书籍和经费资助。通过该项目，2008 年和 2009 年所有 62 名应届医学毕业生和实习生都接受了全面的精神健康训练和严格的考核。精神健康已经成为了医学训练的固有部分。目前少有研究证据考察伙伴关系对 HRMH 的影响，这里描述的是加强精神卫生系统（包括 HRMH）的现有合作方案。

东盟精神健康专项东南亚国家协会（东盟）健康发展战略体系（2010—2015）在 2010 年得到了批准。精神健康被纳入了 B4：提升东盟的健康生活方式。它是实施东盟健康发展社会文化社区蓝图的操作指南，为相关科技工作小组进一步发展各自的工作计划以及获得实施自主权提供了方向。2011 年 6 月曼谷召开的东盟会议启动了东盟精神健康专项（AMT）并制订了工作计划，为成员国分配了工作计划中的不同职责，整体目的是保障充足的、可负担的精神健康治疗和照护、心理社会服务，促进东盟成员国民众的健康生活方式。自从东盟心理健康专项全面启动后,东盟秘书处已经邀请世界卫生组织和墨尔本大学的国际精神卫生中心为其提供技术支持。东盟精神健康专项提供了独特的政策和指导的机会,积极参与现有项目的发展和评估并分享经验,制定将精神健康纳入一般卫生保健的策略,提升个体和组织水平的研究者和决策者的能力。

越南精神健康协会和越南政府虽然致力于精神健康,但提供精神健康服务仍面临着诸多挑战。现有初级保健系统的社区精神卫生项目仅限于精神病、严重的情感障碍和癫痫症的治疗。抑郁症和其他常见精神障碍的患者能够得到的治疗和照护非常有限。越南提供非药物性治疗的能力非常有限,可用的社区康复和心理社会支持服务也尤其有限。严重缺乏将精神障碍视为国家公共卫生问题的意识使得精神健康的投入严重不足,[116]完全依赖精神医院,各级精神卫生专家严重短缺。[8]现有的精神卫生政策和规划仍需要发展和实施,目前尚无精神健康立法。①,②部门之间的合作、卫生管理服务部门与其他部门(如社会、教育、刑事司法等)的跨部门合作和协调不足。精神疾病患者(PWMDs)的人权忽视和虐待也亟待解决。

PWMDs 的服务通过卫生部(MoH)、人力、弱势群体和社会事务部(MoLISA)实施。MoLISA 通过社会保障服务为 PWMDs 提供照护。16 个省市的 17 个社会保障中心网络只能提供有限的技术和经济支持,不能够涵盖所有必要服务。

两个关键部门缺乏合作也增加了事情的复杂性。目前尚无机制和指南促进两部门合作。因此,目前急需建立跨部门合作机制,通过精神卫生国家行动体系,发展和实施全面、整合的 PWMDs 保健系统,最大限度提升精神卫生系统的能力、效率和效果。

发展和实行这个体系的现有障碍包括:(1)MoH 和 MoLISA 的服务缺乏合作与协调;(2)缺乏有效的监控和评估系统(MoH 和 MoLISA),追踪照护质量和政策实施,确定成功实现国家精神卫生目标的决定因素;(3)省市级管理者缺乏足够的领导力发展和实施综合精神卫生系统;(4)缺乏即时、准确的人力资源需求信息;(5)没有全面的人力资源发展规划;(6)社区精神健康的现有证据、实践经验和最佳实践有限。

对当地有效精神卫生保健证据的充分记录和传播是规划、实施和评估的关键。墨尔本大学国际精神卫生中心(CIMH)自 1994 年以来一直在越南工作,[117,118]从 2010 年开始与越南 MoH 密切合作,由大西洋慈善基金会资助(2010—2014),在越南创立了社区

①　Ha Mai Luan:护士网络规划和精神疾病人群康复中心项目,Son La.见:*照护精神患者的研讨会*。Hanoi:社会保障局,弱势劳动群体社会事务部;2009:58-66。

②　Le Van Thach:护士网络规划和精神疾病人群康复中心项目,Son La.见:*照顾心理患者的研讨会*。Hanoi:社会保障局,弱势劳动群体社会事务部;2009:47-57。

精神卫生系统发展国家专项。该国家专项的目标是通过提高 Moh 的能力、与重要利益方合作（包括其他相关部门，如 MoLISA、财政部和教育部），在越南国民中规划、发展和实行有效、可得、可负担的社区精神健康服务，发展社区精神卫生服务。国家专项项目的主要内容是创立和管理国家专项和秘书处；政策和研究支持；培训和人力资源发展和示范项目。国家专项组五个重点工作方向是：(1)精神卫生立法、政策和财政；(2)精神卫生人力资源；(3)社区精神卫生服务；(4)女性和儿童精神健康；(5)倡导精神健康和人权。

2010 年，32/2010/QD-TTg 号首相决议宣布，将社会工作发展为行业，到 2020 年培训 6 万名社会工作人员，包括社会工作者和官员。2011 年发布了首相决议 1215/QF-TTg 项目，即精神疾病和精神障碍社区援助和功能康复项目 2011—2020。这个项目启动了面向越南 PWMDs 的国家改革、社区功能康复和社会支持服务发展的项目，[119]并已从国家财政预算中获得大量资助实施此项改革。

国家专项项目和两项 MoLISA 管理的新项目促使 MoH 和 MoLISA 合作发展和实施综合精神卫生系统。[119]如果进行顺利，越南成为由两核心部门合作成功设计和实施精神卫生保健系统的全球领袖。这个过程涉及很多复杂事务、协调工作和敏感事务；为了支持这一举措，精神卫生联盟项目（由大西洋慈善基金会资助，2013.1—2015.12）已经启动。当地和国际伙伴联盟（联合国儿童基金会越南分会，CIMH，美国越南战争退役军人基金会，社区发展研究和培训中心）分享他们的经验、专长和资源，向 MoH 和 MoLISA 提供协同技术援助实施三个项目。精神卫生联盟的工作将为上述两个部门提供支持，最大限度地提高他们达成国家精神卫生目标的能力，例子包括：(1)建立精神卫生国家行动体系；(2)发展综合监控和评估系统，追踪精神健康国家行动体系的实施；(3)评估需求，制订人力资源发展规划；(4)提升管理者发展和推行综合精神卫生系统的领导力；(5)回顾和传播社区精神卫生保健的研究证据、实践经验和最佳实践。

PRIME：精神卫生保健提升项目（PRIME；由英国国际发展部门提供资金，2011—2017)旨在为埃塞俄比亚、印度、尼泊尔、南非和乌干达初级和妇幼卫生保健系统实施和推广优先精神障碍的综合保健方案提供研究证据。[120]PRIME 有三个目的：

1. 发展精神卫生保健计划方案，包括在初级卫生保健和妇幼卫生保健系统实行的精神卫生保健方案；

2. 评估方案在每个国家低资源地区（或隶属地区）初级卫生保健和妇幼卫生保健系统的可行性、接受度和影响；

3. 评估这些保健方案在其他地区的推广情况。

PRIME 的指导原则之一是以伙伴关系的形式工作。它力求通过与学术研究者、参与国负责国家精神卫生项目的卫生部人员、初级保健系统和社区具有精神健康干预经验的国际非政府组织和世界卫生组织建立伙伴关系,填补知识的缺口。通过这些伙伴关系,五个国家都根据本地需求和资源(如不同国家推行服务方案的人力资源人员不同)发展了精神卫生行动计划的草案,并且持续积累研究证据,支持适用于很多国家的HRMH 发展。埃塞俄比亚现在已经建立了精神卫生保健规划。[121]

1.3.6　领导力

有效的领导力是推广 HRMH 建设的关键,[122]但是迄今仍少有研究详细地阐明这个问题。关于一般卫生服务人力资源发展的领导力培训研究明确证实了它的重要性。[123]在肯尼亚的六个省份,卫生团队接受了为期 6 个月的领导力和管理培训,相对于没有接受过培训干预的省份相比,这些省份在卫生保健覆盖面和相关机构的问诊数量方面有了明显的改善。[124]研究发现,一项通过网络平台(面授和远程教育结合)实施的为期13—16 周的虚拟领导力培训项目有效地提高了领导技能。乌干达卫生人力资源开发项目中培训项目的参与人员能够更好地改善了医学和护理学生的学习环境,增加了实验技能的机会。[125]

墨尔本大学从 2001 年就启动了国际精神卫生领导力项目。[126]为期四周的全面课程为研究者、精神科医生、精神卫生专家和决策者提供了精神卫生政策和系统、精神卫生人力资源、精神卫生和人权等方面的培训。随后,印度尼西亚、印度和尼日利亚开设了更短的、为期两周的课程。观察性证据表明,课程和对校友的持续支持对他们的来源国也产生了影响。印度法律协会和世界卫生组织已经推出了精神卫生法律和人权的国际学位课程。此课程的申请人数清楚显示了对此课程的需求;观察证据也显示,该课程成功鼓励并支持参加人员成为本国精神卫生领域的领军人物。不幸的是,目前尚无研究对此类方案作出系统的评估。

除了有组织的培训项目,其他举措(如全球精神健康运动)也为各利益方提供了机会,开展各类活动,推进该运动。另外一个举措 EMPOWER 项目(由惠康基金会资助,2010—2011)为印度、肯尼亚、尼泊尔和赞比亚的精神卫生服务使用者组织提供了与研究者合作的机会,在这些国家开展精神卫生宣传项目,发展减少污名和歧视的宣传工具,促进现状的改变。未来必须要积攒这些经验,并将其分享到全球精神卫生社区,彼此学习共赢,发展加强 HRMH 的创新策略(见框 10.3)。

2　结论

在大多数 LMICs,HRMH 仍严重缺乏。除非未来加大投入培训各种精神卫生工作者,精神卫生人力资源的短缺会日益严重。任务分担看上去可能是有效、可行的方法,但这也需要加大投入、创新思维和有效的领导。

将精神卫生服务扩展到初级保健系统和社区的有效创新策略已经开始不断出现。

不同系统精神卫生工作者的角色差异强调了技能组合（而非人员组合）对加强 HRMH 的重要性。[16]培训项目需要辅之以有效的督导，保持和继续技能发展，持续的职业发展机会对减少人才流失至关重要。

纳入各种类型的工作人员可能会有助于 LMICs 精神卫生保健服务的推广。精神卫生人力资源的具体构成可能会随情况可能有所变化，这需要与现有系统和资源结构保持一致。

尽管关于 LMICs 精神卫生系统的研究证据在不断增加，HRMH 在科学文献中仍是被忽视的领域。如果我们想要发展推广精神卫生服务的有效策略，这是丞需重视的领域。如果我们想要取得重大的进展，这将是更复杂的工作，需要采用系统的方法，加强多学科跨部门符合，和各部门、研究者、非政府组织、卫生专家、服务使用者/照护者和社区建立良好的伙伴关系。

经验丰富的健康管理和支持工作人员，占卫生人力资源的 1/3，对监管战略方向的实施极其重要。政策制定者负责资源分配和监管政策目标和结果；他们则负责规划和实施 HRH、管理工作环境和条件、HRH 信息系统、员工绩效和员工去留。加大投入，加强精神卫生管理能力将是增加 HRMH 的重要环节。未来有必要采取系统的能力建设方法，应对人力资源管理问题，重点强调国家主导的多部门—多利益方合作（包括社区参与）、社区服务、循证监控和评估策略方案。[127]

2.1 对 HRMH 研究和资深研究者的需求

目前关于 LMICs 具有成本效益、综合社区精神卫生保健服务的研究证据仍非常匮乏。仅有 10% 的全球健康研究关注了 LMICs90% 的全球人口，而且只有 3%—6% 发表在高影响力医学杂志的精神健康研究来自 LMICs。[128,129]未来亟须更多的研究提供HRMH 的相关科学证据。[129-133]通过对 25 个 LMICs 利益方的采访、文献综述和国际研讨会，研究者认定了 22 个 HRH 优先研究领域。[134]未来需要类似工作确定 HRMH 的优先研究领域。根据我们的文献综述，未来需要关注的重要领域包括：

- 精神健康政策对 HRMH 的必要性和影响；
- HRH 政策对精神健康的必要性和影响；
- 非专业卫生工作者的成本（如将舍弗勒模型用于估计纳入不同的精神卫生提供者的成本）
- 在不同背景下 HRMH 工具包的开发与验证；
- 使用者/照护者参与服务实施有效性的证据；
- 深入理解移民的推力和拉力因素；
- 培训项目的系统评价。

未来还需要更多研究证据证明任务分担对 NSHWs 确定和管理精神障碍的有效性

和成本效益。未来同样需要更多关于培训要求、将新知识技能应用于日常实践的信息和证据。

为了制订有效的 HRMH 计划,未来还需要更多证据揭示在服务实施过程中使用者和照护者参与的有效性证据,更深入地理解精神卫生专家移民的推力和拉力因素。

有力的跨部门合作也有助于缩小 HRMH 缺口,需要进一步的探索。[135]我们发现,只有一项研究考察了培训学校老师对提高精神健康意识的作用。[64]老师有效地提高了学校儿童、父母和邻居对精神障碍的觉察。我们的文献综述发现,目前尚无评价研究考察社区资源(如传统或辅助照护者)的作用。这个问题需要谨慎的研究,因为在 LMICs,在向精神卫生专家或初级保健人员求诊之前,个体通常会寻求辅助照护。

许多 LMICs 积攒研究证据面临的主要挑战是开展高质量研究、将研究成果有效传播给知识使用者的能力不足。尽管这不是精神健康研究独有的问题,但是普遍认识不到精神健康是健康研究的优先研究领域导致了对能力培养倡议的支持不足。2004 年全球健康研究论坛与世界卫生组织开展了一项合作研究,考察了 LMICs 的研究能力,旨在提高 LMICs 增加对精神健康研究能力的需求意识。[136]对 114 个 LMICs 的评估发现了研究成果分布严重偏态。在 1993 年到 2003 年的国际精神健康索引文献中,57%国家的文章发表不足五篇,阿根廷、巴西、中国、印度、朝鲜和南非等国家发表了更多的文章。超过一半的调查对象没有接受过流行病学、公共卫生和基础科学的正式培训。培训的财政支持很低,用于研究的文献和技术支持更是有限。研究者认为,精神健康研究最主要的三个挑战是资金、受训人员和时间的缺乏。研究文化和合作者的缺乏也是重要的挑战。

这项调查项目强调了个体、组织和国家层面的精神健康研究能力的缺口。它的研究结果证明了开展研究能力提升计划、提供流行病学或公共卫生研究方法、知识转化和交流、领导力、师徒制、宣传等技能的迫切需要。在各级层面提升研究能力将会产生巨大的影响,也将为支持精神健康研究提供坚实的基础。未来需要全球协同策略,提升精神健康研究能力,发展精神卫生服务和政策。[137]

尽管 LMICs 卫生系统的研究证据在不断增加,将这些研究证据应用到 HRMH 的发展和评估是困难、复杂的事情,在未来几年内仍会带来巨大的挑战。如果我们想要取得重大、长期的进展,这需要采用多学科跨部门合作的系统方法,和各部门、研究者、非政府组织、健康专家、服务使用者/照护者和社区建立有力的伙伴关系。充分重视这些方面对达成加强精神障碍患者照护的目标也至关重要。

框 10.3　加强 HRMH 的相关指南和工具

如下工具和资源旨在为读者从事 HRMH 相关工作提供帮助（NB：这个列表并不全面或详尽）：

HRH 政策＝影响测评工具：

● WHO 健康人力资源的工具与指南：http://www.who.int/hrh/tools/situation_analysis/en/index.html。

● 将健康权利纳入卫生劳动力市场计划：关键考虑：https://s3.amazonaws.com/PHR_other/incorporating-right-to-health.pdf。

● Walt G, Gilson L.Reforming the health sector in developing countries：the central role of policy analysis. *Health Policy and Planning*. 1994；9：353－70：http://info.worldbank.org/etools/docs/library/122031/bangkokCD/BangkokMarch05/Week2/4Thursday/S2Engaging Stakeholders/ReformingtheHealthSector.pdf.

● WHO. WHO－AIMS Mental health systems in selected low－and middle－income countries：a WHO－AIMS cross－national analysis.［Online］.Geneva，WHO；2009.Available from：http://whqlibdoc.who.int/publications/2009/9789241547741_eng.pdf.

Aaron Tjoa, Margaret Kapihya, Miriam Libetwa, Kate Schroder, Callie Scott, Joanne Lee,and Elizabeth McCarthy（2010）.Meeting human resources for health staffing goals by 2018：a quantitative analysis of policy options in Zambia.*BioMed Central Ltd. Hum Resour Health* .2010；8：15：http://www.human-resources-health.com/content/8/1/15.

● World Health Organization（2008）.*WHO Human resources for health minimum data set* .Geneva，World Health Organization.http://www.who.int/hrh/documents/hrh_minimum_data_set.pdf.

HRH 工具包：

● WHO 可用服务图谱工具：www.who.int/healthinfo/systems/serviceavailabilitymapping。

● 卫生人力资源测评：调查工具与实施指南（2002）.世界卫生组织：http://www.who.int/entity/hrh/tools/hrh_assessment_guide.pdf。

● 卫生人力资源快速测评指南（2004）.世界卫生组织：http://www.who.int/hrh/tools/en/Rapid_Assessment_guide.pdf。

● Gupta，N.and M.R.Dal Poz（2009）.Assessment of human resources for health using cross-national comparison of facility surveys in six countries.*Hum Resour Health*.7：22：http://www.human-resources-health.com/content/7/1/22.

- "宏观国际"服务提供工具：www.measuredhs.com/aboutsurveys/spa/start.cfml。

- The PHRplus survey tool by Partners for Health Reformplus：www. healthsystems2020.org/content/resources/detail1704/.

- "测量评估"服务质量快速监控设施审计工具：http://ihfan. org/home/docs/attachments/wp-09-111_Comparative_analysis.pdf。

- iHRIS Software Suite by Capacityplus including：iHRIS Quality, iHRIS Manage, iHRIS Plan, iHRIS Appliance：www.capacityplus.org/hris/suite/.

- Incorporating the Right to Health into Health Workforce Plans：Key Considerations by Health Workforce Advocacy Initiative（HWAI）：https://s3. amazonaws. com/PHR _ other/incorporating-right-to-health.pdf.

- The Right to Health and Health Workforce Planning：A Guide for Government Officials, NGOs, Health Workers and Development Partners by Physicians for Human Rights：https://s3.amazonaws.com/PHR_other/health-workforce-planning-guide-2.pdf. And also in French：https://s3. amazonaws.com/PHR _ other/health - workforce - planning - guide - 2-french.pdf .

- Guiding Principles on National Health Workforce Strategies by HWAI：English：http://www. healthworkforce. info/advocacy/HWAI _ Principles. pdf. French：http://www. healthworkforce. info/advocacy/HWAI _ Principles _ FR. pdf. Spanish：http://www. healthworkforce.info/advocacy/HWAI_Principles_ES.pdf.

- Addressing the Health Workforce Crisis：A Toolkit for Health Professional Advocates by HWAI：http://www.healthworkforce.info/advocacy/HWAI_advocacy_toolkit.pdf.

- Dal Poz M, Gupta N, Quain E, Soucat ALB, editors. Handbook on monitoring and evaluation of human resources for health with special applications for low - and middle - income countries. [Online]. Geneva, WHO；2009. Available from：http://whqlibdoc. who. int/publications/2009/9789241547703_eng.pdf.

- Bruckner TA, Scheffler RM, Shen G, Yoon J, Chisholm D, Morris J, et al. The mental health workforce gap in low-and middle-income countries：a needs-based approach. *Bull WHO* ［ Online ］ 2011；89：84 - 194. Available from：http://www. who. int/bulletin/volumes/89/3/10-082784.pdf.

- Tjoa A, Kapihya M, Libetwa M, Lee J, Pattinson C, McCarthy E, et al. Doubling the number of health graduates in Zambia：estimating feasibility and costs. *BioMed Central Ltd. Hum Resour Health* .2010；8：22. http://www. human - resources - health. com/content/8/1/22.

● Varpilah ST, Safer M, Frenkel E, Baba D, Massaquoi M, Barrow G. Rebuilding human resources for health: a case study from Liberia. *BioMed Central Ltd. Hum Resour Health*.2011;9:11.http://www.human-resources-health.com/content/9/1/11.

● WHO. Workload Indicators of Staffing Need: http://www. who. int/hrh/tools/workload_indicators.pdf.

● Paphassarang C, Theppanya K, Rotem A. Improving availability and retention of health workers in remote and underserved areas: The Lao PDR experience. Paper presented at the Joint AAAH-WHO conference. "Getting committed health workers to the underserved areas: a challenge for the health systems" November 23-25, 2009, in Hanoi, Vietnam. Department of Organization and Personnel, Ministry of Health, Lao PDR.http://www.aaahrh.org/4th_conf_2009/Chantakhath_LAOS.pdf.

● Beaudoin O, Forest L, et al. (2006). Working together towards recovery: consumers, families, caregivers and providers. A toolkit for consumers, families and caregivers. Canadian Collaborative Mental Health Initiative: http://www. ccmhi. ca/en/products/toolkits. html *World Health Organization* (2008). Toolkit on monitoring health systems strengthening: human resources for health. Geneva, World Health Organization: http://www. who. int/healthinfo/statistics/toolkit_hss/EN_PDF_Toolkit_HSS_HumanResources_oct08.pdf.

● WWPT: WPRO Workforce Projection Tool, version 1.0: User's Manual. by World Health Organization: http://www. healthworkforce. info/aaah/workshop/gf _ hss/05 – 04 – 2008/AAAH% 20TRAINING% 20WORKSHOP/Session% 209/WPRO% 20Workforce% 20Projection%20Tool-%20description.PDF.

● Pacque-Margolis S, Ng C, et al. (2011). Human resources for health (HRH) indicator compendium. USAID and CapacityPlus http://capacityplus. org/human – resources-health-indicator-compendium.

● Lorenzo FME, Ronquillo K, et al.Development of regional HRH indicators and monitoring template: profess report submitted to Asian Alliance for HRH Development. Asia Pacific Action Alliance on Human Resources for Health: http://www. who. int/workforcealliance/knowledge/resources/aaah_indicators/en/index.html Training Manuals.

● An introduction to mental health: facilitator's manual for training community health workers in India(2009).http://www.basicneeds.org/html/Publications_BasicNeeds_Manuals.htm.

● Learning for Performance: A Guide and Toolkit for Health Worker Training and Education Programs (2007). IntraHealth International, Inc. http://www. intrahealth. org/page/learning-for-performance.

166

● Eisenman D,Weine S,et al.（2006）.The ISTSS/Rand guidelines on mental health training of primary healthcare providers for trauma-exposed populations in conflict-affected countries.J Trauma Stress.19（1）:5-17.

● Weine S,Danieli Y,et al.（2002）.Guidelines for international training in mental health and psychosocial interventions for trauma exposed populations in clinical and community settings. Psychiatry. 65（2）: 156-64. http://www. who. int/mental_health/resources/training_guidelines_for_trauma_interventions.pdf.

● World Health Organization（1998）.A WHO Educational Package:Mental Disorders in Primary Care. Geneva, World Health Organization: http://whqlibdoc. who. int/hq/1998/WHO_MSA_MNHIEAC_98.1.pdf.

Guidelines

● World Health Organization（2010）. mhGAP Intervention Guide for mental, neurological and substance use disorders in non-specialized health settings:http://www.who.int/mental_health/publications/mhGAP_intervention_guide/en/index.html.

● World Health Organization（2005）.Mental Health Policy and Service Guidance Package—Module 11:Human resources and training in mental health.Geneva,World Health Organization:http://www.who.int/mental_health/policy/essentialpackage1/en/index.html.

● World Health Organization（2012）.WHO QualityRights Tool Kit:Assessing and improving quality and human rights in mental health and social care facilities.Geneva,World Health Organization:http://whqlibdoc. who. int/publications/2012/9789241548410_eng.pdf.

第十一章　精神健康促进和精神障碍预防

伊格·彼得森　玛格丽特·巴里　克里克·隆德　阿尔文·巴哈

1　前言

　　推广治疗工作对减轻精神障碍沉重的全球负担必不可少(见第六章)。然而,推广治疗不能显著降低精神障碍的患病率,主要有两个原因。首先,现有的治疗方法有局限。使用澳大利亚抑郁流行病学数据,安德鲁和同事[1]发现,即使有最大限度的覆盖范围、更高的临床水平、最佳的患者遵从性,现有心理和药物治疗方法也无法使抑郁负担减半。其次,精神障碍,尤其是抑郁症[2](见第六章),负担不断加重,引发了对精神疾病治疗的成本增加和可持续性的担忧。[3]因此,精神障碍预防对减轻精神障碍负担(包括不断增加的治疗成本)非常重要。此外,促进不同人口群体的精神健康和幸福也是一种道义责任。大量重要国际出版物提及了这一需求,提倡在人口群体水平上从公共卫生层面全面提升精神健康。[4-8]

2　精神健康的定义、精神健康促进和精神障碍预防

　　精神健康是健康的基础,有助于维持个人、家庭、社区和社会的功能。它不仅仅是没有心理疾病。世界卫生组织(WHO)将它描述为"个人实现自己的潜能、能够应付正常的生活压力,能够高产、高效地工作,能够贡献社会的健全状态。"[4]积极精神健康是多维度概念,包括自我价值感,他人价值感,情感平衡,充分思考、知觉、解释的能力和应对正常逆境的能力。因此,积极精神健康是一种生存资源,有助于个人、家庭、社区和社会的有效运作。[9]其他定义还包括精神维度。例如,在非洲和土著社会,个人幸福感与精神世界有明确的关系。[10]此外,在这些社会中,个体的幸福感同样和其所在社区的幸福感联系。这与幸福嵌套于个体和社区的社会、经济和文化生活的重要观点或唯物主义观点不谋而合。

　　精神健康促进关注积极精神健康的促进,使用各种策略加强促进各种保护因素,促进普通人群的社会和情绪幸福感和生活质量。这使得当前精神健康服务的重点从临床治疗转向保护因素或者能力提高因素的促进,帮助个体和人口群体维持精神健康。在

精神健康促进体系内,认识到精神健康的大量社会决定因素,可以推动政策干预,通过减少贫困、歧视和不平等来消除精神健康的结构性阻碍,也可以通过系统的干预,加强个人、群体和社区的精神健康。[9,11]

另一方面,*精神障碍的预防*专门涉及精神障碍发病率、患病率、持续时间和复发的减少。[8]采用卡普兰的[12]公共卫生取向预防可预防的精神疾病,精神障碍的预防发生在初级、次级和三级三个层面。初级预防的目标是减少心理疾病的发生,从而降低精神障碍的患病率。二级和三级预防不是降低精神障碍的患病率,旨在降低已有病例的发病率。二级预防关注精神障碍的及早发现和治疗,三级预防旨在减少复发和残疾,促进康复,减少患病率,支持恢复。

初级预防干预措施可以是全民的、有选择的或者或有指向的。全民干预面向所有人口;选择性干预面向由于生物、社会或心理风险因素而有更高风险出现某种精神障碍的个体或者群体;指向性干预项目则面向有精神障碍症状、但还不满足心理障碍诊断标准的个体。研究者提出,指向性预防实质上是早期干预,因为这些症状可能是潜伏期精神障碍的部分表现。然而,研究结果表明,精神障碍持续得时间越长,越难治疗,这也说明了指向性预防的重要性。[13]因此,即使指向性干预可以被看作是早期干预,但也可能会带来更好的结果。

因此,精神健康促进关注积极精神健康,主要目标是建立心理社会优势、能力和资源的普及。精神障碍的预防涉及降低精神障碍风险。由于精神健康促进和精神障碍的初级预防有很大的重合,而二级和三级预防在治疗和改善保健上有更大重合(见第十六章),本章的内容仅限于精神健康促进和精神障碍的初级预防。精神健康促进和精神障碍的初级预防(以下称为精神健康促进和预防)使用相似的策略来减少风险和加强保护因素,对促进精神健康和减少各种精神障碍风险有双重的效果。这两个概念关系密切。促进精神健康可能减少精神障碍的患病率,因为积极精神健康是精神障碍的保护性因素;预防精神障碍发生的干预措施能够促进精神健康。两个概念可能出现在同一干预,也可能使用相似的策略,但有不同且互补的结果。[8]

3　精神健康促进和精神障碍预防:公共卫生和社会经济发展的优先事项

如第八章的讨论,精神健康与联合国千禧年发展目标(MDGs)关系密切,目前已经确认了精神障碍的社会决定因素。[14]从我们现有的知识来看,我们有理由相信实现MDGs有助于提升全球贫困人群的精神健康和幸福感。这还需要全球范围和国家层面上的综合政策和跨部门举措(见第八章)。此项目的关键在于在全球范围内解决气候变化以及食物、能源、土地和水的短缺等问题,这对贫困群体和贫困国家的影响更大。[15]此外,精神健康还要求推翻压迫政权,促进社会平等和民主参政,确保全世界人民有自主权、能力和自由追求他们认为美好生活、与他们自身社会和文化身份融合的生活。[15]

另一方面，精神健康促进和预防干预也有助于 MDGs 的实现。不良精神健康状况的社会决定因素也会减少人们实现潜能的可能，降低可供全球社会经济发展的人类能力和人力资本。个人和近端精神健康促进和预防干预可以支持人们潜力的实现，能够在第七章描述的增加不良精神健康结果的风险环境中提升积极精神健康结果。这可能最终有助于人力资本发展和诸多 MDGs 的实现。例如，旨在提升母亲回应性的精神健康促进干预有助于与孕产妇和儿童健康相关 MDGs 的达成。母亲回应性不足，与母亲抑郁相关，会对孩子的一系列发展结果产生不良影响，包含发育不良、社会情绪发展不良和认知障碍。[16]旨在提升母亲回应性的干预可以促进更好的儿童健康结果，打破贫困和不良精神健康的代际循环，最终促进弱势人群的社会经济发展（见本章在产前发展和婴儿期发展部分）。

4　精神健康促进的概念模型和精神障碍的初级预防

渥太华宪章（Ottawa Charter）[17]认为精神健康嵌套于广阔的社会、经济和文化生态环境并深受其影响。渥太华宪章于 1986 年在渥太华召开第一届国际健康促进会议上提出，明确了 2000 年及以后实现人人享有健康的公共卫生举措。渥太华宪章强调了人们与所处环境的复杂联系，认为精神健康嵌入于更广泛的生态系统中，并受到多种"风险"和"保护"因素的交互作用影响。这些因素包含生物和遗传因素、人际关系因素、环境因素和更广泛的政治、经济、社会和文化因素。

这些风险和保护因素在整个人生历程对精神健康的影响不同，主要取决于不同发展阶段的发展弱势和挑战。发展神经科学、流行病学和毕生发展研究的大量证据强调了在关键发展阶段加强保护因素和降低风险因素、获得最佳干预效果的特殊机遇。

布朗芬布伦纳[18]提出了生态系统理论，认为人类发展受到一系列彼此嵌套的互动系统影响，个人存在于从直接关系到远端关系的层级社会关系，他们的影响取决于整个人生历程中的发展弱势。"直接"系统包含个体的微系统，即个体的直接经验和个人互动发生的社会关系（如家庭和同伴关系）。"中系统"是指个体积累的微系统，布朗芬布伦纳[18]指出，不同微系统的价值体系协同促进个体的发展。由此推论，在这些近端系统中的精神健康促进和预防干预可以改善健康促进的微系统（如亲子微系统）。

"外系统"是指影响微系统和中系统的社区环境背景（如学校或社区），会受到各种组织（如社区发展委员会或学校管理机构）的影响，虽然不一定直接涉及个人。"宏观系统"处于更远端，是指社会的影响（例如文化和结构的影响）。例子包括促进性别不平等的男权文化、促进财富不平等的全球和国家社会经济政策。宏观系统包括诸多不良精神健康的社会决定因素（见第七章），（如性别不平等和失业），会影响微系统、中系统、外系统,最终影响个体的精神健康。由此可见,在宏观系统中开展的精神健康促进和预防干预措施可以通过减少贫困、歧视和不平等的干预,跨越精神健康的文化和结构障碍。

阿玛蒂亚·森的能力概念[19],指一个人在给定的资源条件下达成给定的"做"或"存在"功能的能力,最初被看作是理解贫困的框架,现在也被用作了理解不平等、人类发展、幸福感、健康和残疾的概念模型。森的能力概念精神健康领域的应用为布朗芬布伦纳的生态发展理论提供了补充概念模型。它阐释了个体如何在整个人生历程中通过必要的环境支持获得合适发展阶段的能力,强调了在整个人生历程中先天个人因素和社会因素对能力发展的复杂作用。努斯鲍姆扩展了森的能力概念,[20]清楚区分了基本能力、内在能力和综合能力。基本能力是个体实现最佳神经认知和社会情感发展的先天或遗传潜能。在产前发展和婴儿期,基本能力可以通过环境和生活经验的支持转换成内在能力,或者实际最佳认知和社会感情发展。发展神经科学的最新研究证据为上述观点提供了实证支持,即发展结果是由遗传和环境因素和经验的多重交互作用决定。[21]由于产前发展和婴儿期的神经可塑性更高,暴露并经历消极的环境因素会损害早期发展阶段最佳认知和社会情感功能的发展。

在儿童期和青少年期,虽然神经的可塑性下降,但是多变的外部条件(如充分的家庭养育和学校教育),也是促进综合能力或功能能力(如社会情绪调节、数学能力、读写能力)发展的必要条件。这些能力都只有当内部能力与合适的外部条件结合的情况下才会出现。在资源稀缺的情况下,不适当的或不充分的家庭养育和糟糕的学校教育都会阻碍这些综合能力的发展,导致弱势儿童陷入社会关系不良、自我调节不足、教育成就低的消极循环,导致个体更容易出现精神健康问题,降低成年期的经济潜力。然而,值得注意的是,生命早期对消极健康结果的易感性并不一定会有线性的发展轨迹。在儿童期、青年期和成年期,我们还有机会实施健康促进干预,改善早期易感性对健康结果的影响。[22]

5　精神健康促进和预防的实践框架

在参与精神健康促进和预防工作的过程中,能力提升的方法很核心。能力提升模型强调通过赋权、参与、合作过程,增加个体对精神健康及其决定因素的控制感,达到和实现积极精神健康,提升个人、社区、社会的幸福感。[23]与渥太华宪章提及的健康促进基本原则一致,[17]采用能力提升的方法增强精神健康,使用各种策略加强个人、关系和社区的联系,同时结合不同部门的"上层"政策干预,克服精神健康的结构性阻碍。

就精神健康促进和预防工作的实际活动,渥太华宪章[17]提到的健康促进基本原则、前面描述的布朗芬布伦纳和森的概念模型均承认人们和环境的复杂联系;与二者一致,社会生态视角(图 11.1 所示)为实践提供了概念框架。这个框架包含了精神健康促进的系统方法,涉及个人、社会和环境因素,强调了多部门参与、微观和宏观层面的协同行动对切实和持久改变的重要性。[11,24]这个框架也强调了提高智力和生活技能、发展支持性环境、对现有服务重新定位、倡导公共卫生政策在提升和保护全民积极精神健康的重要性。

图 11.1 呈现了社会生态学视角的内容,区分了三大类彼此嵌套、相互影响的风险和保护因素。这些因素包含:个体内因素,例如基因组成、生理健康、认知、情感、技能和行为;近端因素指与家庭、同伴、学校和社区相关的人际和直接因素;远端因素指国家和全球水平上的宏观结构性因素,如文化的,社会经济和环境政策影响。这个框架可以用于了解整个人生历程中的风险和保护因素。

在远端水平,健康促进公共政策的发展很重要,有利于消除广泛的结构因素(如贫困、教育程度低、性别不平等、失业和收入不平等)对精神健康的消极影响。然而,这些举措并不仅仅针对精神健康促进和初级预防,它们会和其他措施(如 MDGs)重合,共同在国家和全球层面上促进人类和社会经济的发展(见第八章)。

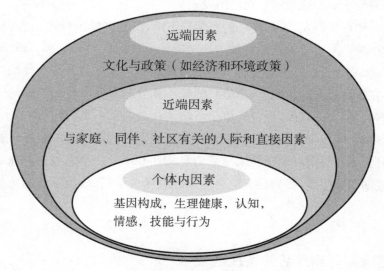

图 11.1　社会生态体系

个体和近端层面的干预旨在通过加强保护因素调节或中介风险因素的影响来培养韧性。调节和中介作用在以下方面区分。通过调节作用,保护性因素可以和风险因素交互作用,减少风险因素的影响。例如,与重要他人(如父母)的已有支持关系能够调节创伤事件暴露的影响。另一方面,如果保护性因素能够直接或者独立地解释了结果的改善,中介就出现了。[21]例如,家庭支持项目的引入可以改善经历创伤事件后的儿童功能和亲子互动。保护性因素发挥着补偿作用,独立于风险因素发挥作用。

提升精神健康的常见个体干预包含通过积极思考、知识和社交能力来培养个体的能力。近端干预通常包含在家庭、学校、工作场所和社区建立支持性环境，为积极精神健康促进提供了重要的条件。[9]

6 规划精神健康促进和预防干预

规划精神健康促进和初级预防，研究者确定了五个不同阶段，每个阶段都在所有的生态水平发生。[25,26]第一阶段包含选择合适的理论指导干预。第二阶段包括理解社会—文化背景和特定风险和保护因素对目标群体精神健康的影响，提升干预的文化一致性。第三阶段包含通过赋权能力提升策略，设计和实施基于理论和背景的干预措施。第四阶段包括通过已确定的可测量变量评价干预效果。最后阶段包括在保证初衷的前提下在更大范围内推广干预。下面我们将更详细地阐述这些阶段。

6.1 指导干预的理论

理论是精神健康促进和预防项目内容或组成元素的支撑。从广义的社会生态视角来看，精神健康促进和初级预防干预措施以很多学科的理论为基础，包含毕生发展理论、社区和健康心理学、社会和组织理论。我们将有选择地回顾这些理论（见表11.1）。

表 11.1 精神健康促进和预防干预背后的理论模型

生态水平	理 论
个体水平	认知行为治疗 认知行为健康促进模型；如计划行为理论、挑战模型
近端水平	社会支持理论 权威教养模型 补偿和保护因素模型 社区发展与社会举措模型
远端水平	外部倡议模型(使用社会举措或者宣传) 内部倡议模型(使用宣传)

个体和近端水平理论一般致力于加强保护因素，通过调节或中介风险因素促进积极精神健康，培养面对风险因素时的韧性。在个体层面，研究者已经成功将认知行为模型应用于青少年和成年人群，通过改变个体对风险暴露的反应用来调节和中介风险暴露的影响，从而提升精神健康和预防抑郁症和焦虑症的发生。[13,26]促进个体或者近端水平行为改变的最常用的认知行为健康促进理论是"计划行为理论"。计划行为理论认为，只有在关于行为结果的态度和信念、行为的主观规范或者知觉到的社会预期和按照预期行事的动机、知觉到的行为控制(个体认为自己可以执行特定行为的主观信念)等

发生改变时,行为的改变才会发生。同样在个体的水平上,"挑战模型"是人类发展模型成功地用于提高儿童和青少年的自我效能感和应对技能的例子。它支撑着许多生活技能培训项目,也使人们认识到适度的压力对提高韧性和处理未来生活压力的能力非常有用。[26]

在近端水平,改善人际系统的常用理论包含加强健康促进的社会支持模型。该模型表明,社会支持可以通过帮助缓冲压力对健康的消极影响,通过提供可用资源应对压力源,促进身心健康;[26]"权威型教养"模型指出,提升家长的参与度、支持和控制,可以促进更有效的家庭教养;[26]"补偿"和"保护因素"模型都可以通过各种策略促进更多的社会支持和权威型教养,培养儿童和青少年的韧性;[27]两种模型都可以通过干预是否有中介效应(补偿模型)或调节效应(保护性因素模型)加以区分。

很多社区层面的理论都源于"社会资本理论"。社会资本是指隶属社交网络的益处。紧密型和跨越型社会资本不仅有健康促进的积极作用,更可以提供可用的情绪支持和资源;[28]社会资本更是对社区成员集体赋权的基础,解决不良精神健康社会决定因素问题。因此,社会资本理论不仅仅为面临风险时提升韧性提供了理论基础,还是向社区成员赋权、获得精神健康及其决定因素控制感的理论基础。[29]指导社区层面干预的两个常见社会资本模型是"社区发展"模型和"社会行动"模型。"社区发展"模型鼓励社区成员通过参与支持小组、自助小组或行动小组来增加他们集体应对社区内部共同问题的能力。赋权也是核心过程,可以被理解成个人和社区开始控制生活和环境的过程。社会行动模型同样使用社区—组织原则,但是通常活动者议程提倡通过和平抗议行动(如抵制和游行等),推动集体行动,促进结构水平的变化。[29]

在远端水平,政策变化可以通过社会行动和宣传从外部(外部倡议模型)发起,也可以从内部政府和管理机构(内部倡议模型)发起。[30]宣传工作是这两种方法的核心。外部倡议模型可以利用宣传和维权组织强调政策问题。在内部倡议模型中,健康倡议者可能与政策制定者建立关系,通过提供及时、准确的信息影响政策变化过程。政策的合法化或公众接受度、可行性、公众支持、时机都影响着政策问题的关注度。[30](这些理论和其他相关内容更详细的描述,请参阅彼得森等[29])。

6.2 理解当地背景——回应当地需求和确保文化一致性

了解当地文化背景、社会现实和预期项目受益者的需求对确保文化一致性和满足当地人口群体的需要至关重要。文化一致性指通过合适文化的技巧和干预在项目受益方所在的的文化体系下开展工作的过程[31](见第十二章)。干预可以是利用当地实践和策略新设计出来的干预项目;也可以对现有循证干预的文化适应性调整和修订。对于这两种类型的干预,社区成员应该参与目标项目的设计或修订,可以为健康的中介和调节机制提供有意义的看法和当地文化知识。

6.3　实施

基于理论和背景文化的干预实施需要以能力提升或赋权的方法为指导原则。这首先要求干预以民主参与的方式实施,利用现有的优势、能力和知识加强或开发新能力和新技能。其次,尽可能充分利用当地资源实施干预对促进社区对精神健康的控制也很重要。再次,从批判赋权的角度看,干预应该努力提升批判意识或对事物的假定社会秩序(如性别不平等或者不良精神健康的其他结构性根源)的质疑精神。根据保罗·弗莱雷的说法,这需要探索社会问题的根源起因,发展批判意识,给人们赋权,采取行动来解决自身问题的结构性根源。[32]这应该可以改善精神健康社会决定因素的社区控制。

6.4　评价干预

建立干预的证据基础对确保受益者获得最好的结果和充分利用稀缺资源是重要的。随机对照试验(RCT)是建立干预有效性的黄金标准,虽然这并不总可能实现,特别是社区实验常常因为成本、伦理、实践和政治原因更难实现。在这些情况下,各种非随机的实验设计也可以被用来有效地评价干预的效果。例如,配对控制组前后测研究包括接受干预的实验组和不接受干预的控制组,研究者可以在干预实施的前后进行观察;在间歇时间序列研究中,接受干预的单一组会在干预的前后接受多次观察。[33]

评估精神健康促进和预防干预的其他限制是远端干预往往涉及多方面的公共卫生工作和社会经济发展举措,难以区分特定的干预对精神健康结果的影响。此外,大多数的初级干预试验会测量保护因素或症状严重程度的改变,而不是减少新病例的发生率。[13]

开展经济评价研究也很重要,这样可以向政策制定者证明资源投入精神健康促进和预防干预的价值。此类研究可以模拟可能从干预中节省的开支。开展经济评价研究的挑战包含精神健康促进和初级预防项目多部门、长期的本质,而且项目实施的不同部门获得收益的时间常常并不同步。[3]例如,预防破坏性精神障碍的发展通常通过家庭和学校的项目实现,但干预对刑事司法系统有长期影响,常常通过减少被捕率和监禁成本实现。

6.5　普及

普及和推广精神健康促进和初级预防干预措施需要全球范围和国家层面的大力倡导,世界卫生组织(WHO)和其他国际机构如联合国儿童基金会(UNICEF)和世界银行在保证远端全球健康促进政策方面起了至关重要的作用。国家政府对制定国家层面健康促进政策的作用也很关键。

推广有效的个体和近端干预的成功策略主要基于创新理论的散播[34]和在全球范围

内普及干预的成功经验和失败教训。将创新理论应用于项目的传播和接受,从本质上说包括三个阶段:(a)由受众群体修改项目,这涉及对项目需求的觉知;(b)忠实本质地实施项目,是指在实施过程中保存原项目的所有组成部分;(c)将项目制度化或将项目纳入受众组织的日常活动。

保证背景兼容性、核心利益方的参与,特别是负责服务实行系统的机构和政府合作伙伴的参与在将精神健康促进和预防干预纳入已有服务体系的过程中至关重要。在资源稀缺的背景下,任务分担(见第一章)同样适用于精神健康促进和预防,最新的研究证据显示了在中低收入国家(LMICs)开展任务分担干预对精神健康促进的有效性。[35]

7 生命全程的精神健康促进和预防

以下部分介绍了生命全程中每个发展阶段面临的特定发展挑战。使用前面描述的社会生态体系,描述了每个发展阶段的风险和保护因素。随后,我们将概述每个发展阶段需要的远端政策干预和更具体的精神健康促进项目和初级预防干预。

8 产前发展期和婴儿期(0—2岁)

产前发展期和婴儿期是感觉运动、神经认知和社会情感发展的关键阶段,也是出现诸多认知神经和社会情感缺陷的易感期。[36]神经发育可塑性在这个阶段最明显。大脑快速发展,环境因素会影响基本的神经发育过程(如神经元迁移、突触形成、突触修剪和髓鞘形成)。[21]

在这个时期,发展中的孩子容易受到各种源自源于远端"上行"贫困相关因素的环境侵害。产前和婴儿期长期和严重营养不良可以导致基本微量元素缺乏,与认知神经缺陷相关,进而会导致不良的学校表现和社会情感发展。[37]碘缺乏对精神健康尤其危险,并能够引起不可逆的精神发育迟滞。

产前暴露于流感、风疹、弓形虫病,以及产前、围产期和产后感染人类免疫缺陷病毒(HIV)也可以导致认知损伤,儿童早期脑型疟疾、脑膜炎和脑炎等病史也会导致认知损伤。出生创伤,在LMICs中依然普遍,与大脑损伤有关,可以导致大脑功能失调和一系列精神和身体疾病。[22]产前及产后环境污染暴露如高水平的铅、砷、杀虫剂、烟草烟雾和酒精也对大脑的发育有影响,会导致发育中的胎儿和婴儿出现认知神经缺陷的风险。[37]未出生的胎儿接触酒精会导致胎儿酒精综合征(FAS),导致面部异常、发育迟缓和中枢神经系统异常,进而导致孩子出现认知神经和社会性发展缺陷。[39]

出生之后,婴儿与其照护者之间安全依恋关系的发展对情绪社会性的健康发展至关重要。照护者的敏感性和回应性会受到照护者的情感和动机状态的影响。母亲抑郁会破坏亲子互动并影响照护者给孩子的关注。[16]这可以破坏儿童情绪和社会性发展和以后生活中的人际依恋关系。考虑到婴儿期突触发展处于高峰期,由于母亲的回应性不足导致的心理社会刺激缺乏也会阻碍最佳的认知发展。[21]

在此发展阶段的远端政策干预与很多其他公共卫生行动也有重合。这些行动包括:加强卫生系统,改善产科护理服务;疫苗项目;增加公众关于孕期使用酒精和其他毒品危害的知识;提升儿童安全(如使用安全带防止头部受伤);帮助弱势群体获取微量营养元素如含碘食盐项目(见框11.1);叶酸食物强化;选择性蛋白质营养补充项目。

框11.1 中国的碘缺乏病消除项目

碘是一种微量元素,低浓度存在于水和土壤中,被植物和动物吸收。碘是合成甲状腺激素的必要条件,有助于调节细胞的代谢活动和细胞的增长。由于大脑发育期间的细胞生长主要发生在产前发展期和生命的前两年,在此发展阶段碘对良好的大脑发育尤其重要。碘缺乏是可预防的精神发育迟滞最常见的原因。虽然良好的大脑发育只有需要很少量的碘,但是土壤里的碘分布并不均匀,山区更加缺乏。研究显示,食物加碘,尤其是碘盐,是根治碘缺乏症状最有效的机制。此外,向特殊人群如孕妇和0—2岁的儿童乃至所有碘缺乏高风险人群分发碘油胶囊也为碘盐提供了补充。

在世界银行的支持下,中国自1990年开始实施全国碘缺乏病消除项目,同时升级了碘盐生产设备,以保证中国碘盐的质量控制和有效的分配。通过含碘食盐预防碘缺乏病的覆盖范围已经从1995年的30%增加到了1999年的81%。碘油胶囊也分发到了高风险人群,但在1998年停止了。中国碘盐项目的成功主要是因为中国政府在控制碘盐生产和碘盐分配过程中的重要作用,不仅保证了碘盐的普及,而且很好地防止了将非碘盐当作碘盐的欺诈性销售。[40]

8.1 具体的精神健康促进计划

8.1.1 家访项目和临床护理

对高危家庭进行家访结合临床护理的干预对促进婴儿期情绪社会性和认知的成功发展意义重大。[41]美国的产前和婴儿期家访项目是婴儿期精神健康促进项目中表现出长期健康促进效应的最成功和最有效的项目之一。该项目是多方面的,包括改善产前临床护理来获得更好的妊娠结果,也包括通过家访来提升母亲照护的回应性和敏感性。除了在短期内改善发展结果,研究表明,从长远来看,儿童被试也表现出了更好的社会性和行为结果(参见框11.2)。

框 11.2　产前和婴儿期家访项目

　　美国的一项产前和产后护士家访项目对没有生养经验的低收入弱势女性进行了为期两年的产前和产后家访。该项目的目标是改善产前健康以取得更好的妊娠结果,鼓励父母进行敏感、有效的照护,提高儿童的健康和发展结果,提高母亲的未来规划,促进计划生育和更好的教育和就业前景。三项不同的为期 27 年的大样本随机对照实验(RCT)发现,项目提高了儿童照护的结果,表现为更少的事故、更少的有害物质(如毒药)摄入和更少的儿童虐待和忽略,促进了婴儿语言和情绪的发展,改善了生殖和性健康结果(如后继怀孕的次数减少),增加了产后女性重返职场的比例,降低了她们对社会援助和免费食品券的依赖。第一项实验对儿童的长期追踪研究发现,相对于控制组儿童,干预组儿童在 15 年后更少出现被捕、犯罪、药物滥用和性滥交等问题。[44]这些积极的结果预计将带来项目投入 4 倍的成本节约。[45]

　　虽然目前只有少量在 LMICs 提高父母教养回应性的研究,但相关证据在增加,最新证据表明,通过教养干预提高家庭教养的回应性和心理社会刺激,能够改善婴儿的亲子依恋,提升婴儿的健康。目前至少两个实验研究证明了提高母亲回应性的家访项目在 LMICs 的价值。在牙买加,经过培训的社区工作者对发育不良的儿童进行了为期两年的每周家访,并通过玩耍提升母婴互动。研究包括了控制组、刺激组、营养补充组、刺激兼营养补充组。在 2 年内的婴儿期,接受两种干预的儿童比只接受一种干预的儿童有更高水平的认知发展。在 22 岁时,相对于没有接受干预的儿童,接受了社会心理刺激干预的儿童在成年期有更高的智商(IQ)分数,有更高的教育程度,表现出了更少的抑郁症状,并且报告更少的参与打架或严重暴力行为。[42]库伯和同事最近使用培训过的社区工作者在南非贫困妇女中实施了心理社会刺激项目来改善孕产妇的敏感度和母婴依恋。RCT 研究发现,在干预后 12 个月时,该项目改善了孕产妇的敏感度并减少了对孩子的干涉。在 18 个月时,参与干预的儿童比控制组有更强的安全依恋。[43]不幸的是,目前还没有该干预的长期数据。

8.2　具体的初级预防干预

　　产前期和婴儿期的初级预防干预主要关注精神发育迟滞和发育障碍的预防。

　　精神发育迟滞和发育障碍的初级预防包括前面描述的远端干预;具体来说,通过对"高风险"妇女和儿童补碘或者补充碘盐可以预防碘缺乏病(见框 11.1),尤其是在怀孕的前六个月进行补碘会对儿童的 IQ 有最大的影响。[38]其他干预措施包括叶酸和蛋白质营养补充;疫苗和治疗项目,预防对大脑发育产生影响的疾病;减少有毒物质的暴露;保证充分的产科护理,预防出生创伤;头部受伤的预防(如提倡使用安全带)。

个体和近端干预包含遗传咨询,基因或染色体缺陷可能是出现精神发育迟滞的风险因素。FAS 的预防也是可能的,FAS 会增加精神发育迟滞和其他子宫内发育异常的风险。在此方面,已有研究表明,使用动机访谈将筛查和简短干预措施纳入孕妇保健有助于减少怀孕期间饮酒。[39]

9　儿童期和青少年期

虽然学前期儿童开始能够调节自己的注意、情绪、运动行为和认知,发展出了独特的自我认同,但是儿童仍有高度的神经可塑性。学前期也是更大程度上受家庭之外影响、发展社会联系和自我调节控制的时期,对认知和社交能力的健康发展很重要。[22]

儿童中期通常是指 6—12 岁之间的时期,标志着正式学校教育的开始。在学前期未能学会自我调节控制和建立社会联系和已有的认知神经缺陷都会减少儿童在学校环境中取得成功和建立健康同伴关系的机会。在缺乏支持的学校环境中,他们的特殊需求无法得到满足,这些孩子可能会经历社会排斥、学业失败、与老师的冲突,进而终止成功的同伴关系和学校活动。这可能会阻碍自尊心和能力(儿童中期的重要发展里程碑)的健康发展。随着年龄的增长,这些孩子可能更容易被偏差同伴群体吸引,有更高的风险参与反社会行为。[46]

根据定义,青少年期始于青春期,年龄范围是最早始于 10 岁,最迟到 20 岁。"青年"的概念包括 24 岁以下的年轻人,这些年轻人更容易受到与青少年期相关很多风险的影响。[26]除了进一步的认知发展,包含抽象思维过程的习得,关键的发展挑战包含心理自主的发展、亲密友谊的建立和认同感的发展。[26]青少年期仍有相当程度的神经可塑性,青少年特别容易受到环境因素的影响,这些环境因素与遗传因素相互作用,会影响到青少年罹患精神障碍的风险。此外,尽管此阶段理性决策开始出现,但这也可能会因为青少年期常有的情绪唤起而减少,从而导致冲动决策以及随后冒险行为的增加,对精神健康和人生历程有消极的影响。[47]

面向儿童和青少年的精神健康促进和初级预防工作的核心是需要了解认知、社会性和情绪健康发展的影响因素,理解生活压力在内化障碍(如焦虑、抑郁)和外化行为障碍(如品行障碍和注意缺陷/多动症)中的作用。遭遇严苛、不一致或者辱虐式教养方式可能会干扰学前儿童自我调节过程的发展,阻碍他们在学校环境中有效学习和建立健康同伴关系的能力。在年龄更大的儿童中,持续遭遇严苛、惩罚式,辱虐式教养可能会导致攻击性、暴力和行为障碍的增加。攻击性社会行为是外化障碍病程的重要风险因素,也是内化障碍的预测因素。[26]

遭遇创伤事件也会对儿童的情绪社会性发展产生消极影响。儿童和青少年的父母离婚或去世会有更高的风险出现多种认知、情绪和行为问题（如抑郁、焦虑）和创伤后应激障碍（PTSD）。[48,49]生命早期暴力（如直接的身体、性或情绪虐待）的暴露、父母的亲密伴侣虐待、遭遇社区暴力（包含欺凌）也与儿童更高的 PTSD、抑郁、焦虑和行为障碍风险相关。[50,51]

提升儿童和青少年精神健康的远端干预包含改善背景和环境因素的政策，如完善社区环境，确保安全的娱乐空间、充分的卫生保健、教育、社会福利和发展服务。

在个体和近端水平，研究一致发现是照护者的温暖和支持、适合发展阶段的监管和控制，与权威型父母教养有关，可以调节或中介压力源和儿童心理痛苦之间的关系。学校环境与提升学业和社会情绪应对、人际技巧的学校项目还有助于促进儿童和青少年情绪社会性的积极发展。研究显示，很多特定的精神健康促进项目和初级预防干预能够削弱风险因素并加强保护因素。我们简要回顾一下其中的一些项目或干预。

9.1　具体的精神健康促进项目

9.1.1　学前认知刺激项目

由于学前期神经可塑性仍然很高，在此关键期认知刺激不足会阻碍认知的最佳发展。一项综述考察了 HICs 面向儿童的项目如日托和学前项目，结果发现，经历结构化的社会互动和认知刺激会对来自弱势家庭的"风险"儿童的学业和社会结果有积极的影响。这些项目能够提升早期认知发展，减少实施特殊教育或留级的可能性，增加高中毕业的可能性。[52]

一些早期儿童项目将早期教育与家庭支持和父母教养项目结合以促进亲子教育关系，结果发现，HICs 的这些项目很好地促进了情绪社会健康结果，并降低了随后违法行为和反社会行为的风险。[53]美国的佩里学前教育项目（见框 11.3）是优质项目的典范。该项目综合了高质量早期儿童教育、大范围家访和针对弱势儿童的父母支持项目。除了学业成就，长期追踪研究也发现，相对于控制组被试，项目参与者在社会性发展上也有收获，他们非婚生子女的数量更少，更少依赖社会服务，并有更高的平均收入和更少的犯罪行为。[50]

此外，对 LMICs 精神健康促进干预项目的一项综述[32]显示，虽然相关研究数量有限，但研究结果很有前景：在资源匮乏的条件下，学前教育干预对儿童的情绪和社会性发展有积极的影响。例如，一项对土耳其早慧计划为期十七年的追踪研究[51]发现，学前教育和父母训练对孩子发展、学校表现、职业状况有直接和长期好处，这和佩里学前项目的结果基本一致。[51]

框 11.3　佩里学前项目：认知刺激干预

　　美国的佩里学前项目是一项社区学前教育干预，旨在提升处于劣势背景下的三到四岁儿童的智商和社会性发展。该项目通过主动学习的方法，传授认知和学习技巧，鼓励独立思考和直觉思维，通过学校支持孩子的发展，直至成年早期。对 123 名劣势非洲裔儿童为期 40 多年的随机控制临床实验发现，这个高质量的儿童早期项目带来了更好的学业表现、更高的雇佣率、更好的工作、更高的收入、更可能结婚并拥有房产，明显更低的被捕率，更少接受社会服务。[50]该项目提高了低收入儿童的学业成功，帮助父母为孩子的智商、社会性和精神发展提供必要的支持。这些项目通过提高这些弱势儿童完成学业的机会，帮助他们获得更多的经济和社会财富，减少了这些贫困儿童出现违法行为、持续贫困的风险。

　　巴尼特[52]对该项目的成本效益分析表明，因为教育花费、社会福利和司法成本的下降，项目参与者由于更好的学业和社会性发展结果从而获得了更高的收入，该项目的回报是最初投入成本的七到八倍。

9.1.2　照护者加强干预

　　一些干预项目通过对不赞许行为施加温和、一致的消极结果（如暂停活动、失去特权）提升管教的一致性；父母与孩子的积极投入（如玩耍和阅读）；情感交流，通过与孩子生动地练习这些技巧，促进了社会情绪健康发展和适应性行为。[54]

　　除了作出更好的入学准备，佩里学前项目（见框 11.2）成功地促进了更好的社会适应，因为该项目建立了更有效的家庭—学校联系和更温暖的家庭环境。[55]

　　在经历了特定的压力源后促进精神健康提升项目和照护者提升项目的典型例子包括针对离婚和暴力暴露的项目。新起点项目是前者的一个例子。研究表明，该项目对增进亲子关系、减少父母间冲突、增强孩子对父母离婚的应对技巧有积极的作用。[56]

　　关于暴力暴露的影响，儿童的情绪社会性应对会受到照护者反应的调节，在家庭破碎和照护者精神健康较差的情况下会加剧。[51]来自 LMICs（如波斯尼亚和黑塞哥维纳）的最新证据表明，利用非专业人士为照护者提供心理教育，可以有效地减少创伤暴露对学前儿童的影响，也可以为父母与孩子进行敏感的情感表达性沟通、启发性互动提供支持。结果也表明，该项目对孩子的情绪幸福感有积极的影响。[57]

9.1.3　学校项目

　　学校为儿童和青少年精神健康促进项目提供了理想环境。正如本节所介绍，社会发展和健康的自尊是儿童中期的重要发展任务。这些能力在帮助青少年在社交情境下处理情绪唤起很重要。来自 HICs 的有力证据和来自 LMICs 的新兴证据证实了学校社会情绪学习项目对精神健康促进的作用：研究证明这些项目有助于提高学业表现，促进儿童发展管理情绪、设定和实现目标、赞赏他人的观点、发展和维护积极的人际关系和建设性地解决人际冲突等社会情绪能力。生活技巧训练是在学校背景下培养社会情绪能力最常用的策略,主要通过互动式教学实施,包括使用结构化的活动(如角色扮演、游戏)演示、联系和反馈等。[58]

"健康促进学校"的概念将渥太华宪章[17]的生态整体原则应用到了学校背景。这个方法的核心是建立综合的项目,通过提升学生健康和幸福感的学校健康倡导政策(如减少欺凌的政策;有利于身体健康和幸福感的物质环境如娱乐设施;倡导健康的社会环境如良好的师生关系、家校关系和社区联系;促进健康技能和能力的正式或者非正式课程;使用合适青少年的健康服务)来完善学校系统。全校方法背后的原则是环境、风险行为和精神健康之间存在很大的交互作用,需要综合的系统干预。[58]系统综述表明,这些系统水平的综合项目连续实施一年以上,是提升情绪、社会性健康和学校适应的有效策略。[59]

研究发现,全校项目在减少欺凌方面尤其成功,其假设基础是欺凌是系统性问题,需要系统的反应。这些项目通常包括反欺凌学校政策,包括欺凌的非身体影响;整个学校社区敏感性,包括职员、学生和父母了解欺凌的构成,及其对欺凌者和被欺凌者的影响和适宜反应;生活技能项目,逐步传授反欺凌态度和亲社会性冲突解决的技巧;并且为有风险成为欺凌者和被欺凌者的学生提供咨询干预。[60]

在对LMICs学校干预研究的一项综述中,越来越多的证据表明,在不同LMIC背景下实施学校项目对学生的情绪和社会幸福感、学生的学校适应都有积极的影响。[35]面向在战争和冲突中的孩子干预结果尤其令人鼓舞:学校为年轻人和家庭提供可以访问的论坛,帮助他们应对战争的负面影响。一些最新的证据表明,生活技能教育、生殖和性健康教育和药物滥用教育相结合的多成分干预对学生的风险行为有积极的影响。[35]

9.2　儿童和青少年的精神障碍预防的具体干预措施

由于精神健康促进和初级预防措施存在重合,因此,研究表明许多预防干预措施与上述精神健康促进项目的有效策略相似,也不足为奇了。

9.2.1　破坏性障碍

除了提升精神健康,研究显示,促进社会情绪能力和提高学术能力的学校项目和家长培训项目都可以预防破坏性障碍的发展。[61,62](见框11.4,基于证据的初级预防项目用于预防破坏性障碍的例子)。

9.2.2　药物滥用障碍

系统综述显示,各种精神健康促进的学校和家庭干预对预防儿童和青少年的药物滥用障碍都有效。有效的学校干预项目包含特定技能培训干预,如减少伤害、决策和抵抗同伴压力的社会技能等干预。有效的家庭干预措施包含父母技能培训,促进有效的沟通、监控和控制。[64]

9.2.3 抑郁症

已经被证明能够减少儿童和青少年抑郁症发病率的干预措施基本上是有选择性的,或有指向性的,基于认知行为治疗(CBT)。[65]具体地说,随机试验证明,针对青少年的克拉克认知—行为预防干预可以有效预防未来的抑郁症。[21]

9.2.4 精神病

精神分裂症和其他精神障碍通常发病于青春期和成年初期,发病前多有前兆期,个体会出现非精神病症状,可以有机会进行有针对性的初级预防干预措施。对出现了前兆症状个体的干预措施会涉及阶段性的特定治疗,包含对前兆症状患者的药物治疗方案和/或心理治疗,主要是关于个体和家庭社会心理支持的 CBT 和/或病例管理。然而,一项综述系统回顾了 HICs 12—36 岁患者的 6 项随机试验,结果发现这类干预措施尽管可能会推迟神经症的发作,但是阶段性的特定治疗从长期看是否对前兆症状病人的精神病发展有预防作用仍无定论。[66]

框 11.4　快速追踪预防项目

快速追踪预防项目的长期证据显示,多成分干预项目可以有效地预防所有外化障碍的毕生患病率。该项目专门针对 1 年级到 10 年级的风险儿童,重点在于消除一系列反社会行为发展的风险因素,包括父母监管不足、行为控制不足、儿童认知和社会情感应对技巧缺陷、不良同伴关系、学业能力不足、具有破坏性、拒绝的教室环境。一项随机分组试验在 10 年内(包括干预后两年)进行了多次测量,结果发现,相对于控制组,干预组高风险被试的行为障碍、对立违抗性障碍、ADHD 和其他外化障碍的精神疾病确诊率有明显的下降。[63]

10　成年期

风险和保护因素对成年人的积极精神健康和精神障碍的交互影响是累积的,但不一定是线性的。成年期精神障碍有 25% 出现在 8 岁以前,50% 出现在青春期。[67]因此,许多成人精神障碍的预防需要在生命早期实施干预。

然而,很多社会风险因素也可能会独立起作用,也可能与已有易感因素相互作用,阻碍成年期的精神健康,导致精神障碍的发生。最近的一项综述考察了抑郁症的社会决定因素,结果发现社会决定因素导致了最沉重的神经精神障碍疾病负担,并且在年轻人和女性中更为普遍。有力的证据表明抑郁症与生活压力事件和暴力相关密切;充分证据表明,抑郁症与犯罪、冲突、灾难和高压力的工作环境有关;相当证据表明,抑郁症与污名、歧视和贫困相关因素（如食品不安全、住房条件差、失业或工作不佳）有关。[14]

"贫困"包含了诸多领域的社会和经济剥夺，目前对它的定义和测量方法仍有争论。从现有的统计证据来看，低收入本身并不太会增加常见精神障碍的风险，但是与绝对贫困（用固定收入水平来测量）相比，相对贫困、收入的突然改变、收入不安全、负面生活事件和与贫困有关的生活压力源更能预测不良精神健康状况。[68]

与抑郁症有关的常见生活压力事件包含损失或者丧亲、人际纠纷、角色转变（如罹患慢性疾病和社会孤立）。[69] 暴露在创伤事件（如暴力、冲突和灾难）同样与 PTSD 和其他常见精神障碍（CMDs）相关，上述效应在女性遭受性暴力之后尤其明显。[70]

就如学校为儿童提供了场所，学校内的特定风险因素（如欺负）会影响儿童，工作场所也包括成人不良精神健康的特定风险因素。HICs 的研究表明，高需求和低控制导致的日常工作压力会增加抑郁的风险。[71] 证据显示，努力—回报失衡、组织不公正、不良工作事件、欺凌与 CMD 症状风险的增加有关。[71] 失业和失去工作对 CMDs 的影响也很明显。[72] 虽然少有研究考察 LMICs 日常工作压力对精神健康的影响，但研究显示大量因素会导致 LMICs 的工作人员更容易受到剥削，可能对精神健康产生消极的影响。这些因素包括大量非正规部门缺乏劳动立法的控制、很多 LMICs 为了进入全球经济而压低工资等。

目前除了与很多公共卫生政策、脱贫策略、性别平等举措、减少全球压迫和剥削活动相重合的远端政策干预外（见第七章），很多具体的精神健康促进计划和预防干预措施也有助于促进成年人积极的精神健康结果。

10.1 具体的精神健康促进计划

10.1.1 建立社会资本和经济赋权

社会资本为人们提供了感情支持和处理压力生活事件的资源。一些很有前景的项目将社会资本的建立和社区发展和经济赋权举措结合，后者可以提供资源来减少与贫困相关的不良精神健康社会决定性因素。这些项目的例子是印度的综合乡村健康项目（CRHP）提高了女性项目参加者的精神健康；[73] 南非的艾滋病和性别平等（IMAGE）的小额信贷计划促进了性别和经济赋权，尽管小额信贷干预措施在其他背景下没有表现出如此积极的效果[74]（见框 11.5）。

此外，研究发现，LMICs 处于武装冲突中的女性经常会经历极端侮辱性创伤，她们可以从以传统社会支持方法为基础、鼓励社区社会资本和团结的精神健康促进策略中受益。[75] 研究表明，这些策略能够提升卢旺达种族灭绝强奸幸存者的心理韧性和应对。例如，建立战后女性协会可以提供社会支持，为幸存者提供一个安全的空间，可以供他们分享经验，免受耻辱和歧视的威胁。[76]

10.1.2　替代疗法：瑜伽和锻炼

越来越多的证据表明，瑜伽和高能量运动可以提升心情，有助于减少焦虑和抑郁症状。特别是瑜伽，通过减少生理唤起（如降低心率）帮助人们调节压力反应。[77]

10.1.3　工作项目

正如学校是向儿童实施精神健康促进干预的方便场所，工作场所也向成年人提供了实施精神健康促进干预的方便环境。工作场所中的精神健康促进需要个人和组织的改变。[9]精神健康促进干预被证明可以有效减少 HICs 的工作场所 CMD 症状，这些健康促进干预也是选择性的，包括压力管理和 CBT 计划。[78]在组织层面上的参与式干预可以提供低压力环境，也是很有前景的方法。[79]

框 11.5　减轻亲密伴侣暴力和贫困的赋权计划

艾滋病和性别平等小额信贷干预（IMAGE）面向南非的贫困妇女，结合了小额信贷干预和参与性学习项目，内容包括艾滋病预防、沟通技巧、性别角色、权利关系和家庭暴力，旨在提升批判性思维、信心和沟通技巧。更广泛的社区动员也鼓励男性和年轻人参加了干预。一项随机分组试验发现，在完成项目两年后，干预组的被试报告在最近 12 个月内伴侣的暴力行为比控制组少 55%。事实证明，将男性纳入该极其重要，因为其他小额信贷项目发现，女性经济赋权可能会增加与男性伴侣的摩擦。[74]

综合乡村健康项目（CRHP）主要面向印度的女性。项目采用了赋权社区发展方法，通过农民俱乐部、妇女团体、未成年女性团体招募了被试。干预主要由乡村健康工作者实施，包括创收项目、农业和环境项目、教育和卫生保健，包括初级卫生保健、医院服务和残疾病人的康复服务。就项目对妇女精神健康的质性评估表明，经济赋权可以增加被试的心理赋权，妇女表示她们更多地参与了决策，对生活和精神健康的控制感有明显的增加。[73]

10.2　成年期具体精神障碍的初级预防干预措施

10.2.1　抑郁症

在选择性或指向性的群体里已经被证明可以有效预防抑郁症发生的干预包括 CBT 或人际心理治疗（IPT）技术。[13]作为预防策略，CBT 有助于促进对压力生活事件的适应性应对策略。IPT 则通过加强社会支持和问题管理策略起作用。[13]

10.2.2　酒精滥用障碍

预防酒精滥用障碍发展的重要性体现在这类障碍带来的生物心理社会和经济后果，包括降低工作效率，增加意外伤亡、攻击和暴力，包含孩子和配偶虐待。除了用于增加对酒精滥用危害意识、限制酒精接触的远端干预，对减少有害饮酒和酒精滥用障碍发病率的具体预防计划包括在初级保健系统、急救部门、大学健康中心对成人和孕期妇女的筛查和简单干预（SBIs）。但是就 SBIs 在医院和初级保健系统是否可以减少青少年和酗酒者的饮酒量，研究尚未达成共识。[80]

10.2.3 自杀预防

在全球范围内，自杀率在过去 45 年里增加了 60%，自杀是 15 岁和 44 岁人群的三大死亡原因之一。自杀率在青年人中迅速增加，自杀是 10—24 岁人群中的第二大死亡原因。[81]尽管不同人口群体自杀的风险因素与精神障碍（特别是情绪障碍和酒精使用障碍）的相关关系因国家而异，但是精神障碍的确是最重要的健康相关危险因素。其他影响因素包含极端的社会困难、人际暴力、接触常见的自杀手段和自杀态度。

因此，预防自杀需要多方面的对策。本小节的内容主要来自成年人的研究，以下预防自杀的策略同样适用于青少年和老年人。已经被证明有助于减少自杀风险的策略包括：

（a）提高初级保健工作者对抑郁症和药物滥用障碍的识别和的治疗。研究表明，大多数自杀的个体在死亡前的一年内曾经和初级保健医生接触。

（b）限制对常见的致命自杀手段（如杀虫剂和枪支）的接触；

（c）对非致命自杀企图的个体进行追踪，防止未来的行为；

（d）学校、工作和社区监管者培训是很有前景的策略，包含训练关键人员（如老师、神职人员）识别并转介有自杀风险的人们。[82]

11 老年期

老年痴呆的风险因素包含与心血管疾病（如高血压、Ⅱ型糖尿病、高胆固醇、肥胖、吸烟）相关的因素；所有这些因素都与成年期生活方式有关，并可能持续到晚年。因此，通过一般健康项目来提升成年人和老年人的健康生活方式非常重要。此类项目在LMICs 特别重要，因为这些国家的烟草制品使用量更大。[83]缺乏叶酸和维生素 B_{12} 也被视为风险因素。[83]至于保护因素，研究发现，整个生命历程中的复杂认知活动能够预防痴呆的风险。[84]

HICs 晚年期抑郁症风险的增加与女性性别、残疾和功能障碍、抑郁症病史、丧亲、睡眠障碍和社会孤立有关。随着年龄的增长，他们的社交网络会变小，社会参与（如拜访朋友）在失能人群中也可能会受损。[83]

在远端水平，对老年人精神健康促进和预防干预应该包含政策干预，减少一般人群烟草和酒精消费、保证充分的社会保护和充足营养；卫生保健服务，用于促进老年人慢性病及早发现和治疗。[83]在健康成年人中提供微量元素（如叶酸和维生素 B_{12}）的补充以预防痴呆的支持性政策是一个有前景的干预，尽管仍需要更多研究证据的证实。[85]

在 HICs 和 LMICs,关于面向老年人的个体和近端精神健康促进和预防计划的有效性,相关证据都非常有限。有前景提升老年人精神健康的策略包括提升他们的整体生活质量、努力扩大他们的支持性社交网络,包含朋友、同伴和团体支持;义工和代际项目;与老年人照护者合作提高教育、运动和休闲活动的有效性;针对孤立和弱势人群的工作。[83,86]具体就预防老年痴呆来说,记忆策略训练和认知练习是对风险人群很有前景的干预。[87]

12 全球范围内推广精神健康促进和精神障碍初级预防的挑战和建议

远端干预通常与其他公共卫生工作和社会经济发展倡议重合。对精神健康促进和精神障碍预防工作影响的具体证据很难确定,因为对照组实验和精神健康结果的测量都相对缺乏。但是,精神障碍风险因素的相关证据表明,以下干预措施将促进精神健康,并且对预防精神障碍产生影响(见表 11.2 和表 11.3)。

文献指出,在产前发展阶段和婴儿期,有必要减少环境风险因素(如有毒物质、微量营养元素的缺乏,尤其是碘缺乏)的暴露,提高公共卫生服务预防和治疗传染病,提高产科护理,防止分娩并发症和头部受伤。

从童年期到成年期,许多社会和环境的风险因素在贫困社区累积。通过国家和全球政策来实现 MDGs 有助于解决很多精神健康问题的社会决定因素。这些政策包含应对全球食品、水、土地、能源短缺的全球政策,消除压迫政权和武装冲突的全球工作。在国家层面,通过立法限制和管制酒精和其他毒品供给、促进社会经济平等的经济政策、促进就业安全和改善工作条件的劳动政策、为病人、残疾人和失业者提供社会保护的福利政策,一旦被实施,可能会对毕生精神健康产生积极影响。[14]

就个体和近端干预措施,经济评价研究表明,对儿童和青少年实施早期干预可以通过减少日后的健康和社会支出而大幅度地节约成本。[88]此外,虽然普遍干预是支持所有人健康发展的理想选择,但在资源稀缺的情况下,有选择、有针对性的干预措施效果更好,也更高效。[21]

在产前发展阶段和婴儿期,家访项目对特定的弱势群体最有效果。这些项目可以作为初级卫生保健项目的一部分来实施,用来改善或提高孕产妇的精神健康、父母的回应性和依恋。这些项目在 HICs 多半由专业护士实施。鉴于 LMICs 专业资源的稀缺,可以考虑培训社区保健人员实施类似的干预措施,研究证据也证实了这些方法的有效性。

研究证实,在儿童和青春期,育儿技能培训和社会情感学习项目,特别是生活技能项目,有很好的长期投资回报。[3,88]旨在提升孩子学业成绩、社会联系、父母参与度、管教和控制的多维度学前项目和学校项目可以成功促进精神健康,预防破坏性行为障碍和药物滥用障碍。CBT 被证实是预防"风险"青少年抑郁症的有效策略。在青春期和成年早期的阶段性干预措施是预防精神病最有前景的策略,虽然这类干预措施的长期效果目前并不清楚(见表 11.2)。

在成人中,面向有抑郁风险的特定群体的 CBT 和 IPT 可以促进适应性功能,并预防或推迟抑郁症的发病(见表 11.3)。瑜伽和高能量运动可以改善情绪,也可以帮助减少焦虑和抑郁症状。在资源匮乏的环境中减轻贫困相关压力源和减少压力事件不同暴露的潜在举措包括增加社会资本、女性和经济赋权相结合的项目,可以用于提升性别平等和可持续性的生存。对老年人的潜在计划包括建立支持性社交网络预防社会孤立和进一步的晚年抑郁症,通过叶酸、维生素 B 的补充和认知练习预防痴呆。

初级卫生保健系统、幼儿园、学校和工作场所为筛查和干预提供了机会。这些场合需要来自不同学科背景(如医学、教育、心理学、社会工作和公共卫生)的多个部门响应服务的实施。由于 LMICs 缺乏不同学科的专业人员,利用当地社区资源显得至关重要。新兴研究证据显示,LMICs 训练有素的社区成员可以有效实施任务分担的精神健康服务。[35]利用社区成员发展和实施精神健康服务也有潜质通过提高精神健康问题社会决定因素的意识和行动能力给社区成员赋权。但是,任务分担需要通过开发技术支持材料和专业角色的多元化来保证持续的支持和指导。这在 HICs 和 LMICs 都是挑战,因为很少有相关学科的训练课程包括了精神健康促进和精神障碍预防的内容。[21]

表 11.2　生命全程精神健康促进干预的建议

人生阶段	项 目	远端干预
产前发展期与婴儿期	提升母亲精神健康、母亲回应性和婴儿心理社会刺激的家访和临床项目	消除贫困、促进社会经济地位公平、推翻压迫政权和武装冲突的政策;改善背景和环境因素的政策;保证充分的卫生保健、教育和社会福利/发展服务的政策
儿童期和青少年期	父母技能训练项目 学校生活技能和社会情绪学习项目 学校整体项目	
成年期和老年期	性别和经济赋权项目 为成年人或者老年人建立支持性社交网络 促进低压力工作环境的组织改变 瑜伽和其他锻炼	

推广精神健康促进和精神障碍的初级预防需要政策制定者、公民社会、服务提供者等多个部门对精神健康促进和预防工作进行宣传和教育,需要更广泛的医疗和社会福利的积累。因此,强调投入的回报是重要策略之一。研究表明,与精神健康问题相关的近 90% 的成本发生在卫生和社会保健行业以外。[89]强调精神健康对实现 MDGs 的重要性,尤其在 LMICs 是进一步的策略。全球对初级保健(包含预防和健康促进)的兴趣复燃,提供了一个良好的契机,将精神健康促进和精神障碍预防提上国家政府、国际捐助机构、影响全球发展政策的世界机构的议程。未来应该促进这些宣传工作,同时加大投

入来获取进一步的证据揭示精神健康促进和预防干预在提升全球特别是 LMICs 人力资本和社会经济发展中的角色和成本效益。

表 11.3　精神障碍预防的推荐干预

障　碍	推　荐　干　预
精神发育迟滞或者发育残疾	铁、叶酸和营养元素补充 疫苗和治疗项目,预防对大脑发育有消极影响的疾病 避免对大脑发育有消极影响的有毒物质暴露 保证充分的产期保健,避免出生创伤 通过提升孩子安全性(如使用安全带)的项目来预防头部受伤 基因咨询 简短筛查干预,减少孕期饮酒预防 FAS
破坏性障碍	对儿童和青少年实施综合干预,包括发展社会性情绪能力、提升学业能力和父母培训项目
药物使用障碍	综合干预,包括对儿童和青少年的具体技巧训练干预,如避免伤害、决策、抵抗同伴压力的社交技巧和父母培训项目 用于减少酒精和毒品消费的政策干预 对成人危险饮酒的简短筛查干预
抑郁	对特定青少年群体和具有抑郁亚临床症状成人的认知行为治疗;对成人的人际治疗
精神病	对处于精神病前兆期的青少年和青年人的阶段性治疗
自杀	提高初级保健工作者对抑郁症和药物使用障碍的识别和治疗 限制接触常见的自杀手段,如杀虫剂和枪支 对有非致命自杀尝试的个体进行跟进护理,以预防未来的自杀尝试 培训监管人员识别和转介自杀风险人员
痴呆症	老年人的认知刺激练习 减少毕生烟草和酒精消费的政策 老年人补充微量元素

第十二章　精神障碍干预

夏洛特·汉伦　阿贝巴乌·费卡杜　维克拉姆·帕特尔

1　前言

精神、神经和药物滥用障碍(MNS)的治疗无用论在世界范围内都是治疗缺口持续存在的重要因素。多年来,尤其在资源短缺的条件下[1],MNS 障碍无法治愈或者治疗过于复杂和难以治疗的观点已经受到质疑;然而直到最近,有效治疗 MNS 的全球有力证据才越来越受关注,人们的意识才有了实质性变化。[2-4]

我们需要用广泛的视野来看待减轻 MNS 障碍的干预,认识到大多数患有此类障碍的人们会依靠自我保健或非正式医疗部门的治疗;比如,通过宗教制度,传统或辅助治疗或者朋友和家人的建议。[5]在此章中,我们将要重点关注主要由卫生专业人员实施的具体 MNS 障碍干预,因为这些干预有更充分的证据基础。我们将列举所有 MNS 障碍干预背后的重要原则,论证循证研究的价值。之后,我们将详细阐述世界卫生组织(WHO)精神健康缺口行动计划(mhGAP)[6]的开拓性工作,综合全球的证据基础,为一系列"优先"MNS 障碍(即抑郁症、酒精和药物滥用障碍;自杀和自残;精神错乱、双相障碍、癫痫、痴呆和儿童发展和行为障碍)提供了循证指南(mhGAP-实施指南;MIG)。[4]MIG 包括癫痫这一神经障碍,因为癫痫通常在中低收入国家(LAMIC)经常由精神卫生专业人员治疗。

推广精神卫生保健的下一步需要从循证指南转向发展和实施保健方案(见第十四章)。我们也将讨论其中的工作艺术。我们将不仅会讨论这些成功的方法,也会强调需要进一步关注的领域。

2　干预原则

所有障碍任何干预的作用需要考虑其有效性、可行性、公平性、接受度和可负担度。下面我们将依次讨论这些原则。

2.1　有效性

为了评估干预对精神障碍患者是否有帮助,依靠患者本人、照护者或者主治临床医师的主观证据并不能给我们提供需要的信息。这些信息不会告诉我们患者在没有干预的情况下是否会好转,或者他们客观上是否会有本质的提高。为了获得这些信息,我们需要开展方法严谨的科学研究。我们在前面已经介绍了不同类型的流行病学研究设计(见第四章)。在评估干预时,由于偏差、混淆因素和反向因果关系的影响不同,不同的研究设计可以提供一个证据层级(见图 12.1)。

在证据层级中,处于最上层的是设计严密的随机对照试验(RCTs)的元分析或系统综述;从科学的角度说,它们提供的是最好的证据。相对于其他研究设计,RCT 的突出优势是将干预随机分配给符合纳入标准的被试。因此,选择偏差已经被降低到最低程度,其他潜在混淆变量并不会干扰结果,因为已知和未知混淆变量在两组间都将随机分布。但根据实际的执行情况,RCTs 仍可能受到偏差、机会和混淆因素的影响。CRTs 获得高质量证据需要遵守的核心方法学特征在试验报告统计标准(CONSORT)指南中有明确的规定。[7]这些指导原则主要根据专家就已发表的 RCT 的评价标准所达成的共识制定。效力和效果试验有重要的区别[8](见框 12.1);后者也被称作务实试验。[9]

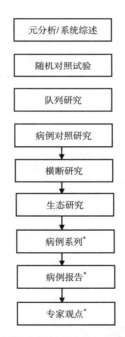

图 12.1　最佳证据研究设计层级(*实践证据的方法示例)

尽管 LAMICs[10]存在更大的治疗缺口,有效干预的证据基础主要来自高收入国家(HLCs)。[2]在全世界 11501 个对精神分裂症、抑郁症、酒精使用障碍或儿童发展障碍的精神健康干预的随机对照试验中,不到 1% 在低收入国家实施。[2]除了干预证据在全球的不平衡分布,单个 RCTs 的结果本身通常不足以指导临床实践。因此,研究证据的系统综述对确定高质量 RCTs 非常重要,单个研究的结果可以统计组合进入"元分析"或总结进入文献评述中。(循证临床指导的有用资源见框 12.2。)目前也有评价元分析质量的标准。[11]

框 12.1　效力和效果试验

效力试验

是指"一个具体干预｛……｝,在理想情况下产生有益结果的可能性。"[8]大多数已发表的试验是效力试验,而不是效果试验。在进行更复杂、花费更大的效果试验前,效力试验也是必须的。

效果试验

指"一个具体干预｛……｝,在实地正常环境中实地实施时,在特定群体实现预定目标的程度。"[8]与效力试验相比,效果试验通常在日常卫生保健或社区环境中进行,参加资格要求更宽松,结果测量常常与患者和卫生保健提供者的首要需求关系密切,需要更长时间的追踪更准确地反映日常临床实践。[68]效果试验的可推广性更高,但可能会影响内部效度。

框 12.2　循证和最佳证据指南

Cochrane 系统综述数据库。

http：//www.thecochranelibrary.com/view/0/index.html.

国家研究院对精神健康和行为问题的优秀健康和临床实践指南。

http：//www.nice.org.uk/guidance/index.jsp？ action＝byTopic&o＝7281＃/search/？ reload.

世界卫生组织精神健康缺口行动项目证据资源中心。

http：//www.who.int/mental_health/mhgap/evidence/en/index.html.

　　尽管 RCTs 是评估干预的黄金标准,但 RCTs 并不总是合乎伦理或可行。当受众群体(如在押犯人、流浪者、处于受压迫政治风险下的人们)为弱势群体时,实行 RCT 可能会有伦理限制。在全球精神健康背景下,这与在 LAMICs 的贫困人群实施 RCTs 尤其关系密切,因为参加研究可以提供别处不可能得到的药物和治疗,会潜在地破坏了自愿同意的原则。面向孕期女性的药物 RCTs 也经常被认为不合乎伦理,因为用药可能会给未出生孩子带来可能的风险,因此关于药物致畸性的证据只限于观察研究或实验室研究。说到可行性,产后抑郁的抗抑郁药物治疗实验可能很难招募女性被试,因为她们不愿意在哺乳期用药。[12]另一个例子是当精神健康服务改革在一个群体实施时,很难找到

控制组。大量"准实验"研究设计被证实有一定的可信度，[13] 在不可能实施 RCT 时，可能会是"最佳可用"证据。

框 12.3　将 GRADE 应用到 WHO 精神健康缺口行动计划实行指南（MIG）[14]

发展 MIG 的 GRADE 方法包括以下步骤：

1. 建立指南编写小组，需要有多学科背景、代表不同国家背景、性别恰当平衡，并经过了潜在利益冲突的审查。

2. 确定问题的范围用于指导系统综述和相关基础研究的检索，界定相关结果。

3. 根据确定的程序开展系统综述。

4. 总结和评价系统综述的证据，通过清晰的标准评定研究的质量和可推荐度。

5. 系统、透明地运用评分标准，将价值观、偏好和可行性的考虑包括进入最终的指南。

GRADE 方法的局限是没有包括非随机化研究证据、应用质量评估标准的可靠性值得忧虑、在选择预定结果的可接受测量时可能会有偏差。GRADE 方法的主要优势是可以将现有证据基础的应用性最大化；可以找出中低收入国家背景最佳可用证据，尽管这些国家相关研究非常有限。

在缺乏研究或者研究质量差、证据基础仍然缺乏的地区，如果可能并且有必要的时候，我们依然推荐可用最佳证据的原则。处理这类证据缺口的严谨、系统方法的确存在；比如，推荐测评、WHO 最近使用的发展和评估（GRADE）方法[14]（见框 12.3）。有研究者批评，证据等级结构（图 12.1）的证据组成范围太窄，[15] 并提出了证据的补充形式，即"实践证据"，主要借鉴在日常生活背景下有健康管理专长的服务使用者照护者和健康工作者的经验。[15] 获得实践证据需要使用参与式的方法把关键利益方都包括进来。实践证据的方法可以保证研究密切联系当地现实，解决与当地背景最相关的研究问题，因此增加了研究结果被采纳的可能性。但是，相对于 RCT 证据，实践证据更容易受到偏差的影响，因此在解释研究结果时需要考虑到这一点。

2.2　可行性

干预的有效性是重要的，干预的实施可行性同样重要。在高收入国家，尤其是中低收入国家，实施专业干预的精神卫生专业人员都相对短缺。[16] 因此，由精神病学家实施的干预在中低收入国家的适用性非常有限。专家和一般卫生工作人员的任务分担可以保证某些 MNS 障碍干预可以在初级或者一般卫生保健场所得以实施，但这个方法的可行性需要严格的评估（见第十章）。可持续性也是干预实施的挑战。干预需要考虑卫生工作人员的负担，不仅包括实施干预所需要的时间，更包括会导致倦怠的情感负担。[17,18]卫生机构人员的高流动性也会降低实施的效果。[19]某些干预只有在直接可用的、可负担的适当实验室服务时才可行。例如,情绪稳定剂锂是双相障碍非常有效的治疗方法,但它只能在可以进行定期血液测试、监控血浆药物浓度的时候才能被安全使用。

2.3 公平性

当涉及某 MNS 障碍干预的可能受众群体时,干预还需要考虑公平原则。有效的干预常常不能覆盖已经处于弱势的人口群体,经常是最有 MNS 障碍负担的群体,因为该群体经常难以获得卫生保健。[20]在不同的背景下,特别弱势的群体可能包括贫困人口、低教育水平人群、老年人、年轻人、女性、流浪人口、难民、收监者以及乡村居民。卫生保健的阻碍是多方面的,部分可能与缺乏适当或可接受的卫生保健有关,部分是难以获得保健服务或对保健服务缺乏需求。

由于精神卫生服务和受训专业人员的分布不均,供给也存在问题:高收入国家和中低收入国家的对比尤其明显,在同一国家内部城市和农村地区也如此。[16]将精神卫生保健纳入初级和一般卫生保健服务是克服精神卫生专业人员长期短缺、保健服务走近家庭、提高卫生保健可用性的方法之一;因此也可以减轻交通、误工带来的经济负担,有助于贫困人口获得卫生保健服务。[6]但是,这个策略就需要专门设计 MNS 障碍的干预,方便非专业人员和其他卫生工作人员实施。这种取向的治疗发展实例已经开始出现,[21-23]但仍有很多工作需要继续。[24]

对生物医学 MNS 干预的需求缺乏和污名、服务使用者的赋权不足、不符合社会文化观念等因素有关。服务质量差和药物供给不稳定也是使用医药服务的主要障碍。在设计和评估干预时,研究者需要强调这些因素对可用公平性的影响。

研究者强调了健康(尤其是精神健康)的社会决定因素在催生健康不公平中的重要作用。[25]在全球精神健康方面,这将我们的关注点从单纯的对 MNS 障碍的医疗干预扩展到更宽泛的社会环境的重要作用。WHO2010 年的发表物强调,未来需要把 MNS 障碍患者放在各种发展活动(如生存计划)的优先位置,表明了关注社会干预的迫切需要。[26]但是,尽管对 MNS 障碍患者保持社会接纳、保障他们能够平等地获取社区资源本身是美好的目标,未来的确需要对这些项目进行正式的评估和修订,保证将其积极影响最大化。[27]

2.4 可接受度

除了干预的证据基础,另一个重要的考虑是干预的可接受度。可接受性度有两个重要的方面是干预的社会文化可接受度和干预最终结果的背景相关性。

2.4.1 社会文化可接受度

将西方高收入国家背景下得到的干预证据不加批判地推广到非西方 LAMIC 背景

的相关顾虑是可以理解的。[28]社会文化背景会影响 MNS 障碍的定义方式、求助行为的偏好模式、与他人沟通疾病和检测症状的途径、干预实施机制，还会潜在影响 MNS 障碍干预的有效性。在许多 LAMICs，精神病、双相障碍和癫痫的假定病因都是超自然因素，譬如被精神或恶魔附体、魔力、邪恶之目或祖先灵魂的结果。[29]正是如此，求助多发生在非卫生保健场合，如宗教或传统疗愈人员等。传统和宗教等精神障碍疗愈方法的持续流行证明了其社会文化可接受度；[30]然而，一些疗愈行为已经被认定是虐待，对这些干预的受众(也就是精神障碍患者来说)可能是不可接受的。[31]另外，疾病归因并不是求助行为的唯一决定因素，[32]我们必须认识到，LAMIC 地区可能不存在替代治疗的选择。在埃塞俄比亚农村地区，即使没有大力度的意识提升活动，因为群众自己感知到了干预的有效性，精神病和癫痫的生物医学干预已经可以刺激民众的需求，并降低了疾病的污名。[33]

因此，无论是生物医药治疗还是传统疗愈实践，干预的可接受度和不可接受度都不能预先假定，这需要将之视为社区前期评估探索工作的一部分认真评估。相对于抑郁等常见精神障碍，个体在面对更为严重的精神障碍(如精神病和双相障碍)时可能更接受那些严重偏离疾病归因模式的干预。的确，人们常常认为，常见精神障碍的症状并不算是障碍或疾病，相反多归咎于心理社会压力源。[34]在这种情况下，医药干预模式可能就不会被接受。尽管病理学和干预的个人化模式在高收入国家[35]和低收入国家都存在，[34-36]这种模式在强调社会联系的传统、非工业化的社会更不被接受。[34]我们不能假定西方治疗干预背后的心理功能失调模型可以照搬到非西方背景。但是，在其他文化背景下修订这些有效的干预是可能的：比如，找出巴基斯坦农村妇女使用的思维方式和问题解决方法后，认知行为疗法的基本原则也完全适用于这些环境。[37]

在 LAMIC 背景下对三项常见精神障碍心理干预试验的初步发展和修订发现，干预的可接受度主要受以下因素影响：(a)实际考虑；例如，反复往返卫生机构的花费和不便；[38](b)接受精神健康治疗的污名；[38](c)到访卫生机构时的药物治疗偏好。[38]其他针对每个干预的必要修订包括提高语言和内容的清晰度(小心避免使用专业术语)、对治疗师和患者的视觉导向，使用适合背景的方法介绍心理治疗模型(例如宗教惯用语)、让更多家庭成员或者其他重要的支持者积极参与到患者的生活。[39]

2.4.2 背景可接受的结果

巴基斯坦对产后抑郁心理干预的发展和预实验表明，如果干预旨在提高婴儿而非母亲健康，接受度会更高。[37]心理干预的后期评估测量了干预对孩子健康和母亲精神健康的影响，结果发现干预降低了婴儿腹泻发生、增加了疫苗的使用、增加了避孕措施的使用，降低了产妇的抑郁。[23]另一个例子是乌干达开展的对抑郁症的团体人际心理治疗实验，研究者对功能性结果和症状的测量进行了文化适应性修订。[21]结果显示，MNS 障碍干预在提高其公共卫生优先等级、消除贫困、提高社会和人际功能、减少人权侵犯等方面的有效性对建立干预的可接受度非常必要。但是，大多数 RCT 一般只关注了干预对减少个体精神障碍临床表现的有效性。

2.5 可负担度

MNS 障碍干预可能是有效的、可行的、公平的和被接受的，但也需要是可负担的。可负担度包括个体及其照护者需要承担的花费，也包括在更广义的卫生系统花费。直接和间接花费都需要考虑在内。直接花费（如卫生机构记录的个人花费和购买非处方药物的费用），通常要低于间接花费（患者不能去工作或者照护者因为要提供照护而不能工作而损失的收入）。干预的成本效益，即特定付出换来的健康效益，也是不同的。例如，元分析发现，与第一代抗精神病药物相比，新的第二代抗精神病药物对治疗精神分裂症并没有更好的效果[40]，耐药性也相似，但却昂贵得多，使得它们从整体看（尤其在资源匮乏的地区）成本效益更低。[41]发展中国家疾病控制项目的子课题，[40]比较了治疗精神分裂症、双相障碍、抑郁和惊恐障碍各种治疗方法的成本效益（每百万人口每个伤残调整生命年［DALY］的花费），并推荐了资源匮乏条件下最合适的干预。这种方法已经被反复使用，并用于总结酒精滥用障碍和儿童发展障碍干预成本效益的证据。[2]

3 优先 MNS 障碍的干预

先前讨论已经考察了测量 MNS 障碍干预需要遵循的原则。接下来我们将介绍通常情况下 MNS 障碍的主要干预类型。之后，我们将根据最佳可用证据介绍 WHO 优先MNS 障碍的推荐干预，尤其是在一般卫生保健背景下可以由非专业人员实施的干预。

3.1 生物心理社会取向的干预

"生物心理社会"模式是通过观测生物、心理和社会因素的可能交互作用来试图理解某种具体的 MNS 障碍在某一特定时间在特定个体身上发生原因的整体体系[42]（见第七章）。这种取向关注患病个体出现障碍的原因，可能与关注降低整个人群的风险暴露进而减少某个障碍的整体发病率的公共卫生视角相反。[43]根据生物心理社会学取向，干预可以被归类为生物（大多数是药理）、心理和社会等类型，但都充分考虑了个体的需要。这种方法，兼之对患病个体偏好的敏感性，实现了"以病人为中心的"治疗取向，被证明与一系列慢性疾病包括 MNS 障碍的良好结果有关。[44]

下面将简单介绍药理、心理和社会干预的主要种类。

3.1.1 药物干预

MNS 障碍治疗的一种形式是药物治疗。药物的主要类型有：抗抑郁药物、抗精神病药物、情绪稳定剂、抗癫痫药物、抗焦虑药和抗帕金森病药物。每类药物在 WHO 基础药物示范列表中均被列出,提供了任何国家都应该提供的最低药物推荐标准。(见框 12.4)尽管是基础药物标准,这些在中低收入国家的专家中心之外地方并不一定可以获得。

框 12.4　WHO 基础药物示范列表[45]

抗抑郁症药物

阿米替林、氯丙咪嗪(三环类抗抑郁药)

氟西汀(选择性 5-羟色胺再摄取抑制剂)

抗精神病药物

氯丙嗪、氟哌啶醇和氟奋乃静(第一代抗精神病药物)

抗癫痫药物

安定(苯二氮)

苯巴比妥

苯妥英

丙戊酸钠钠

立痛定

情绪稳定剂

锂

丙戊酸钠

立痛定

抗焦虑药

安定

抗帕金森药

百比停

3.1.2　心理干预

一线心理干预可以由精神卫生工作经验较少的非专业人员提供,其中两个例子是心理急救和心理教育。

心理急救是对社区成员的干预,旨在提高社区成员对精神障碍的认识和理解,降低污名态度,并教会他们简单的技能帮助精神障碍患者:评估自杀或自残的风险,非评价式倾听、给予安慰和信息,鼓励寻求专家帮助和使用自助技能。[46]干预的前提假设是所有人都具备这些技能并将之用于精神健康急救事件,和人们学习基础急救并用于医疗急救事件是一样的道理。

心理教育是对患者和照护者的干预,旨在提高他们对精神障碍、患者可采取的治疗和行动的理解，最大限度增加康复几率。干预的目标是影响行为变化：例如，提高药物治疗的依从性，获得更好的健康结果。

结构化简短心理治疗结构化简短治疗通常有限期，有专门的手册保证治疗模式的精确性。结构化简短心理治疗的例子包括认知行为治疗、行为激活、人际心理治疗、问题解决治疗和放松疗法。这些治疗方法大多用来处理抑郁和焦虑障碍，但对双相障碍也有效，也可以减轻精神分裂症和药物滥用的某些症状。

与一线心理干预相比，这些更正式的心理治疗多以精神障碍的心理学理论为基础，需要更多的治疗师训练，通常由精神卫生专家或由高水平专家督导的非专业人士提供。

认知行为疗法（CBT）以精神障碍的理论模型为基础。该模型认为，个体对自我、世界、未来的消极认知（想法）和相关适应不良行为会导致和维持情感痛苦。[47]该治疗方法包括帮助患者认清思维过程中的错误之处，挑战消极思维背后的假设，进而改变行为（如克服社会退缩或对问题的回避）。行为激活（BA）是CBT的组成成分之一，也可以作为独立的治疗方法使用。BA的重点是鼓励患者积极建构自己的时间，再引入他们失去的日常生活规律，最重要的是增加对潜在愉悦经验的暴露。[48]研究证明，BA与CBT同样有效，并且可以更直接地实施，是一种资源匮乏背景下很有前景的治疗方法。[49]

人际心理治疗（IPT）是一种结构化的、有限期的简短心理治疗，关注抑郁症的人际背景。[50]对抑郁症的发展尤其重要的四种人际困难：悲痛、人际争论、角色转变（如母亲、退休）和人际缺陷（如社会孤立和孤独）。这种疗法旨在提高相关问题的人际沟通和决策，进而减轻症状。[51]

问题解决疗法（PST）比CBT和IPT需要的专业训练更少，也更简短。[52]治疗旨在帮助患者运用现有技巧和资源应对导致精神健康问题的心理压力源。问题解决包括以下结构化的阶段：认清和定义问题，选择可实现目标，寻求解决方法，选择喜欢的解决方法，运用喜欢的方法并评估。

放松技术包括渐进式肌肉放松训练[53]、自生训练[54]（包括通过重复固定时段和可视化过程达到放松的状态）、使用放松图像、生物反馈和静修和瑜伽技术。放松疗法的优势是，一旦学会，患者可以无须专业指导独立使用这项技术。另外，放松疗法可以由经过适当训练的非专业人员乃至非卫生工作人员实施。

3.1.3 社会干预

社会困境可能是精神障碍的起因或结果。各种形式的社会困境，包括贫困、住房条件不佳、亲密伴侣性暴力、人际矛盾和社会孤立是各类精神障碍的风险因素。精神障碍的社会结果常常包括污名、歧视和虐待、社会排斥、社会退缩以及技能或社区角色的丧失（见第七章）。强大的社会支持可以提高个体对精神障碍发展的抵抗力，并促进疾病中康复。

对 MNS 障碍患者的基本社会干预包括为患者提供支持,解决他们的社会困境,例如,通过促进非卫生部门组织的支持(住房、就业、教育);帮助患者在家庭或社区内(重新)建立社会支持网络;根据他们的具体需要鼓励他们参与支持小组(如酒精滥用障碍的匿名戒酒会,严重精神障碍康复者的基层保障和生计小组[55])。如果可以,对于有日常功能损伤的长期 MNS 疾病,社会技能训练、就业支持、住房支持是有用的。提倡 MNS 障碍患者人权、反对污名和歧视的社会干预是卫生专业人员的工作范围,也常常需要和其他机构一起工作,例如通过提升社区意识减少儿童虐待。

精神障碍的两大社会干预模式是恢复模式[56,57]和社区康复模式[58]。现在我们逐一对它们进行详细的介绍。

恢复模式中的"恢复"概念与广义上的生病一段时期后回归正常生活的理解不同。尽管大多数精神障碍患者会在这个意义上会康复,但是部分患者,尤其是精神病、双相障碍和严重抑郁症患者可能不会有完全意义的临床恢复。在这些案例中,康复可能有完全不同的含义,正如吉根(1996)所说"恢复的目的不是变得正常,而是相信人的使命是成为更深层、更完整的人。"换句话说,"恢复"是"学习带着持久的症状和脆弱生活并且更好生活的个人过程。"[57]研究者指出,这也代表着从强调缺陷和残疾的慢性疾病医学模式向更乐观、整体健康概念的转变[57],尽管这个差异可能被夸大。[59]精神障碍恢复取向的实践影响可能包括更少强调临床症状控制的目标,更多关注严重精神障碍患者以对他们有意义的方式寻求人生意义和希望。

社区康复(CBR)　CBR 是社区和多部门的动员,旨在通过帮助残障人士(包括 MNS 障碍患者)满足基本需要、完全参与社会来提高他们的生活质量。[58]WHO 已经建立了一套 CBR 指南,覆盖医疗、教育、生计、社会需求和赋权等方面。CBR 方法的可行性、可接受度和积极的功能结果已经在印度农村的慢性精神病症患者身上得到了证明。[60,61]对精神障碍患者的 CBR 有特殊兴趣的国际非政府组织(NGOs)包括基本需求(http://www.basicneeds.org/,2012 年 2 月 17 日使用)和 CBM(http://www.cbmuk.org.uk/,2012 年 2 月 17 日使用)。

4　最佳可用证据:世界卫生组织 MIG

正如框 12.3 描述,WHO 使用 GRADE 方法[14]严格、系统、透明地评估了非专业条件下实施的优先 MNS 障碍干预的现有证据。[4]每种优先 MNS 障碍的指南总结见表 12.1—12.8。

正如表 12.1—表 12.8 所示,已有证据足以为每种优先 MNS 障碍推荐一系列药理学、心理和社会干预。MIG 为全球减少 MNS 障碍治疗缺口的全球工作提供了有力工具。

优先障碍治疗干预的有效性、可行性、公平性、可接受度和可负担度证据质量的确定过程详见 WHO 的网站：http://www.who.int/mental_health/mhgap/evidence/en/index.html（2012 年 2 月 17 日使用）。

表 12.1 抑郁症和其他情绪或医学无法解释的症状：非专业卫生保健背景下循证干预 WHOmhGAP 干预指南总结[4]

抑郁症	
药物	• 三环类抗抑郁药（TCAs）和选择性羟色胺再摄取抑制剂（SSRIs）对中度—重度抑郁症同样有效
简短结构化心理干预	• 认知行为疗法（CBT），人际心理治疗（PST）和行为激活（BA）
其他社会心理干预	• 放松疗法 • 体育锻炼
医学无法解释的躯体主诉	
简短结构化心理干预	• 认知行为疗法
恐慌和焦虑	
简短结构化心理干预	• 认知行为疗法
其他社会心理干预	• 放松疗法
创伤相关主诉	
结构化心理干预	• 缺乏常规、个体报告证据 • 以认知行为疗法原则为基础的自我评价暴露
其他社会心理干预	• 心理急救

表 12.2 自残和自杀：非专业卫生保健背景下循证干预的 WHO mhGAP 指南总结[4]

人口预防	• 限制接触自我伤害的途径，如杀虫剂、枪械 • 减少酒精的可得性，降低有害使用 • 媒体负责任的自杀报道
评价	• 在风险人群中筛查自残的想法、计划或行为
管理	• 当个体有自残想法、计划或行动时，在家庭或卫生保健背景下，限制接触自残或自杀的方法，提供密切监护 • 与卫生工作人员定期联系 • 对潜在压力源的问题解决取向 • 促进社会支持 • 对于紧急的严重自残风险 o 若可能，紧急转介给专业精神卫生服务 o 动员照护人员，保证密切监护 o 不推荐非专业住院单位的常规住院

表 12.3　精神病和双相障碍：非专业卫生保健背景下循证干预的 WHO mhGAP 指导总结[4]

精神病药物治疗	
抗精神病药物	• 第一代（FGAs、氟哌啶醇、氯丙嗪）和第二代抗精神病药物 • 氯氮平治疗抗治疗性精神病 • 精神病复发： o 当无法遵从治疗时，注射长效抗精神病药物疫苗 o 定期监控症状的缓解、功能和不良反应
抵消抗精神病副作用的抗胆碱药物	• 非日常使用：仅限于当剂量减少/药物治疗改变无效时严重和急性锥体外系统副作用
双相障碍药物治疗	
双相障碍、躁狂症的药物治疗	• 抗精神病药物（FGA 或 SGA） • 情绪稳定剂锂、丙戊酸钠或立痛定 • （锂应只能在合适的监护系统下开始）
双相障碍持续疗法	• 锂和丙戊酸钠是第一选择 • 最后一次发作后至少两年的持续治疗 • 妊娠期和哺乳期避免锂和丙戊酸钠
双相抑郁症的抗抑郁药	• 双相障碍中的中度—重度抑郁可使用抗抑郁药，仅限于与情绪稳定剂一起使用，SSRIs 优于 TCAs
精神病和双相障碍的心理社会干预	
心理治疗	• 心理教育 • 认知行为治疗（CBT）和家庭干预
提高独立性的心理社会策略	• 多部门心理社会干预来提高独立生活技能 • 社会技能训练 • 住房支持和其他房屋安排
提高行业和经济包容性的干预	• 联系正式和非正式部门提升对各种职业和经济机会的参与 • 就业支持
改善社区态度的策略	• 改善态度、降低污名的活动，确保利益方的参与和与精神障碍患者的直接联系

表 12.4　癫痫：非专业卫生保健背景下循证干预的 WHO mhGAP 干预指导总结[4]

痉挛急性管理	
痉挛发作/状态性癫痫	非静脉注射方法： ·直肠（非肌肉内；IM）安定最有效 在无直肠安定时，才推荐苯巴比妥（IM） ·静脉注射（IV）方法： ·静脉注射苯二氮卓类；氯羟去甲安定优先于安定 ·若无效，静脉注射苯巴比妥或苯妥英
儿童发热性痉挛	简单发热性痉挛： ·可以由非专业人员有效处理 ·遵照儿童疾病综合管理中的发烧指南处理 124 小时观察 ·没有证据显示可以通过退热剂和抗痉挛药物预防复杂发热性痉挛： ·住院观察和次级保健，由专家进行中枢神经系统病理检查；如腰椎穿刺 ·若持续时间过长或复发，使用预防间歇性安定

续表

痉挛急性管理	
首次无端痉挛	·没有定期使用抗癫痫药物的指导 ·若复发风险高,在开始抗癫痫药物治疗之前需要专业人员检查
惊厥性癫痫的诊断和非紧急处理	
诊断	·非专业卫生工作人员经过训练后可以(也应该)诊断惊厥性癫痫 ·脑电图(EEG)和神经影像不推荐在非专业背景下常规使用:可基于临床表现开始使用药物 ·脑电图(EEG)和脑成像只有在专业背景下具备适当的专长下才对诊断有用;如风险因素癫痫患者的可治疗原因 ·若都可以,脑成像用 MRI* 优于 CT+
抗癫痫药物治疗	·使用任何标准抗癫痫药物的单一疗法(立痛定、苯巴比妥、苯妥英、丙戊酸钠) ·立痛定适用于局部癫痫发作 ·两年无惊厥期后考虑停止用药
育龄女性的抗癫痫药物	·单一疗法推荐使用最小计量,若可能,避免丙戊酸钠 ·叶酸应该同时服用 ·遵守母乳期的标准建议(针对立痛定、苯巴比妥、苯妥英、丙戊酸钠)
抗癫痫药物与智力缺陷	·尽可能地优先使用立痛定和丙戊酸钠,因为消极行为副作用更低
心理干预	·放松疗法,基于认知行为治疗原则的干预,心理教育,家庭咨询作为联合治疗 ·给予关于避免高危活动和急救措施的信息和建议

* MRI:核磁共振成像

+CT:计算机化断层成像

表 12.5　酒精滥用障碍:非专业卫生保健背景下循证干预的 WHO mhGAP 干预指导总结[4]

危险性和伤害性使用	
筛查和简短干预	●危险性或伤害性酒精使用的筛查(若可行,使用简短有效的工具)和简短干预
依赖	
戒断	●支持性戒断,当重度依赖时考虑住院戒断 ●3—7 天治疗,长效苯二氮平类药物减量治疗,缓解戒断症状并预防痉挛和精神错乱 ●没有证据显示抗精神病药物单独可以处理戒断和戒断相关精神错乱 ●戒断相关痉挛或精神错乱使用苯二氮平类药物治疗 ●定期服用硫胺素;若有韦尼克氏脑病高风险,进行 3 天 IM 或 IV ●治疗韦尼克氏脑病推荐 IM 或 IV 硫胺素,一天两次
预防复发	●在适当监护下,阿坎酸、双硫仑或环丙甲羟二羟吗啡酮可作为整体治疗计划的一部分 ●对患者和照护者的社会心理支持 ●如果可能,结构化心理治疗(如动机强化治疗[MET]) ●患者和照护者的互助小组

表 12.6　药物滥用障碍：非专业卫生保健背景下循证干预的 WHO mhGAP 干预指导总结[4]

大麻和精神兴奋药使用	• 简短社会心理干预 • 短期心理治疗，基于 MET • 在支持性环境中戒断 • 通过对症药物减轻戒断症状 • 如果出现了抑郁症或精神病症状，需要密切监护和专家转介 • 没有证据显示右旋安非他命治疗精神兴奋剂戒断
苯二氮平类药物依赖	• 如果可能，有计划地戒断。8—12 周的长效苯二氮平类药物渐减机制，在心理社会支持下，效果更好 • 突发或重度戒断住院医疗需要专家建议 • 身体或精神的共病现象是住院戒断的标志
注射性药物使用	• 推广无菌注射装备的使用 • 在高发地区，开展宣传活动提供无菌注射设备、信息、卫生保健，促进患者进入药物治疗项目

表 12.7　痴呆：非卫生保健背景下循证干预的 WHO mhGAP 干预指导总结[4]

非专业医疗背景下诊断	• 简短认知筛查、他人病史采集、认知衰退原因察觉
	• 初步医疗检查，每 6 个月一次 • 对诊断的敏感交流，合适情况下提供继续照护和支持的信息和承诺
认知症状	• 胆碱酯酶抑制剂用于轻度—中度老年痴呆症，要充分指导和支持 • 美金刚对重度老年痴呆症，要充分指导和支持 • 认知干预：现实取向，认知刺激，回忆疗法
行为和心理症状	• 医疗检查排除潜在医学原因 • 抗抑郁药（SSRIs）用于中度—重度抑郁症 • 有伤害性或严重痛苦风险时，短期使用氟哌啶醇或第二代抗精神病药 • 避免甲硫哒嗪、氯丙嗪和曲唑酮
医疗提供者干预	• 心理教育 • 行为症状管理训练 • 对照护者压力和抑郁进行筛查和干预（支持，咨询，认知行为治疗原则） • 家庭临时照护

表 12.8　儿童和青少年发展和行为障碍：非专业卫生保健背景下
循证干预的 WHO mhGAP 干预指导总结[4]

儿童发展和发展障碍	
促进儿童发展	• 将儿童发展的监控纳入现有妇幼保健项目 • 开展育儿干预，促进风险儿童的母婴互动（如由于营养不良、疾病复发） • 发现和治疗母亲抑郁或其他母亲神经/行为障碍
发展障碍管理	• 使用简短、当地有效方法 • 在专家指导下通过临床评估确定智力缺陷（ID）的常见病因 • 支持和转介到社区康复项目 • 育儿技能训练

儿童情绪障碍	
抑郁	• 抗抑郁药禁止对 12 岁及以下儿童使用 • 对于青少年(12 岁以上),在专家指导和监护自杀倾向的同时,可使用氟西汀
焦虑障碍	• 非专业人员禁止药物干预
躯体障碍	• 非专业人员禁止药物干预 • 简短心理治疗,如认知行为疗法 • 专业人员的积极参与
任何情绪障碍	• 为新生儿到 7 岁儿童的父母提供育儿技能训练
儿童行为障碍	
注意力多动障碍(ADHD)	• 社会心理干预是首选(父母教育/训练,社会技能训练) • 哌醋甲酯是次选(指导和监护)
行为障碍、破坏性行为障碍、对立违抗性障碍	• 非专业人员禁止药物干预
社会心理干预	• 为新生儿到 7 岁儿童的父母提供育儿技能训练
预防和推广	
预防儿童虐待	• 对风险家庭提供家访和父母教育 • 与学校"性虐待预防"项目合作
推广心理健康	• 合作、支持学校生活技能项目

5 护理包

　　WHO MIG 提出后的补充工作是发表系列论文,提出了六种优先 MNS 障碍[精神分裂症(精神病)、癫痫、抑郁症、酒精使用障碍、痴呆、儿童行为障碍"注意缺陷多动障碍"(ADHD)]的护理包。[3]护理包是指"旨在提高疾病识别和管理、达到最佳效果的治疗组合"。和 WHO MIG 不同,护理包更关注干预实施的机制,并确定有效的治疗。完备的护理包是卫生服务中推广护理的先决条件(见第十四章)。表 12.9 和 12.10 简单总结了已经发表的护理包,区分护理包的通用元素和具体障碍的相关元素。同时,根据可用资源,每种障碍有两种护理包。术语"资源匮乏"和"资源充裕"并不完全等同于"中低收入国家"和"高收入国家"。相反,我们希望大家注意到高收入国家和中低收入国家的资源分布都不均衡,因此,两种医疗包可能在高收入国家和中低收入国家都是适用的。

　　MNS 障碍干预的通用包(见表 12.9)包括支持具体障碍循证干预实施所需要的大

量一般服务实施因素。提高服务需求旨在提高公民意识和心理健康素养[62]，降低污名。对于任何障碍，提高病例发现的训练和筛查都是必需的，虽然不同障碍的实施背景和训练强度可能不同；例如，精神病、癫痫、痴呆症、儿童发展障碍更关注社区背景，常见精神障碍和酒精滥用障碍更关注卫生保健背景，儿童行为障碍更关注教育机构。我们前面已经提到了将 MNS 干预的实施纳入一般卫生保健背景的重要性，这有助于克服可得性困难，减少污名，提高对 MNS 障碍患者的身体卫生保健。[5]研究者提出，慢性疾病的保健模式为 MNS 治疗实施提供了合适的体系。慢性疾病照护模式的两个关键元素是合作取向和阶梯保健概念。合作保健模型认为，有效的保健不是某个卫生工作人员提供给病人（被动接受者），相反需要病人、照护者、一般和专业卫生工作人员、来自非卫生部门工作人员的主动合作，为问题贡献自己的专长。阶梯保健模式是根据障碍的严重程度和初步治疗的反应来定制具体障碍的治疗。比如，在印度常见精神障碍的阶梯保健模式中，每个人都会得到一线心理干预（心理教育），但抗抑郁药物疗法和结构化人际心理治疗（IPT）只留给中度重度障碍患者或者对一线干预没有反应的患者。如果有自杀风险，精神卫生专家需要随时介入，否则这些干预仅限于对低水平干预没有反应的患者。阶梯保健模式的优点包括提高效率，因此提高卫生系统对更多受影响人员提供治疗的能力，也提高了对个体需求的回应性。

　　作为《柳叶刀》第一期全球精神健康的一部分，努力提出选定优先 MNS 障碍的基础护理包促使了推广精神卫生保健的"呼唤行动"得以发布。[64]据估计，推广精神卫生基础护理包在低收入国家每人每年需要 2 美元的花费，在中低收入国家每人每年需要 3 到 4 美元的花费。这个花费比同等条件下推广其他公共卫生优先事项的护理包都相对要低。最近的一项研究估计了 44 个干预中 5 种优先障碍的花费，[65]增加一个健康生命年的成本效益价值大约在 100—250 美元到 1 万—2.5 万美元。最有成本效益的工作是在非洲的某些地区实施群体酒精控制和东南亚某些地区对癫痫的初级护理治疗。所有五种障碍最具成本效益的干预人均累积成本是 4.90—5.70 美元（见第十四章关于推广 MNS 障碍护理包的进一步讨论）。

表 12.9　优先精神障碍资源充裕/匮乏背景下的交叉干预包（改编自 PLoS 医学系列）[3]

所有背景	
所有精神障碍 交叉干预和实施机制	● 提高服务需求量（提高社区精神健康素养，降低所有背景下的污名） ● 提高病例的发现率（训练和筛查） ● 提高可得性（纳入所有卫生保健背景） ● 改革服务实施模式（合作保健、阶梯保健） ● 实施简单的心理社会干预（心理教育、心理急救、治疗依从的支持、促进可用的社会支持） ● 确保足够重视了生理卫生保健 ● 多部门合作提高功能性结果 ● 倡导更好的精神卫生保健

所有背景	资源匮乏条件	资源充裕条件
CDMs/酒精滥用障碍的交叉干预	• 在卫生保健背景下通过增强意识和筛查发现病例 • 在初级卫生保健机构由护士或临床医生诊断	• 熟练临床医生定期或高风险筛查来确诊 • 由受训一般医生和精神健康专家诊断
SMDs/癫痫/痴呆跨领域干预	• 社区病例发现(入户调查,通过关键知情人) • 在初级卫生保健机构由护士或临床医生初步诊断 • 初级保健病例管理人员协调支持的连续性	• 在各种背景(包括卫生、住房、社会服务、司法系统)由专业人员发现 • 精神健康/神经专家诊断 • 专业病例管理人员协调支持的连续性

表 12.10　交叉干预之外的具体精神障碍循证干预包(修改自 PLoS 医药系列)[3]

	资源匮乏条件	资源充裕条件
抑郁[69]	• 通用抗抑郁药 • 问题解决疗法 • 增加社会支持	• 抗抑郁药物的选择 • 简短心理治疗的选择 • 建立关系,预防自杀 • 电惊厥治疗
酒精使用障碍[70]	• 简短建议,逐步扩展到简短干预 • 社区戒断治疗 • 结构化的防止复发自助小组 • 用双硫仑防止复发(需家庭监护) • 人口层面的选择性预防干预	• 简短建议,逐步扩展到简短干预 • 社区或专业中心的戒断治疗 • 结构化的防止复发自助组 • 专业心理和社会干预 • 选择防止复发药物 • 人口层面的选择性预防干预
精神病[71]	• 第一代或第二代抗精神病药物 • 家庭支持小组 • 社区康复	• 抗精神病药物的选择 • 治疗对抗型精神分裂使用氯氮平 • 社会心理家庭干预 • 肯定式社区治疗 • 认知行为治疗 • 就业支持 • 健康训练
癫痫[72]	• 便宜、通用抗癫痫药物的有限选择 • 心理社会支持	• 抗癫痫药物的广泛选择 • 结构化简短心理治疗 • 癫痫手术或酮原性饮食服务

续表

	资源匮乏条件	资源充裕条件
痴呆[73]	• 谨慎使用 BPSD* 抗神经症药物,不做一线治疗,专家使用并检查更佳	• 谨慎使用 BPSD 的抗神经症药物,不做一线治疗,专家使用并检查
	• SSRI 抗抑郁药物用于中度—重度抑郁,需要专家检查	• SSRI 抗抑郁药物用于中度—重度抑郁,需要专家检查
	• 照护者支持	• 照护者支持 • 照护者的症状管理训练 • 照护者的照护训练 • 如果照护者出现抑郁,给予结构化简短心理治疗 • 胆碱酯酶抑制剂,需要专家开始和检查 • 结构化认知干预(如认知刺激)
儿童行为障碍(注意力多动障碍)[74]	• 哌甲酯	• 药物治疗的选择
	• 非专业人员实施的行为干预	• 专业人员和非专业人员实施的行为干预

* BPSD:痴呆的行为和心理症状。修改自 PLoS 医药系列。[3]

6　传统治疗干预证据

　　描述性报告已经表明了传统和宗教疗愈干预对 MNS 障碍的益处,但总的来看,目前还没有研究证据评价这些干预的有效性,也没有是否有害的证据。比如,证据发现,南印度的寺庙疗愈与严重精神障碍患者症状的减轻有关,[66]但没有对照组就无法证明症状是否是自然消除的。类似地,乌干达的传统疗愈大师会接受咨询技术训练,[55]但是没有研究报告比较他们咨询干预的本质、有效性与其他已知有效治疗效果的异同。在乌干达,研究者对接受传统疗愈的严重精神障碍患者进行了追踪研究。[30]相较于单独接受传统疗愈或生物医药干预的个体,接受了生物医学干预外加传统疗愈的患者结果在3 个月时更好,但在 6 个月更差。考虑到在中低收入国家缺乏可以实施生物医药干预的精神卫生专业人员专家,精神障碍的传统和宗教疗愈方法得到了广泛的接受,许多研究者支持合作保健模式的发展。然而,这个提议基本难以成为现实,重要原因之一就是这个方法缺乏支持证据。在推荐传统或宗教方法治疗 MNS 障碍之前,还需要更多方法严谨的研究证据。

7　未来的方向

　　为了减少那些没有被发现、没有得到治疗的 MNS 障碍患者的苦难、残疾、生活质量受损、生理健康不佳、生存几率的下降和贫困的现象，现有证据为在世界范围内提倡优先 MNS 精神障碍干预提供了强有力的理由。这不等同于说目前推荐的干预和实施机制在所有条件下都是最佳的或可直接适用的。在 WHO MIG 发展的过程中，证据基础有明显的缺口，尤其是在中低收入国家治疗评估的证据严重缺乏，在其他地区可用证据的质量太差。这意味着专家的共识会在应该推荐哪些治疗时有重要的作用。值得一提的是，以下三个方面需要进一步共同努力，提高现有证据基础的质量和适用性。

第一，确保干预的背景适用性重要；比如，将多元医疗模式纳入卫生保健计划，可能的话，根据疾病的解释模型修订干预。第二，正如本章强调的，关于不同优先 MNS 障碍的可用干预已经有了广泛的证据，但目前知之甚少的是在不同卫生系统和社会文化背景下，干预如何实施才是最有效、最公平、最可行、有更高的接受度和可负担度。实施的证据是优先研究目标之一（见第十九章）。第三，尽管优先 MNS 障碍的有效（高成本效益）治疗是存在的，但对于许多障碍来说，效果并不明显。比如，即使有最佳护理，在高收入国家和中低收入国家，不足 50% 精神分裂症患者会恢复得很好。[67] 未来迫切需要新的、更有效的药理、心理和社会干预。[24] 从全球精神健康的视角进行 MNS 障碍的干预，找出与不同条件下更好与更差的预后相关的风险因素（和潜在干预），可能会在这方面有所收获。类似的，概述在不同文化背景下传统疗愈的方法或许可以带来新的视角，可以扩大与全球精神健康相关循证干预的范畴。

第二部分

全球精神健康的实践

第十三章　精神卫生政策发展和实施

克里克·隆德　何塞·米格尔·卡尔达斯·德阿尔梅达
哈维·怀特福德　约翰·马奥尼

1　前言

1.1　什么是精神卫生政策?

公共政策是指政府处理特定政治、社会或者经济问题的官方承诺。政策通常通过政治人物、政策文件和法律等复杂的系列公告发布。政策的实施通过诸多政策"工具",从战略规划和预算,到立法,规定实施或未能实施特定政策的法律后果。

世界卫生组织(WHO)将精神卫生政策定义为"在特定人口群体改善精神健康和减轻精神障碍负担的系列价值观、原则和目标"。[1]因此,精神卫生政策应该尽量包含各利益方(与精神健康有直接利益关系的人群)改善特定人口群体精神健康的途径,同时为相关行为提供现实、可实现的目标。一般而言,精神卫生政策的发展和实施过程被描述为一个问题识别、政策发展(通过利益方磋商、信息采集、选择发展、政治决定的过程)、然后实施和评估的循环过程(图13.1)。[2]

实际上,这个循环过程非常复杂,涉及利益不同的各利益方的权力之争;[3]精神健康相对于其他政策问题的优先级别;[4]利益方的政策归属权;[5]落实政策的系统,包括社会的服务、信息系统和更广泛的社会和经济结构。

1.2　为什么精神卫生政策重要?

对于有兴趣促进不同人口群体精神健康、防止或治疗精神疾病的人员来说,政策至关重要。论证良好的精神卫生政策和实施计划可以为政府和各利益方在特定时期处理特定人群的精神健康提供了方向。这有助于以协同、系统的方式发展精神卫生服务,在缺乏系统、一致精神卫生服务的地区尤其如此。政策是推动精神健康领域政治承诺的方式之一,在精神健康未能列入政策议程优先事项的很多地区显得特别重要。发展精神卫生政策的过程,作为诸多利益方就解决精神健康问题、确定优先事项等达成共识的方式,本身也非常重要。

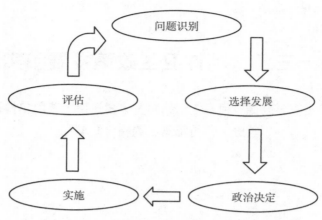

图 13.1　一般性政策循环过程

(由罗伯特 Roberts 等人确定,[2]引自怀特福德 2012。[23])

在本章,我们将回顾全球精神健康领域政策发展和实施的过程。我们将概述政策发展的原则、政策应该涵盖的重要内容、政策实施的常见挑战、和可持续的精神卫生政策发展和实施的能力建设方案。我们会使用一些国家的例子阐释本章的要点。我们的目的是为中低收入国家(LMIC)对发展和实施精神卫生政策有兴趣的人员提供实践支持和教训。

2　精神卫生政策发展

2.1　原则

很多卫生系统的工作人员和普通民众通常都不清楚卫生政策的制定过程。精神卫生政策尤其如此:精神健康领域历来被忽视的健康领域,相关政策指导也通常是临时的、模糊的。因此,清晰、明确的原则对推动精神卫生政策的发展尤其重要。例如,当系统和社区的专业人员难以理解服务改革背后的原因时,这对政府尤其有益。

了解政策发展的基本原则,可促进社会各界(包括政府以外的人士)更广泛参与最终需要在社区实施的服务。参与可以为政策和实施提供更大的支持。它还可以批判性评估政策实施是否偏离最初的原则提供基础。这些原则与整个政策循环过程——问题识别、政策发展、政策采纳、政策实施和政策评估(图 13.1)都相关,但对政策的发展最为重要。

2.1.1　**广泛咨询**

如果要弄清国家需要的精神卫生政策,弄清政策旨在解决的问题非常重要。需要政策关注的问题识别需要考虑更宽泛的社会、经济、历史以及政治环境。向利益方和更广泛的社区的咨询可以用来确定相关团体和个人的立场,他们可能对最终的政策选择和成功的实施有自己的看法。[6]向精神卫生服务使用者咨询在此过程也很重要——服务的目标人群应该在服务的设计和实施中发挥重要作用。[7]

尽管政策发展体系需要足够广泛,涵盖精神健康促进、疾病预防、治疗和康复,涵盖毕生的服务,但由于资源有限,仍需要设定优先事项。广泛的咨询有助于明确和强调需要政策关注的方向,收集可能的解决方案。虽然政策可能会有诸多共通之处,但是每个国家都有需要特殊关注的领域;例如,提高初级保健服务能力、扩大专家社区服务规模、处理冲突对精神健康的影响。

在 2004 年斯里兰卡海啸中,世界卫生组织国家办事处任命了两个当地员工和英国卫生部的国际顾问,一开始就决定发展新的精神卫生政策是最紧急的优先事项。6 个月后,新的精神卫生政策最终确定并达成共识。诸多利益方参与了这个过程,包括卫生部门、世界卫生组织、地区和地方政府、其他政府机构、医学院校、专业团队和非政府组织(NGOs)。

2.1.2　使用最佳可用证据

根据当前群体最佳可用证据发展精神卫生政策至关重要。根据精神卫生政策在各国的国情,世界卫生组织制定了精神卫生政策和相关文件关键要素的指南。[1,8]除了这些指南,根据每个国家精神障碍的最新流行病学证据和精神卫生系统的关键因素制定政策也非常重要。

每个国家精神障碍分布和决定因素的相关知识对服务计划制定非常重要,这样服务才能最好地满足人群的需求。许多国家并没有有效、可靠的当地流行病学数据。在这种情况下,了解相似人口学和和社会背景的地区或国家、对本土国民需求作出最好估计也是可行的。就服务计划中流行病学数据的使用,克罗福特和坦塞拉[9]推荐了层级证据法:一级证据是当地的、有效的精神病发病率流行病学数据。如果上述数据无法获得,应该根据当地的社会—人口学特征加权,使用国家和地区流行病学数据。如果上述数据无法获得,应该根据当地社会人口学特征,使用类似国家和地区的国际数据。如果上述数据依然无法获得,应该结合专家综合意见和最佳可用数据的解释,根据当地资料和意见来源作出最佳估计。

在实施服务时,精神卫生临床医生必备的专业能力(提供高质量护理所需的知识、技能和态度)很重要。描述特定疾病最佳治疗的临床治疗指南对临床医生也非常有用。精神卫生服务标准描述了现代服务的关键特征,提供质量保障的机制。但是,仅靠这些是不够的,协调机制(如机构和个人认证、常规监控和评价、监督部门如由立法权力和资源支持的审查委员会)也是需要的。这些举措都有助于保证具备资格的临床医生在合适的服务系统工作中采用循证治疗。

精神卫生服务的关键元素也已经确定。[10,11]最近,精神、神经和药物滥用障碍的核心"护理包"也已经确定。[12]根据 93 份调查档案,采用建议评估、发展和评价系统(GRADE)的评分,世界卫生组织精神健康缺口行动计划(mhGAP)(http://www.who.int/mental_health/mhgap)对非精神卫生专业人员(尤其是中低收入国家)实施核心护理包提供了干预指南。[13]每个国家可以根据自己的国情采用可用的证据。

提供投入干预有潜质带来良好回报的证据有助于使政策制定者信服。例如，英国精神卫生政策制定的一大突破是向卫生部长呈现证据证明大多精神疾病（包括精神分裂症）都源自青少年期。卫生部随后同意拨付大额资助（£3,200,000,000）到精神健康领域，包括面向青年人的全国性早期干预服务。澳大利亚精神卫生政策改变是因为政府试图解决精神障碍缺乏治疗造成的生产力损失和经济开销。1997年澳大利亚精神健康调查发现，常见精神障碍增加了员工旷工次数。[14]由于这项结果，澳大利亚政府资助了工作产出和成本效益（WORC）研究，评估了就业人群未治疗的焦虑、抑郁发病率及其造成的生产力损失（通过旷工和出勤测量）。研究发现，这对澳大利亚造成的经济损失为每年5.6亿澳元；如果提供治疗，其中的大部分费用可以避免。[15]这些经济论证，连同对焦虑和抑郁采取高成本效益的治疗方法证据，以及其他常见生理疾病障碍治疗率的公平需要，都有力地改变了政策。一项重大和成功的政策改变是澳大利亚国家健康保险系统增加了对常见精神障碍非药物治疗的使用。[16]

虽然证据很重要，但社会态度也会影响政策的选择。例如，许多高收入国家中（HIC）1950—1960年引入了去机构化政策。这是多种因素共同作用的结果，包括医院护理的费用、有效新药的发现使得慢性病人在社区生活成为可能、护理地点的观念改变、需要解决的机构护理中病人虐待和忽视等问题。关于精神疾病病人社区护理的社会态度（如非自愿治疗）也在改变。非自愿治疗率取决于一系列的法律、政治、经济、社会因素，不同国家的强制住院率也非常不同，例如，欧盟（从葡萄牙的每100,000人6例到芬兰100,000人218例）。[17]导致政策改变的一个重要社会因素是公众安全（"保护"社区免受危险行为的威胁最重要）的优先等级高于个人自由（在最少限制的环境照护精神疾病患者的权力最重要）。当社会关注个人自由时，非自愿收容和治疗的门槛通常更高。当关注点是治疗权力和公共安全时，非自愿拘留和治疗的门槛则较低。

2.1.3 获得高层政治法令

政府会作出诸多要求。为了获得政治法令，有必要了解政府如何认定一个特定问题需要政策关注。政治决策的环境很复杂。政治人物、他们的顾问和政府官员的互动通常不断变化，倡导者并不能很好地理解被采纳的特定政策。为了获取对精神健康的政治支持，卫生部长、其他重要部门的部长（特别是财政部长）和政府元首（如总理）都非常有影响力。高级政府官员和部门的顾问团可以通过向部长提供建议施加影响。能够从这些人员中获得个人支持将有助于保证政治法令的推行。通常，对精神健康倡导者进行利益方分析可能是有用的。

在斯里兰卡海啸过后精神卫生政策发展例子中，世界卫生组织首次确保精神健康发展成为2006—2011国家合作战略（CCS）的组成部分。[19]国家合作战略是卫生部和世界卫生组织国家办事处之间的合作和商定行动战略。斯里兰卡政府的卫生部长对

2005 年精神卫生系统发展的了解非常有限,但在 2006 年 2 月国家精神卫生政策的启动仪式中,卫生部长的发言如下:

> 我们非常自豪,斯里兰卡的一些健康指标——在全球和地区层面——已经达到了优秀水准。然而,在很多方面,尤其是精神健康领域,我们仍需要改进……我必须要说的是,我们已经开始高度关注精神健康。我们已经与所有的利益方沟通,意识到了他们的需求。我们已经从多个方面开始了能力培养。这不应局限于科伦坡,应该去更广泛的地区。我们非常感谢世界卫生组织在这个领域采取的举措。
> (卫生部长讲话,2006 年 2 月)

在政策制定者眼中,并非所有利益方都是平等的。众所周知,卫生部门的权力和影响主要在集中在医疗和护理专业人员等群体。政策的潜在受益者——如服务使用者——通常都不够强大、也组织不足。然而,如果专业人员群体和使用者群体有可能获得支持,影响政府的能力将大大增强。精神卫生部门之外的一个例子是南非社区治疗运动成功地扩大了抗逆转录病毒疗法的影响。[20]

倡导可以使用有影响力的国际研究成果保障政治支持。例如,《全球疾病负担研究》的发表成果表明,精神障碍是在大多数国家中健康相关残疾的首要原因。[21]2007 年《柳叶刀》精神健康系列专题概述了增加精神健康举措的需求,提高了政府要在精神健康领域采取行动的期望。

国家内部、外部的因素都可以影响政府,影响政策。国际机构也有影响力,特别是在中低收入国家。发展或援助资金如联合国千禧年发展目标(MDGs)可以用于特定的领域。世界银行在精神健康领域的贷款主要在政治和媒体关注的精神健康领域(如自杀和药物滥用)、处理冲突或自然灾害对精神健康的影响、有效使用已有资源的改革(如将资源从医院护理转移到社区护理的医疗改革)。[23]

倡导可以利用国际专业组织如世界精神病学协会(http://www.wpanet.org)、非政府组织如世界精神健康联盟(http://www.wfmh.org),和用于向政府施加外部压力处理精神健康问题的运动如全球精神健康运动(http://www.globalmentalhealth.org)。

2.1.4　直面污名

多年来,精神疾病相关的污名和精神疾病患者的社会排斥意味着精神健康一直对政府来说是缺乏政治吸引力的领域。大量文献记录了精神疾病患者恶劣的生活条件、欠佳的照护质量和精神病院的人权滥用。几十年来,这些情况一直被认为不值得干预,但是社会态度的改变已使精神疾病患者的人权得到越来越多的认可。随之而来的是各个社会也作出了巨大的努力减少精神疾病污名,[24]一些国际组织如世界精神病学协会和一些政府已经支持和资助反歧视运动,也包含反污名的立法规定。[25](见第十八章,精神健康污名)

污名需要消除,不仅体现在精神卫生的政策和立法,而且体现在政策发展的过程。污名是开启精神卫生政策改革的主要障碍之一。例如,由于自己的污名观念(精神疾病患者无法获得帮助或相对于其他健康优先领域精神疾病患者不值得获得健康服务），卫生部门的高层政策制定者并不把精神健康当作是优先事项。因此，精神卫生政策改革的启动和发展工作需要通过游说、提供准确信息和促进政策制定者和服务用户之间的沟通等正面解决上述问题。

2.1.5 将政策发展与其他健康和发展优先等级联系

大量研究已经确定了精神疾病和其他健康状况的关系。[26]将精神健康与现有的卫生政策联系也可以增加精神卫生政策发展的机会。一个例子是 HIV/AIDS，在许多LMIC 中也是政策优先事项，与精神疾病也有明显的相互影响。通过强调精神疾病是感染 HIV 的重要风险因素，进而强调了治疗 HIV 感染对精神健康的重要影响，精神健康倡导者可以将满足精神健康和 HIV 需求整合进入更综合的护理。[28]

成功的精神卫生政策也需要在传统卫生服务范围外的领域（如社会服务、住房、教育、警察和司法）采取行动。有针对性的政策和不同部门的协同服务可以极大程度上改善精神疾病患者的治疗效果。[29]当制定精神卫生政策鼓励相应政策发展时，应该包括这些部门的政府官员和利益方。[30]

应对政治压迫、战争和冲突的影响也需要精神健康干预，也提高了对政府政策反应的需要。政府、国际机构和发展银行对社会经济发展和脱贫的关注也与精神健康有关。[31,32]贫困和精神健康的关系[33]使得我们通过在群体水平促进心理社会性发展和改善医疗服务将精神健康纳入脱贫工作。[5]不断意识到精神疾病的经济负担，尤其是生产力的损失，已经促进了政府经济机构的参与。[34]

2.1.6 使用政策"窗口"

史夫曼和史密斯在自己的理论框架下分析了特定的健康问题成为优先事项的原因，强调了政策"窗口"的重要性。[35]由于政治因素、媒体关注和人口的流行病学变化的共同作用，这些政策窗口为特定卫生政策成为优先事项提供了可能。史夫曼举例说明了千禧年发展目标，特别是 MDG4，为降低全球新生儿死亡率提供了这样一个窗口。[36]在国家层面，精神卫生政策窗口的例子可能是，由于流行病学转变、媒体关注的增加、新任卫生部长或政府换届造成的政策推动，非传染性疾病成为了优先事项。另一个例子是自然灾害，在斯里兰卡的例子里，政治窗口可以利用资源和政治意愿满足精神健康需求。精神健康倡导者和政策制定者需要注意这些窗口，确保精神健康很好地抓住特殊的政策机遇。例如，通过 2015 年后发展新一轮的国际发展目标，可能会有新的机会来关注精神健康问题。

2.2 精神卫生政策发展的步骤

世界卫生组织制定了国际精神卫生政策发展的具体步骤（框 13.1）。[1]这些步骤包括在了图 13.1 总结的通用框架中，在世界卫生组织精神卫生政策和服务指导方案中有更详细的信息。该方案提供了发展精神卫生政策需要采取的关键流程。[8]

3　精神卫生政策的内容

尽管发展精神卫生政策的过程是很重要的,但国家或地区的政府最终采纳的政策文件的实际内容同样重要。大量近期的例子表明,精神卫生系统发展在极其困难的条件下也是可能的。在资源有限和缺乏卫生服务的地区(如巴西[37]、智利[38]和斯里兰卡[39]),发展社区精神卫生系统是可能的。在这些地区,促进改革的精神卫生政策内容非常有指导意义。在本节,我们将重点介绍精神卫生政策的一些关键组成部分,并通过具体的例子说明这些内容。

3.1　现实的愿景和相关价值观、原则和目标

在短期访问后,精神卫生政策顾问起草一项精神卫生政策相对容易。然而,关键的是形成现实的愿景,并通过与当地文化相关的价值观、原则和目标将之落实在政策文件中。这需要了解当地背景和做决策的过程,也需要获得广泛的所有权,整合尽可能多人和组织的意见。提出统一的方法至关重要。

在一个方案例子中,1997 年南非卫生系统改革白皮书声明:

> 综合的社区精神卫生系统(包含药物滥用预防和管理)应该在国家、省,地区和社区层面计划和协调,并纳入其他卫生服务。[40]

框 13.1　发展国家精神卫生政策的步骤,改编自《Who 精神卫生政策和服务指南包》[1]

1.收集精神卫生需求和服务的信息:收集关于精神健康需求的流行病学数据,并对当前的服务进行现状分析(包括公共和私营部门和 NGOs)。

2.收集有效策略的证据:回顾当地和国际上关于促进精神健康、预防精神障碍、发现和管理优先精神障碍、具有成本效益干预措施的文献。

3.咨询和谈判:在整个过程中与广泛的利益方互动。

4.与其他国家交流:与其他国家分享经验,特别是那些具有类似社会经济和文化背景的国家。

5.设定愿景、价值观、原则和目标:起草一份政策文件,阐明政策的愿景、价值观、原则和目标。步骤 1—4 中的数据和协商过程应充分告知这一点。

6.确定行动领域:对于每一个政策目标,需要确定具体的行动领域,有明确的目标和指标,使决策者能够评估这些目标和指标的实施程度。

7.确定主要角色和职责:明确确定实施各个行动领域的负责人,以及他们的主要角色。

改编自《世卫组织精神卫生政策和服务指南》(世卫组织,2005b)。

3.2 综合的方法

为了打破过时的、将资源集中在大型精神病院的精神卫生系统，政策采用综合的方法至关重要，包括精神健康促进、疾病预防和发展系列社区治疗和康复服务。

斯里兰卡的精神卫生政策[41]反映着明确的共识，即发展社区精神卫生系统是优先事项，依赖集中精神病院提供服务不能使精神疾病患者的利益最大化。尽管篇幅非常简短（只有10页），但斯里兰卡的精神卫生政策向大量的医院和社区服务提出了要求。政策在2000万人口群体有以下目标：

- 在斯里兰卡的所有26地区开设急救和康复病房。
- 培训和任命更多的精神科医生和精神卫生医疗人员、病房和社区护士、心理学家、职业治疗师和社会工作者。
- 大幅度增加社区工作人员，包含270名精神卫生医务人员（MOMH）（每个卫生部（MoH）地区1名）和600名社区护士（每个卫生部地区两名）。一个卫生部区域的人口约60,000人。
- 招募社区精神卫生工作人员/社区志愿者的骨干队伍。
- 培训和不断监督初级卫生工作人员。
- 发展健康促进和反污名运动。
- 在可能情况下，将长期患者转移到来源地。

在大多数资源匮乏的国家，大部分需要的精神卫生工作人员是短缺的，开发课程、培训和任命足够数量的员工可能需要5—10年，而且政府和部长的变动很容易造成人员的流失。在这种情况下，寻找替代方案应对人员短缺是明智的。例如，斯里兰卡通过政策改革过程产生了新的工种。精神卫生医务人员（MOMHs——具有额外精神病学培训的医务人员）被派驻到优先地区（如缺乏精神病专家的地区）；更多的地区依然雇佣的是社区支持人员（CSOs），低收入的非专业人员（海啸后应对大规模人口需求创造的工种）。CSOs对发现案例、转诊、支持精神疾病患者作出了重要贡献。[42]他们也使得越来越多曾经没有接受治疗的人员获得了（在当地诊所或专科门诊）治疗的机会。此类员工的可持续性存在问题，但一个省使用其他工种的资源设立了稳定的CSO岗位，其他省份正在考虑类似的计划。

3.3 初级卫生保健方法

随着在国际上的认可，初级卫生保健方法为最大限度扩大精神卫生服务的覆盖面提供了最好的机会，[43]这需要写入政策文件。虽然大多数工作人员即使在培训后也只有很少的精神健康知识和经验，但大多数国家初级卫生保健的覆盖率都相当高。缺乏专家（或者当地）建议和支持，初级保健人员自己很难成功地提供精神卫生服务。[44]在许多初级保健设施合理的国家,精神卫生政策必须有计划地将结构内部的新发展纳入服务发展。例如,斯里兰卡的重要优势之一是初级保健服务的广泛可用性,尤其是将新精神卫生人员的管理纳入初级卫生服务管理系统的能力。MOMHs(非医院)和 CSOs 由初级保健的地区负责人管理,技术指导是精神科医生的职责。精神卫生工作人员已经被很好地纳入了初级护理管理系统,可以参加每个卫生部门全体员工(医疗人员、公共卫生助产士、公共卫生护士和公共卫生检察员)的定期会议。他们在必要时也能够讨论个案。此外,精神卫生工作人员和卫生服务地区负责人也有定期会议;卫生服务区域主任也主持与其他当地政府机构和 NGOs 的定期地区协调会议。

3.4　人权促进和保护

社区和住院病人精神卫生治疗和护理的普及可以促进精神障碍患者的人权。在斯里兰卡,许多精神障碍患者因为曾经没有接受治疗出现了持续、很大程度上可避免的残疾,现在得到了治疗。有效的精神障碍治疗给许多人都带来了个人、社会和经济方面的收益。[45]通过护理计划的改善,个案报告、新政策和流程、评论的增加,政策也关注了大型医院护理质量的提高。大型精神病院工作人员对病人的暴力行为大大减少了。

正如南非的工作所示,政策还需要关注社区的精神健康和疾病教育、通过成立消费者和家庭协会鼓励精神疾病患者和家属参与精神健康宣传。[7]保护人权和促进精神卫生服务使用的另一个重要组成部分是向一般人群提供可用的、可理解的精神健康信息,并对非专业工作人员(如初级卫生保健人员、小学和学前教师和狱警)进行培训。

后者是减少污名的关键策略,应该在政策内容中给予足够的重视。这包括将污名减少设定为政策的核心价值、确定减少污名的策略和在卫生部门和更广泛的社会范围处理这些问题(见第十八章,精神健康污名)。

3.5　促进跨部门合作

精神卫生政策发展和精神卫生服务不应该单单是卫生系统的责任。例如,斯里兰卡在国家和地区层面已经成立了跨部门协调委员会(由大多数最高级卫生部门工作人员、地区和地方当局、其他政府机构、医学院校、专家团队和 NGOs)。他们对管理和继续斯里兰卡精神卫生系统改革和发展过程有至关重要的作用。他们也会确保卫生部门之外相关部门的参与,促进进一步的发展、识别和解决问题。跨部门协调委员会或论坛在所有地区都成功运作。根据地区民众精神疾病的需求,他们也提供机会讨论不同政府部门和机构的具体职责。

4　精神卫生政策实施

精神卫生政策的目的当然不应该是制定政策文件,而应该是促进特定人口群体的精神健康和真正改善精神疾病患者的生活质量。因此,我们需要注意政策实施的过程,避免认真制定的精神卫生政策文件只是颁布却不能发挥作用的情况。在下面的章节,我们将就这个过程提供重要建议,并通过具体的国家经验阐释这些要点。

4.1 政策联系实施计划

发展精神卫生服务最有价值的部分是每个地区或同等行政卫生部门有国家精神卫生政策及相关的实施计划。政策应该关注系统组织变革的需求,适当关注治理和组织问题,在社区和地区水平制定清晰的政策实施计划和承诺。当省(或州)和地区的工作和国家政策密切联系时,地方和国家的工作就可以彼此支持。

在斯里兰卡政府采纳新的精神卫生政策后,政府为每个地区和地方的政策实施准备了详细的精神健康行动计划。管理过渡期服务和提高三大精神病机构的质量是重大挑战之一。因此,这份实施计划也包括了科伦坡主要精神病院的计划。[46]这份文件制定了成功实施政策需要的举措。WHO制作了详细的概念文件和融资策略,试图在不同的国家推广这个工作。[47]科伦坡每年都举办圆桌会议,邀请所有主要捐助者、机构和合作伙伴。

4.2 给政策实施分配足够的资源

在大多数国家中,所有新政策都需要卫生部门、财政部门或其他负责预算部门的批准。《WHO精神卫生政策和服务指南》制定了将政策转化为战略规划和预算的过程。[1,48]斯里兰卡的一个优势是内阁一旦接受新政策,政府就会自动拨付资源任命新员工。因此,前述所有政策提议都获得了资助。一旦形成、支持并发展了明确的长期社区服务计划,联系资助方就容易多了。在海啸后,一些资助方表达了支持斯里兰卡心理社会和精神健康活动的兴趣:芬兰、爱尔兰、澳大利亚(特别是澳大利亚世界宣明会和维多利亚州)和西班牙(Medecins du Monde)政府投资了有限但重要的资源。

缺乏详细的精神卫生政策或实施计划,资金就很容易被浪费或挥霍。例如,世界银行2004年向斯里兰卡政府投资了200万美元减少自杀,由卫生部管理。项目包括七个主要成分(包含无服务地区转诊制度的详细工作方案)。超过一半的资助之后因为无法完成而退还世界银行。在能力和专业知识薄弱的地区中推进工作很困难。

4.3 政策联系立法

政策实施最好与符合国际人权标准立法联系起来。但是,这样做并不总有最好时机。例如,南非通过了《精神卫生保健法案》(2002),立法先于政策。但由于缺乏国家级政策和省级战略规划,卫生部无法拨付预算实施举措,某些关键功能(如在地区医院建立急救护理设施)的实施结果喜忧参半。[49,50]在斯里兰卡,政策体系仍需要精神卫生立法的支持,目前已经起草了立法文件,但国会仍未通过。即便如此,目前已经取得重大的进展;之前的精神卫生立法,已有 100 多年,很大程度上忽略了对政策的支持。

4.4　谁将实施?(政府和其他利益方的角色)

国家精神卫生政策和战略规划需要清楚地列出关键利益方落实政策时的角色和职责,必要时明确实施政策需要的能力建设方法。[1]大多数政府在国家和地区层面设计、实施、监控和评价社区精神卫生政策上都有明显和重要的不足。重要的是不要忽略这些能力的不足(或寻求替代方案),而是努力加强这些能力。

领导力是最重要的,各级领导能力都需要发展。从一开始就很明显,斯里兰卡的关键问题将是领导力——在精神卫生系统的不同层次和不同组成部分——的质量和分布,需要支持。精神卫生领导和发展团队由 WHO 组建,得到了 WHO 国家办事处的明确支持。它包含有经验丰富的国际精神健康顾问和优秀的当地团队。这个团队与卫生部、许多省级和地区卫生部门领导和其他关键利益方(如斯里兰卡精神病理学大学)都有关系密切。

4.5　找到国家和国际合作的正确结合点

当地国家利益方提出和"拥有"国家卫生政策至关重要。然而,在特定情况下,国际合作和支持非常有用。当地和国际贡献的精确"结合点"将会随着国情和当地需求变化。这可以通过乌干达和斯里兰卡的例子阐释。

在乌干达 2008 年到 2011 年精神卫生政策改革中,当地的卫生部和研究合作者在精神卫生政策方面有充分的经验,有能力推动这个进程。[51]改革进程与国际研究项目联盟、精神健康和贫困项目(MHaPP)都联系密切。精神健康和贫困项目(MHaPP)包括了四个非洲国家(加纳、南非、乌干达和赞比亚)的合作,得到了 WHO 和在英国利兹大学的支持。[5]在这种情况下,国际顾问没有必要为乌干达团队提供支持,因为他们已经有强有力的领导团队和良好的政治支持和通过全面咨商过程发展政策的能力。然而,团队与国际网络(MHaPP)联系可以改善上述过程,提供额外的动力,为政策过程评价提供技术支持。

在斯里兰卡,在发展政策、管理政策实施、提高已有部门的护理质量、实施其他卫生发展项目的过程中,WHO 国际顾问为国家、省和地区卫生部门的大量高级和初级员工提供了支持和指导。WHO 国家办事处的多数团队成员(包括国际顾问)现在已经离开,项目还在持续进展。但经验表明,这需要一段时间(理想情况下是几年,但不一定是全职)的支持和合作。短期支持和访问很难成功。

斯里兰卡拥有 WHO 精神健康团队管理项目意味着项目和国家政府联系密切,有助于通过高层解决问题,项目实施可以有最少的阻力和延误。发展项目的治理和管理方法是至关重要的考虑因素,选择已有国家和地方政府的沟通途径是项目设计的重要部分。

对国际合作者来说,熟悉并能够在当地社会文化背景下工作至关重要。这包含能够识别当地联盟和对手并与之协商、能够在有时任务分担的环境下工作。顾问需要与各级人员保持敏锐的互动,并表现出谦逊的态度。这是显而易见却经常被忽略的经验教训。

4.6 政策实施的监控和评估

认真地监控和评估政策的实施也很重要。这要求政策和规划的设计需要包含明确的目标和指标,用于评估政策实施的程度。WHO《评估精神卫生政策和规划模块》[8]为政策实施的监控和评估提供了有用的、循序渐进的框架:

步骤 1. 澄清监控和评价的目的和范围:这应该包含确定政策实施的哪些方面在什么时间段需要评估。

步骤 2. 确定评估者和评估经费:评估可以包括进入服务的常规监控或可以承包给相关机构进行独立的非常规评估。

步骤 3. 评估和管理伦理问题:评估的伦理意义需要认真考虑,如需要获得知情同意书和保护机密信息。

步骤 4. 准备和管理评估实施计划:这应该包括评价设计的类型、使用的方法、时间框架以及需要采集的数据。确保团队采用必要研究技巧(包含收集、分析和发布高质量数据)很重要。

此外,WHO 精神卫生信息系统模块[52]为发展和评价信息系统并将之纳入日常健康管理信息系统提供了理论框架。作为 MhaPP 的一部分,南非建立了精神健康信息试运行系统,并在两个不同省份的五个地区评估了系统。该系统将简单的输入和过程指标纳入研究人员和当地精神健康与信息管理人员合作的常规地区卫生管理信息系统。虽然该系统不包含结果指标,但它能够清晰地监管该地区的工作人员和服务使用模式,而这在以前是不可能的。

5 精神卫生政策的能力建设

从 LMICs 精神卫生政策发展中吸取的教训之一是,能力建设是支持这些国家政策实施的关键策略之一。精神卫生政策实施是包括诸多政治、财政和技术问题的复杂过程。它不仅需要有力的政治支持、财政资源和人力资源,也需要有力的领导者执行政策实施过程,有知识和能力的员工提供服务和干预,和广泛的利益方在此过程中进行合作。许多 LMICs 经常缺乏训练有素的领导和支持政策发展、实施和评估的人员。

为了发展精神卫生政策的能力,过去采取了不同的、互补的方法。一些国家在国家水平发展了能力建设活动,通常被纳入了精神卫生专家的培训项目。然而,在大多数情况下,LMICs 的能力建设在国际举措背景下得到了提高。在过去 20 年,WHO 一直在这个领域中发挥着主导作用,向各个国家提供技术援助,编制培训资料,组织精神卫生政策相关问题的国际会议和研讨会,确保国际顾问对精神卫生政策执行的指导。然而,其他国际组织如欧盟委员会、政府、大学、科学和倡导组织在国际举措发展中也发挥着重要的作用。

能力建设可以通过不同类型的教学项目、顾问的持续支持和指导、精神卫生政策地区网络的发展实现。

5.1　教学项目

大多数精神卫生政策教学项目旨在培养领导者、卫生专业人员、其他在精神卫生政策发展中发挥重要作用的相关人员的公共卫生知识和技能。根据需要实现或解决的具体目标和对象,这些项目的形式和持续时间会有明显的差异。一些项目通过短期、集中的会议、研讨会或课程实施;另一些则是文凭课程或研究生学位课程。

新的信息技术极大地促进了包括不同国家学生的教学项目发展。使用网络教学方法,现在可以将网络教学和线下教学相结合,学生也可能继续在自己的国家学习。

大多数项目解决政治和服务发展问题和研究能力发展。然而,一些项目尤其关注政策和服务发展问题,满足精神卫生政策和服务实施中领导和员工的需求,而另一些项目则旨在发展研究能力(见第九章,能力培养)。

5.2　持续的支持和指导

LMICs 参与精神卫生政策发展,持续的支持和指导对政策成功和持续能力建设是必不可少的。通常必须要向卫生部精神卫生政策实施的负责单位提供支持和指导。它必须解决地区的主要需求,例如如何进行情况分析和需求评估,服务的规划和组织、监控和评估以及人力资源开发。

支持可以通过当地和国际专家的访问和与其他国家的经验交流实现。拉丁美洲精神病护理的重建举措,[53]一个系统、记录完善的为 LMICs 精神卫生政策发展提供支持和指导的国际举措,包括了所有的流程。政策和服务发展经验丰富的国际顾问每年至少访问这些国家或地区两次,参与精神卫生政策的实施。必要时,特定领域的专家会访问这些国家提供技术支持或开展培训活动。举措[54]的结果表明,有组织、持续的支持对政策实施的成功极其重要,对能力建设有重大贡献。

5.3　发展精神卫生政策的区域网络

区域网络的发展也是一个非常有效的策略。在早期阶段,组织能力建设活动已经给一些国家带来了受益,也促进了经验的分享。在之后的阶段,随着越来越多的国家参与了能力和经验的发展,先进国家可以向其他国家提供开展能力建设活动的支持。[55]这些区域网络也为推动具有类似问题和利益的两个或多个国家发展新项目提供了很好的机会。

这些好处在 2001 年之后的拉丁美洲和加勒比地区尤为明显,当时 PAHO/WHO 支持上述区域网络的发展,以继续上述 1990 年制定的《拉丁美洲精神病医疗结构调整倡议》。第一项举措在中美洲创建了区域精神健康论坛,加强了中美洲国家在精神卫生系统数据采集、精神卫生政策实施、精神卫生服务和项目发展等工作中的合作。由于第一项举措的成功,随后在加勒比区域、安第斯地区和南美洲地区组织了区域论坛,推动了能力建设和其他精神卫生政策和服务发展相关问题的合作项目发展。[56]

在撒哈拉以南的非洲,2005—2010 年的一项重大举措是精神健康和扶贫项目,一个包括了加纳、南非、乌干达和赞比亚在内的研究项目联盟,旨在促进精神卫生政策的发展和实施。[5]研究机构和卫生部门建立了合作;活动包含对每个国家精神卫生政策和系统的首次重要情况分析,发展干预措施加强研究国家的政策、立法和信息系统。主要成果包含对加纳的精神卫生立法改革,乌干达的精神卫生政策和策略规划的发展,赞比亚的国家精神卫生政策计划的发展,以及南非的新国家精神卫生政策的起草等贡献。区域网络的发展,强调建立共同的方法和提高能力,是合作成功的关键因素。

6 结论

本章描述了指导精神卫生政策发展的一些重要原则、这些政策的核心成分和政策实施需要考虑的重要因素。它还强调了国家和地区水平继续培养精神卫生政策能力的重要性,描述了相关方向的最新举措。

尽管面临许多挑战,但世界各地越来越多的证据表明,即使在资源匮乏的地区,发展和实施循证精神卫生政策是可能的。国际社会的精神卫生领导者越来越多,为本国的精神卫生政策和系统发展作出了重大贡献。国际精神卫生政策能力的提升体现在不断增加的培训项目和不断扩大的支持网络,正在持续建设该领域的能力,国际精神卫生政策能力也体现在越来越多的国家更新了精神卫生政策。WHO 图谱 2011 年报道,尽管只有 60% 的国家(涵盖世界人口的 72%)有精神卫生政策,大约 76% 的国家从 2005 年通过或更新了政策。[57]这似乎表明,问题不在于更新精神卫生政策(尽管这当然仍然是一个重要问题),而在于政府有没有将精神健康列入他们的政策议程。

LMICs 的关键挑战仍是卫生部门(该领域政策改变的主要机构)的动机和能力。这在没有任何精神卫生政策(没有专门的精神卫生政策文件,也没有纳入一般卫生政策文件)的国家尤其如此。这需要共同努力,不仅要集中精力提高政策制定者和公共卫生工作人员的精神健康素养,而且要提高他们将研究证据用于政策和规划的能力。在现行政策和实践中弥合研究与应用之间的差距至关重要。[58]这也迫切需要游说国际发展和卫生组织,为 LMICs 卫生部门设定政策议程。精神健康仍然被排除在千禧年发展目标等国际发展倡议以及最近的《联合国非传染性疾病宣言》之外,要说服国家级的政治领导人认识到其重要性仍很困难。

第十四章 精神卫生服务的推广

朱利安·伊顿　玛丽·德·席尔瓦
格拉西埃拉·罗哈斯　维克拉姆·帕特尔

1 概念介绍

尽管相当多的证据表明精神障碍和其他非传染性疾病一样致残,精神障碍常常被忽视,未被列为全球健康优先事项。[1,2]正如第十二章所示,现在越来越多的证据表明,在各种各样的全球背景下,有效的干预和服务模式可以提供卫生保健。关于能够满足精神健康问题患者所需服务的基本特征,目前已经达成了清楚的共识,并且服务实施的成本估算也越来越准确。我们将在本章考察大范围地实施卫生保健干预的科学研究。这涉及对证实有用的治疗如何转化到常规背景的理解,也涉及在更大范围人群中推广时,服务实施的结构如何在将治疗的收益最大化中发挥重要作用。

1.1 精神健康治疗缺口

精神健康治疗缺口被定义为精神障碍的真实发病率和正在接受精神障碍治疗的病人比例之间的绝对差异。[3]在现实中准确估计治疗缺口极其困难,因为精神障碍发病率和服务利用率的测量方法主要为分析国家定期采集的数据,或难以推广到国家或区域水平的社区流行病学调查。[4]如果不能准确估计精神障碍发病率或正在接受治疗的特定精神障碍患者人数,治疗缺口的估计只能被看作是保健需要的近似估计。[3]在包括多种治疗、跨部门合作和延续性护理的精神卫生保健背景下,"服务利用"是否是"治疗"的有效指标有待商榷。但至少,它应该可以被看成是保守的估计指标。目前仍不确定的是有"精神障碍"是否自动表明有治疗"需要",或"治疗"如何定义。现有的治疗定义倾向于支持生物医学干预,治疗的充分性常常缺乏考虑。例如,在精神分裂症治疗中,去一次医疗诊所可能就算是"治疗",但是在大多数情况下,这不足以满足疾病患者的复杂需要。很明显,在精神障碍背景下,这些都是至关重要的问题,因此,研究中的定义能够尽可能准确地反映现实世界很关键。

尽管有上述局限,估计精神障碍治疗缺口的工作表明,缺口极大,在低收入国家中尤其如此(见图14.1)。如上所述,这可能反映着对"需要"或"治疗"的不同观点。

不幸的是,虽然关于如何推广服务的证据在增加,这些证据对精神健康治疗缺口并没有产生重大的影响。[4,5]各种疾病的缺口并不相同;更外显、严重的精神疾病患者(如精神分裂症患者)比抑郁症和焦虑症患者更可能使用服务。这可能只是因为他们更容易被发现,或者因为社区要求家庭采取行动,当一个人的行为已经破坏了社区生活时尤其如此。酒精滥用障碍尤其容易被忽视,[6]这可能反映着求助行为归因的重要性——人们可能认为酒精滥用是道德败坏,而不是医学疾病。同样,将精神障碍的许多症状归结为精神原因是患者更晚使用健康服务的原因之一。相对于其他非传染性慢性疾病如糖尿病,精神障碍的可用治疗也更少。[7]

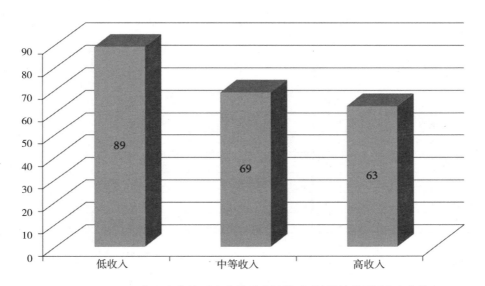

图 14.1 近 12 个月内未接受治疗的重度精神障碍(精神分裂症)患者的百分比[20]国家收入水平(世界银行分类)

值得一提的是,即使在精神卫生服务相当全面的国家,治疗缺口依然很大。例如,表 14.1 显示,高收入国家大约只有三分之一的抑郁症患者或者双相障碍患者接受治疗,LMICs 大约只有十分之一。这表明,除了可用的服务,治疗缺口的大小受一系列因素的影响。即使精神健康服务是可负担的、可用的,治疗的可接受性(特别是生物治疗)、污名和发病原因的不同归因等问题都会影响精神卫生服务的使用。提高精神卫生服务要求包括提供更全面的干预,可能包括根据当地的需求提供生存资源和结构化的社会支持,在低污名的条件下增加生物医学模式护理的可用性。

1.2 推广服务,弥合治疗缺口

减少治疗缺口需要更多的人可以得到并选择使用循证精神卫生服务。这不仅需要提供良好的服务,更需要确保这些服务是文化适当的("可接受的"),还需要处理不利于服务使用的社会信念和态度。

2001年,世界卫生组织将年度世界卫生报告主题定为精神健康。[8]虽然它通过大会主题"新的理解,新的希望"为精神健康设定了积极的基调,但是在之后的十年中,大部分的建议只在富裕国家中得到了实施,而且这些国家从20世纪80年代早已开始了这些工作。该报告的建议包含将大多数病人从住院护理全面转为社区保健、努力建设更全面的服务,增加可用的心理治疗、创造更多机会使用社会服务。

表14.1　高收入和低、中收入国家疾病的12月内患病率和治疗率

疾　病	治疗率（%）		治疗率（%）	
	高收入	低收入	高收入	低收入
身体疾病				
关节炎	18.6	10.0	50.9	46.6
哮喘	10.0	3.5	51.0	61.4
癌症	4.0	0.6	64.8	43.7
慢性疼痛	6.0	8.0	51.8	59.6
糖尿病	4.6	3.9	94.4	76.6
心脏病	4.7	5.9	77.7	50.9
精神疾病				
BPAD	1.4	0.7	29.1	13.4
抑郁症	5.7	5.2	29.3	8.1
GAD	2.4	1.4	31.6	7.2
惊恐障碍	1.6	0.7	33.1	9.4
PTSD	2.3	0.9	29.5	8.1

修订自 Ormel 等人,2008。[7]

自那时起,大量的报告[9,10,11]为资源匮乏国家推荐了相似的服务组织,包含2013年由WHO的世界卫生大会批准的第一个全球精神健康行动计划。支持这种转变的证据也大大增加了,包括已经证实有效的干预和在实践中推行干预的方法。[12,13]那么,为什么这些研究证据在很多国家没有能够转化为广泛可用的服务呢?如何才可以促进从证据、建议到实施的转变呢?

1.3 "推广服务"意味着什么?

推广服务能使精神障碍患者有机会获得以前无法获得的有效护理。在精神健康需求证据充分且最佳实践推荐已达成共识的情况下,公正和平等原则是行动的必要准则。

推广的一个公认定义是:"成功通过初步和试验研究检验的卫生服务项目不断增加影响、使更多人受益、持续促进政策和程序发展的系列努力。"[14]最广为接受的推广定

义包含五个主要部分:[15]

专题 14.1　《2001 年世界卫生报告》推荐建议

1. 提供初级保健服务

强调了初级保健中对精神障碍的管理和治疗,确保患者有更多的机会获得保健。保健应由一般卫生人员提供。

2. 提供可用的精神药物

在提供全面保健方面,精神药物必不可少,但往往无法获得。它们应被纳入基础药物列表。

3. 社区保健

应从机构护理转向社区保健,因为后者更好地提升了效率和成本效益,减少了污名。

4. 教育公众

需使公众更好地了解精神疾病的性质和可治疗性和精神疾病患者的人权。

5. 社区、家庭和患者共同参与

社区、服务使用者及其照护者应参与各项服务的实施,并制定对其有影响的政策。这样,服务才能更好地反映受众的需要。

6. 制定国家政策、方案和法律

各国必须建立相关的精神卫生政策和法律,并设计项目,以更好地提供护理服务。需要提高用于精神卫生保健的预算比例。

7. 开发人力资源

增加关于提供服务的专业知识的可获得性,并提升一般健康工作者的技能。

8. 与不同部门的联系

教育、社会福利、司法和劳动等其他部门在精神疾病患者的生活中也很重要,应该鼓励这些部门在工作项目中认识到精神健康需要。

9. 监测公众精神健康

卫生信息和报告体系必须纳入精神卫生保健指标。这包括更好的精神健康监测以及卫生保健系统的有效措施。这将提升信息的可得性,从而获得更多的资源分配。

10. 支持更多研究

更多的研究将有助于更好地了解不同地区精神疾病的发病率和不同特点,并改进建立服务的证据基础。

---

1. 接受服务人数的增加。

可以通过扩大覆盖面、扩大服务范围（如将心理社会保健纳入生物医学服务）或处理更多的疾病来实现。

2. 使用最佳可用证据设计卫生保健干预和服务。

遵守原则：实现预期影响最可能的方法是根据干预有效性和成本效益和持续实施干预的最佳证据。

3. 使用在相似背景下有效的服务模式。

在一个背景下有效性的证据并不一定适用于所有背景。实际上，这意味着干预和服务模式在推广前的试推行阶段应该在相同或相似背景下检验。这一点十分重要，因为大多数研究完成的地方和治疗缺口最大的地方非常不同。[16]虽然不同的国家和文化中有相当的相似之处，我们很容易出于方便而假设完全不同的方面（如解释精神症状的方式、表达问题（"痛苦语言"）的方式、使用保健的决定、对不同类型治疗的重视）有共通之处。

4. 将精神卫生服务纳入现有的卫生系统。

为了确保精神健康被看作是卫生系统里的基本组成部分，将这些服务纳入所有层次的卫生保健非常重要。这导致循证服务向去机构化、去中心化、初级保健服务的方向发展。它还可以减少对精神障碍患者的污名和排斥（在个人和服务水平有相似的过程）。"卫生系统"不仅是服务，还包括支持服务的结构和过程如管理、资助和健康信息系统。强调将精神健康纳入一般卫生系统并不意味着其他部门都不那么重要。事实上，卫生系统在确保精神障碍患者的社会包容时只能发挥有限的作用。将精神健康纳入其他部门工作的项目（如教育和司法）可以非常有效地满足有需求却不使用卫生系统的人群，也可以极其有效地利用资源最终促进良好的精神健康，提高精神卫生保健的使用。

除了相关的正式（政府和专业人员）机构外，还有非正式支持来源。大多数有精神健康问题的患者会首先向可用的、最能解决问题的社会支持来源求助。这些包括传统或辅助医学从业者、从朋友、亲戚和非医学权威（宗教或文化领导）那里获得的照护。理解照护选择有助于发展有效、适当的服务方案，补充提供重要支持的已有社会资源，并为各种需求提供综合的应对反应。

5. 通过政策制定、实施和资助确保精神卫生服务的可持续性。

如下讨论，成功推广服务的重大挑战之一是难以将服务持续地纳入系统，尤其是更大范围的系统（如国家层面的系统）。因此，如果希望推广成功，将政治进程纳入科学和实践的实施至关重要。

卫生保健的这个原则已经在精神健康领域采用，但是在其他领域（如艾滋病护理、孕产妇和儿童健康领域）得到了进一步的发展。不同的健康领域有很多相似的挑战和共同的解决方案。精神健康和慢性病(如艾滋病或糖尿病)的服务尤其相似,在提高护理和治疗结果方面有很多共同点。事实上,这使得很多研究者建议,将精神卫生服务与其他慢性病服务结合可能是推广精神障碍服务的一个策略。[17]

案例研究 14.1——中国"初级卫生保健层面的癫痫管理"项目[18]

癫痫造成了巨大的残疾负担,因为反复发作和相关损伤对个体的影响与疾病污名有关。癫痫患者有很高的社会排斥率和较低的就业水平。这种状况对家庭和卫生系统都有很大的经济冲击。

目前已经有效且可负担的癫痫疗法,70%的人对简单便宜的药物方案有积极的反应。2000—2004 年,世界卫生组织(WHO)、国际防治癫痫联盟(ILAE)和国际癫痫局(IBE)与中国卫生部合作,在中国农村 6 个省开展了一项改善癫痫管理的示范项目。

一项初步调查发现,癫痫的终生患病率为 7/1000,当前癫痫患病率为 4.6/1000。当前癫痫患者的治疗缺口为 63%。

在六个省实施了以下干预措施,满足癫痫患者的明确需求:培训初级保健医生使用苯巴比妥的简易治疗方案;实施了面向家庭和一般公众的教育项目,强调癫痫的可治疗性。

干预后进行的第二次流行病学调查发现,治疗缺口已缩小到 50%(减少了 13%)。70%的病人病情有所改善,25%的病人没有癫痫发作。人们还发现,家庭的经济负担已经减轻,卫生系统的费用也大幅度下降。

根据这些研究结果,该项目设计了一种护理模式,考虑到了一系列相关问题,如公众教育和宣传、改善药品供应、提供人力资源、编制培训材料以及以可行的方式实施循证干预方案。

该项目成功的关键是利益方参与项目设计和实施、建立合作伙伴关系、联系政府并确保政治和财政支持,严格的监测和评估。有效沟通该项目的积极成果促使政府为该项目在更大范围推广提供了支持。截至 2008 年,该项目已在 15 个省的 79 个县推广。到 2011 年,它已覆盖中国的 19 个省,并计划继续扩大覆盖整个中国的农村卫生保健系统。

2　推广服务的阻碍

在明确目标是对所有人可用的高质量循证保健后,最理性的下一步是理解在大多数国家中可能阻碍这些目标实现的因素。"推广"一词可以是目标，也可以是过程。推广服务工作成功和失败的实践因素包括一系列的动态因素，如动员政治意愿、利用可持续的财务资源、人力资源开发、基础药物供应、监控和评估。通过对很多国家专家的广泛调查，下面的章节将概述此过程中取得进展的主要阻碍。[19]

2.1　主流公共卫生优先事项议程及其对资助的影响

在资源有限的世界，竞争性需要的资源分配应该合理、公平。考察资源分配是否公平的最简单方法是比较精神障碍负担和分配给它们的资源占整体健康需求的比例。精神健康问题在残疾总负担中所占的比例超过 12%。相比之下，各国政府明确花在精神健康上的健康预算比例远低于这个比例——非洲通常不到 1%（见图 14.2）。[20]

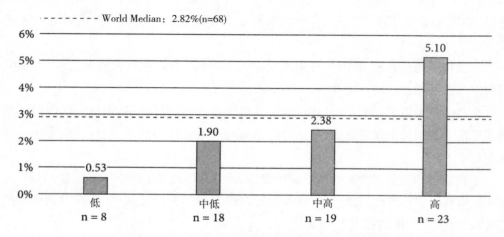

图 14.2　按国家收入水平，明确用于精神健康的健康预算比例

第九章详细描述了全球和各国可用的精神健康资源和分布的不公平现象。这种明显的失衡清楚地说明，目前精神健康在政治家和其他决策者的议程中优先等级很低。优先等级低是倡导服务发展的一项重大挑战，因为推广精神卫生服务很大程度上取决于充足的资源保障。值得一提的是，在许多国家，卫生服务总体上经费不足，所以从其他健康预算重新分配资金并非解决之道。相反，更需要的是获得新的资金，并以公平的方式更高效地使用它（例如用于初级保健，而非专业护理）。[21]

健康规划更注重效率，因此，在分配资源的时候提供成本效益证据至关重要。反对在特定领域增加资源分配的论证可能是，该领域缺乏具有成本效益的干预。事实上，在各种背景下提供有效精神卫生保健的成本已经有了越来越准确的定义。[22,23] 比较成本效益的方法之一是使用健康收益的共同成分。这样处理的方法之一是使用伤残调整生命年（DALY），某种精神障碍导致的死亡率和伤残年数的组合分数。相对于其他慢性疾病的干预，精神障碍治疗的 DALY 成本相对更低。[24] 虽然上述差异显著，DALY 的方法无法覆盖其他很多疾病负担,因而不能比较不同障碍造成的但与患者生活息息相关的伤残。这些负担包括照护者负担(时间、经济资源、照顾病人亲属的机会成本),引起的危害(酒精和非法药物滥用的常见后果),和个人、家庭和社会劳动力的损失。精神障碍的经济成本很高,因为许多精神障碍从很小的年龄到之后的很多年都会给患者带来伤残。这方面的干预已经有非常有力的成本效益证据(通常使用 DALYs 作为共同要素),但考虑其他类似的负担很可能会更有说服力。(见案例研究 14.2,投入推广精神卫生服务增加经济收益的例子。)

案例研究 14.2——英国"提高心理治疗的可得性(IAPT)"

多年来,英国更平衡的心理健康治疗方法的倡导者(包括病人在内)一直主张增加心理治疗在国家卫生服务中的可得性。尽管强有力的临床证据证明特定心理干预对特定精神障碍有效,但治疗选择有限,生物治疗仍然是主要的治疗方式。经济学家理查德·莱亚德教授于 2006 年[27]发表了一份里程碑式的报告之后,英国的心理治疗发生了根本性的变化。其中最重要的结论是,抑郁症和焦虑症给国民经济带来的损耗(主要源于缺勤)远远超过了为这些患者提供循证护理的成本。

IAPT 旨在采用分级护理方法,通过明确的护理路径、灵活的转诊流程(包括自我转诊)、最低质量标准和对患者结果的常规监测,增加在 PHC 层级获得心理治疗的便利性。该干预方案获得了英国国家健康和临床优化研究所(NICE)的批准,主要侧重认知行为治疗(CBT)。单次最大的挑战是培训约 6,000 名提供服务的新治疗师。

到 2011 年,实现了 900,000 人接受治疗和 25,000 人不再领取疾病津贴的目标。康复率为 50%左右。大约有 3600 名治疗师接受了培训。[28]

该方案的第二阶段于 2011 年启动,将范围扩大到儿童和年轻人,患有慢性疾病、医学原因不明症状或重度精神障碍的人群。政府承诺继续拨款,培训所需的其余治疗师。

在低收入国家,精神卫生保健的人均支出低至 0.10—0.20 美元,也就是说,100 万人口每年只有 10 万—20 万美元。达到目标覆盖范围需要的支出在低收入国家大约人均 1.50—2.00 美元,在中收入国家大约人均 3.00—4.00 美元。[11]因此,资金缺口巨大,低收入国家尤其如此。这种差距可能与现有资源组织不力和缺乏公平的成本分配机制(如社会保险)混淆。在世界上最穷的国家,自费服务是最不公平但最普遍的系统。[21]在很多国家,推广精神卫生服务到全民覆盖水平需要十倍于当前水平的支出。只有大规模重新分配国内资源和(或)从外部获得新的资源才能够解决资源的短缺。因此,在国家层面和全球范围内解决精神健康优先级别偏低的问题至关重要(例如,国家或国际捐助者在分配资金时增加精神健康内容),并将之当作推广服务工作中的实

际问题解决。

2.2 精神卫生服务去中心化的复杂性和阻力

已经建立的结构总是难以改变。在 20 世纪后期的主流精神卫生系统中,主要的资源集中在专业中心(最初是收容所,后来是精神病医院)。这种模式也存在于世界各地欧洲列强的殖民国家。自 20 世纪 80 年代,许多富裕国家精神卫生服务的构成已经明显转向包括综合医院住院护理和社区保健的混合服务模式(见第一章)。低收入国家还没有开始上述转变,精神病医院的住院治疗是综合医院的两倍。[20]

大型精神病机构已经受到了很多合理的批评。例如:大部分人并不能获得服务,机构的运行成本昂贵,他们提供的护理往往不人道。那么为什么他们的改革如此困难?改革的阻力通常是因为专业人员只有在城市的大医院工作才能最好地满足自己的利益。在城市,他们可以拥有更舒适的高品质生活和高地位的职位(如医院顾问和大学教授)。在新的去中心化结构出现之前,没有比在已有系统追求职业发展更安全的选择。然而,有证据表明,WHO 之类组织传达了去中心化的一致信息,更多发达国家已经开始了去中心化服务。这都会使专业人员认识到改革的需要,即使实践中改革是循序渐进的。[25]然而,事实是,在大多数国家,住院床位数量依然太少。[20]这就需要在已有的专业医院增加辅助的、去中心化分服务,而不是减少这些服务(除非人权状况不可接受或不能变革)。我们可以看到,去中心化的社区服务需要监督、指导和转介机会,而且必须被看作是专业医院护理的补充服务,而不是代替服务。

2.3 在初级保健背景下实施精神卫生保健的挑战

理论上,初级卫生保健(PHC)服务是面向大多数人群最可用的保健。自 1978 年阿拉木图宣言,"2000 年人人享有健康"提出后,人人应该享受精神卫生保健已经成为了共识。PHC 一直被推荐为一线服务点的其他原因包含:[10]

1. 身体健康和精神健康需求密不可分,所以同时提供护理可以保证更全面的护理。精神问题患者有需要处理的身体健康需求,身体疾病患者也有精神健康需求。

2. 精神健康问题的高发病率意味着专科(甚至综合)医院不可能满足这些需求。

3. 绝大多数需要的护理最合适在一般卫生保健背景下实施,慢性疾病的特点之一就是长期常规随访。研究证据显示,在这个层面实施护理结果最好。

4. PHC 精神卫生保健的可用性减少了患者在被迫使用日常系统之外的单独服务时体验到的污名。此外,医院历来是人权侵犯最严重的地方。

5. PHC 层面的卫生保健服务在对服务提供者、服务使用者及其家属都具有成本效益,因为这减少了交通和住院服务费用。

尽管将精神卫生保健纳入 PHC 理由充分,在发达国家之外少有成功将之付诸实施的例子。如果 PHC 系统仍在努力满足基础医学优先事项，PHC 的很多方面仍功能不完善，成功纳入精神健康更加困难。例如，在许多国家，这个级别的工作人员负担沉重，转介系统不起作用，药物缺乏，如果不先考虑如何改善整个系统，将精神健康纳入系统就很难成功。

2.4 精神卫生保健中训练有素的人员数目少、工种单一

在许多国家的各级卫生保健中，有能力提供精神卫生保健的人员都严重稀缺，具备技能的工作人员在工作环境中可能并不被支持提供精神卫生保健（参见第十章，人力资源）。

因为该领域员工的污名化，也因为选择这条职业道路的激励有限，精神病理学专业并不是个热门选择。因此，接受过训练的专业人员短缺，一般临床实践者和管理者的精神卫生技能也偏低。在低收入国家中，接受过训练的专业人员通常热衷于在富裕国家工作；即使在富裕国家，农村或贫困地区的专家也经常短缺。在许多非洲国家，往往100 万人中都找不到一位精神病医生和其他专业人员如职业治疗师、护士、心理学家、特殊教育专家，或具备精神卫生专长的社会工作者数量更有限。[26]

2.5 公共精神卫生视角的匮乏

在精神卫生专业人员数量有限的背景下，他们的关注重点往往是在地区或国家水平履行基本的医疗和管理角色。正如我们所见，主流模式往往侧重专业机构，专业人员更倾向于在大型机构如大学和三级医院流动。因此，专业人员更可能将时间和知识资源用于在医院开设病房和门诊或在大学从事教学和研究活动等工作职责。这通常意味着，尽管他们是该领域的专家，经常担任政府的技术顾问，但他们并不具备处理政策和服务发展问题（强调平等和可用性）所需要的公共卫生视角。结果就是，继续自上而下的生物医学模式仍是这些专家的工作范围。当然，在教学机构的受训人员通常也接触了现有的保健模式，因此也倾向于在训练中学到同样有限的视角。

精神健康领袖人物缺乏公共卫生视角的同时，公共卫生专家也缺乏精神健康知识。公共卫生领域中精神健康培训也常常相对薄弱，为政府或健康部门提供建议的公共卫生部门可能无法自信地提供流行病学、精神健康经济学或服务改革可能模式的最新证据。

3 克服阻碍的策略

克服阻碍的具体方法通常取决于推广服务的环境。然而，根据有效、经济、成功的

推广精神卫生保健经验,目前已经得到了一些常见的推荐建议。

3.1　形成政治意愿

3.1.1　充分理解政治环境,有针对性、有策略地推广

新的干预只有在适当的情况分析之后才可以实施,这样循证服务可以适当地满足国家和当地环境的需求。解决当地问题需要确定多种解决方案,推广服务的任何计划必须有针对性。除了了解推广地区的流行病学和资源背景,理解什么因素可能导致相关体制改变和激励当权关键人物支持推广过程也很重要。例如,在许多国家中,只是报告或论证(哪怕证据充分)政府部门需要满足的人口需求是错误的。事实上,政府部门的高层官员在决定预算分配和实施的优先事项时,更可能被论证人员在个人接触时的真诚程度影响。

当机会出现时,及时地利用机会需要谨慎。例如,如果将精神健康纳入已经有政治意愿的其他非传染性疾病计划,精神健康计划获得政府批示的进展可能更快。同样,随着越来越多的人意识到了人道主义紧急情况的精神健康后果,这样的极端情况下可能为启动精神健康项目并在非紧急情况下维持下去提供了"门槛"。这是印尼亚奇省和斯里兰卡在 2004 年海啸之后采取的行动。[29]

3.2　服务重组的政策体系

3.2.1　系统而非孤立地解决问题

增加精神卫生服务覆盖面的具体干预需要是更宽泛改变过程的一部分。这包含财务承诺的有力倡议、确保加强健康基础设施的相关元素促进服务长远地蓬勃发展(例如,药物供应、相关人员培训、适当宣传,接受持续指导)。只有考虑了当地所有的相关问题(包括阻碍识别),持续的改变才会发生。

3.2.2　政策和立法

授权变革实施的政策体系是改革过程的重要组成部分。它确保政治支持得到备案,如果很好地执行,可以在将想法落实为实践变革议程的合作过程中为所有相关部门提供机会。不幸的是,许多政策没有真正地落实。这有很多原因,包含:政治投入不足导致推广服务时缺乏实际支持;未能在计划阶段确定必需的资源导致项目资金不足;政策建议考虑不周,不适用当地背景或可用资源。第十三章为精神卫生政策的发展和实施提供了更详细的信息。

政策除了明确服务的内容,明确的精神健康立法对保证精神问题患者的权力和福利、国家和卫生系统的参与方式至关重要。没有立法,权利和服务就无法得到保障,这不仅包括一般社会环境中发生的虐待,而且包括健康、教育和司法系统的系统保障。"制度化歧视"是系统的政策制定者和管理人员假定精神问题(或"精神障碍")患者缺

乏能力自己做决定,进而增加他们失去财产、继承权利或被非法监禁的风险。[30]精神疾病患者在状态不佳的时候尤其脆弱,所以相关立法需要考虑参与卫生保健系统的具体问题(如保密、治疗知情权和治疗中最低限度实践使用)。医疗、社会工作和刑事司法人员还需要指导社会如何信任他们的策略;例如,判断一个人的民事行为能力,或在紧急情况下对治疗的知情同意。立法也应该在独立的系统制定,如此可以以透明的方式质疑决定。同样,在精神失常状态下犯罪或被看作是社会的威胁时,立法人员需要认真考虑并立法人道的管理。第八章在全球精神健康背景下的人权提供了更多细节。(见本章最后的互联网资源)

3.2.3　不同水平的专长和持续倡议是继续支持变革的必要条件

即使政策制定过程是以参与、合作方式完成,并有预算充分、有时限的战略计划,有机构明确地持续要求政策的长期实施也至关重要。除非在已有政策取得重大进展前,新的举措已经有吸引各部门兴趣的趋势。政策和立法对多个政府部门都有意义的时候,尤其如此(精神健康尤其如此)。没有适当的协调,实施永远将不彻底、不一致。例如,精神健康问题犯罪有关的立法将需要法律和医疗从业人员的实施承诺。

持续倡导精神卫生服务的保障途径之一是国家、地区和地方政府部门有明确的机构(在某些情况是个人)负责精神健康。例如,如果卫生部门成立精神健康委员会,精神卫生服务执行时出现的常规问题更可能得到解决(如保证精神药物的供应)。同样,卫生(和其他部门)有精神健康机构意味着提升和纳入服务的机会不会被错过(如上讨论)。例如,设计新的卫生信息系统会包括精神健康;或在计划儿童和孕产妇健体检项目时,包括产后抑郁。

当然,变革的倡议和想法不仅仅来自系统内部。如果听取影响服务运行(如服务使用者和照护者)的其他人员意见,他们也是变革强有力的催化剂。变革的倡议策略之一是听取这些人员的意见,但是明显有强烈兴趣和道德义务参与变革过程的人员经常太沉默或没有受到重视。

3.3　纳入初级卫生保健

3.3.1　找到适合的服务模式满足当地需求

如我们所见,PHC 的服务实施至关重要。许多富裕国家很大程度上已经发生了转变,现在最基础的护理主要由初级保健和社区服务管理。[31]"协作护理"是指导新服务模式的重要概念,旨在将精神卫生保健纳入初级卫生保健服务。这背后的主要成分是精神健康和 PHC 从业者的密切合作,包括在 PHC 背景下安排精神卫生专家,关注病人以及其家属的需求满足。[32]

以此为基础,"协作阶梯护理"强调了干预的理性提供和不同水平可用人力资源的有效使用。在这个模型中,根据清晰的干预指南,病人在适合的最低服务层次接受治疗;只有在必要时(如病人有并发症或者治疗无效)才转介到专业护理。见案例研究14.3,一个使用协作阶梯护理将精神健康整合进入 PHC 并成功在低收入国家成功实施的例子。

不幸的是,在许多中低收入国家,初级卫生保健水平的精神卫生保健极其有限。这通常反映着卫生系统整体不够完善,当试图改善这个水平的精神卫生保健时,有必要采取方法识别并处理卫生系统的不足之处。

培训地区和 PHC 的员工对提高这个水平的护理质量明显是必要的。然而,证据表明,只是简单地训练人员不足以带来实践的持续改变,也不足以提升来访者的健康。没有解决服务的结构问题,即使接受过培训的人员也基本很难有机会实施任何有效的服务。因此,有必要创建良好的环境,通过持续的指导和支持,保证员工履行职责必需的资源,促使员工积极、高效地工作。这包含保证接待来访者的时间、个人咨询的物理空间、交通(如果需要到社区接待来访者)、可靠和充分的药物供应。

为了促进积极的合作关系并履行 PHC 员工无法做到的职责,系统的其他层面也需要运作良好。这可能包括与传统治疗师合作,或确保社区卫生工作者展开宣传活动和确定来访者。转介系统也很重要,地区和医院专家可以接受转介并转介回 PHC 追踪治疗。尽管经常被忽视,最近的综述强调了地方层面的优势;没有这个级别的投入,PHC 服务不能得到持续服务所需的支持。[34]

系统的其他层面必须制定涉及变革参与所有方面的清晰计划。这个计划必须包括足够的资源,也必须实用。协调工作也需要有力,可以监控 PHC 的系统改革。此类协调工作可以保证改革的所有方面顺利完成;当计划无法落实或者资源不足时,倡议工作也需要完成。协调者(或团队)也能够与其他部门合作,保证相关活动(政府和公民社会)包括了精神健康。这可能包括一般属于健康、教育、司法、人权或社会福利职权范围的项目和与当地组织(如青年和妇女团体或传统治疗师)的接触。

给原本已经负担沉重的 PHC 员工增加更多的责任是经常提及的问题。一个可能的解决方案是更灵活地考虑如何将精神卫生服务纳入其他服务。一个有前景的选择是向慢性疾病患者提供综合服务,因为慢性疾病服务与精神和神经障碍服务有诸多共同的特点。[17]现在这个领域已经包括了很多例子,促进精神卫生保健的整合模式(而非孤立模式)应该得到了充分的鼓励。

案例研究 14.3——智利的抑郁症阶梯护理方案

　　智利是一个拥有 1,600 多万居民的拉丁美洲国家,根据世界银行的定义,是中等收入国家。20 世纪 90 年代,流行病学研究表明精神障碍造成了沉重的负担。这导致了一项精神病服务改革程序的实施。该程序强调发展治疗精神障碍的社区护理。虽然国家公共卫生系统技术上向 70%以上的人口提供服务,但该系统的精神保健服务实施的效率历来很低。

　　从 2000 年到 2002 年,一项随机对照试验比较阶梯护理和常规护理对初级保健诊所对抑郁妇女的治疗效果。[33] 阶梯护理项目包括由社工和护士领导的结构化心理教育小组、对临床进展的系统监控和受过培训的全科医生对中度、重度抑郁症患者进行的结构化药物治疗。240 名成年妇女参与了这项试验,结果显示,在所有评估结果上,阶梯护理与常规护理有显著的、巨大的差异。阶梯护理比常规护理更有效、费用略高。与接受常规护理的患者相比,接受分级护理的妇女在六个月内的平均无抑郁天数增加了 50 天。

　　这项试验的结果带来了智利的抑郁症检测、诊断和治疗国家项目。该项目于 2001 年在全国的初级保健诊所实施。从 2001 年开始,到 2004 年,该项目已经覆盖了全国的初级保健诊所。该方案包括筛查的临床指南和算法、诊断评估、心理社会干预和药物治疗的实施、后续追踪、二级护理标准和专业人员的咨询。将心理学家纳入初级保健,将一般保健中心转变为家庭保健中心和专业人员的定期咨询,均有助于这一项目的实施。

　　在初级保健的抑郁症患者中,90%是妇女,大多数人有抑郁病史,社会支持低。与预期相反,四分之三的女性患者患有中度或重度抑郁症,这一比例与次级保健中观察到的情况非常相似。项目第一年的评估显示,药物治疗依从性比较高(73.3%),而个体心理治疗(47.4%)和群体心理教育(37.8%)仅有中等的依从性。此外,三个月追踪中观察到症状的严重程度明显下降了。在症状最严重的妇女中,下降幅度更大,焦虑和躯体症状也明显减少。从 2006 年起,抑郁症被纳入"治疗健康保障"方案,赋予抑郁症患者接受治疗的合法权利。这由初级保健系统实施,有精神病症状、双相障碍、高自杀风险或对两种不同抗抑郁药物治疗的六周疗程和心理社会干预没有反应的患者转诊至专科护理。

　　2006 年 7 月至 2010 年 6 月,690,000 多名抑郁症患者通过这一国家项目接受了治疗。

3.4 人力资源—见第十章

3.4.1 可用人员的任务重新分配和寻求额外的人力资源

为了应对精神卫生人力资源的缺乏,目前明显需要增加精神卫生保健系统中精神卫生专业人员的数量,也需要使全科医生更容易地学习和实践精神健康问题的识别和治疗技巧。然而,这是不够的,只是继续简单地培训更多人员不可能满足需要。

在只有少量专业人员的情况下,"任务分担"是有效使用现有非专业人员和在不同水平重新分配他们职责的方法。一个例子可能是为初级卫生保健人员提供技能和资源,允许他们为需要转介到专业护理的个案提供治疗。在医院之外的机构由非专业人员提供简单护理方案可以满足大部分的需求。[13]初级卫生保健人员需要更有能力(更有动力)管理来访者常见的精神障碍,并在需要时能够获得需要的专业人员支持。[10]

这个原则现在已经被广泛使用。在很多具体的例子中,精神卫生任务已经成功地分配给特定的工作人员,虽然他们传统上不承担相关职责。使用这个原则,巴基斯坦的女性健康工作者已经能够为抑郁母亲提供心理社会支持,[35]印度社区健康工作者已经接受了培训并来为精神分裂症患者提供了护理服务,[36]乌干达的同伴咨询师已经开始实施抑郁症的心理治疗。[37]事实上,对中低等收入国家研究证据的系统综述找到了42项研究,评估了任务分担干预对精神健康的有效性,结果相当积极。[26]在英国,护士已经承担了各种"扩展职责"(如独立开设糖尿病和疼痛诊所);一般从业人员显著增加了精神障碍患者在 PHC 接受治疗的比例。也许大多数创新服务模式已经促进了服务使用者(及其家属)使用医疗服务常规服务范围之外提供同伴支持。

这些想法背后的科学依据大部分来自全球健康和发展的其他领域。随着精神健康的实施和评估例子的增加,后续项目设计可能可以参考这些例子中的经验教训(如什么人应该承担什么角色、低收入地区的精神卫生服务需要什么投入)。然而,目前,大部分服务改革和推广的证据都是随机对照试验。由于任务分担的原则必须应用于各种各样的地区,确定可以指导规划者成功改革服务的共同因素,同时保持将改革灵活地纳入现有服务的能力是一项挑战。这可以采集和使用合适的研究证据,又不至于采用对当地特点缺乏敏感性的"一刀切"方法。这样做的一个方法是定义服务运行需要用到的必要"技能集合"。不同国家(或服务环境)可能会将这些职责分配给系统中的不同人员,并为他们提供完成上述任务需要的技能集合、资源和基础设施环境(见图14.3)。

这个系统也概述了承担任务的人员应该如何履行分内职责的"实施原则"。这些原则包括提供政策支持的有利环境、计划护理途径、提供清晰的工具支持临床工作中的决策,使用可以提高服务质量的技术和改善护理结果的能力建设。[40]

上述工作和类似模式所需要的特定知识和技能通常被定义为循证"保健包"。虽然目前已经开发了几套类似的服务推荐,可能最被广泛认可的是 WHO 的 mhGAP 项

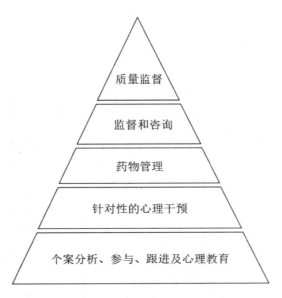

图 14.3　提供精神卫生服务所需的技能集合[40]

目,[9]不仅包含循证临床干预的推荐建议,而且包括培训材料和项目实施指南和政策立法的补充材料(见本章最后的在线资源列表)。这些保健包的研究证据大部分来自高收入国家的工作,最近的例子(包含精神障碍的 mhGAP 和 PloS 医学系列治疗包)明确包括了目前相对稀缺的资源匮乏地区证据。[41]第九章详细地描述了具体精神障碍的 mh-GAP 和护理包。

3.5　公共精神卫生视角

3.5.1　推广精神卫生服务的研究证据需要应用于实践

推广促进全球精神健康活动的倡导者已经认识到收集证据并将之应用于当地环境的必要性。其他全球健康倡议的经验是,如果要说服政策制定者意识到回应特定需要的重要性,就需要清晰、有针对性、实用的信息。目前,人们都认为精神健康问题是复杂的、难以理解的,这进一步强化了精神疾病无法治疗、精神卫生服务不值得投资的印象。明确呈现的证据可以改变这些看法;当相关证据可以指导已经证实的、实用的干预实施时,尤其如此。

只有证据是可以理解的、适用于当地的,一切才有可能。这常常需要拥有接受过精神健康公共卫生相关训练的工作人员。现在很多地区并没有这个专业,但随着“全球精神健康”开始成为一门学科,这种情况应该会有所改变。在精神健康专业人员和从业人员严重缺乏的地区,基本不可能要求专家专门关注公共精神健康。因此,在提高公共卫生领导精神健康专业水平的同时,现有精神卫生专家需要扩展传统“临床医生”的职责，包括规划、培训、督导和向政策制定者宣传自己的专长。

案例研究 14.4——高收入和低收入背景下的同伴支持

长期以来，我们一直都能认识到那些成功摆脱酒精和物质滥用的人分享经验的重要性，匿名戒酒协会是正在经受或已经摆脱酒精问题的人自主经营组织的最好例子。匿名戒酒协会"十二步项目"的核心是与他人分享经验和教训，认识到从中获得的力量，并承诺在类似情况下帮助他人（不是出于个人利益）。该组织在成立之后的 80 年里发展壮大，2010 年，55000 个团体 120 万人在美国参加了会议。

尽管有这一悠久的传统，身体疾病患者的自助和同伴支持团体也很早就存在，但是直到 19 世纪 80 年代出现精神卫生服务使用者、幸存者或消费者运动之后，精神疾病患者提供同伴支持的正式团体才正式成立。这场消费者运动的一项成果是成功地证明了服务使用者参与自己的护理、将同伴支持列为有益的、可接受的治疗选择的必要性。许多国家的去机构化是另一个推力，促使人们在社区背景中寻求他们以前在医院和精神疾病机构中所能找到的支持。这些同伴团体在规模、目的、成员和组织结构上各不相同。虽然证据并不充分，这类团体成员的比例仍然很低，但事实证明，它们能够提高自尊和社会功能。[38]

除了同伴支持团体，经历过精神健康问题的人在保健服务中发挥宝贵作用的另外两种方式是消费者经营的服务（通常需要卫生部门提供资金才能维持财政运行）和在正规服务部门就业。这两项发展方向都有可能为处于恢复期的人提供更积极的榜样，并使精神健康问题的人有机会去影响关乎他们自身的服务。

加纳自助团体

2008 年，加纳北部桑德马镇"社区康复（CBR）"项目成员决定成立自助小组。最初，他们共同的优先事项是设法改善自己的财务状况，因为精神疾病的污名意味着几乎所有人在这个极度贫穷的地区都难以谋生。他们召开会议，一开始是在 CBR 项目工作人员的协助下，每月举行一次会议。他们还成立了一个委员会，正式登记成为组织，开通银行账户。最初由成员提供小额捐款，后来接受外部赠款，他们得以向成员提供小额贷款，这些贷款主要用于投资小型农场或饲养动物（主要是山羊和鸡）。这些干预措施大大提高了成员的生活水平：

——增加了谋生机会和家庭收入。

——提升了在家庭和社区中的社会地位。

——支持成员应对痛苦症状和提高治疗依从性。

——增加了政界对他们重要问题的关注。

案例研究 14.4 继续

目前在加纳上东部地区有 23 个这样的团体,它们已经发展为不仅仅提供财政支持。除了在定期会议上讨论共同问题(和解决方法)外,如果发现某成员已不再出席会议或身体不适,小组代表便会到他们家中询问问题所在,并向他们提供建议或支持。该组织还为有特殊经济困难的人提供资金,例如,成员无法承担药物费用,他们会施以援手。当成员受到不公平对待或虐待时,他们曾数次联合向当局投诉。

近几年来,这些团体更侧重倡导。它们的优先事项一直是向区域当局提出诉求,要求增加获得服务的机会,特别是在当地地区卫生服务中雇用精神科护士,并在该国服务最差的地区之一提供药品的供应。2009 年,加纳全国精神健康协会(MEHSOG)成立,上东区的团体是重要的创始成员。

4 服务推广过程

我们已经看到,推广精神卫生服务是必要的,已有研究证据为相关的投入提供了支持。现在面临的挑战是实际实施。本章此小结将为愿意参与推广服务的人员提供实践指导。

服务的改变不会发生在真空。大量的调研和规划很有必要,以保证相关利益方(包括可能不认为精神健康是优先事项的当权人员)支持变革方案,使变革方案符合当地的现实情况。此外,其他所有可能影响相关人员履行职责能力的因素也需要考虑。他们需要必要的资源执行新任务(交通、材料、药物);他们必须获得足够的报酬和激励坚守这个职业;服务一旦开始,必须有政治承诺促成并维持变革并维持服务。服务中的任何创新模式必须有对应的监控和评价系统,可以反思服务设计的成功和不足的方面,并将之用作改善未来服务的基础。(见图 14.4)

4.1 服务的优先化

护理包(如 mhGAP)多针对特定的精神障碍,因此,各地实施的精神卫生保健计划可以根据当地环境、需求和资源、关注的障碍做出选择。不同地区提供的服务类型很大程度上取决于可用的人力和财政资源和与现有结构改革相关的实际问题。很多国家缺乏精神卫生保健并且仅拥有专业护理的国家也是如此。虽然多数国家都必须逐步向更平衡的服务模式转变以满足不同的需求,但是特定背景下服务的确切范围将取决于历史、实践(资源)和政治因素。[44]

即使在那些资源最匮乏的国家和地区,需要优先处理发病率最高的健康问题,确保不会忽视弱势群体的需求也很重要。需要特别关注的群体包含罹患重度精神疾病的流浪汉、囚犯、智障儿童，或者极端贫困的妇女等群体。

4.2 确保推广服务的质量和可持续性

很多服务项目在推广过程中保留自己重要特征时最重要的薄弱环节包括两个核心问题：确保服务是有效的（质量），保证这些服务长期维持在这一水平（可持续性）。

4.2.1 保证质量

根据定义，服务的推广包括提供尽可能多的干预；服务可能要覆盖100个（而非几个）卫生区域，或推广服务应该满足更广泛人群（如儿童或孕妇）的需要。虽然我们可以假设只是简单地增加同一个干预推广的地区数量对质量没有影响，但是在实践中，当原本的服务模式和规模改变时，出于种种原因，保持质量非常困难。

（a）任何服务可能有一位难以替代的灵魂人物创立或维持。即使无法找到这样的人物，动态、强大的团队也很难复制，在物质和人力资源匮乏的环境下尤其如此。

（b）随着服务的推广，服务不可避免将涵盖比初始地更多样的地区或国家。这意味着目标人群的社会人口学构成、主流文化、政治环境、资源的可用性和诸多其他因素都可能会有变化，这可能就意味着服务模式很难有效运作。

（c）服务模式的某些方面对小范围的成功来说可能无足轻重，但对大规模服务项目的成功至关重要。一个常见的例子是预研究项目的资源丰富、效果良好，因为是监控良好的研究课题的一部分。在项目推广时，其他服务的竞争需求和项目监管的降低可能会降低干预的质量。

4.2.2 确保可持续性

被用作服务推广模式的试运行研究课题或项目受到的资助通常无法在更大的项目中实现。因此，推广项目不同的资金结构可能无法提供实施服务模式所有成分必需的资源（或稳定资源）。

这类问题的一个具体例子是，从研究角度看，最初的研究具有领先地位。在一定程度上，这些项目更有可能被看作是推广的不错选择；它们已经证明了有效性，可能也确定了成本效益，往往还有致力于成功推广它们的倡导者。然而，研究项目在研究阶段受到的支持尤其高，包括资金、专业知识和强有力的领导。当考虑扩大此类项目时（甚至有些项目在设计之初），必须要认识到这些受到强烈支持项目有不可复制的风险，需要制定具体的措施应对这些风险，例如，确保采取措施为项目提供强大的领导团队和项目进展的密切监控。

值得注意的是，许多国家内部资源（财力和人力）都非常有限。这意味着在一个地方成功实施的服务不太可能复制到整个国家，只是因为国家没有足够的精神科护士支持项目在更大范围内实施。事实上，试运行项目往往在资源更多的地区实施，因为它们更可能在这样的环境取得成功。有时候动员外部（资助者）或额外的政府资助运行项目是可行的，但这些项目往往有时间限制，当服务不能持续时可以推迟实施。

更有挑战性的是为推广项目而准备充足的人力资源。只有非常富裕的国家，才可以选择吸引其他国家的人员，但这并不是理想选择，因为这些人员可能来自同样（或更加）需要他们的地方。培养人员能力也需要时间，因为训练合格人员有最低期限，在大多数资源匮乏国家中，这个过程可能需要从启动此类培训机会开始。

这些人员的培养必须遵循当地的能力建设原则，确保他们有相关的本土知识，在需要他们的地方是可用的，但是也需要注意到循证实践进展。实现这个目标的一种方法是发展学术机构（具有大部分的专业知识和研究能力）和提供服务机构之间的合作关系。在全球范围内，许多贫困国家存在人才流失到富裕国家的问题，这样的合作关系有可能有助于最需要改革的、资源匮乏的国家维护人才。

因此，保障服务的可持续性是发展服务之初就应该考虑的挑战之一。将相关利益方纳入需求和资源评估，鼓励他们参与服务推广过程的规划可以保证他们有更强的"购入感"和对相关工作的所有权。所有利益方（包括服务使用者）参与服务发展的重要性也适用于在评价和研究中优先事项的设定。在设计研究提升服务的质量和可用性时考虑到所有利益方的不同观点可以让服务更加强大、与当地文化更相关。

在初期阶段，尽管广泛咨询比实施服务本身（外部资助服务的魅力所在）更具挑战性，但从长远来看，各种人员的支持对服务的可持续性有极大的好处。即使服务主要在私人或社会部门实施，政府关键人物的参与也至关重要。

4.3　使用改变理论作为服务推广的工具

促进服务推广过程的战略性规划工具之一是改变理论（ToC）。ToC 是在服务预计实施的背景下决定和组织服务相关成分的可视化方式。ToC 是"关于倡议如何与为何有效的理论"，[45]是设计、实施和评估综合社区举措的途径之一。

根据这个理论，利益方参与结构化、目标导向、参与性规划过程，会形成 ToC 地图（见图 14.5，ToC 地图的例子）。该图显示了项目的每个成分带来预期结果的因果路径。根据地区限制、可用的资源、该地区可能和有效服务的知识，参与者就达到影响现实需要的逻辑步骤达成共识。一旦因果路径达成共识，根据因果路径中每个阶段导致下个阶段的基本原理，具体策略（服务的成分）可以不断补充。为了保证 ToC 包括完整的因果链，必须要提出重要假设（如 PHC 人员在病人咨询时必须有时间识别精神障碍患者）。如果这些假设在特定的地区无法实现，那么就需要制定额外的策略处理这个问题。

对于项目无法改变的额外假设（如中央政府决定减少精神卫生服务的资助），则应该详细说明，服务可能容易受到外部压力的影响。找出特定背景下服务实施的阻碍和

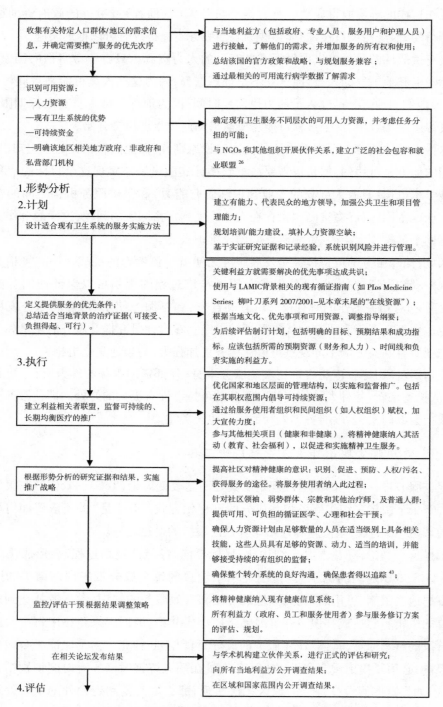

图 14.4　战略性推广精神卫生服务的重要步骤

（许可：Elsevier/柳叶刀杂志，Eaton 等，2011。[34]）

各利益方就克服阻碍的最佳解决方案达成共识可能可以大大增加服务成功和持续的可能性。

路径图一旦制定,就可以用来规划服务的实施,指导服务的监管和评价,在发布结果时,是有用的可视化工具。[46]

5　评估精神卫生服务的推广

为了改善服务,有必要很好地了解服务要面向的人群(覆盖面评估)、服务是否适合实施(过程评估)、服务质量是否足以影响人们的生活,也许更广泛来说,是否足以影响社会(服务质量的评估)。除了提供服务如何设计和实施的详细信息,相关证据可以是有力的宣传工具,与之相关的经济效益评估证据尤其如此。

5.1　评估什么?

5.1.1　服务的覆盖面

推广服务的主要目的是增加使用护理的人数。为了确定是否已经实现这个目标,只是知道使用新服务(相对于之前的时间段或相对于其他比较地区)的人数是不够的。我们还需要知道接受护理的目标人群比例是否有显著的增加。这需要关于总体(如需要服务的总人数)的知识,通常由目标社区精神障碍的发病率测量。在理想情况下,这个数字应该从同一社区的流行病学研究中获得,如果没有上述数据,可能可以使用地理或文化相似的社区估计值。从本质上讲,我们需要一个分子(记录准确可靠的"病例")和来自流行病学研究得到的数据为分母计算覆盖率(框 14.2)。目前,许多国家收集分子数据的现有系统都很薄弱。记住,虽然"推广"通常是指扩大服务的地理区域,在某些情况下也指在同一地理区域扩大服务范围,评估应该考察服务推广范围的覆盖率。

框 14.2　评估治疗覆盖率的假设例子

先前为优先精神障碍提供的小规模服务现在已得到推广,覆盖了 20 万人的地区。它旨在面向社区居民,使居民能够获得加强的初级保健服务。

在该项目实施之前,研究者进行了一项调查,确定了该地区有 3% 的人口(即6000 人)患有该服务所针对的优先障碍。调查发现,在过去一年中,只有大约 200人获得了现有服务中的保健服务。因此,在推广服务之前接受保健服务的目标人口比例为:

$200/6000 = 3\%$

提供服务五年后,一年内接受保健服务的总人数为 900 人,比例为:900/6000 = 15%

因此,治疗覆盖率从 3% 增加到 15%(或者反过来说,治疗缺口从 97% 下降到 85%)。如果不考虑分母,只关注一年内获得治疗的病人总数(200 人增加到 900 人),就不够有意义。例如,假设如果该地区重点疾病的患病率只有 0.5%,那么接受护理的人口比例的变化程度也不同:

200/1000＝20% 至 900/1000＝90%。

这两个结果在现实生活中显然有完全不同的意义。

考察治疗缺口的缩小是否可以合理地归因于干预(例如,研究设计是否考虑到潜在的偏见,如基线调查中回忆获得治疗机会的偏差)和"接受保健服务"是否成功转化为健康或社会结果的改善也很重要。

5.1.2　服务的实施

过程评估可以用于确定服务的实施是否达到了预期效果及其在实践中运行的情况。在实践中成功实施理想保健模式的程度即精确度。正如前面提到的,用于推广的服务模式应该是循证的,有研究证据显示服务已经在与推广地区相似的背景中取得成功。判断给定的模式被复制程度的一个方法是测量服务模型中最重要成分被复制的精确度,例如,服务中社区护士接诊病例的数量是否低于特定的数值。

过程评估需要测量服务的产出,例如,提供什么具体的精神健康干预、在社区服务中多大比例的被试被追踪。我们前面讨论中更宽泛的问题也影响着推广服务的成功,也是评估内容。例如,开展了什么宣传活动;初级保健中心人员接受了什么培训;精神健康督导人员到诊所的频率如何;服务使用者以何种方式参与服务?

5.1.3　服务的质量和影响

只是使用服务并不意味着人们能从接受的服务中受益或者他们对服务满意。"有效覆盖率"的概念包括了覆盖率和干预质量两个概念。更准确地说,它的定义是人群的潜在健康收益。[47]评估服务质量的方法之一,由英国国家卫生服务体系制定,定义了一系列的维度,给服务质量评估提供了框架。[48]

他们建议,根据服务,可以从这些维度中选择各种指标使用。例如,临床服务可能希望考察使用服务是否有益,可以由症状变化、功能状态、生活质量等指标测量。社会和社区水平的质量测量包含,例如,与社区需求的相关性和干预措施的社会可接受度。服务投入的有力论据往往包含表 14.2 列出的所有维度。这包括证明服务的(成本)效益、可接受度和平等性。

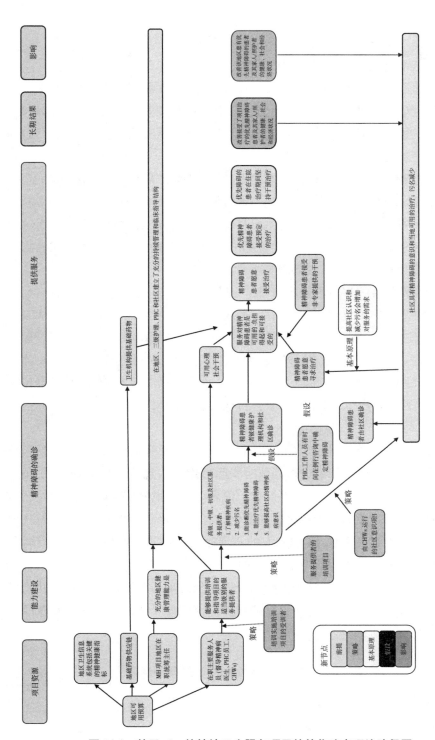

图 14.5　基于 phc 的精神卫生服务项目的简化改变理论路径图

（许可：PRIME——www.prime.uct.ac.za）

5.2 如何评估

5.2.1 监控和评估

监控是测量服务达成预期结果进度的持续过程。评估是在特定时间点对服务结果的回溯性总结，例如，年度、中期、最终评估。每个项目都应该使用内部监控和评估，连续地评估提供的服务是否满足用户的需求。它还可以提供实施过程的定期总结，通过适当的改变纠正不足之处。

持续的监控和评估提供了有力、动态的工具，可以确定需求、听取利益方的意见、获取环境相关知识、了解服务的不同方面与当地背景相互作用的方式、满足用户和社区的需求。通过这种方式，可以达成评估的主要目标：调整服务，及时回应他们着手解决的现实需要。在评估推广服务过程的特定情况下，评估需要确定实施服务模式的哪些方面正很好地朝着目标进展，哪些方面需要改变。

项目的预期结果在发展阶段就应该设定，从逻辑上说，一般基于需求评估，例如，通过参与过程评估利益方的优先事项和资源，形成项目的总体目标。通常，为了实现这个目标，还需要设定一组实现整体目标的具体目标。因此预期结果是实现具体目标所需工作的现实描述。此类过程通常记录在"逻辑框架矩阵"，当然它同时也记录其他因素，如指标验证的来源、假设和风险（见表 14.3）。如果使用 ToC 规划过程，这会记录在 ToC 路径图。在两种情况下，对项目或服务目标和预期结果的记录为测量目标提供了明确的基准。

各种指标可用于评价项目是否（在预期的时间框架内用分配的资源）达到了预期结果。尽管这些指标仍需要根据进行评估时实际可用的信息重新界定，但它们仍应该提前设定。指标通常用于测量改变，因此在干预启动之前测量基线指标至关重要，以显示这些指标随着时间产生的与干预有关的变化。有些指标可能很简单，例如，村庄中孩子入学的比例。但当结果更复杂（如病人的心理症状），通常需要使用工具（有时称为测量工具）测量相关指标，为达到预期结果的程度提供准确、独立、可复制的测量。一些指标跟踪个体水平的改变（如接受治疗病人的症状或生活质量的改变），一些指标则追踪更大范围的改变，比如一个地区提高药物供应的倡导是否成功。推广服务的评估通常是两者的结合。

表 14.2　用于评估卫生服务质量的麦克斯韦维度[48]

健康质量维度	简　　介
1. 服务可得性	服务的可得性和方便实际使用
2. 需求相关性	服务在多大程度上满足个人和社区的测量到的、已表达的需求

健康质量维度	简　　介
3. 有效性	服务的益处,通过改善健康状况来衡量
4. 公平性	在社区间、社区内公平分配服务的利益和负担
5. 社会认可性	干预措施在多大程度上对文化敏感,并受到社区的欢迎
6. 经济效益	这些服务是否负担得起(通常参照有效性),包括医疗服务提供者和使用者的负担能力

注:经 BMJ 出版集团有限公司批准再版。

指标的例子有:

· 投入指标:测量项目或服务实施所需的资源。这方面的信息应该可以通过健康信息系统获取,也可以通过项目的财政或人力资源记录获得。

· 过程指标:测量项目已完成工作的数量和质量。在评估服务推广时,问题往往是新的服务是否密切反映了它计划复制的模式(如精确度;见上)。过程指标的一个例子是评估患者使用服务的频率以及患者对推荐治疗的依从性。

· 产出指标:项目或服务已经达成的、容易测量的结果。例如,意识提升项目所覆盖的患者数目和地区数目。

· 结果:指对现实世界的影响——给世界带来了什么改变——不同于项目已经完成的工作,应独立于产出。用于测量结果或项目影响的指标是有效性测量,例如,服务中患者的临床和社会结果是否有所改善。以培训为例可以说明其中的差异。培训项目的产出可能是完成课程的人数。短期结果可能是课程结束时,受训人员知识或态度的改变;中期结果可能是重返该领域的工作时,他们实践方式的改变;长期结果可能是接受服务的病人健康有所提升。

表 14.3　逻辑框架矩阵示例:尼日利亚贝努埃州的综合社区精神卫生项目

	项目描述	指　　标	指标验证的来源	假设和风险
目标	在贝努埃州,精神障碍患者能够从当地政府部门获得高质量的精神卫生保健,通过同伴支持充分参与社区社会和经济活动。			

	项目描述	指 标	指标验证的来源	假设和风险
结果1:在国家和地区初级卫生保健服务机构中建立政府资助的CMH服务	1.1 建立以政府PHC机构为基础的全国CMH服务 1.2 培养员工能力 1.3 提供基本资源(如社区工作用摩托车、基础药物) 1.4 建立转介和持续的临床督导	1.1a20/23地区在第三年年底前有一间诊所。 1.1b 服务覆盖了20%—40%的SMD患者和近五年的5%—10%的CMD患者。 1.1c 症状变化和功能样本的结果测量。 1.2 每个PHC诊所有两名护士接受为期两周的标准培训课程。 1.3 诊所一旦建立,总是有基础精神药物供应。 1.4 地区一级的护士接受季度培训和督导访问。	1.1a 已签署MOU受监控诊所数目。 1.1b 根据HIS标准参与监控的来访者数量。从已发表资料获得基线发病率。 1.1c 在督导过程文件中监控由CPN提供的护理质量。采用有效的工具测量病人样本的临床状态变化。 1.2 培训考勤。培训前后的知识测量。 1.3 药房库存表 1.4 考勤,监控文件	假设:政府(州和地方)开展讨论确定的合作,可能有良好的联络。此外,他们的财政支出也很少。 风险:护士不愿意在农村工作(因从这些地区招募人员进行培训而减少)。
结果2:在每个地区为精神障碍患者建立自助小组(SHG)	2.1 为了促进自我宣传和赋权,鼓励和支持每个地区的服务使用者建立自助小组。 2.2SHG将提供同行支持、宣传和日常活动的论坛。 2.3 他们将继续得到SHG/经济一体化项目干事的支持。	2.1a 在诊所成立一年内,75%的地区将会成立自助小组。 2.1b 每组成员人数由10人至50人不等。 2.1c 它们有自主的领导结构、银行账户和章程。 2.250%的机构在成立后一年内拥有可行的循环贷款计划。 2.3 项目负责人将在第一年举办四次由小组成员指导的优先领域研讨会。	2.1 由SHGs的项目官员维护团体、成员和治理结构的记录。 2.2 开展成员收获的质性评估(与小组成员进行焦点小组讨论)。小额贷款的财务记录。 2.3 规划研讨会参与过程的证据。出席研讨会的参会记录。参与者对研讨会的评估报告。	假设:服务用户形成小组的动机;污名意味着使用者可能不愿意公开承认自己的障碍;当明显的症状稳定下来后,尤其如此。 风险:由于成员贫穷,依赖外部支持,小组可能无法实现财务上的持续独立性。这可能会降低小组成员的独立性和归属感。
结果三	等等			

注:基于CBM/AusAID尼日利亚贝努埃州社区精神健康项目的日志框架:www.cbm.org。

很显然,如果可能,知道项目的结果(最好是长期结果、可持续性结果)是最好的,但评估结果比简单、快速地估计产出复杂得多。也是出于这个原因,项目的产出指标和用来测量结果的任何工具都可以彼此替换,通常有必要判断产出指标在多大程度上反映了他们想要测量的结果(它们的效度)。

5.2.2 减少服务评估偏差的方法

如上描述,评估的主要问题是无法确定特定的服务模式是否直接导致了测量结果的改变(不是概率事件或其他原因作用的结果)。更有力的评估方式包含:

由独立的、与结果没有利益关联的外部机构实施评估。

使用标准化工具,确保它们在当地环境是有效的、可靠的。

在评估中设置对照组——例如,对没有接受最新干预的配对组实施相同的结果测量,判断结果的差异是否可以归因为干预。

将服务的接受者随机分配到干预组或对照组。这种方法旨在减少分配(到干预组和对照组)带来的偏差,确保与结果有关的已知和未知因素(如混淆因素)没有给两组带来偏差。

评估复杂干预的一种方式是尝试使用类似随机对照试验的方法,(如果可能)以相同的方式测量干预组和对照组被试的进展,确定是否存在不能由其他因素解释的显著的结果差异。服务研究经常使用聚类技术实现随机化,减少偏差效应。这意味着随机分配到目标干预或比较干预(控制)的单元大于个体水平,可能是 PHC 单位、健康区域或医院。在实际操作中,这经常可以通过项目的交叉滚动模式实现,即随机分配到第一组的 PHCs 先接受服务项目(干预组),随机分配到第二组的 PHCs 在之后的时间接受服务。然后可以追踪和比较两组 PHCs 的病人结果,评估服务是否是有效地提高了结果。在理想情况下,所有项目在推广的第一阶段都应该用这样的方式随机化,为项目的有效性提供最有力的证据。然而,在实践中,这些类型的自然试验很难开展,数据采集和分析的逻辑意味着实施过程的复杂性和巨额花费,执行时需要外部研究基金和专业知识。

服务评估的混合方法　其他研究方法(如观察研究或案例研究)也提供了关于服务如何更好运作的有用信息,如果服务以标准化的方式实施,支持有意义的比较时,尤其如此。[49]定性技术很好地解释了为什么服务的某些方面非常有用或无用。邀请服务的关键人员分享知识和观点有助于就推广过程的特定方面提出并检验理论。相对于单独使用一种方法,定量和定性工作的结合(混合方法)可以提供更有力的结果,得出更站得住的结论,而且在所有服务评估中,这都应该成为标准做法。

5.2.3　收集指标的工具

收集相关数据的技术包含访谈相关人员、查阅服务和其他相关来源的文件、整理卫生机构的服务数据、在固定时间段跟进个案进展的队列研究。这些技术通常也适用于资源匮乏地区,特别是定期监测和内部定期评估。此外,以下工具也可以用于系统的数据采集,但比上述简单技术需要更多资源。

健康信息系统　"健康信息系统"(HIS)是卫生系统相关信息的常规采集、加工和交流过程的术语集合。综合的 HIS 包括旨在了解需求和优先事项的人口健康监控数据采集(如疾病的发病率和风险因素),包括从卫生机构采集的此类信息,包括服务使用、资源(药物、人力资源、资金)可用性和使用率的信息。如果 HIS 的功能良好,它应该是上面列出的很多指标(投入、过程和产出)的宝贵资源。这些数据的优势在于独立、长期、允许跨时间的比较并建立服务评估的可持续模式。

使用定期收集的数据评估服务极具挑战。中低收入国家的健康信息系统通常忽视精神健康指标,收集到的少量信息在方法学上也是不完整的、不一致的。[34]在 HIS 薄弱的国家建立服务时,必须大力宣传,从而保证精神健康相关信息的日常收集成为完整卫生系统的标准组成部分。这将提升新服务的可见性,提高精神健康被纳入标准卫生系统的可能性,增加精神健康在资源分配讨论中的分量。如果不收集和报告相关数据,精神卫生系统将继续被边缘化。例如,如果不统计服务的使用人数,卫生规划制定者可能得出不需要服务的结论;如果服务药物使用的记录不包括精神药品,在订购药品时,它们将永远被忽略。

随着信息技术的发展,信息采集可以更直接,信息的整理和分析也更高速、更准确,也可以采取有用的方式广泛传播。这种技术,有时被称为电子健康或移动健康,通常包括了功能良好的手机(移动电话)网络,如果项目采用了这类技术,系统可以克服其他基础设施阻碍 HIS 的问题,这在低收入国家尤其实用。这种技术实际应用的一个例子是千禧村项目。尽管是在非常不发达的国家,但是该项目使用移动电话,不仅可以采集信息,而且根据输入信息利用这些技术的广泛可能性帮助决策。[50]

使用现成工具 很多现成的测量工具可用于测量服务质量的不同方面。例如,服务使用者的结果测量,可能是临床(症状变化)、社会(例如,照护者负担)、或与之相关的残疾、功能、或生活质量。使用为了特定目的精心设计的现成测量工具有诸多优势。[51]当然,判断工具在新的背景是否适用很重要,如果有必要,可以对其进行修订。[52]使用现有的工具有助于比较地区和服务的差异。另一方面,也有必要根据服务相关人员认为重要的具体标准编制评估工具。[37]这个方法的优点是对服务相关人员的优先等级敏感,服务相关人员的优先等级可能与在不同文化背景下测量工具的编制者完全不同。

测量工具测量目标概念的能力(效度)可能在编制文化之外的地区严重降低,得出毫无意义的结果。在理想状态下,应该保证它们在新背景下的心理测量属性(如信度和效度),有时可能也有必要发展新的、具有文化特异性的测量工具。如果可以翻译测量工具,使用系统的翻译—回译过程很重要,因为通常翻译后句子的意义变化很大,许多精神健康相关问题在不同的语言环境中有不同的理解。(工具修订过程的进一步讨论见第四章。)在评估时,最好在基线和适当的时间点抽样纵向测量(而非回溯性测量),以减少回忆偏差。评估个人结果的两种方法是对受益人的取样调查或追踪一代人。

服务图谱工具 虽然良好的、背景适当的服务总是有差异,在评估并比较项目的时候,使用常见测量工具和标准很有用,例如,评估项目重要特征的标准化框架,[49]判断不同服务影响是否成功的接受度结果。这可能会强调项目不同的优势和弱点,或导致不平等的资源分配(例如,当比较高收入国家和低收入国家,或比较同一的城市和农村地区)。[53]世界卫生组织通过精神卫生服务测评工具(AIMS)收集的数据,目前已经提出了一组标准化的指标评估国家水平的服务。它使用了"核心"和"次要"指标,用于比较不同国家服务的差异或者随时间的潜在变化(如果重复测量的话)。[34,54]应该注意的是,这样的国家层面指标可能是更宽泛的社会、政治和经济因素的产物,没有充分的证据,绝不能假定,变化是具体干预的结果。例如,众所周知,相对于精神卫生服务的质量和可用性,自杀率与更宽泛的社会和经济因素有更强的相关。一些大国(如印度)的省份也使用了 WHO—AIMS 工具(见表14.4)。

5.2.4　评估保健模式

如上所述,评价往往涉及的是服务推广是否成功的问题,而不是推广为什么成功(或失败)的问题,也很少详细考察在特定情况下成功的决定因素。服务模式常常被描述为"复杂的干预",因为他们包含许多影响服务结果的不同成分。现在已经有严格、有力评估复杂干预的明确框架,[55] 可以比较不同模式的结果。不同相关成分可以被看作是"活性成分",在新服务设计中,这些活性成分需要适应当地背景,使之在不同的背景下维持有效性。未来可以通过定性的方法系统探讨服务使用者和服务工作人员的体验来探讨服务中被确认为"活性成分"的具体方面。

比较理论相似但不同背景实施的服务模式也很有价值,可以评估当地因素是否影响实践的有效性。近年来得到的教训是,富裕国家内部也有巨大的社会不平等,内罗毕和纽约的部分地区也可能有许多相似之处,因此,贫困国家的经验教训也有国际应用价值。

6　结论

从伦理上来说,面向精神障碍患者的全球服务推广非常重要。这不仅仅基于明显的现实需要,更因为越来越多的证据表明服务可以节省成本。很多年前,研究已经证实了循证的个人水平治疗和当地服务的好处,虽然目前就应该如何组织推广已经初步达成共识,但在很多国家将之转化为有意义的服务重组需要更长的时间。

利用精神卫生服务有效成分的证据,系统地克服推广的公认阻力,监控和评估推广的好处,可能可以增加不同国家精神卫生服务的覆盖面。只有相关利益方(包括政府、卫生服务人员、服务使用者)共同参与、有策略地开展服务,这才能成功。

表 14.4　国家级服务评价指标

	拟议指标	现有指标*	数据来源
核心指标			
确保国家和地区健康规划充分重视精神健康	1:存在关于精神健康的官方政策、方案或规划,包含或附有儿童或青少年精神健康的政策	阿特拉斯,AIMS(1.1.1,1.2.1)	国家政府
加大精神卫生保健投入	2:具体规定的精神健康预算占卫生预算总额的比例	阿特拉斯,AIMS(1.5.1)	国家政府

	拟议指标	现有指标*	数据来源
增加受训工作人员提供精神卫生服务	3:每100000人中有一名精神健康相关专业人员	AIMS(4.1.1)	国家政府和专业机构
在初级保健中提供基础药物治疗	4:有医生或同等级工作人员的初级保健诊所的比例,每种治疗类别中,至少有一种精神药物(抗精神病药物、抗抑郁药、情绪稳定药、抗焦虑药和抗癫痫药)可在该机构或附近的药店买到	AIMS(3.1.7)	国家政府
扩大精神分裂症患者的治疗覆盖面	5:接受治疗的精神分裂症患者在精神分裂症年总患病率中所占的比例	AIMS(2.2.4.2,2.4.4.2,2.6.5.2)	国家政府和统计或学术组织
次要指标			
平衡医院和社区服务的支出	6:精神健康支出总额中,用于社区服务(包括初级和一般卫生保健服务)的比例	AIMS(1.5.2)	国家政府
在精神健康方面提供充分的基础训练	7:在基础医学和护理培训学位课程中,专用于精神健康的培训时间占总时长的比例	AIMS(3.1.1,3.2.1)	国家政府和专业机构
在城市和农村地区公平分配工作人员	8:在大城市或其周边精神卫生机构工作的精神科医生的比例	AIMS(4.1.7)	国家政府
确保采取最小限制的做法	9:非自愿住院者占每年住院总人数的比例	AIMS(2.4.5,2.6.6)	国家政府
保护精神障碍患者的人权	10:设立国家机构,监测并保护精神障碍患者的人权,至少每年发布报告	AIMS(1.4.1)	国家政府、专业机构和民间社会团体
减少自杀率	11:自杀死亡和自残伤害率	世界卫生组织死亡数据库	国家政府和统计组织

在线资源

支持精神卫生服务推广的可用资源:

WHO 精神健康差距行动规划(mhGAP):

http://www.who.int/mental_health/mhgap/en/

世界卫生组织精神健康立法指南

http://www.who.int/mental_health/resources/en/Legislation.pdf,http://www.who.int/entity/mental_health/policy/fact_sheet_mnh_hr_leg_2105.pdf

PloS 医学系列的护理包

http://gmhmovement.org/articles_plos-medicine-series_174.html

2007 年柳叶刀全球精神健康系列

http://www.thelancet.com/series/global-mental-health

2011 年柳叶刀全球精神健康系列

http://www.thelancet.com/series/global-mental-health-2011

全球精神健康运动

http://www.globalmentalhealth.org

第十五章 儿童和青少年精神健康

克里斯蒂安·凯林　阿纳·索莱达德·格拉夫-马丁斯

希森姆·哈莫达　路易斯·奥古斯托·罗德

1 负担

全球儿童与青少年精神健康是全球精神健康和全球健康的核心。为了实现全球精神健康公平,识别和干预必须及早开始,强调跨国健康问题、决定因素和多科学解决方案(超越健康科学)[1]——这些已经成为了促进儿童和青少年健康的重要工作。

在全球范围内精神障碍带来的巨大负担很大程度上是因为它们会在生命早期发病,并会持续到成年和老年。最近的纵向研究数据和成年期若干回溯性调查表明,相当比例成年期发现的精神疾病诊断都可以追溯到童年和青春期。[2]尽管一定比例的精神健康问题在童年和青春期之后会减轻,但是大量的个体在进入成年期后仍将继续呈现类似的(同质连续性)或新形式的(异质连续性)障碍。[3]

在10—24岁个体中负担的五大来源中,三个是正式的精神疾病诊断,其他两个与精神健康问题密切相关:单相抑郁症占此年龄组所有DALYs的8.2%;道路交通事故占5.4%;精神分裂症占4.1%;双相障碍占3.8%;暴力占3.5%。[4]

同时,发展科学的新观点表明,童年和青少年期是预防精神健康问题发生和持续的关键期。例如,表观遗传模型(环境因素会调节基因表达,并不改变核苷酸序列)可能是神经和表型可塑性导致持久改变(包括传递给下一代)的机制。[5]越来越多的研究支持这一观点:早期能力的获得可以增强个体在之后应对挑战的能力,不良适应方式的持续会增加个体罹患精神疾病的风险和减少个体回归正常生活轨迹的几率。

1.1 发病率

在高收入国家(HIC)和中低收入国家(LMIC)社区研究发现,精神健康问题在儿童和青少年期的发病率最高。虽然发病率(在HIC和LMIC中)存在很大的差异,但大多数调查估计,根据精神障碍的诊断和统计手册(DSM)或国际疾病分类(ICD),10%—20%的年轻人至少有一种确诊的精神障碍[6],见表15.1。

一般来说,估计精神健康问题发病率的研究不会考虑发育障碍如智力障碍、自闭症谱系障碍和特定的学习障碍,虽然这些障碍会带来重大的负担。美国的一项流行病学研究使用一个 95,132 名 3—17 岁儿童(1997—2005 年的国家健康访谈调查被试)的样本评估了发育障碍的发病率。[7]研究估计了精神发育迟缓(0.7%)、自闭症谱系障碍(0.4%)和学习障碍(7.0%)的发病率,这三种疾病都和过去 12 个月的精神卫生保健高度相关(分别为 40.5%、54.8% 和 28.8%,而无发育障碍的儿童仅为 3.4%)。不幸的是,目前少有数据与 LMIC 的发育障碍有关。

当比较来自不同文化儿童和青少年出现的症状表现研究时,调查人员通常难以区分可以用于解释研究之间差异的方法效应和文化效应。[8]文化因素可以通过多种方式(如定义和创造悲伤和损伤的特定来源、决定人们解释和评价症状的方式)影响精神健康问题的外在表现。这些因素似乎对大多数儿童精神健康障碍非常重要,即环境质量对生理脆弱表达为障碍至关重要。[9]

文化对如何感知儿童和青少年精神健康、如何在不同的国家和地区实施干预也有重要的影响。在一个国家可以被接受的方式在另一个国家可能不被接受。儿童在社会中的地位可能也不同,这就导致减少或加剧为儿童提供看护或者实施干预的顾虑。[10]在研究领域,研究者认为,跨文化研究的严密性常常不尽如人意,[11]使用测评工具的人口群体常常和编制工具的人口群体有显著的差异,会造成方法学上的困难。[12]贝当古和同事指出,国际研究经常考察测量工具在不同文化的信度而不是效度,信度的文化相关性更弱。

尽管存在这些困难,维度量表为在 HIC 和 LMIC 筛查儿童和青少年情感和行为问题提供了有用的工具(见框 15.1)。重要的是,最近的研究表明,分数的跨国差异不一定反映着障碍发病率的同等差异。[14]研究者预计,未来的研究应该综合维度或者筛查工具和基于 DSM 和或 ICD 的结构化诊断访谈,将会为不同的国家和文化的个案定义提供额外信息。

框 15.1　全球儿童与青少年精神健康测量

在过去十年间,研究者在多个国家和文化中编制和检验了儿童和青少年精神健康工具。总体来看,这些工具可以分成两类。一些问卷从维度的视角测量精神病理,如优势和困难问卷(SDQ,被翻译成了 75 多种语言,可以在 www.sdqinfo.com 免费下载)、阿肯巴克实证测评系统(Aseba 测量工具集,包括儿童行为核查表——CBCL 和教师报告表——TRF,被翻译成了 80 种语言,在 www.aseba.org 购买)。这些量表既可以用于测量从精神健康到精神障碍的连续维度,也可以用作后继验证性测量的筛查工具。诊断性的结构和半结构式访谈如 DAWBA(发展和幸福感测量)也已经有很多语言版本并且建立了信效度,可以根据 ICD 和 DSM 诊断标准提供类别诊断的信息。和成人研究一样,[15]未来仍需要更多的跨国儿童和青少年研究将 ICD 标准化诊断标准应用于不同的文化。重要的是不要将智力和发育障碍排除在这些调查之外。另一个不确定的领域是用于解释和合并不同信息源数据的诸多方法。越来越多的数据证实，整合来自儿童和青少年、父母、老师的信息可以增加诊断效度——例如，儿童一般是内化症状的更好信息来源，父母可以更准确地报告外化症状；此外，父母和教师对儿童行为的看法只有很低的相关。

表 15.1　LMIC（中低收入国家）儿童和青少年精神障碍的全球发病率研究
（选自 Keiling et al.，经 Elservier 的使用许可）

研究	国家	收入（WB）	样本特征	诊断系统和工具	信息来源和合并信息的方法	阶段数量	样本	流失	年龄范围/平均数（标准差）	发病率（CI/SE）
Mullick & Goodman, 2005	孟加拉共和国	低	地区社区，城市和农村	ICD-10; SDQ & DAWBA	父母、孩子（<11岁）和教师；最佳估计	2个阶段	922	75	5—10 岁	15（11—21）
Anselmi et al.2010	巴西	中高	地区社区，城市和农村	DSM-IV/ICD-10; SDQ & DAWBA	父母和青少年；最佳估计	2个阶段	4445	84.7	11 & 12 岁	10.8（7.1—14.5）
Bilyk & Goodman, 2004	巴西	中高	地区学校，城市和农村	DSM-IV; DAWBA	父母、儿童（<11岁）和教师；最佳估计	1个阶段	519	83	7—14 岁	12.7（9.8—15.5）
Goodman et al.2005	巴西	中高	地区社区，农村	DSM-IV; SDQ & DAWBA	父母、儿童（<11岁）和教师，最佳估计	2个阶段	1251	94	5—14 岁	7（2.3—11.8）
Guan et al.2010	中国	中低	地区学校，城市和农村	DSM-IV; ISICMD & 结构访谈	父母	2个阶段	9495	NA	5—17 岁	16.22（15.49—16.97）
Fekadu et al.2006	埃塞俄比亚	低	地区学校，城市	DSM-III-R; DICA	儿童	1个阶段	528	NA	5—15 岁	学校儿童12.5;劳工儿童20.1;† 综合16.5
Hackett et al.1999	印度	中低	地区社区，农村	ICD-10; Rutter 量表 A/B & 临床评估	父母	2个阶段	1403	95	8—12 岁	9.4（7.9—10.8）
Malhotra et al.2002	印度	中低	地区学校，城市和农村	ICD-10; CPMS/Rutter B 量表 & 临床访谈	父母和教师；最佳估计	3个阶段	963	91.7	4—11 岁	6.33
Pillai et al.2008	印度	中低	地区社区，城市和农村	DSM-IV; DAWBA	青少年（一半样本）与青少年和父母（一半样本）	1个阶段	2048	76	12—16 岁	1.81（1.27—2.48）
Srinath et al.2005	印度	中低	地区社区，城市和农村	ICD-10; SCL 和 VSMS/CBCL & DISC（4—16 岁）和临床评估（0—3 岁）	父母与儿童；最佳估计	2个阶段	2064	90.5	0—16 岁	0—3 岁: 13.8（10.6—17）; 4—16 岁: 12（10.3—13.6）; 综合:12.5
Kasmini et al.1993**	马来西亚	中高	地区社区和农村	ICD-9; RQC & FIC	父母；最佳估计	2个阶段	507	99.6	1—15 岁	6.1
Benjet et al.2009	墨西哥	中高	地区社区和城市	DSM-IV; WMH-CIDI	青少年	1个阶段	3005	71	12—17 岁	39.4（38—40.9）

续表

研究	国家	收入（WB）	样本特征	诊断系统和工具	信息来源和合并信息的方法	阶段数量	样本	流失	年龄范围/平均数（标准差）	发病率（CI/SE）
Abiodun et al.1993*	尼日利亚	中低	地区社区和农村	ICD-9; RQC & FIC	父母	2个阶段	200	NA	5—15岁	15
Goodman et al.2005	俄罗斯	中高	地区学校、城市和农村	ICD-10; SDQ & DAWBA	父母,儿童(<11岁)和教师;最佳估计	2个阶段	448	74	7—14岁	15.3(10.4—20.1)
Wachara-sindhu et al.2002	泰国	中低	地区学校和城市	DSM-IV	父母,教师,儿童#	2个阶段	1480	83	8—11岁	37.58
Alyahri & Goodman, 2008	也门	中低	地区学校、城市和农村	DSM-IV; SDQ &DAWBA	父母和教师;最佳估计	2个阶段	1210	91	7—10岁	15.7(11.7—20.2)

RQC=儿童报告问卷;FIC=儿童追踪访谈;NA=没有测量或者未知;SCL=结构访谈程序;VSMS=维尼兰社会成熟量表;ISICMD=儿童精神障碍调查者筛查问卷;CHQ-12=一般健康问卷-12题版;CDI=儿童抑郁问卷。

* 虽然研究报告为两阶段研究,但第二阶段并未针对第一阶段的筛查测试结果进行调整。因此,从技术上讲,这是单阶段研究(第二阶段=第一阶段的随机子样本)。

** 第二阶段仅评估筛查出症状的被试。

*** 在第一阶段,应用了简版KSADS-E量表,仅包含了筛查每种障碍的问题。

† 这是一个方便样本。

#不确定不同来源信息的合并方法。

当研究报告不同评估批次的发病率时,我们选择包括第一批的发病率。除了点发病率/阶段性发病率(例如,12个月发病率),毕生发病率也列出了,我们将点发病率/阶段发病率包含进来使得结果更加可比,因为大多数研究都报告此类发病率。

1.2　社会和经济影响

儿童和青春期精神障碍的消极影响包括各种各样的消极结果,从教育成就不佳到死亡率增加。WHO世界精神健康调查评估了精神障碍诊断和随后无法完成学校阶段性目标的关系,结果发现药物滥用障碍和冲动控制障碍与HIC和LMIC教育的提前终止有关。[16]在此方面研究最多的疾病是注意力缺陷多动障碍(ADHD)。一项纵向研究对ADHD儿童、潜在ADHD儿童和控制组进行了为期八年的追踪,前两组的儿童更容易出现留级、无法毕业的情况。[17]在巴西的一个社区样本中,ADHD也与更高的学业不及格率、学业中断率、开除相关。[18]同样在巴西,小学一年级的辍学与行为障碍[19]和精神发育迟滞[20]相关。此外,在美国,与没有发育障碍的儿童(1.5%)相比,具有发育障碍的儿童更需要特殊教育服务(80.8%的精神发育迟滞儿童、87.1%自闭症儿童、52.9%的学习障碍儿童)。[7]青春期药物滥用或依赖问题,单独或者与其他精神障碍共病,在全世界15—29岁个体之间,每十例死亡中就有一例是因此而死亡。[21]自杀,青年人死亡的主要原因之一,在青春期病例中至少有一半与抑郁有关。[22]

然而,精神、神经和药物滥用障碍比例不均衡的负担(在生命的前三十年的比例占整个伤残调整生命年比例的 15%—30%）并没有伴随着对青年人精神障碍研究和实践的投入。尽管 90%18 岁以下的个体有生活在中低收入国家中（LMIC），在过去十年间，这些国家的精神健康研究还不足科学产出的 10%。[23]

2 风险和保护因素

和 HIC 一样，研究者已经确定了 LMIC 增加精神疾病发病风险的可改变因素。埃特姆提出了理论框架，描述了从未孕期的准父母开始整个人生周期的风险因素（见图 15.1）。[6]识别不同发展阶段的风险和保护因素不仅为精神障碍的病因概念模型提供了框架，而且为不同发展阶段实施预防措施和精神卫生部门之外的项目（如早期儿童项目、基于学校的干预）提供了实践指导。

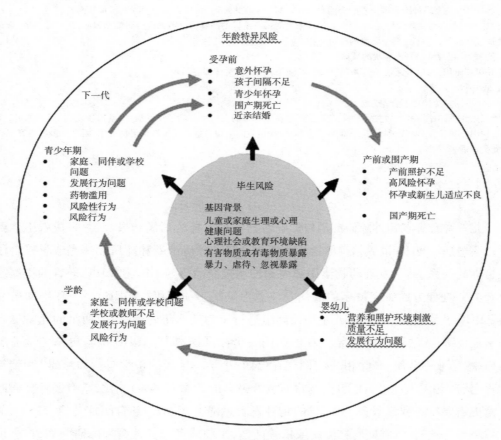

图 15.1 人生周期精神障碍的风险因素

（摘自 Ertem，改编自 Kieling et al.[6]）

一些社会因素会对儿童和青少年的精神健康有着消极的影响。大量有力证据表明,儿童忽视,情感、身体和性虐待是精神疾病的风险因素。虐待也会导致长期的心理损伤,例如,受到虐待和忽视的儿童成年后使用非法药物的可能性是其他人的 1.5 倍。[24]其他社会因素(如贫困)在儿童和青少年精神健康中发挥着重要的作用。例如,具有里程碑意义的大烟山研究表明,贫困大大增加严重情绪困扰的可能性,[25]用于减轻贫困的干预措施会对某些类型的儿童精神障碍(如行为障碍和对立违抗障碍)有重要的影响,但对其他障碍(如焦虑和抑郁)则没有影响。[26]

当前寻找精神障碍病因的主流策略之一是测评遗传和环境因素的相互作用。根据这个观点,当环境效应受到个人的基因背景制约时,基因—环境交互作用(GxE)就会出现。GxE 的最初证据显示,神经递质相关的基因和不利经历(如虐待、压力事件、吸食大麻)会产生交互作用,影响反社会行为、抑郁症状和精神病的发展。[27]

但是,迄今为止,几乎全部精神健康问题的 GxE 研究都在 HIC 进行。考虑到 LMIC 对环境风险和保护因素的暴露水平不同,在这些背景下开展基因—环境相互作用研究对揭示精神健康的决定因素特别有价值。即使这些研究在许多 LMIC 中不可行,但这些研究提供的观点对识别基因—环境相关(rGE)等的混淆机制(如遗传因素会影响个体暴露于特定的环境的可能性)特别有用。

关于保护和韧性因素的研究,特别是在 LMIC 中研究相对缺乏,不应该降低这些研究对理解精神健康问题来源的相关性。韧性概念超越了风险和保护因素的概念,因为它旨在整合个体战胜逆境的先天素质和差异。[28]研究表明,识别这些因素对设计干预非常有价值,例如,学生韧性的多重策略学校干预能够降低药物滥用的发病率。[29]

3　干预措施

3.1　预防

框 15.2　精神病的早期干预

在过去二十多年间,关于精神分裂症和其他精神病的早期识别和干预的研究很丰富。根据澳大利亚青少年精神健康模型,青少年晚期到成年早期的转折期是首次精神病经历出现的关键期。研究使用超高风险个体(精神病的高风险)的识别标准,结果发现,整体来看,大约 1/3 的高风险个体会转化为精神病,大约 1/3 不会恶化,但症状和功能损伤仍保留;剩下的 1/3 症状则会消失,恢复正常的功能。[32]临床试验,通常会检验已经在全面出现症状的个体中表现出积极效果的干预(如抗精神病药物或者认知行为治疗),主要测量三类结果:前兆症状的减少、转化成为精神病的风险降低和延

迟抗精神症药物治疗的减少。尽管研究发现了大量的积极结果，进一步研究应该更好地描述前发病期的特征和正在实施的新治疗方法。虽然大多数精神病早期干预研究在澳大利亚和其他 HIC（高收入国家）开展，最近一些举措也开始在 LMIC（中低收入国家）实施。一项综述找出了 2011 年在拉丁美洲城市地区开展的 7 个项目。[33]

精神健康问题长期治疗的成本、缺乏可治愈的干预增加了预防策略对减轻精神障碍负担的重要性。超越传统疾病模型，精神健康领域的预防干预通常可以分为一般干预（针对某一区域或者背景下的所有儿童）、选择性干预、或指向性干预（关注出现近端风险因素或亚临床症状、具有更高风险发展出精神健康问题的儿童）。[30]虽然研究表明，一般干预的有效性有限（即使在 HIC 中），但仍需要进一步发展针对高危人群的干预，不仅要考虑有限的可用资源，还需要考虑高危个体假阳性识别的危害。

LMIC 的已有证据显示，预防干预能够有效地预防儿童期和青少年期乃至成年期的情感、行为和智力障碍。[6]研究证明，儿童早期的一般性和选择性/指向性干预（早期启蒙、照护者者回应性提高、高质量学前教育，有条件经济资助对 LMIC 儿童和青少年的精神健康有非特异性的积极影响；对暴露于风险因素（如贫困、寄养、低出生体重、发育不良和贫血）的儿童，尤其如此。研究表明，学校教师和父母培训等一般性干预能够减少行为问题。预防智力缺陷的有效一般性干预措施包括孕产妇和儿童营养补充、疫苗计划、减少接触有毒物质、预防疟疾和早期启蒙计划。[31]

研究证明，非选择性干预（如体育锻炼）对降低焦虑、增加自尊也有积极的作用；心理社会干预也对抑郁、绝望和应对技能等也有积极的影响。其他研究表明，对有少量情绪问题或者有情绪问题风险的儿童，选择性地提供儿童培训和群体干预可以有效减少外化和内化问题。在早期启蒙活动中对残疾儿童父母进行家访对儿童发展也有好处。"精神健康促进和精神障碍预防"一章（第十一章）进一步讨论了这些策略，最近的综述也列出了 LMIC 预防干预的详细列表。[6]

3.2 治疗

在 LMIC，评估儿童和青春期精神健康问题治疗的临床试验非常缺乏。事实上，尽管 90% 的儿童和青少年生活在 LMIC，但 90% 的儿童和青少年精神障碍随机临床试验在 HIC 中开展。尽管严重不平衡，目前仍有足够的研究提供循证证据，指导对年轻人可诊断的精神障碍的治疗。

正如"精神障碍的治疗和保健"一章详细描述，世界卫生组织的精神健康差距行动项目（mhGAP）为诸多精神、神经和药物滥用障碍，包括儿童和青少年的精神健康疾病，提供了循证指南。[34]它们的建议集中在 13 个方面，包含父母教养干预（如母亲抑郁的治疗、关于行为和发育障碍的父母技能培训）；非专业的儿童虐待和智力障碍检测；学校干预与教育部门的整合；对各种障碍（如抑郁症、焦虑症和 ADHD）的认知行为和药物干预。这些策略总结在了一个用户导向的干预指南中，免费下载网址为 www.who. int／mental_health／evidence／mhGAP_intervention_guide.

4 实施

4.1 服务的可用性和覆盖率

值得一提的是，儿童和青少年期的精神健康问题会带来各种影响和负担，目前也有各种策略可以预防和治疗这些问题，世界大多数国家并不能为有需要的个体提供充足的照护。[35]2004 年，世界卫生组织实施了儿童和青少年精神健康图谱项目，试图在 192 个成员国获取精神健康领域可用资源的信息。极少数国家报告，拥有资金充足稳定的服务系统。专业培训资源也很稀缺，即使有，也没有最低标准。在 LMIC，这些问题似乎更糟糕，儿童和青少年的数量也不成比例地更多。[35,36]最近，一项类似的研究使用世界卫生组织编制的结构性工具测评了 42 个 LMIC 精神卫生系统的主要成分。[37]尽管测评了更多定义明确的指标，研究结果和前人研究类似：在大多数国家中儿童和青少年的精神卫生系统不足以提供必要的保健，专业培训不足。

尽管儿童和青少年精神健康问题有越来越多可用的有效治疗，但接触到这些服务的困难变得更加明显。[38-40]缺乏儿童和青少年精神健康的专门服务显然是问题的主要原因，但其他因素也必须考虑：污名、缺乏交通工具、沟通问题（如家庭和专业人士来自不同的文化背景）、公众对儿童和青少年精神健康问题的意识薄弱也是保健的重要障碍。[41]此外，与这个年龄群体特别相关的是，获得服务也有一些障碍。第一，儿童和青少年，在很多情况下，依赖父母或其他成年人来识别问题并寻求帮助。[38,42-45]第二，当具有精神健康问题的儿童和青少年的需求变得很明显时，最初通常由其他部门（如教育、一般健康、社会服务，或司法）处理。[35,36,46]因此，父母、老师或初级保健专业人士对问题的低识别度也是干扰儿童及时转诊的原因。[38,39,47]

4.2 服务利用率

理解与儿童和青少年精神卫生服务使用的相关因素和使用阻碍对指导精神卫生服务规划很关键。不幸的是，精神卫生服务使用的研究通常是感兴趣其他问题的流行病学研究的次级产物。因此，研究者经常没有收集精神卫生服务使用的关键变量。[48-50]最近的文献[51]系统回顾了 57 项研究，使用 18 岁以下非转介样本（社区或者学校）数据对精神卫生服务使用的原创调查。不幸的是，大多数研究在 HIC 开展，LMIC 只有有限的可用信息。

研究提出了精神健康问题服务使用率的四种不同测量：面向一般人群的任何服务

使用、面向一般人群的专业精神卫生服务使用、有需要人士的任何服务使用、有需要人士的专业精神卫生服务使用。在很多研究中，这些定义尚不清楚。因此，使用率的变异很大，也难以总结上述结果，因为他们研究的是不同国家、不同时间、不同时间框架、不同信息来源报告的服务使用率。

服务使用率在 2.2%（一般人群精神卫生服务使用率，1977 年美国全国代表性样本）[52] 和 63%（在过去两年里学校有需要青少年专业精神卫生服务使用率，美国社区样本）[53] 之间。这些差异可以通过样本特征解释。例如，学龄前儿童精神卫生服务使用率更低，因为这个年龄群体有更少的先天倾向出现情绪或行为的问题被发现、治疗或评估。被诊断为某些障碍但没有损伤的儿童，精神卫生服务使用率也很低，因为没有损伤也是精神卫生服务的重要因素。[25] 服务评估的不同类型（如门诊专业服务）也是决定服务使用率高低的因素。研究国家来源也是变异的重要来源，因为服务的需求和可用性可能取决于当地的文化和政治因素。最后，服务使用的时间框架也决定着服务使用率。

儿童和青少年精神卫生服务使用的相关因素可分为五类：儿童因素、社会人口统计学特征、家庭因素、学校因素和监护人相关因素（表 15.2）。有趣的是，四项研究报告需求无法满足的比例，或需要帮助却无法得到治疗的比例[54-57] 在 17.1% 和 87.1% 之间。重要的是，这项综述没有研究报告精神健康治疗或接受服务质量的数据；他们只报告了是否接受了任何服务。

4.3　保健的创新模式

儿童和青少年的高精神卫生服务使用率与照护者有关，这表明，如果家长、老师、全科医生、儿童医生能够识别出问题，那么这些问题可以得到更充分的处理。一些研究表明，即使孩子没有使用专业护理，他们也经常出现在初级保健场所，[53,58] 这证明有必要对这些专业人员进行识别和管理精神健康问题的培训。同样地，教师也应该接受培训，识别具有精神健康问题的儿童和青少年；学校也应该设立类似的服务。[50,53]

为了解决上述问题，我们必须以创新的形式为儿童和青少年提供精神卫生服务。一种可能的方法是使用远程医疗或远程精神治疗，社区的非专业人士可以和专家沟通，讨论和督导临床病例。在巴西的一个项目中，圣保罗大学国家发展精神疾病研究所的专业人员开始与北方和东北部缺乏服务的贫困地区的家庭医生进行接触和沟通（R.Lowenthal，个人沟通）。

5　未来方向

据最好的情况估计，全球儿童和青少年精神卫生服务仍然很薄弱且分散。目前仍需要认真工作和系列变革，对青少年群体的精神健康产生积极的影响。这些改变需要满足 LMIC 人群的特殊需求,并考虑满足这些需求的当地资源。在以下部分,我们将讨论研究、政治、公共政策、保健系统和专业发展等领域必须要发生的变革。

5.1　研究

目前仍需要更多的研究工作来证明 LMIC 儿童和青少年精神健康干预的成本效益。离开了这些研究,我们很难说服政府人员和公共政策支持这些服务[59](见本书第十七章——全球精神健康的研究优先领域、能力和网络)。最近的综述也显示,虽然从研究到有效的预防和治疗仍有很大的差距,但是来自 LMIC 和 HIC 资源匮乏地区的证据充分说明了建立精神健康服务可以使大量的儿童使用这些干预。[6]

研究还需要关注发病率估计缺乏精确性的问题,以改进服务规划。除了流行病学,一项考察 LMIC 精神健康优先研究领域的研究还将卫生系统和社会科学列为了最高级别的优先研究领域。[60]

在 LMIC 中韧性和保护因素的研究非常有限。考虑到这些国家各种风险因素的暴露率更高,研究这些积极因素可以指导干预措施的设计,以预防或减少特定生命阶段的风险因素。因为大多数风险因素在横断研究或者病例—控制研究中确定,我们还需要开展追踪研究,进一步了解儿童和青少年精神健康问题从高危状态到症状全面出现的发展轨迹。[6]

此外,在不同于工具编制的人口群体使用已有工具时,可能会有方法学问题。就这些困难而言,在 LMIC 开展研究应该编制与当地文化更相关的工具或者修订国外工具以保证其文化相关性。

另一个相关观点是,LMIC 的研究人员应该更注重与其他 LMIC 研究人员的合作,而不仅仅是 HIC 的研究人员合作。这一点很重要,因为许多 LMIC 有类似的问题和资源,都有紧需提升的本土研究能力。LMI 一般干预措施的有效性有限(即使在 HIC 中),但仍需要进一步发展针对高危人群的干预,不仅要考虑有限的可用资源,还需要考虑高危个体假阳性识别的危害。LMIC 的研究人员和学者应该关注建立当地和地区学术期刊的影响力,并积极成为国际期刊的审稿人和编委成员。同时,研究者在投身研究的同时,也不要忽视保健系统的现实需求。因此,研究工作必须利用可用的稀缺资源,优先研究急需解决的问题。

表 15.2　儿童和青少年精神健康服务使用的相关因素

儿童因素
• 精神病理学/症状
• 多重障碍
• 损伤
• 内化障碍/外化障碍
• 慢性医学疾病/健康问题
• 发展/语言问题
• 生活压力事件
• 精神健康失能天数
• 自我报告的服务需要

社会人口统计学特征
● 性别（男性/男孩发病更早,女孩发病更晚）
● 年龄
● 白人/非洲裔美国人
● 贫困
● 高收入/社会经济地位
● 母亲教育水平高
● 健康保险
● 信仰其他宗教（相对于天主教）
家庭因素
● 单亲家庭/单亲母亲家庭
● 与他人生活（相对于与亲生父母生活）
● 家庭冲突
● 家庭构成的改变
● 父母亲的精神病理/父母接受精神健康治疗的历史
● 父母负担/儿童问题对家庭的影响
● 更不传统和更少约束的父母
● 冷漠的父母/父母的批评和敌意
学校因素
● 更差的学业表现/学业问题
监护人的相关因素
● 父母报告儿童需要帮助
● 教师报告儿童需要帮助
● 与初级卫生保健联系/医疗体检
● 使用非正式支持

注：选自 Graeff-Martins[51]。

5.2　卫生系统反应

5.2.1　政治和公共政策

儿童精神健康的政府政策在全球范围内都是稀缺的。[35]LMIC 尤其缺少政策指导系统实施,因此阻碍了精神卫生服务的发展,也破坏了保证项目发展资源分配合理性的工作。[6]在 LMIC,很多情况下,儿童和青少年精神健康都未被列为优先事项,被错误地认为是奢侈品而非必需品。为了克服这样的误解,儿童和青少年精神健康宣传工作需要更加灵活地开展工作,指导和影响本国的政治过程,确保政策制定者将儿童和青少年精神健康列入议程。

5.2.2　实践

儿童和青少年精神健康,可以说不属于任何医学领域,需要不同保健系统的通力合作。这些系统可以是教育系统、儿童保护协会、司法系统和卫生保健系统。此外,每个系统通常有多个部门,需要彼此合作,进一步增加了情况的复杂性。乔丹及其同事描述了在低收入地区对儿童实施干预的若干挑战:纳入干预需要高度的跨部门合作;由于文化差异,在一个国家可行的干预可能在另一个国家不可行;如果以学校为干预的介入点,可能会漏掉不上学的儿童;干预模式的成本效益尚未可知。[61]

此外,学术界、私人机构、非政府组织、消费群体的合作尚不充分。未来需要保健系统进一步的整合和合作,确保可以向需要的人口群体实施最高效、最有效、最富有同情心的 CAMH 保健。

5.2.3 人力资源

除了共同努力为青少年精神卫生服务争取资金投入外,未来还需要通过创新的方法根据 LMIC 特征最大限度利用有限的资源。一个例子是在缺乏资深专业人员的发展中国家,使用医生"扩充军"提供精神卫生服务。虽然全球组织的重要举措可以为干预策略提供循证指导,但是精神卫生服务的适当实施需要意识到当地的需求,可能还需要 LMIC 之间的国际合作[10]。除了卫生部门,学校干预也是很有前景的方向,因为很多 LMIC 增加了对教育的投资。跨部门的伙伴关系也可以通过纳入其他项目(如营养和产前保健项目)实现。如果这种合作从培训专业、一般和非健康的专业人士,则更有可能取得成功。

虽然专业人员(包括精神病学家和心理学家)在儿童和青少年精神健康中发挥着重要的作用,但是在很多国家只有大城市才有专业人员。非专业人员填补这些空缺也必不可少。在各种情况下,家长、教师和同伴在识别精神健康问题、作出合适的转诊以及为患者提供需要的支持系统等方面都发挥着重要的作用。

在实施儿童和青少年精神健康服务时最重要的一个方面是训练有素的人力资源。这需要大量的协调工作为 LMIC 的儿童和青少年精神健康培训跨领域服务提供者。培训项目需要设计精良、资金充足,以促进下一代临床医生和研究人员的发展。本地的培训能力可能有助于减少许多 LMIC 的"人才流失"现象。这些国家还应该努力吸引自己国家移居国外的儿童和青少年精神健康专业人员。如果这些专业人员不能回国,他们可以为国家的项目发展提供咨询,他们的专门知识可能仍然很有价值。培训资源和专业知识也应该在不同国家友好共享。

HIC(高收入国家)面向 LMIC(中低收入国家)专业人员的培训项目应该关注那些在 LMIC 适用的教学技能。[10]例如,如果他们回到自己的国家根本无法获得最基本的药物,训练高级精神药理学就并不可取。HIC 和 LMIC 之间进行知识共享的其他方式包括:通过指导、课程教学、演讲报告和对困难案例的咨询建立临床协作网络。与一个国家的长期合作将有助于更好地了解该国的独特挑战,提供更有意义的合作。

CAMH 众多国际专业组织之间的合作也存在挑战。[10]最近,这些组织的领导已经认识到集体行动的需要;因此,许多组织参与组建了全球联盟促进教育和宣传。该联盟包括国际儿童和青少年精神病学和相关专业协会(IACAPAP)、世界婴儿精神健康协会、国际青少年精神病学和心理协会、世界精神健康联合会和国际学校儿童精神健康协会。[10]

6 结论

保证儿童和青少年精神健康是一个全球性挑战,但也具有潜在的收益,因为越来越多的证据表明,早期干预可以提供巨大的长期健康好处和社会经济效益。随着降低儿童死亡率等目标在许多 LMIC 逐步实现,[62]新的挑战也开始出现。关注儿童和青少年的疾病发生率,其中精神健康问题在疾病负担中所占的比例更高,不仅会影响全球 1/3 的18 岁以下人口群体,而且在未来几十年内会影响其他 2/3 的人口群体。

虽然 LMIC(中低收入国家)精神障碍的发病率和与 HIC(高收入国家)类似,但LMIC(中低收入国家)人群中儿童和青少年的比例更高,可用于减轻精神健康负担的资源相对更少,因此,解决这一问题在 LMIC(中低收入国家)更加重要。为了满足这些需要,未来必须将精神卫生服务列为优先事项,以提供适应当地文化和背景的早期识别、诊断、干预等保健服务。

第十六章　女性精神健康

简·费舍尔　海伦·赫尔曼
梅纳·卡布拉尔·德梅洛　普拉巴·钱德拉

1　前言

从概念上说,女孩和男孩、女人和男人的生活经验并不相同。这些差异部分涉及女性和男性在生殖能力上的内在生理差异,但是更突出的差异是基于性别的,反映了整个生命历程中机会、责任和角色的差异。这些差异对健康的各个方面(包括精神健康)都有重要的影响。

2　女性精神障碍的负担

女性罹患精神障碍的负担和决定因素均与男性不同。

2.1　患病率

估计精神障碍患病率的精神健康调查发现,精神障碍的患病率随着区域(地区、州或国家)变化,一些精神障碍则随着住院人群特征、人口统计学特征(如年龄、移民状态)的不同而有所差异。健康状况的概念开始变得更加全面、具体,对健康的认识也会随着时间不断加深(见框 16.1 中的例子)。研究者报告了人生不同的时间点、时期、人生阶段和全程的患病率,但是这些结果常常不够具体,没有分性别考察,并且大多数在高收入国家进行。[1]这些因素一起导致了对患病率估计的差异。

框 16.1　怀孕期和儿童期精神健康问题的识别

世界卫生组织的"安全怀孕倡议"旨在通过保证高质量的围产期卫生保健解决大出血、感染、不安全流产、妊娠疾病和分娩并发症等问题,减少女性由怀孕导致的死亡并提高新生儿的存活率。然而这个倡议并没有考虑精神健康在产妇死亡率和患病率中的决定性作用。

在高收入国家和地区,特别是在第二次世界大战后的几十年内,随着怀孕和分娩变得更加安全,产妇死亡率不断下降,对怀孕、分娩和产后的精神健康意识也有所增加。虽然历史上有文献记载了产后妇女的行为失调,但直到20世纪60年代才有系统报告显示,产妇产后第一个月的精神病医院住院率有所提高。[2]1964年,帕芬博格报告了产后精神病的本质和进程。[3]1968年,皮特[4]记述了在孩子出生后,一些妇女身上出现的非典型性抑郁症。这些报告引发了过去五十几年对女性怀孕、分娩和初为人母时的心理功能和精神障碍疾病分类学的大量研究。目前,就这一时期精神健康问题发病率是否高于其他人生阶段的问题,研究结果尚未达成共识。

2.2 重度精神障碍

从整个人生历程来看,0.2%—2.0%的成年人会罹患精神分裂症,0.4%—1.6%会罹患双相障碍。这些重度精神障碍的表现存在性别差异。[5]女性精神分裂症的发病年龄往往较晚,除了认知受损,还会伴随着情绪或情感症状。[6]女性在双相障碍首次发病时有明显的抑郁或者严重情绪低落的状态;反之,躁狂、情绪亢奋或过度活跃的状态在男性中更为典型。患有双相障碍的女性有更多的抑郁发作、混合情绪和焦虑躁狂症状,快速循环的几率也更高[6]。然而,萨哈等人[1]对188项研究的综述发现,女性和男性在整个生命历程中罹患精神分裂症的比率并没有差异,并得出结论:成年群体中重度精神疾病的患病率在男性和女性中是相似的。女性患精神病的风险在生孩子后会大大增加,但是男性却不会(见框16.2)。

框 16.2 围产期重度精神障碍的患病率

怀孕期间新发精神障碍非常少见,每10000位孕妇中大约只有7.1例。[7]在患有双相障碍的女性中,怀孕期间急性发病的概率和其他生命阶段相同,如果停止使用抗精神病药物,复发的风险会大大增加。[8]

大约1‰—2‰的女性会在产后的第一个月内出现精神疾病。产后30天内出现精神疾病的风险会增加(Kendell,Chalmers,Platz,1987)。临床特征包括急性发病、极端情绪变化、躁狂、亢奋和悲伤、思维障碍、妄想、幻觉、行为紊乱和精神混乱。[9,10]产后精神疾病通常被视为双相障碍发作;精神分裂症发病率在产后并没有增加。[9]再次怀孕后的复发率为51%—69%。[9]

目前还没有系统的跨国比较,但所有开展过相关研究的国家都发现,产后精神障碍的确存在。[11]研究显示,在低收入国家,精神分裂症比情感障碍更常见,但是这种差异可能反映了诊断标准的国家差异。[12]在低收入国家,由感染发烧和营养不良引起的精神混乱,与器质性疾病相关,但是却可能被误诊为精神疾病。[12]诺西和姆塔瓦利[13]记述了坦桑尼亚联合共和国86名女性产后6周内患上精神疾病的案例,发病率为3.2‰,其中大多数是初次分娩的年轻产妇,患有贫血和感染的并发症,80%是官能性精神疾病。

2.3 常见精神障碍

非精神病性"常见精神障碍"(如抑郁、焦虑、适应和躯体形式障碍)在女性中更普遍,并且会影响到个体的日常功能。[14]

在女性的整个人生历程中,重度抑郁症的患病率是男性的 1.6—2.6 倍,女性和男性患慢性轻度抑郁症或心境恶劣障碍的比例是 2∶1。[15-17]根据来自 12 个中高收入国家中所有有效的人口流行病学研究,皮奇内利和霍曼发现,女性抑郁症的患病率高于男性。[18]凯斯勒称,"在精神病流行病学中,被广泛记录的研究结果之一就是,女性的抑郁症患病率比男性高"。[8]在整个人生历程中,就一般焦虑障碍、惊恐障碍、简单恐惧症而言,女性的患病率是男性的 2—3 倍。[19]不论是低收入国家还是高收入国家,单相抑郁都是成年人失能的主要原因,但是女性的负担比男性高了 50%。[20]共病或同时出现一种以上可诊断的疾病,尤其是常见精神障碍,与个体的失能呈正相关,并且这种情况在女性中出现的频率比男性更高。[19,21]

对常见精神障碍患病率的关注主要集中在与怀孕和分娩有关的抑郁症,其次是焦虑障碍,这些相关研究都显示了女性的疾病负担。系统综述显示,在高收入国家,大约 10%的孕妇和 13%的近期有过生产经历的女性[22]患有抑郁症。[23]最近类似研究才开始关注中低收入国家的女性,大部分发表于 2000 年之后。[24]这在一定程度上是因为健康优先等级(包括产科急症导致的高死亡率)的竞争。传统的坐月子和产后实践(如社会隔离、规定休息、女性家庭成员支持的增加、特定食物和中药供给、礼物馈赠和受尊重的地位)被认为对女性精神健康有保护作用,这也削弱了研究者的关注度。但是现在众所周知,这一说法过度简化了现实:文化规定的产后护理对所有人都适用且受欢迎的这一假设并没有反映所有女性的实际情况。对这些中低收入国家和地区研究结果的系统综述发现,产前精神障碍(15.6%,95% CI 15.4%—15.9%)和产后精神障碍(19.8%,95% CI 19.5%—20.0%)的加权平均患病率明显高于 HIC。[24]然而,不同地区的患病率存在显著的差异:条件相对较好的女性会选择城市三级教学医院,患病率最低;农村社区的妇女,患病率最高(见图 16.1)。这表明了社会梯级的存在,社会经济上处于不利地位的女性,特别是居住在农村拥挤大家庭的女性,患病率最高。

躯体化是指个体体验到的但却不能由已知医学疾病解释的显著临床症状,是对躯体症状、"心理"或特殊症状的过度焦虑。解离是由心理压力导致的"正常心理整合"丧失的状态。这些症状被认为是表达心理悲伤的方法,女性的患病率(2%)是男性(0.2%)的 10 倍。[25]

2.4 药物滥用

一般来说,女性开始饮酒的年龄较晚,每次的饮酒量较少,酒精依赖、重度饮酒或酗酒的比率也远低于男性。[26]然而,相对于男性,女性酒精依赖的发展更为迅速,酒精造成的脑容量减少也更快。[26]根据 WHO 估计,在女性群体中,1.4%的全球疾病负担是酒精滥用造成的。[27]在很多国家,女性传统上不使用烟草,但使用的比率正在增加,特别是年轻女性。[28]整体而言,女性吸烟和使用无烟型烟草的比例大约是男性的四分之一。[28]

在世界大多数国家,非法药物的使用率还没有统计出来。但是,据估计,在全球范围内女性药物滥用障碍的患病率大约是 0.4%(男性≥1.6%),并有着相当大的地区差异。[27]

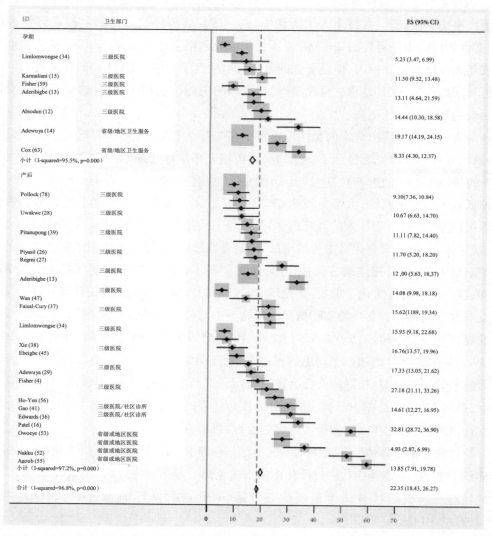

图 16.1　中低收入国家孕期和产后女性的常见心理障碍(CMD)总患病率的个体研究之元分析

注:经世界卫生组织许可使用。[24]

2.5　进食障碍

高收入国家和地区的研究对神经性厌食症（0.5%—1.0%）、神经性贪食症（0.9%—4.1%）和异常进食行为的潜在并发症（5%—13%）等临床进食障碍的患病率进行了估计。但是目前低收入国家和地区这些问题的严重程度尚不清楚，因为在这些国家和地区，食物不足和营养不良的情况非常普遍。在中国和印度等迅速发展的社会中，虽然进食障碍很少见，但是年轻女性对超重的担忧正在出现。[29]进食障碍最常出现在青少年和成年早期的女性中，她们的患病率比男性高出 10 倍。[30]除了死亡率外，在患有进食障碍的女性中，过早死亡的风险也明显在增加。最近对 36 个研究的元分析显示，死亡率与饮食障碍有关，阿尔塞斯等人发现，女性每年与神经性厌食症（数据来自14 项研究）和神经性贪食症（数据来自 5 项研究）有关的加权平均死亡率分别是5.39‰（95% CI[3.57,7.59]）和 2.22‰（95% CI[0.73,4.72]）。[31]

2.6　自杀

在人口资料登记系统不够完善的国家，很难弄清自杀率；自杀，作为一种与社会污名有关的死因，在一些国家和地区是不合法的，或许会被记录在非特异性分类里。自杀是 15—44 岁年龄群体死亡的三大原因之一，是 10—24 岁年龄群体死亡的第二大原因。[32]总的来说，自杀率一直在增加。[33]几乎所有国家中，死于自杀的男性都多于女性。在中国，1990—1999 年的十年间，女性的自杀率比男性高 25%，这主要是由于农村地区年轻女性的高自杀率。[34]在随后的十年中，这一差距在缩小，张等人（2010）的个案对照研究结果解释了此现象，即农村生活水平的提高，包括女性受教育的机会和移居到城市有偿工作的机会增加等。[35]然而，目前女性自杀率仍高于男性（AOR 1.14,95% CI[0.79,1.64]）。一般来说，在各种自杀方式中，女性更多地选择了服毒，而非其他形式；亚洲地区男女自杀率的差异在一定程度上可能是由于致命农药的可得性有所不同。[36]高收入国家和地区已经对孕期和产后的自杀做了系统的调查，但是低收入国家和中低收入国家的相关数据却很少（见框 16.3 和框 16.4）。

虽然真正完成的自杀很少，但是自杀行为（包括自杀想法、自杀计划和尝试）很常见，是前者的 10—40 倍之多。[39,43,44]自杀行为的评估因为具体定义的不同会有明显的差异，但研究结果显示，在所有国家和地区，女性的自杀率都高于男性。[39,43]一项对中国、泰国、萨尔瓦多和埃及的 8000 多名青少年学生的调查显示，1/8 到 1/3 的被试报告了死亡想法、"死亡愿望"、自杀企图、自杀计划或自残行为。在所有调查中，女孩的自杀想法和自残行为明显比男孩更加常见。[45]虽然一般刻板印象认为女性的自杀行为意在求助，并不是真心求死，但实际上，自杀意图并没有性别差异。[46]

框 16.3　围产期的自杀

孕妇死亡是指发生在女性怀孕期间或者孕期结束后 42 天内的死亡。在高收入国家和地区中，成熟、综合的系统对孕妇死亡进行了调查，发现自杀是围产期死亡的原因之一。英国母婴调查中心分析了 2006—2008 年的围产期死亡数据，发现围产期死亡率为 0.57/100000，而产后 6 个月的死亡率是它的 1.27 倍。[37]其中，最大的风险因素是精神障碍(59%)和药物滥用(31%)的病史。这项调查中，大约一半被试是受过良好教育、有伴侣的女性，属于主流种族，但是过去有严重的精神障碍病史。其他则是年轻的、失业的和被边缘化的女性，她们的生活因药物滥用而十分混乱。

对死亡的社会污名原因的记录不太可靠，而且很可能被低估了。[38]自杀后的尸检并不总是包括确认是否怀孕的子宫检查；同时研究考察了死亡证明和产科记录，发现很多案例明显没有产妇状况信息。[39]女性自杀调查通常没有考虑或报告怀孕状态，孕期自杀的具体数据记录也通常不全。[39]产前自杀与青春期妊娠有不成比例的正相关，在一些国家和地区，单身女性没有办法避孕，也没法获得合法终止妊娠的服务，[40]产前自杀似乎是意外怀孕女性解脱的最后方法。

在低收入国家，年轻女性害怕父母和社会的惩罚，缺乏堕胎的经济来源，或者不能合法堕胎，可能会尝试自己流产。服毒、使用工具、自残和使用草药或偏方的女性可能因为方法不当而增加死亡的风险。[41]在印度马哈拉施特拉，一项关于死亡率和堕胎关系的人口调查中，与堕胎相关的死亡率在青少年中高得离谱，因为相对于年长女性，她们更可能使用不够专业的服务。此外，大量青少年为保护家族名誉，会选择自杀而非堕胎[42]。

少量文献显示，女性的产后自杀行为在低收入国家比高收入国家更常见。拉赫曼和哈菲兹[51]发现，在巴基斯坦西北部边境省的难民营中，超过 1/3(36%)的母亲要照顾年幼的孩子并且患有精神障碍，其中 91%有自杀的想法。费雪等人[52]发现，在越南胡志明市，产后六周到访婴儿保健诊所的 506 名妇女中，20%报告了死亡的想法。

框 16.4　中低收入国家的孕妇自杀死亡

在高收入国家，因为避孕措施增加、妊娠终止服务更加普及并且费用合理、非婚生子的污名化下降，孕妇的自杀率有所降低[40]。然而，已有数据依然显示，自杀是导致孕妇死亡的重要因素：

-16-1992 年，在印度哈里亚纳邦，9894 名农村妇女有 219 名生育后死亡，其中 20%死于自杀和意外烧伤。[47]

-17-在莫桑比克的马普托中心医院,27 例产后死亡中有 9 例(33%)(1991—1995年)不是因为怀孕和并发症,而是因为自杀,而且这些产妇中有 7 位年龄小于 25 岁。[48]

-18-在越南,7 个省所有死亡产妇的口头尸检报告中(2000—2005 年),整体的自杀死亡率为 8%,在一些省份是 16.5%,有问题的"对待女性的社区行为"是影响因素之一。[49]

-19-在尼泊尔,卫生服务部门考察了 1998—2008 年八个地区的产妇死亡人数,死亡率从 539/100000 下降到 229/100000,自杀是死亡的主要原因,占 16%。[50]

3　女性精神障碍的决定因素

人们普遍认为,精神健康问题由生物、心理和社会风险因素与保护因素等多方面因素相互作用决定。研究者就这些健康风险提出了大量假设,尝试解释男女精神障碍患病率的相似性和差异。

3.1　生物

精神障碍的因果模型被描述为"超级复杂",因为它们包含了与出生的地点和季节相关的风险,以及遗传、表观遗传、子宫状况和环境等因素,但是目前它们之间的相互作用尚不清楚。据估计,精神分裂症的遗传率是 64%,双相障碍的遗传率是 59%。这并不能说明男性和女性有不同的因果模型,[53]但是性别的确是精神障碍病程的一个相关影响因素,通过与家庭成员、健康服务和卫生专业人员的互动发挥作用。在承认潜在文化差异的同时,纳赛尔等人[54]提出,因为对女性教育成就和职业角色的期待通常低于男性,女性精神分裂症患者更不可能因为无法实现这些领域的理想而不被家人认可。如果家人参与治疗,这些女性的症状会得到更明显的缓解,这主要是因为家人参与治疗减少了对女性的排斥行为。

产后精神疾病的发作时间、家族史和分子遗传学研究支持了背后的生物学病因,其中,分娩状况是诱发因素。[9]与产后精神疾病有关的分娩状况包括初次生产、情感性精神疾病的个人或家族史、未婚、婴儿围产期死亡、剖腹产,更严重的包括精神病史与婚姻问题。[55]

许多研究者假设,常见精神障碍患病率的性别差异由生物因素决定。激素差异,特别是与青春期、月经周期、怀孕、分娩和更年期有关的激素,都被认为是患病率的决定因素,它们使得女性本身更加脆弱,更容易出现精神健康问题。帕特尔[56]认为,抑郁症和焦虑障碍患病率的性别差异不能归因于"简单的生物和激素解释,因为几乎没有生理指标显示出相应程度的性别差异"。虽然生物差异可能会产生影响,特别是通过个体

对激素波动的敏感性差异发挥作用，但是，系统综述一致认为，女性所患的抑郁和焦虑与性激素无关。[21,57]

3.2　心理

第二类理论将女性对精神障碍的易感性归因于个体心理功能。具体地说，这类理论假设，女性倾向于有适应不良的思考方式，更会灾难化、个人化和过度担忧，显得有些"神经质"，并且在应对生活逆境时更多采取"情绪取向"，而更少采取"解决取向"的应对方式。[19,21]然而批评者认为，女性的担忧倾向反映了根深蒂固的社会化模式而不是内在的精神问题。在这种社会化模式中，女孩和妇女被限制在了被动的角色中，发展掌控感和体验主导性的机会也比男性要少。[21]

研究者还认为，临床医生和研究人员也在文化内部社会化、被文化塑造，形成了对正常女性和男性的刻板印象，因此所有不同于上述刻板印象的现象都被归为不正常（见框 16.5）。

3.3　社会

最后一类理论解释包括了社会因果假设，认为女性和男性生活的各个方面或多或少使他们对不同类型的疾病（包括精神健康问题）更加易感。因此，女性所处的社会地位与男性不同，这会导致她们遭遇精神健康问题的风险增加，并且接触到的保护因素水平更低。世界卫生组织健康问题社会决定因素委员会（Commission on the Social Determinants of Health；CSDH）认为，结构因素和日常环境与疾病的负担比例失衡相关。[32,p5]

框 16.5　临床医师的性别刻板印象

布鲁弗曼等人[58]的经典研究表明，79 名当前在职的精神卫生专业人士对成人健康功能构成因素的临床判断明显受到性别刻板印象的影响。男性和女性临床医师会用相似的特征描述一个想象中的健康男性和性别不明的健康成人。但是相对于健康的男性和性别不明的成年人，健康女性更容易被描述为更顺从、易受暗示、不具侵略性、缺乏竞争、担心外表、情绪化、易激动、对数学和科学不感兴趣。

大约 30 年后，赫萨克等人[59]发现，对心理咨询专家和学生的系列实验显示，这种不被承认的刻板印象仍在持续。这些刻板印象包括：女性是"非常情绪化的"，容易情绪激动，并且情绪调节困难；男性是"缺少情绪的"，情绪表达有问题，并且"无法感受到情绪波动"。诊断明显会受到病人性别的影响：相对于男性，女性更易被诊断为抑郁症，当表现出相同的症状时，医师更可能给女性开抗抑郁的药物。[60]

CSDH 将健康的结构性决定因素定义为反映权力、收入、商品和服务在国家内部和

国家之间分配不平等的变量。如果没有公平、人权平等、全民共享、机会平等、可以获得足够的生存资源，就不可能实现精神健康。[20]这些本质上都是性别化的。在世界的一些地方，女性的角色和权力有了巨大的变化，但是女性平等的参与权、人身安全权、生育选择权、免受歧视的自由都还没有得到普遍的认同。女孩子和妇女在很多国家和地区毕生都会遭受歧视，包括女性堕胎、男孩偏好导致女孩的低存活率和糟糕的营养健康状态、女性割礼、女性教育缺乏或受限、就业限制、包办婚姻、青少年婚姻、一夫多妻制和"殉葬"。相对于男性，女孩和妇女也会受到更具控制性的社会影响，比如保持理想外表（包括体型、体重和饮食）。歧视、不平等和从属关系对个体的成长和健康，包括精神健康有着不可避免的消极影响。[61]

陈等人[62]的研究结果进一步阐释了这个问题。他们在美国女性中调查了结构性决定因素和自我报告的抑郁症状之间的关系。数据来自对 7,700 余名女性的调查和她们所居住的 50 个州的公开信息，包括：政治参与度（女性选举人的数目、在立法体系中女性的地位、登记的女性选民人数）、生育权（政府支持的合法堕胎途径、现代避孕措施和生育治疗）、经济自主性（受法律保护的平等就业权、女性拥有的企业数目、收入在贫困线以下的女性比重）、就业和收入（女性收入的中值和女性劳动力的比重）。在女性政治参与度高、生育权被认可、就业和经济自主权得到保证的地区，女性的抑郁水平显著低于平均值。因而，研究者认为，比较确定的假设是，各州女性在生理和心理上大体上相同；在解释抑郁症患病率的性别差异时，结构性社会决定因素比内在的生物因素和个体心理因素更重要。

CSDH 认为，健康的另一个社会决定因素是人们的生活环境，包括他们获得教育、医疗保健和休闲的机会以及工作、住房、家庭关系和社区资源的条件。

框 16.6　自杀和自杀行为的多元模型

自杀和自杀行为由社会劣势地位、人格因素、抑郁、药物滥用和可能的精神障碍和自杀的遗传风险等多方面的因素决定[64,65]。埃雷拉等人[65]提出了在资源受限条件下的自杀行为路径的理论模型。它包含物理因素：贫穷、社会不公平和危险的社区；家庭因素：冲突或受虐关系、忽视或缺乏照顾。如果社区或初级卫生保健系统缺少值得信赖的咨询者，那么风险就大大增加了。自杀或自杀行为的诱发事件包括身体或性方面的虐待、拒绝或失败经历、重大损失、羞耻感、受辱或缺乏权力感。在怀孕期间，相对于其他女性，那些经历了性别暴力、儿童期性虐待的女性普遍有更多的自杀想法和自杀行为。[66]

在世界银行定义的高收入国家中，[63]女性普遍可以接受教育，几乎所有女性都至少完成了中学教育。在这些国家，大多数学校课程都涵盖了对性健康、生育权和人际交往

技巧的教育。大多数女性都会参加工作并享有社会保障,包括产假和对单亲母亲或失业女性的国家补贴。他们还可以享有全面的计划生育服务、技术成熟的产前护理、资源充足的生产医院以及技术纯熟的多领域接生团队。政治环境促进了女性的自主权,支持并保护了女性的安全权、平等权和全面的社会、经济参与的权利。然而,世界上大多数女性还生活在资源有限的中低收入国家。[63]在这些国家中,女孩子往往没有机会接受小学、中学或中学后的教育,也很少有机会学习关于性和生殖健康的知识。女性可能生活在拥挤的住房里,从事辛劳的体力工作,往往营养不良,很容易感染传染病。角色和责任的性别刻板印象(包括赚钱和经济决策的机会)束缚着她们的生活。她们不能享有计划生育服务、技术熟练的助产士、接生医疗设备和基础的产科急救护理。所有这些因素都与女性的精神健康有关(见框 16.6 对自杀多因素模型的说明)。

3.4 贫困

虽然对贫困的定义不同,包括贫困是绝对的(在国际贫困线之下)还是相对的(个人或家庭收入相对于国民收入的中位数或平均数的水平),但是在社会经济阶梯上处于偏低位置的人们总是拥有更少的资源去获得生活基本必需品。女性的社会经济地位总是比男性低,所以她们更容易经历绝对和相对的贫困。[21]在贫困背景下,女性对 CMD 的易感性比男性更高。[67]即使家庭有足够的经济资源,女性也比男性更少可以作出经济决策,也很少可以自由支配除了必需品之外的金钱花销。

3.5 性别暴力

人际暴力是一个全球公共卫生问题。世界卫生组织[68,69,70]把发生于任何家庭、社区或国家的、针对女性的所有暴力行为都定义为性别暴力。1995 年,在北京举办的第四届世界妇女大会以之前的宣言为基础,发表了声明和行动纲领,[69,70]把性别暴力详细定义为给女性的身体、性和心理方面造成了伤害与痛苦的所有行为,包括这类行为带来的威胁,以及在公众场合或私人生活中对女性自由的强制性人为剥夺。

3.5.1 **对女孩的暴力**

对女性人权的暴力侵犯从出生前就开始了。自 20 世纪 80 年代初,当超声波技术开始用来鉴定胎儿性别的时候,女胎的选择性流产比率就增加了。这种现象主要发生在高度重男轻女的文化中,包括中国、印度、韩国和巴基斯坦。[71]这也被认为是"女孩缺位"或男女比例失调的重要原因之一。在印度,如果家里已经有一个或两个女孩,那么已经怀着的女婴面临着最高的流产风险。[72]

对女童最常见的侵犯行为之一是性侵。研究者已经系统探讨了童年期的性侵经历对成年期精神健康的影响,但是它往往与成年人的其他精神健康问题(包括被忽视、冲突、情感和身体虐待)同时出现,因此很难去阐述其中的关系。成年人对孩子实施性侵的统计数据随着定义、年龄界限、评估方法的不同会有差异。这些经历的袒露受到羞耻感、健康知识和可信赖成人的影响。[73]男孩子也会经历性侵，但是女孩子更普遍。安德森等人[74]发现，在新西兰随机选取的 3000 名女性中，几乎有三分之一的人报告她们在 16 岁前至少有过一次被性侵经历。芬克乐和久巴－里瑟曼[75]对已有流行病学研究（包括全国代表性样本调查）的综述发现，7%—36%的女孩曾经遭受过性侵，并且大多数是被她们认识的男性施虐。如果她们把童年期性虐待的经历告知其他成年人，常常会遭受生命和人身安全的威胁。童年时期所有非自愿的性经历都可能会造成精神健康问题，与家庭成员或熟悉的照护者有过生殖器接触或性交的女孩（特别是当性侵反复发生并持续一段时间时）有更高的精神健康风险，包括会在青春期和成年期同时出现的抑郁、焦虑和药物滥用。[21,76]躯体化症状和解离与创伤性事件（包括亲身经历和目睹的生命威胁事件，伴随着无助感和恐惧）密切相关。[77]童年期性侵的严重程度和持续时间与精神健康问题的严重程度之间存在剂量反应关系。[21]

3.5.2　亲密伴侣暴力

对亲密关系暴力的描述有很多，但用词不尽相同：配偶虐待、妻子虐待、亲密伴侣暴力、性暴力、家内暴力和家庭暴力。所有社会都会出现性别暴力，在性别角色限制严格、女性社会地位低下、女性权利得不到尊重的文化尤其如此。在亲密关系中，女性会比男性更频繁经历心理暴力和性暴力。亲密伴侣暴力（Intimate partner violence，IPV）可以明确、一致地预测女性的抑郁、焦虑、创伤症状、自杀意图和药物滥用。[21]IPV 所带来的精神健康问题比身体伤害更加常见。[78]在 WHO 的多国研究（2005）中，遭遇过 IPV 的女性出现自杀想法和自杀意图的风险是没有相关经历女性的 2—3 倍（见框 16.7）。[79]脱离了暴力关系后在安全地方生活的女性，抑郁症状会减轻，这一改善可以归因于暴力终止、专业人士和同伴的支持、可供发挥个人能动性的环境等。[78]

框 16.7　世界卫生组织对家庭暴力和女性健康家庭调查的多国研究

本研究在 10 个国家中随机选取家庭，采用面对面访谈的方式收集了 24000 多名女性的数据。不同国家的女性在一生中遭遇过现任、前任丈夫或男朋友暴力的比率差异很大：从日本的 13%到秘鲁的 61%，大多数国家在 23%—49%之间。[79]不同形式的暴力普遍同时出现：94%经历着身体暴力的女性有 94%同时也遭到了言语辱骂和侮辱，有 36%曾遭受强迫性行为。本研究建立了确认女性遭遇身体、情感和性暴力的黄金标准。该标准指出确定具体的暴力行为非常重要，而不仅仅是要求被试简单自我报告是否曾经被虐待。

3.5.3　社区暴力与女性

社区暴力包括见到、听到或直接遭受社区暴力，比如重伤或死亡、听到枪声、看到打架斗殴、持刀袭击和枪击事件等问题事件。它们增加了女性罹患常见精神障碍的可能性，即使控制了亲密伴侣暴力和社区贫困指标后，依然如此。[80]使用 14994 名被试的西班牙全国代表性样本，加西亚和艾雷罗[81]调查了被试对举报性别暴力事件的态度。他们发现，在社会混乱的社区，人们对举报暴力侵害女性的事件持更消极的态度。因此研究者得出结论，在劣势群体集中和社会混乱的社区，人们更缺乏信任，更不愿意帮助他人（包括身处危险困境的女性）。

3.5.4 人口贩卖和暴力

框 16.8 关于贩卖人口和性暴力的个人陈述

我今年 23 岁。曾经在摩尔达维亚的一家工厂工作，后来工厂倒闭了。我的哥哥移居到了英国，我也想去和他一起生活。朋友告诉我，有一家机构在意大利提供工作机会。我认为这是见到哥哥的好办法。于是我们穿越边境进入塞尔维亚。但是，当我们进入公寓后，他们锁上了门。我想逃出门，但一个买家抓住了我，他狠狠地打了我耳光，鲜血很快流到了嘴里。然后他把我按在床上，像撕纸一样撕扯我的衣服。当我反抗的时候情况变得越加糟糕，他狠狠咬了我的胸。他让我闭嘴，如果我再尖叫的话他就杀了我。

之后他又一次次地强奸了我。他们有枪……他们告诉我"你要去科索沃"。我们每晚被迫和 5 个男人发生性关系，买家也可以随意强奸我们中的任何一个女孩。我们整天被锁在一个小房间内，不准外出。房间里有八个人，这里……几乎没有什么吃的。

来自：国际移民局，反人口贩卖部，普利斯提纳，科索沃（1999）。

资料来源：你一夜的风流，她一生的痛苦（瓦特和齐默尔曼，2002）。[73]

目前，很少有系统数据说明人口贩卖、被逼从事性工作对女性精神健康状况的影响，包括在资源贫乏的国家，但是个人报告显示这会造成严重的心理伤害（见框 16.8）。津美等人[82]调查了接受尼泊尔加德满非政府机构服务的 15—44 岁的人口贩卖获救女性的抑郁、焦虑、创伤后应激障碍（PTSD）的患病率和决定因素。研究比较了被迫从事性工作、家政服务或马戏团表演工作的女性。虽然没有对年龄分层，结果发现在上述所有女性群体的常见精神障碍患病率都特别高。然而，抑郁症和 PTSD 的患病率在被迫从事性工作的女性中明显更高；所有被试都有临床显著的抑郁症状，97.7%有焦虑症状，29.5%的人有 PTSD 症状。

3.5.5 武装冲突中对女孩和妇女的性暴力

在武装冲突的过程中或者之后，往往缺少法律和社会秩序，武装部队肆无忌惮地抢劫、掠夺和强奸的现象普遍存在，其中女性就被当作了"战利品"。[83]虽然不是最近才有的现象，但是在波斯尼亚、卢旺达、刚果民主共和国和塞拉利昂的战争中，人们目睹并记录了大量女孩和妇女被强奸的事件。因此,联合国安理会在 2008 年一致通过了 1820 号决议,将性暴力也确定为战争武器,并号召制止性暴力。性暴力会对女性造成深层伤害,不仅是因为强奸会给女性带来身心伤害,而且由此造成的污名会让受害者难以嫁人或者被指控通奸、遭到丈夫的抛弃。因强奸而怀孕的女性会被指责损害了家族名誉,并常常遭到排挤(见框 16.9)。

框 16.9　战争中的性暴力对精神健康的影响

研究者调查了 573 名在乌干达北部战争中生活在难民营的女性,考察了战争中的性暴力对精神健康的影响。总体而言,28.6%的人至少经历了一种形式的性暴力。44 岁以下且为天主教信徒(施暴者认为她们不太可能携带 HIV 病毒)的女性遭遇暴力的风险更高。这些受害者常患有妇科疾病,并且 64.9%的人有巨大的心理压力。[84]

3.6　无偿工作和照顾

全世界的妇女都无偿承担着做家务和照顾家人的主要责任。这项工作从来没有被人们称为"工作"或相似的描述词,因此本质上没有受到认可。性别角色是日常家务劳动分工的基础。在人们的刻板印象中,打扫卫生、准备食物、洗衣服和照护无法自理的孩子等基本日常家务都是女性的责任。这项工作的隐蔽性和低社会价值表现在,女性作为家庭主要照顾者,在公共场合、临床和家庭情景中总是被描述为"不工作"或"放弃了工作"。事实上,我们很难定义和测量照护孩子和做家务这些无偿劳动的工作量(见框 16.10)。

框 16.10　量化照顾孩子的无偿工作

史密斯等人[85]试图以社区为基础,对 188 名婴儿母亲的无偿"照顾工作负担"进行量化。收集数据的便携式电子装置设置了 25 种自定义活动,分别用独立的按钮表示,在活动开始和结束的时候可以按下按钮,连续 7 天对每个女性采集数据。这个装置记录了每种活动的日期和持续时间,但是在一个时间段内只能记录一种活动,所以它其实低估了实际的工作量。

照顾孩子的工作很繁多。当婴儿 3 个月的时候,平均每周要喂奶 49 次,每次 20 分钟左右。带孩子、抱孩子、安抚孩子的活动平均每周 70 次,每次 13—18 分钟左右。史密斯等人[85]认为,把婴儿睡觉的时段定义为空闲时间是不准确的,不仅是因为在婴儿睡觉时还有其他家务工作,而且实际上出于对婴儿的责任,母亲也不可能去休息或去做其他休闲活动。一周共 168 小时,其中 165.4 个小时都被主动和被动的婴儿照顾工作占据。

研究证据显示,女性产生工作疲劳的风险很高。大量研究探讨了工作疲劳问题,大多集中在军事、制造、运输、媒体、通信和卫生部门。众所周知,职业疲劳会影响健康和工作表现,对个体的情绪、认知和生理方面都有不良的影响。然而,职业健康和职业安全的规定还没有认识到家庭这个工作场所中的职业疲劳,也未认定它对女性的精神健康造成的影响(见框 16.11)。[15]

框 16.11　对印度果阿女性精神疾病的因果关系解释

我一边工作一边思考。所以我会感到精神疲惫。除了做家务外我没有其他的时间。家务已经占用了所有的时间,完全没有自己的时间。我让丈夫带我去其他地方,但是他没有时间。当你没有自己的时间时,就会变得易怒、生气。如果有人帮忙,我应该还能轻松一下。我需要帮助,我告诉丈夫让他晚点上班,帮我做清洁。但是,他拒绝了。

——来自佩雷拉等地的被试[86]

照护病人、体弱者和残疾人的负担也过多地落在女性身上。80%的照护者是女性,并且她们的年龄、与被照护者的关系也非常多样。大多数照护者是中年或者老年人,2/3 的人照护不同代际的人,许多人提供的是每周 7 天的 24 小时照护。[87-89]在撒哈拉以南的非洲地区,大多数 AIDS 患者的照护者是年长女性或女孩。[90]在高收入国家,大约 1/5 的家庭在照护慢性病人和残疾人,大约 1/20 的家庭需要提供初级保健。[87,91,92]在低收入国家和越来越多照护机构倒闭的高收入国家,家庭是为重度精神疾病患者提供初级保健的主要来源。[93]照护病人是一项长期工作,几乎没有喘息的机会,对照护者有严重的不利影响。

照护有间接和直接成本,除了要照护可能没有收入的病人,照护者也难以维持他们自己的有偿工作。药品和专业设备很昂贵,通常没有国家补贴。这在中低收入国家尤其成问题,即使在多代家庭,彼此可以分担照护责任,也会造成严重的经济劣势,因为这些家庭的生存状况往往已经接近最低水平了(见框 16.12)。[89]

框 16.12　南非艾滋病流行社区照护人员的精神健康负担[94]

在南非夸祖鲁纳塔尔省的乌姆拉济小镇,郭和政帕尔利奥的入户调查招募了1599 名成年照顾者。在这里,产前艾滋病的患病率是 41.9%,19.8%的儿童是孤儿。总体来说,33%的照护者在照护孤儿。研究比较了艾滋病孤儿的成年照护者(86.4%是女性)和非孤儿的成年照护者。结果显示,孤儿的照顾者:

-16-一般健康状况更糟糕

-17-更有可能出现临床抑郁症状(OR = 1.39,95% CI[1.12,1.75])

－18 从整体来看比起非孤儿照顾者,患有创伤后应激障碍的比例更高:
－女性照护者比男性照护者健康情况更差、更贫穷。
－74.1%的人得分高于中度焦虑的临界值。

研究结果一致显示,照护者的精神健康状况比非照顾者要差。在以美国 11 个州的37000 名女性为被试的护士健康研究中,每周要为生病或者残疾的配偶提供至少 36 小时照护的女性出现抑郁或焦虑的可能性是非照顾者的 6 倍。[95]相对非照护者,她们一致报告了更多的药物使用,更糟糕的自评健康状况、生活满意度、情绪、精力和更少的可用社会支持。[96]被照护者的高需求、家庭功能问题、支持缺乏和经济困难都与照护者的信心减弱、精力下降、社会疏离感增加和精神卫生风险增加有关。[97,98]反过来说,这些也与照护者自我报告的对被照护者的潜在伤害行为(即虐待前兆)有关。[99]在意大利,如果照护者可以从社交网络和精神健康专业人员处获得更多社会支持,会报告更低的"家庭负担"。[100]尽管存在这样的需要,但是在很多国家,家庭照料者很少能够得到政府、临床服务和社会中其他人的认可和支持。[89,93,95]

3.7　生殖健康

女性的生殖状况和精神健康有着多重的交互作用。生殖健康状况,发生在女性所在的政治、经济、文化和社会背景下,会给女性精神健康带来不良的后果。反过来,有精神健康问题的女性更容易受生殖健康问题的影响。1994 年,国际人口与发展大会(ICPD)宣布,性健康和生殖健康的权利(包括身体完整性、安全性、隐私性和享受科学进步带来的好处等权利)是人权。[21]女性在生命早期就开始出现生殖健康并发症,包括与月经初潮、月经周期、生育和生育调节、妊娠和分娩以及停经等有关的健康问题。在拥有可负担的、"友好的"、心理上可信任的、熟知性别信息健康服务的地区,这些问题都可以得到预防,也很容易治好。

本章将详细探索及讨论怀孕、分娩以及适应照护婴儿对女性心理资源和亲密关系的适应要求。接下来的例子表明,当生育权利被侵犯,女性的需求不被承认,健康服务被限制或不可用时,精神健康问题就会出现。

3.7.1　**女性生殖切除**

女性生殖切除(Female genital mutilation,FGM),有时被称为"女性割礼",是指对女性外生殖器非治疗性的、不可修复的部分、全部切除或伤害。[101]这种做法在撒哈拉以南的非洲地区、地中海东部部分地区、印度尼西亚和马来西亚等国家较为常见。现在大约 1 亿3000 万名妇女有过这种经历,每年至少有 300 万女孩经受着割礼或者面临着割礼风险。不同人群中割礼的比例有所不同,但是在埃及、厄立特里亚、埃塞俄比亚、索马里和苏丹等国家,70%—98%的女性都经历过割礼,在文化程度和社会经济地位偏低的人群中,割礼出现的比例更高。WHO 的一项系统综述[102]发现,有关 FGM 健康效应的现有研究中,仅有 15%考虑了精神健康因素,多数为个案报告。年轻女性会为了达到父母和社会期望而接受割礼,但因此也会面临恐惧、痛苦、艰难的恢复过程和可能的长期健康问题,进而体验着心理冲突。研究者还观察到因为生殖缺陷和妇科功能障碍而产生的慢性抑郁和焦虑,囊肿和伤疤的恶化以及观察到生殖器再生长会带来明显的恐惧。[103]来自塞内加尔达喀尔的 47 名女性(其中一半经历了 FGM)完成了关于割礼的半结构化访谈和有关割礼反应的结构化精神诊断访谈。[104]FGM 一般在女孩 5—14 岁的时候进行,接受访谈的被试在 15—40 岁之间。割礼被大多数人描述为"可怕的和创伤性的",这些经历普遍会以想法和意象的形式不由自主地重现。总体上,80%的人符合当前抑郁症和焦虑症的诊断标准,30.4% 患有创伤后应激障碍。[104]艾娜萨和阿卜杜勒-哈迪[105]在埃及本哈调查了 246 名新婚女性,其中 75.8%曾接受过割礼。总体上,在接受过割礼的人群中,40(20%)名被试在 20 岁之前结婚,但没有受过割礼的女性均未在青春期结婚。与没有接受割礼的人群相比,受过割礼的人群报告了更多的躯体化症状,更可能出现一般性焦虑和恐惧症。

3.7.2 产科瘘

青少年期怀孕的后果(包括在女性生殖切除的条件下)包括难产,会导致胎儿死亡、泌尿生殖器瘘或肛门直肠瘘(后果就是小便和/或大便失禁)。这些都可能造成社会排斥。奥佳奴加[106]在早期的系列病例描述中报告,此类疾病带来的精神问题很严重,会造成抑郁、悲伤和自信心下降。如果女性遭遇了拒绝和抛弃,这些问题更加严重。在孟加拉达卡省医学院附属医院瘘管部门和埃塞俄比亚的斯亚贝巴肛瘘医院,研究者对接受外科修复手术前的女性进行了调查,结果发现,几乎所有(97%)的女性都符合精神疾病的诊断标准。相当大一部分(38%)的女性主动思考过自杀,另外 40%的人有过自杀的企图。[107]根据数据的分布估计,高达 38.8%的个体患有重度抑郁,其他的有轻微的精神病史。卡比尔等人[108]对尼日利亚北部专科医院劳拉瘘管中心的 120 名 10—36 岁的女性进行了测量,发现一半以上的人经历过社会排斥,1/3 的人患有"精神抑郁"。

3.7.3 阴道分泌物

阴道分泌物可能是生殖道感染的症状,但二者之间的联系并不密切,许多女性在检查和化验时报告有阴道分泌物异常,但是并没有感染。帕特尔等人[109]在印度果阿邦的社区招募了 2,494 名女性,使用结构性访谈调查了心理社会风险和常见精神障碍,并且进行了妇科检查和实验室测验,并在 6 个月和 12 个月后分别对 91%和 86.9%的被试进行了再评估。[109,110]初测时,14.5%的个体报告了阴道分泌异常,她们比其他被试更有可能患 CMD[OR＝2.16,95% CI(1.4,3.2)]和躯体障碍[OR＝6.23,95% CI(4.0,9.7)]。后继追踪研究中,报告阴道分泌异常的概率与以上两种因素,以及年龄小、文化程度低、宗教少数群体、担忧丈夫婚外情有关。造成这些结果的原因可能是,在这些情况下报告阴道分泌物意味着心理悲伤的躯体化、疲劳和情绪低落的文化惯常表达、避免性关系的防御机制,这或者使得寻求专业帮助合法化。

3.7.4　自然流产

一般准确估计人群中的流产或自然流产的比例比较困难,因为国家数据常常缺乏对这些情况的记录,并且在这种情况下女性也不总是寻求临床帮助。但是,大约20%的女性会在怀孕的前3个月流产。流产对精神健康的影响取决于个体特征和社会文化背景。流产会使女性感到焦虑、内疚、无助、自责、悲伤,如果再度流产,这些问题会加剧。理解流产反应的最普遍概念框架是哀伤或丧亲之痛,反映着女性和胎儿从受精开始形成的情感依恋的丧失。[111]哀伤是对失去的正常、强烈的反应,会随着时间而消退,一般可以得到共情支持的帮助。如果孕妇还没有宣布怀孕的消息,情况会更糟糕,因为当个体经历这种丧失时,其他人无法觉察并提供支持。当卫生专业人员把流产当作是不太具有心理意义的常规事件时,后果会更加严重。在一些女性中,流产后会出现持续的精神健康问题。纽格鲍尔等人[112]比较了229名6月内曾流产的女性和230名社区女性重度抑郁症的发病率。他们发现,相对风险是2.5%[95% CI(1.2,5.1)],在两个群体中,有抑郁症病史或经历偶发性消极生活事件的个体发病率都更高。当女性除了母亲角色很少承担其他角色时,流产将是沉痛的损失,会导致女性害怕被丈夫抛弃和被家庭排斥。[111]

3.7.5　重度精神障碍女性患者的生殖健康

患有慢性重度精神障碍的女性对生殖心理和身体健康的需求很复杂,尚未得到很好的研究。在慢性重度精神障碍患者中,性生活的频率可能是正常的,但是避孕措施和自主生殖决定却得不到保障。[113]患有精神分裂症的孕妇往往很晚才开始接受产前保健,并面临着产后状况不良的风险。患有慢性重度精神障碍的女性遭遇着多重精神困扰,会对母婴依恋关系造成不良影响。

有关围产期常见精神障碍决定因素的研究结果说明了精神健康的风险因素和保护因素之间的交互作用(见框16.13)。

框16.13　女性围产期常见精神障碍的决定因素

围产期精神健康问题被认为是多重风险因素和保护因素交互作用的结果,而不是单一因素的结果。这些关系在低收入和高收入国家相似,但是在低收入国家,风险因素更普遍,而保护因素更有限。

生物因素

- 总体健康状况
- 营养状况
- 传染病或慢性病的并发症负担
- 药物滥用
- 恶性产科事件,包括危及生命的并发症和围产期流产

心理因素

- 认知能力和学习风格
  - 人格特质，包括情绪调节能力和对新经验的适应能力
  - 人际交往能力，包括信任和建立稳定关系的能力
  - 被忽视经历、性经历、生理或情感虐待经历
  - 精神病史

社会因素

- 低社会经济地位
  - 遭遇人际暴力
  - 收入不稳定，没有产妇津贴，与妊娠有关的歧视
  - 亲密伴侣的批评、打压和低共情支持
  - 家务和婴幼儿照护的角色限制和过度的无偿工作负担
  - 获得的社会资源不足，包括实际和情感的支持
  - 住房拥挤
  - 缺乏计划生育服务，缺乏对生育时间和生育数量的生育选择权
  - 在某些情况下，生育女婴

良好的教育、有偿工作、产假、性和生殖健康服务（包括计划生育和支持性、非批判性的家庭关系）对女性精神健康有保护作用。

来源[10,45,114,115]

3.8 女性精神健康与风险因素的相关机制

贫穷、暴力、无偿照护、不良的生殖健康对女性精神健康问题的影响机制印证了抑郁症社会来源的相关理论。布朗和哈瑞斯（1978）通过对居住在伦敦公共住房中长期处于不利状况的女性进行了系统调查，结果表明诱捕和羞辱的经历会导致抑郁症的发病。[116]布德海德和阿布斯（1998）证实，在津巴布韦，如果女性卷入了无法摆脱的羞辱和诱捕处境，那么这种严重消极事件对女性来说是"沉重的打击"。[117]

无偿照护会减少赚钱的机会，从而削弱经济和个人的自主性。这种不利处境的影响通常会被低估或者得不到重视。家庭是最好的避风港，可以使人获得生理和心理安全感，人们相信自己可以在这里得到敏感和体贴的回应。亲密关系暴力完全背离了这个定义，比如无法摆脱（诱捕）和丧失信任（服从和羞辱）。[117,118]它侵犯了女性的自由权、人身安全权和免于恐惧权，从而构成了对女性权利的极大侵犯。[119]社区暴力同样会引发无助感和权力丧失感，通常由于对贫困的耻感而降低了人们摆脱暴力的能力。由于对生殖系统的正常、健康功能理解有限，人们会倾向于将健康问题如不育、性传染疾病归

咎于女性,生殖健康问题常常会给女性带来耻感。在医疗服务有限的情况下,这些问题如果不能及时解决,还会导致社会排斥。

4 影响

因为人们普遍对精神健康问题的本质、进程、决定因素和行为改变知之甚少,所以有精神健康问题的人通常会感到不被信任、缺乏敏感的回应和被排斥。在女性权利更不被承认的地区,这会加重女性体验到的性别歧视。

4.1 污名和歧视

污名化是根据个人的处境或品质而将其不良的、令人厌恶的特征归因于自身。污名化可以被用来描述对个体的敌意、歧视反应和行为,会对个体的情感和社会功能产生明显的消极影响。[120]相对于对重度精神障碍的污名化,基于性别的污名化较少受到关注。洛根和摩西[121]用叙事访谈的方法调查了印度患有精神分裂症的118名男性和82名女性对污名化的看法。与婚姻和育儿有关的污名在女性中比在男性中更加普遍与严重。女性报告了因污名而被强制终止妊娠或者被强迫不怀孕、强迫离婚、与子女分居的经历,因为家庭认为孩子会受到同样的影响。很多人经历过言语虐待、拒绝和社会排斥。在一些低收入国家,患有精神分裂症的已婚女性被配偶和家庭抛弃的情况很普遍。因为社会排斥和社会帮助的途径有限,她们被多重污名化,更容易变得无家可归或穷困潦倒。[122]

4.2 对患有重度精神障碍女性的暴力

患有重度精神障碍的女性是特别容易受到伤害的群体,她们报告了较高比例的身体和性暴力,却很少能够获得反暴力的服务。[123,124]遭受暴力的精神分裂症女性经常会被警察和医护人员怀疑,把她们的说法归咎为妄想,因此增加了受害者的无助感。[123]

目前很少有研究关注性暴力对重度精神障碍女性患者造成的心理影响。一项研究调查了印度南部一家大型精神病医院的住院女病人(N=146),研究结果发现,在146名女性中,30%报告了性胁迫。最常见的报告是伴有威胁和实际身体伤害(14%)的性经历,并且常见的侵犯人是女性的丈夫或亲密伴侣(15%),或者社区中处于权威地位的人(10%)。有被虐待史的女性更容易报告危险的性行为(p<0.001)。30%的女性在访谈中报告了性胁迫经历,但只有3.5%的医疗记录包括了相关信息。[124]研究者发现性暴力经历存在明显的性别差异,只有极少数患有重度精神障碍的男性报告了性暴力经历。[125]

4.3　胎儿和婴儿的发展结果

除了对妇女造成的影响外，越来越多的证据表明，如果母亲有精神健康问题，胎儿和婴儿的发育也会受到影响。母亲的皮质醇（一种应激反应激素）可以通过胎盘传递。即使胎盘对胎儿有保护机制，如果母亲有长期处于焦虑状态，这也会影响到胎儿的皮质醇水平，这对胎儿的发展有不利影响。[126]高收入国家的研究显示，产前焦虑与儿童4岁时的行为或情绪问题风险的增加有关，[127]与认知能力呈负相关。[128,129]在巴基斯坦，控制了社会经济地位和孕妇的体重指数之后，抑郁症母亲的孩子平均体重为2910克，非抑郁症母亲的孩子体重为3022克（p<0.01），出生体重小于2500克的相对风险是1.9[95% CI（1.3,2.9）]。[130]抑郁的母亲人际功能也比较差，母婴互动的质量和敏感性也遭到了破坏。[131]产妇不良的心理状态会导致她忽略和误解婴儿的线索，降低母亲的敏感性和回应性，形成不合理的期望以及敌意或不一致的回应方式。在资源有限的情况下，产妇抑郁与婴儿发育迟缓、腹泻、传染病和住院率有直接的关系，降低了免疫计划的完成度，造成了儿童不良的社会化、行为发展和情绪发展。[132-134]

5　促进、预防和治疗

依上所述，理解女性的精神健康问题需要建立复杂的生态解释模型，并为女性精神健康促进、初级预防、早期干预和治疗策略提供信息。

5.1　促进

促进女孩和女性精神健康需要跨部门的工作策略：在机制明确的法律和政策框架下，保障女性平等地获得接受小学、中学和中学后教育的机会，获得有偿工作的机会，免受家庭和社区暴力，承认女性的无偿工作负担。

5.2　预防

5.2.1　识别并降低性别风险

结构性干预旨在改变环境风险因素，进而降低精神健康问题发生的可能性。在南非林波波省的偏远农村，研究者采用整体随机抽样实验进行了艾滋病和性别平等小额信贷干预（Intervention with Microfinance for AIDS and Gender Equity；IMAGE），目的在于减少艾滋病感染，但同时也减少对女性精神健康有显著影响的风险因素：贫困和亲密伴侣暴力。多成分干预包括为最贫困的家庭提供小额信贷支持（提供贷款与商业规划、指导和审查），2周一次的全村女性会议和社区动员。会议包括10期的"生活姐妹团"性别和艾滋病项目，由受过训练的当地社区居民主持，主题包括性别角色、女性工作、身体完整权和赋权。研究者联系了当地的领导,并支持领导通过社区行为提出解决当地问题的初步方案。女性利用贷款从事小额零售生意,销售产品、衣服,或者提供裁缝等服务,偿还了99.7%的贷款。比起控制组的女性,干预组女性在家庭经济状况、社会资本和赋权的指标(例如对性别角色更公平的态度和就性方面问题进行沟通的能力)上有明显的改善。在两年后的追踪调查中,与控制组相比,干预组女性遭受的亲密伴侣暴力下降了55%。但是两组女性的精神健康结果均未测量。上述干预的结果表明,在当地的各项举措(减轻贫困和亲密伴侣暴力,提高女性经济自主性,促进两性平等)为女性带来了潜在好处。

获得卫生服务和保健的机会也有性别差异。家庭经济资源匮乏和无法影响财政决策的女性很少能够自主决定寻求卫生保健服务或购买处方药。

可能因此,当控制了其他因素后,患有精神疾病的女性更不可能获得基本的卫生保健预防措施,如怀孕期间微量营养素的补充。[135]在巴基斯坦、阿富汗这样的国家,除非有男性的陪同,女性不能离开家里,因而不太可能寻求妇产科和精神健康问题的援助服务。很多女性喜欢咨询女性从业人员,但是在很多国家,女性接受训练成为专业医疗人员的机会严重有限,因此在卫生领域工作的女性数量更少,医学专家尤其如此。[136]

5.2.2　对女性照顾者的支持

许多国家尚未针对慢性疾病和失能制定经济、法律和政治政策。妇女和女孩需要照护患有上述疾病的家人,特别是对于那些因为贫困或来自少数族裔而被边缘化的个体来说,照护这些家人更是首要任务。普瑞斯和同事(2007)[89]认为,在低收入国家,为患有精神障碍的老人及其家庭提供有效支持与照护,最大的障碍是政策制定者、医疗卫生保健人员和社区尚未意识到这些问题的重要性。

低收入国家缺少经济和人力资本来提供广泛的专业服务。管理这些病人最经济的方法是为家庭照护者提供支持、教育和建议,在日托中心、护理中心和养老院等可行机构增加短期照护。[89]在理想情况下,初级保健服务(包括有效的支持)应该能够满足病人和残疾人及其家人的身心健康需求,并且可以同时照护患者及其家人。

很多国家的社会政策已经涉及了对残疾人、弱势群体和老年人的照护,也建立了帮助系统为照护者提供支持。例如,在澳大利亚,政府支持的家庭和社区照护项目以及对照护者的支持项目已经建立。这些项目为照护者提供短期或长期的临时照护、信息和经济支持以及教育和就业援助。其中遵循的原理是,通过对照护者幸福感的早期干预和支持可以降低家庭照护的风险。政府、个人和志愿机构都各自发挥着作用。政府的目标是与家庭成员和其他照护者合作,帮助老人和残疾人留在自己的家中生活。

在所有收入水平的国家,这种合作关系都很重要。世界卫生组织建议,可以通过心理健康教育帮助照护者和家庭成员了解精神障碍,鼓励治疗依从性,识别复发的早期迹象,并将之视为促进精神健康的重要社区策略。[93]

5.3　治疗

很多国家的精神健康服务在女性看来是不安全的，会加剧女性在家庭生活中的权力距离，并且对她们的艰难困境缺少关怀和同情（见框 16.14）。[136]如果健康服务中心的工作人员通过教育了解性别刻板印象对女性言行的影响，并且能够把这些知识转化为实践，那么女性会更可能从这些服务中受益。[136]面向女性的具有性别敏感性的精神健康服务需要去除污名、提高权力感和自主性，工作人员需要保持礼貌、不做评判以及保证安全，能够提供全面的照护（包括一般健康、性健康、生殖健康照护）。[136]在世界的许多地方，康复服务的性别敏感度不够。患有重度精神障碍的女性有特殊的需求，通常更强调关系和社交，而不仅仅局限于赚钱。纳赛尔等人[54]指出，人们更关注疾病本身，而往往忽视了患者的经历，但这却与有效服务高度相关。

框 16.14　对患有重度精神障碍女性提供精神健康照护的阻碍

健康服务和社会服务之间缺少协调是照护患有重度精神障碍女性的主要障碍，在低收入国家尤其如此，这会导致：

- 求助延迟
- 社区和门诊治疗不足，越来越多的病人被送入精神病院，增加污名
- 缺乏家庭投入，缺乏对精神障碍的家庭教育
- 延迟出院及缺乏后期照护服务
- 技能和身份的丧失
- 被遗弃
- 难以充分获得法律服务
- 贫穷

来源[136]

对精神障碍的有效治疗需要多种策略，包括在那些认同度低、服务缺乏的国家。帕特尔等人[137]回顾了有效治疗抑郁症治疗包的证据。他们的结论是，除了准确的识别外，还要提供循证治疗：提高患者意识和服务需求、提升卫生保健人员的技术、调整程序将可接受度最大化、采用诊所和社区依托的方法，解决心理社会阻碍，这些都是很必要的。在低收入国家，他们推荐，护理包应该包括筛查症状、心理教育、通用抗抑郁药和问题解决治疗。

一般来说，女性更喜欢将精神卫生保健整合到一般或专门的卫生保健（见框 16.15 的例子）。

世界各地的女性在怀孕期间多少会接触一些健康服务，这使她们有机会获得精神

健康测评和必要的干预。在资源有限的地区,一组随机控制实验考察了初级卫生保健中用以治疗女性围产期抑郁的干预,干预结果非常好。

罗哈斯等人[139]设计了一项多成分干预,面向对氟西汀无过敏反应或正处于哺乳期的女性,包含为期八周的结构化心理教育小组,内容涉及症状和治疗、问题解决和行为激活策略、认知技术和免费的抗抑郁药(氟西汀)(每天 20—40mg)或曲舍林(每天 50—100mg)治疗。他们在智利圣地亚哥的一所初级保健诊所进行了实验,为女性提供产前、产后照护,与标准照护进行对照。被试是产后一年内被诊断为重度抑郁症的女性。在 3 个月的追踪研究中,多成分干预组在爱丁堡产后抑郁量表(EPDS)上平均得分更低[组间均值差异为−4.5,95% CI(−6.3,−2.7)p<0.0001],在第 6 个月时,干预组73%的被试和标准照护组57%的被试平均得分比基线水平至少低 3 分(95% CI[3,29])。

框 16.15　为患有重度精神障碍的女性提供全面的性与生殖卫生保健:印度班
　　　　　加罗尔的工作模式

政府通常对患有重度精神障碍的女性倡导计划生育。然而,因为缺少避孕措施和计划生育服务的相关知识,她们意外怀孕的几率很高。世界各地对那些想怀孕生子但患有重度精神障碍的女性提供特殊护理服务的例子很少。

印度班加罗尔的一所公立医院——国立精神卫生与神经科学研究所对患有重度精神障碍的女性开展了专门的围产期和育儿援助服务。该服务为患有重度精神障碍的女性及其伴侣提供建议和咨询。来自该地区的女性可以获得的咨询服务包括——计划怀孕;做好为人父母和抚养孩子的准备;配偶和家庭对孕妇提供支持;计划怀孕过程中与妇产科医师联络;一旦怀孕,加强母婴联系,监测精神治疗药物的副作用和药物对胎儿的影响。研究向被试提供当地语言的小册子,提供了孕前咨询、妊娠和产后精神健康信息。孩子出生之后,医院还会对母婴关系进行评估和干预,提供睡眠健康、安全哺乳和未来计划生育的建议。此外,该服务还对患有精神分裂症和其他重度精神障碍、有孩子的女性进行测评,提供亲子教育培训。

该服务没有收到任何的基金支持,并且由正规的成人精神科医生团队实施,还会为重度精神障碍女性患者提供性别敏感护理的训练。[138]

拉赫曼等人[140]负责了健康思想项目(THP)的实验,一项运用了主动倾听、解决问题、与家人合作、不带威胁地询问家庭成员健康理念、必要时提供备择信息、跨环节实践活动等认知行为技术的人工干预。研究由巴基斯坦农村地区的社区中经过培训和督导的女性健康工作者(LHWs,也是初级卫生保健工作人员)实施。干预组从怀孕后期开始接受了 16 次例行的家访,控制组也会在相同的时间接受同等数量的家访,但是由未经训练的 LHW 执行。被试是 16—45 岁、被诊断为重度抑郁症的已婚孕妇。控制了协

变量后，干预组的女性在干预后的 6 个月和 12 个月，更少体验到抑郁和无助，有更好的整体功能，感知到了更多的社会支持（p<0.0001）。而且，干预组母亲的孩子在这 12 个月中腹泻发作的情况更少（p=0.04），更有可能完全免疫（p=0.001）。

6　结论

　　　妇女的[精神]健康与她们的社会地位有着密不可分的联系。女性精神健康会因为地位平等而提升，因为歧视而降低。今天，全球无数女性的地位和福祉仍然是低得令人惋惜。因此，人类福祉仍处于不利的境地，未来的前景仍是黯淡无光……[141]

女性精神健康问题很常见，并且由多方面因素决定，包括超出个人控制范围的结构性因素和日常生活环境，以及性别相关风险。这些因素与严重的失能、生活质量下降、生活满意度降低、参与能力受损有关。然而，因为健康优先等级的竞争、污名化、性别角色限制、情感素养较低和服务资源有限，很多国家对这些问题的认识和有效应对仍然不足，中低收入国家尤其如此。采取综合、跨领域的工作策略至关重要。保障女孩和妇女的教育、营养、卫生保健、平等参与社会经济、安全、个体自主权和免于歧视等人权，是解决这些问题必不可少的第一步。除了早期干预和治疗外，卫生部门还需要强调具有性别敏感性的精神健康促进举措和循证干预策略。为了实现这些目标，未来很有必要开展关于性别的临床和公共卫生研究，提供本土化的研究证据去监控和评估干预效果。提倡并实施这些策略的精神健康工作人员和研究人员是女性背后强有力的支持者。

第十七章　人道主义背景下的精神健康和心理社会支持

维特塞·托尔　皮埃尔·巴斯汀　马克·乔丹

哈里·米纳斯　雷纳托·索萨　因卡·魏斯贝克尔　马克·范奥梅伦

1　前言

　　人道主义背景——受武装冲突、自然灾害和人为灾害影响的地区——普遍存在。仅在 2010 年,25 个地方记录了 30 起武装冲突。[1]同一年内,385 场自然灾害导致了 297,000 人的死亡,超过 21,700 万人受到影响,相关经济损失高达 1240 亿美元。[2]人道主义危机对波及人群的精神健康和心理社会幸福感有广泛的影响,包括韧性(暴露于重大逆境时保持良好的精神健康)、正常的精神痛苦反应和精神障碍的患病率。[3,4]

　　在人道主义背景下,大多数精神健康流行病研究的关注点仅在于确定重度抑郁症、创伤后应激障碍(PTSD)、焦虑症等障碍的患病率。例如,对受武装冲突影响人群研究的元分析发现,PSTD 的患病率为 30.6%,抑郁症为 30.8%。然而,不同的研究方法解释了患病率的重大差异。在少数严谨的研究中,PTSD 的患病率为 15.4%(30 个研究使用代表性抽样和诊断访谈),抑郁症的患病率为 17.3%(26 个研究使用代表性抽样和诊断访谈)。[5]一项受武装冲突影响的儿童研究的元分析报告,PSTD、抑郁症、焦虑的患病率分别为 47%、43% 和 27%。与成人研究相似,患病率的差异在一定程度上由 PTSD 测量工具的选择导致。在两项研究中,冲突后的时间越长,PTSD 的发病率更低。在成人中,受到虐待、潜在创伤事件的累积暴露,以及较高水平的政治恐怖和高水平的 PSTD 相关,然而在儿童中,冲突的位置是重要的预测指标(中东的研究报告了更高的患病率)。

　　除了方法学的考虑,研究人员和实践者对人道主义背景下现有精神病科流行病学背后的基本方法提出了批评。第一,批评主要认为,已有的研究过于强调过去发生的危机事件暴露(如爆炸、交火、强奸、目睹亲人突然死亡)是精神健康问题的关键预测因素。相对较少的研究关注除性别和年龄以外的风险和保护因素。例如,尽管很多社会科学文献强调了这些因素的重要性,我们对个体风险和保护因素(如应对、宗教信仰、求助行为)和人道主义危机的社会生态背景变量(如教养风格、社区社会支持系统、权力动态系统）随时间如何影响精神健康和幸福知之甚少。[6]针对受武装冲突影响的孩子的最近研究强调了上述知识空白的重要性，研究发现，除了冲突事件，当前家庭困境和社会边缘化一直是预测心理症状的有力预测因素。[7,8]研究人员指出了在人道主义背景下，当前压力因素（如缺少满足基本需要的资源、家庭和社区暴力、对人权侵犯的持续威胁）对精神健康的重要性。[9,10]第二，就人道主义危机对精神健康的影响，当前的研究因为过于依赖在当地尚未验证的症状核查表而大大受限。使用这种核查表的研究一般比使用诊断访谈[5]的研究报告了更高的患病率，而且使得区分正常心理悲伤和精神疾病的可能性更加渺茫。[11]第三，研究一致表明，心理悲伤的表达和处理方式随着社会文化背景明显不同，但是流行病学很少研究这个领域。[12,13]最后，在人道主义背景下，精神病流行病学研究很少关注除了 PTSD 和抑郁之外的精神障碍。在人道主义背景下初级卫生保健诊所经常会见到精神障碍（如癫痫、精神分裂、双相障碍、药物滥用障碍）[4]患者；东帝汶的一项研究显示，精神疾病与最大程度的功能损伤有关。[14]

除了上述重要的方法学和内容考虑，已有的文献显示，在人道主义背景下，精神健康和心理社会幸福感是至关重要的公共卫生问题。精神卫生和心理社会支持（MHPSS）项目，定义为"旨在保护或促进心理社会健康和/或预防或治疗精神障碍的任何形式的当地或外部支持"，不断地被整合进人道主义项目。[15，p.1]虽然现在已经逐步达成共识，MHPSS 是这个领域的最佳实践，但许多重要政策和研究问题仍存在诸多争议。[16]

在灾后环境中，将精神健康作为全面恢复和公共卫生反应的重要部分第一次成为政府、群众、灾害应急和发展机构的重点。认识到精神健康在重建工作中的中心地位，不仅意味着需要提供急需的短期和长期精神健康和心理社会支持项目，而且代表了精神健康体系长期发展的机会。

基于最近大量的政策和研究工作，本章旨在提供以下内容：概述目前对最佳实践的共识、人道主义背景下精神健康和心理社会支持干预的证据基础、研究优先级别的共识。我们也评论了从灾害应对转向精神卫生系统发展的可能性，这一领域的经验在不断积累但只有极少量的研究。在此基础上，我们强调了知识的空白，并对实践和研究给出了建议。本章重点关注中低收入国家的人群，因为这是受人道主义危机影响最大的人群。

2　最佳实践的共识

MHPSS 领域相对较新，直到几年前，不同机构就最佳实践的看法还存在很大的观念分歧。为了更好地协调行动者、防止有害的干预、克服问题极端化，世界卫生组织（WHO）通过提议制定机构间常设委员会（IASC）指南，主动建立机构间共识。IASC 是根据联合国大会第 46/182 号决议,由负责人道主义政策的联合国(UN)和非联合国国际人道主义机构的负责人组成的委员会。[17]WHO 和相互协作(InterAction)共同主持的 27 个机构成员的 IASC 专员组随后编制了"应急精神健康和心理社会支持指导纲要"。[15]这些指导纲要重点关注在紧急情况下需要尽快实施的具有较高优先级别的反应。指导纲要倡导的核心原则包括:促进人权、服务可得性和可用性的公平、注意避免人道主义活动的意外后果(即不伤害原则)以及 MHPSS 项目的设计和实施过程中受灾人群的积极参与。此外,为了促进可持续发展,指导纲要还推荐,人道主义行动者从一开始就应该专注于增加当地资源,建设政府和公民社会能力。指南纲要也建议,尽可能多地将 MHPSS 干预纳入已有支持系统,以增加可得性和可持续性。"行动列表"提供的最佳实践的描述包括:(a)在不同项目中(协调、需求评估、检测和评价,保护和人权标准、人力资源考虑)都重要的活动;(b)MHPSS 核心领域(社区动员和支持、卫生服务、教育和信息传播);(c)其他人道主义部门(如营养、水、环境卫生、住所和场地规划)的社会考虑。就干预而言,指导纲要反对对特殊的疾病或目标群体进行单一的服务,推荐多层级保健体系,包括不同水平的照护(即基础服务和安全中社会因素、加强社区和家庭支持,关注非专业支持以及专业支持——见图 17.1)。[15]表 17.1 到表 17.4 为 MHPSS 在最近多种危机中实施不同水平照护的实例。这些表的重要结论是,尽管挑战很大,在执行项目时和当前共识保持一致是可行的。项目评价显示了干预的接受度及其对精神健康的益处。

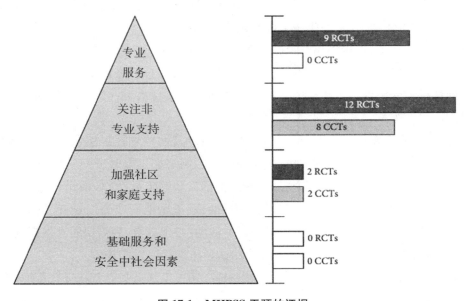

图 17.1　MHPSS 干预的证据

在 2007 年指导纲要出版之后,精神健康和心理社会支持的 IASC 参考小组继而成立,促进了 IASC 指导纲要的推广和实施,并且为卫生部门[18]和保护部门[19]的行动者提供了具体的指导。

此外,"人道主义宪章和灾害应对的最低标准"修订版在 2011 年出版。[20]这是由非政府组织管理全球项目最有影响力的手册。2011 年修订版强调了对当地灾难应对反应的理解和支持。这些标准包括了与 MHPSS 相关的四个方面:

a. 新的章节强调了四大保护原则,两个原则强调心理社会问题(保护原则 3:保护人们免受由暴力和胁迫造成的身心伤害;保护原则 4:帮助人们维护自己的权利、获得可用的补救措施、从虐待中恢复);

b. 强调建设社区能力、增强自助的核心标准(核心标准 1:以个体为中心的人道主义反应);

c. 综合心理社会和社会因素,并将之作为贯穿整本手册写作所有标准的主线;

d. 将精神健康作为健康部门活动的具体标准(基本卫生服务——精神健康标准 1)

表 17.1　基础服务和安全的社会考虑

干预:性暴力受害者的保护和援助项目

地点:刚果民主共和国(DRC),基伏的北部和南部

实施机构:国际红十字委员会(ICRC)

作者:雷纳托·索萨

背景:自 1996 以来,刚果经历着持久的武装冲突,表现为极端的暴力、人口的大量流失、普遍的性暴力、公共卫生服务的崩溃。在基伏地区,许多性暴力后幸存的女性会被伴侣和家庭拒绝,不得不离开家庭,有时甚至被逐出村庄。

目的:在过去的三年中,ICRC 实施了以发展和巩固社区力量为基础的项目,保护和帮助性暴力受害者。主要目的是:(1)减少污名和歧视水平;(2)减少性暴力后的直接风险。

方法:活动旨在(a)改变社区对受害者的负面看法,建立社区信息和支持系统,防止社会排斥,(b)通过 ICRC 资助的社区"倾听屋"网络提供即时援助。其中,(a)中的活动通过活跃的社区成员在两个层面开展,包括大众宣传活动(如演讲、广播节目、挨家挨户地交流活动和散发传单);与社区领导会面,鼓励他们成为倡导者,反对村庄中对受害者的社会排斥。倾听屋可以提供以下活动:心理急救、为需要的女性提供食物、住所和衣物;性暴力后直接将受害者转介给医学机构接受医学护理。

倾听屋不仅可以为性暴力受害者提供服务,还可以降低受害者在寻找帮助时被人认出、被污名化的风险。为了补充上述方法,ICRC 继续试图与暴力实施者对话,要求其尊重国际人道主义法律和人权,预防性暴力等违反人道主义的行为。

评价:ICRC 代表每个月会访问倾听屋网络以采集数据(性暴力类型学、人口统计学信息、社会心理后果)并提供指导。初步评估显示,这个策略已经被受害者和社区广泛接受。定期数据采集显示,女性能够访问倾听屋,并且能够成功地获得直接支持服务。在缺乏其他服务的情况下,倾听屋及其支持网络似乎可以为武装冲突中的性暴力受害者提供及时保护和帮助。

表 17.2　加强社区和家庭支持

干预:面向受武装冲突影响儿童的家庭心理社会干预

地点:布隆迪

执行机构:卫生网络 TPO

作者:马克·乔丹斯,威瑟·托尔

背景:近几年,卫生网络 TPO 努力为受政治暴力影响的儿童提供多层次心理社会和精神卫生保健方案。在布隆迪,缺乏家庭干预是保健方案以及复杂危急情况下儿童干预文献的重大空白。

我们使用一系列研究策略(包括定性研究、利益方会议、专家咨询,以及从循证治疗中系统选择干预成分),就干预选择,尤其是相关中低收入国家的干预选择,作出明智的决定。[41]采用这些策略,我们发展了分步家庭干预程序,我们强调第一步(因为第二步的重点是焦点干预,超出了本部分的侧重点),包括社区层面的风险家庭干预。

目的:目标根据以下程序制定:(a)在较大规模的社区加强家庭之间的联系;(b)增加对儿童心理社会问题的亲子支持、理解和应对;(c)加强卫生保健体系,确定并应对家庭健康、儿童发展和儿童保护问题。

方法:第一步的干预者是当地的平民社区顾问,他们接受了为期几周的一般心理社会支持技巧和概念的培训课程。具体地说,通过培训,他们可以提供以下服务,包括社区调动、心理教育团体、案例管理和个人咨询。这一任务的转变——将任务授权给非专业健康工作者的过程——使在资源匮乏的环境中提供医疗服务成为可能。

评价:与开发循证卫生服务方案的整体目标一致,卫生网络 TPO 正在评估已开发的家庭干预。第一步,干预测评了两次父母心理教育干预对被筛查出有心理社会悲伤的儿童的疗效(即上述目标 b)。干预对控制行为问题,尤其是男孩子的控制行为问题,有良好效果;但对情感问题或者家庭社会支持没有影响。随着对积极育儿策略和适当管束技巧认识的增加,父母对干预的评价很积极。未来需要进一步和更严格的研究来证明整个多层次家庭干预对有心理社会疾病儿童的疗效。

表 17.3　焦点非专业支持

干预:灾害区初级卫生保健工作者提供的精神卫生服务

地点:塞拉利昂、海地、印度尼西亚、斯里兰卡、阿富汗、约旦、叙利亚、已占领的巴基斯坦区域(oPt)、伊拉克、土耳其以及黎巴嫩

执行机构:国际医疗团队(IMC)

作者:因卡·魏斯贝克

背景:将精神健康纳入初级卫生保健(PHC)在人道主义危机背景下尤其适用,其中患有精神健康问题的人数在增加,那些已经存在精神健康问题的人往往无法获得持续护理,而且特别脆弱。[4]

目的:国际医疗团队(IC)初级卫生保健(PHC)整合方案的目的是提高精神健康保健可得性,减少污名,并培养一般健康工作人员识别、管理和转诊精神障碍病例的能力。

方法:将精神健康(MH)纳入 PHC 的步骤包括:(a)和地方政府及有关部门合作;(b)评价现有提供一般健康和专业精神卫生服务体系,包括诊所的类型和分布、人力资源分配、角色、职责以及已有的 MH 培训和员工能力;(c)以已有体系为基础,设计在县郡背景下有潜质推广、有可持续性的课程。IMC 常常会根据当地社会和文化背景以及现有培训需求调整现有的培训材料和指南修订,如 WHO mhGAP 干预纲要。接下来,当地健康专业人士接受为期 2—4 个月的强化理论培训课程(大约 12 天),识别、治疗和转诊精神障碍案例。他们在理论培训之后会接受导师指导、工作督导和案例讨论,确保培训内容能够被有效地运用到实践中。在一些国家(如 oPt、乍得、约旦),我们还通过提升社区意识、心理教育,加强受精神疾病影响人群和社区的支持网络等活动促进了对精神疾病患者态度的改变。此外,执行质量标准、支持数据采集、举办转诊研讨会[42]、与传统治疗者共事[33,43,44]等方式也可以促进精神卫生保健的整合。

评价:IMC 通过以下方式评价了 PHC MH 课程的结果:(a)学员评估(前后测、工作督导问卷、机构质量量表)[45];(b)培训评估(如通过日常和一般培训评估得到的学员、管理者和其他利益方的反馈);(c)机构层面的改变(如工作人员角色、精神病药物的可得性、转诊渠道的知识和使用、卫生系统的数据收集);(d)受益人的结果(客户和家庭满意度调查、客户改善)。例如,在伊拉克,我们发现受过培训的 PVC 提供者比未接受培训的服务者有可观察到的、更好的临床技巧,更能让病人满意。[45]IMC 分享了从各国团队学到的经验教训,并修改制定了新课程。例如,在黎巴嫩,我们开展了复习培训解决培训评估中出现的知识缺口。我们在黎巴嫩的 MH PHC 整合课程已经影响了国家政策。

表17.4　专业服务

干预:为从新难民变成长期难民的人群提供精神保健服务

实施机构:瑞士无国界医生组织(Médecins sans Frontières Suisse,MSF-CH)

地点:达伽哈莱难民营,达达阿布,肯尼亚

作者:皮埃尔·巴斯廷

背景:由于冲突和干旱,达达哈莱位于肯尼亚—索马里边境80公里处的人口已经由最初的3万人持续增长到12.5万人的高峰。估计三分之一的索马里难民患有精神障碍,包括重度精神障碍和癫痫(WHO,2010)。MSF-CH观察到了对精神障碍患者的污名化和人权侵犯(如严重限制),而门诊部(OPD)只有有限的处理能力。[46,47]

目的:该项目的主要目的是将精神健康成分纳入初级保健站(卫生站),提高社区门诊和营地医院的意识和个案管理。此外,我们也避免MSF工作人员的压力过大和倦怠。

方法:两个肯尼亚精神病科护士接受了咨询和治疗精神病药物处方培训,并开始在五个卫生站轮流排班。另外,每个卫生站有一名MSF-CH的难民工作人员接受辅助心理社会护士的培训。所有难民营卫生工作者都接受了筛查和转诊常见精神障碍和重度精神障碍的培训。70名已经在难民营工作的社区保健工作人员接受额外的培训,通过小组会议和家访对精神病人实施"IEC"活动。最后,医院工作人员在外籍精神病医生的督导下接受了有关入院(即综合医院背景下治疗重度精神障碍)的培训。

评价:MSF-CH通过如下途径评估这个项目:(a)获取患者每次使用卫生站和医院的全球功能评估(GAF)分数;(b)对GAF、咨询次数和诊断进行月度数据分析;(c)追踪放弃咨询社区保健工作人员的病人。到目前为止,结果显示,1450个入院病人有如下诊断:癫痫40%、精神分裂症16%、抑郁症16%、双相障碍7%、创伤后应激障碍4%、焦虑2%、药物引起的精神病(khat)1.5%。此外,86位重度精神障碍患者接受了家访和间歇住院照护。随着难民营污名的减少和MSF-CH医疗干预接受度的增加,难民营已经开始治疗重度精神障碍病人,同意释放被拷起的精神障碍病人。研究发现,整合体制(即社区保健工作人员、卫生站和医院照护的结合)允许新来的病人得到最及时的救助。

精神健康标准强调社区自助和社会支持、提供"精神急救"(如非入侵式的、实践导向形式的支持,包括需求评估、关注基本需要、支持性倾听、保护人们免受进一步的伤害)、初级卫生保健体系的能力建设、对机构中精神障碍患者的照护、将药物滥用相关的伤害降到最低、和启动社区精神卫生系统发展计划。[20]

3 MHPSS 干预的实证证据

尽管对最佳实践已有一些共识,2007 年的"全球精神健康柳叶刀系列"指出了紧急情况下精神健康干预证据的具体缺口。[21]第二期"全球精神健康柳叶刀系列"包括一篇关于人道主义背景中 MHPSS 的论文,主要关注中低收入国家的情况。[22]这篇论文概述了该领域的主流实践和经费,并对评价研究进行了系统综述和元分析。该系统综述共找到了各种 MHPSS 干预的 32 个对照研究(使用前后测,使用其他有效治疗组、未治疗组、标准照护组、或后补控制组为对照组)和随机对照实验(与对照研究相同,但被试被随机分配到在不同研究条件)。如图 17.1 所示,大多数已评估的研究集中在非专业支持干预和专业疗法,只有少数研究评估干预金字塔底部两层的干预。干预金字塔底层研究的缺乏意味着科学和实践之间的巨大空白,因为这类干预在实践中最常见。例如,对弱势群体社区支持、爱幼空间、社区发展支持项目、结构性社会活动都是 2007—2009 年最常报道的十类 MHPSS 活动。最近在三个人道主义背景(海地、约旦、尼泊尔),主流实践的情况已经通过"直到何时谁在哪做了什么"协调工具采集到的数据得以确认。在这些背景下,各组织最频繁地报告了结构性社会活动的实施、基本咨询服务和人道主义部门(如住所、保护、教育)的 MHPSS,然而,专业照护却少有提及。[22]

此外,作者通过系统综述已确认的一部分研究(如使用无治疗控制组或者后补控制组),并进行了元分析。不同研究中最常报告的结果是成年人的 PTSD、儿童的 PTSD 和内化症状。即使每个研究都包括了"心理社会幸福感"的测量,但因为测量方法不一致,不可能对"心理社会幸福感"结果进行元分析。研究者开展了三个元分析。第一,元分析关注患有 PTSD 的成年人。这个元分析包括不同的心理治疗,具体包括:

(a)对土耳其地震幸存者短期控制取向的行为疗法;

(b)波斯尼亚—黑塞哥维那境内受战争影响母亲的心理社会支持小组(母亲结果);

(c)在莫桑比克长期受内战影响的农村地区举行一到两次证词疗法;

(d)对卢旺达种族灭绝中幸存的寡妇和孤儿、卢旺达和索马里难民的叙述情景暴露法;

(e)在布隆迪为期三天的创伤治疗、和解工作坊和一个后续会话。

研究者观察了治疗对 PTSD 的整体效果,研究之间统计上没有显著的差异。第二,元分析集中在印尼受武装冲突影响的地区、尼泊尔、被占领的巴勒斯坦地区(oPt)和受斯里兰卡 2004 海啸影响 PTSD 儿童患者的学校干预政策。这个元分析未能显示出治疗的整体效果,不同研究的结果在统计上存在较大的差异。第三,元分析在有内化症状(抑郁和焦虑)的儿童群体进行了一系列广泛的心理社会干预,包括上述的学校干预,也包括了(a)对受乌干达武装冲突影响青少年的人际群体治疗和创造性游戏;(b)受波黑战争影响幼儿母亲的支持性群体干预(儿童结果)。研究观察了处理的整体效果,同时研究之间的处理效果存在较高的统计异质性。

总之,尽管 MHPSS 干预的证据基础不断增加,但是理论和实践之间依然存在着鸿沟。大多数严格的证据似乎都集中在实践者不太重视的干预和结果,但最受欢迎的干预(如咨询、结构化社会活动、心理教育、意识提升)很少经过科学的系统考察。[22]

4 研究优先等级、阻碍和伦理

除了确定干预是否(和如何)有效,研究可能通过回答其他根本问题来支持MHPSS;例如,"不同社会文化背景下如何表达悲伤?""在人道主义背景下,如何评价保健体系的有效性和质量?""评定、监测以及评价的方法如何改进?"然而,在实践从业人员中,这个领域主要研究优先等级存在着两极化的观点。此外,在人道主义背景之外,实践从业人员和研究人员很少开展相关研究工作。[23]人道主义背景中的精神健康和心理社会支持—研究优先等级设定(The Mental Health and Psychosocial Support in Humanitarian Settings—Research Priority Setting, MH–SET)研究,旨在弥补这种情况。[24,25]MH–SET 举措是发展未来十年基于共识的研究议题,主要包括两个阶段。第一阶段,在尼泊尔、秘鲁以及乌干达的首都和偏远人道主义地区与代表了一定范围的专家(精神病学、心理学、社会工作、儿童保护、人类学)和组织(政府、大学、非政府组织、联合国)的当地利益方(N=114)举行了专题小组讨论。在首都和偏远人道主义地区的参会人员就 10 个主要的研究优先等级主题达成共识,并讨论他们所在的国家在人道主义背景下开展研究的阻碍和促进因素。这个研究的重要发现是研究主题的优先级别在不同国家的首都或偏远地区都明显相似。五大获得较高优先级的研究主题(按频率排序):

1. 与精神健康和心理社会困难相关的患病率和负担;

2. 如何改进 MHPSS 的实施;

3. 特定 MHPSS 干预的评估;

4. 精神健康和心理悲伤的决定因素;

5. 研究方法和过程的完善。

尽管研究者和实践者在主要研究主题上意见一致,但他们对研究应该如何实施有着不同的看法。这种不一致可以用"卓越"和"相关"两个词解释;例如,学术研究人员更看重方法和结果的科学性和有效性(卓越),而政策制定者和从业者强调研究的实用价值(相关)。[26]这种重点的差异会造成对研究过程各方面的不同理解,例如,研究活动所花费的时间(例如,学术研究者更愿意花更多时间去分析某种现象随时间变化的所有方面,而政策制定者更急于得到最新的信息影响政策和项目)、语言和沟通(学术研究人员会在专业交流中使用术语,而政策制定者和实践从业者强调以可接受的方式使用易懂的语言沟通)和理想的研究结果(学术研究者追求高引期刊文章,政策制定者和实践从业者追求循证政策和项目)。此外,各国的参会者担心由外部人员进行的研究(特别是高收入国家大学的研究)不能充分关注当地的情况。另外,参会者也担心数据收集后研究结果不能被传播,研究结果不能被转化成计划,以及在非西方背景下使用来自西方背景的研究工具没有效度。[25]

第二阶段,136 人——人道主义危机区域的代表——被邀请列出五项具有优先等级的研究。这组人包括了 43.3% 的女性,三分之二来自中低收入国家,在 47 个不同语言的理论和实践背景下工作,关注精神疾病和心理社会健康。这个咨询小组给出了一份清单,包括 733 个研究问题,被整理成了 74 类研究问题。超过一半的代表(N=72)与指导委员会成员(N=10)通过五个标准(重要性、可回答性、应用性、公平性、伦理)评估了这 74 个被列出的问题。在这些研究问题中,排名前十的问题有 80% 的人员将之列为必不可少的。与第一阶段的研究结果一致,研究结果支持以下研究主题:

a. 重新审视问题分析——分析人道主义环境中人们面临的主要压力源(#1);确定当地对精神健康和心理社会问题的看法(#3);确认精神健康和心理社会幸福感的主要保护因素(#7);确定普通人群中最常见的精神健康和心理社会问题(#10);

b. 知识转化为 MHPSS 计划的巨大可能性——确定适当的需求评估方法(#2);确定合适的项目监控和评估指标(#4);对家庭和学校 MHPSS 的评估(#6,#8);

c. 受人道主义背景下受影响人群的参与和对其社会文化背景的敏感性——例如,确定修订 MHPSS 以适应不同社会文化背景的方法(#5);评估当前 MHPSS 多大程度上满足当地主观需求(#9)。

还需要指出的是,人道主义背景下 MHPSS 研究需要仔细考虑各种伦理问题。就在人道主义背景下开展研究,奥尔登等人(2009)为提供了伦理原则,他们建议研究应该:

a. 对受影响人群有益;

b. 使用文化有效的评估工具和测量;

c. 考虑研究人员和受益方的权力互动系统和相对社会地位;

d. 通过保护被试免受参与研究带来的潜在负面影响来做到"无害",例如污名、歧视和安全的威胁;

e. 减少心理风险,如在保证被影响社区审查研究时,提高期望和贴标;

f. 保护保密性;

g. 让受影响社区参与研究主题的选择;

h. 获得真实的知情同意(如,易懂的解释、避免不恰当的激励、酌情重复确认);

i. 与受影响社区分享研究结果,向相关利益方和领域其他人提供研究结果。

考虑到这个领域需要更多证据,作者认为,在紧急情况下不进行 MHPSS 干预研究和评估是不符合伦理规范的；然而进行这种研究但受益方无法获益也是不符合伦理规范的。这些观点可以总结为"没有服务就没有调查，没有调查就没有服务"。然而，我们可以说，这个愿望很少实现。

5　从灾难到发展

近几十年的经验是，中低收入国家发生了很多重大灾害，并且多出现在精神健康和支持体系欠发达的地区。两个例子是斯里兰卡和亚齐持久的冲突，以及2004年两个地区发生的重大海啸。斯里兰卡的精神卫生政策和社区精神卫生服务的发展概况[27,28]在第13章中（精神卫生政策发展）提到。在此，我们将简要概述在人道主义背景下，2004年12月26日地震和海啸后，印度尼西亚亚齐省精神卫生系统发展面临的一些问题。

印尼22个地区中有11个地区直接受到海啸影响，造成16万人死亡，亚齐省400万人中有超过50万人流离失所。印尼政府很早就认识到，精神健康将是灾难过后的重大问题之一。2005年1月，受到印尼政府邀请，日内瓦WHO精神卫生部门、国际精神卫生中心和墨尔本大学与卫生部一起准备应对灾后的精神健康问题。[29]当时亚齐省唯一的精神卫生服务是省会城市班达亚齐的精神医院。卫生部和亚齐省卫生部门接受的WHO推荐是发展综合性的、强调社区的精神卫生系统。

海啸刚刚结束，超过400个大大小小的非政府组织、来自许多国家的军事灾难应对团队到达亚齐省工作，许多团队在早期应急反应阶段结束后就很快离开。心理社会支持反应则缺乏协调和监督的不靠谱混战。

> 大量类型和质量参差不齐的"心理社会"工作在亚齐省已经开始展开。目前干预的理论基础、实践从业人员技能、已开展工作的有益和有害影响，都缺乏可靠的信息。我们迫切需要了解心理社会/精神健康领域正在开展的工作和开展工作的影响。[30, p.2]

亚齐省灾后的混乱反应和不同的"心理社会"项目是诸多相似的灾后体验之一，这也推动了关于紧急情况下精神健康和心理社会支持的IASC纲要的发展。[15]

WHO建议的实施，从一开始的灾难应对过程到精神健康系统发展过程很有挑战。[30]

> 政府现在已经达成共识，要在亚齐省受海啸影响的11个地区建立社区精神卫生系统。这个共识达成的过程包括了三个层面的政府（部门，省，地区）和其他利益方（包括联合国核心机构、大学、国家和国际非政府组织以及专家协会）的共同努力。

> 社区精神卫生服务的建立常在复杂又极具挑战性的环境发生。这个过程的成功必须要考虑诸多挑战和阻碍。地方卫生部门官员在健康计划和实施过程中承受

着巨大的压力。他们需要与多个工作目标不同的国家和国际机构打交道。在考虑重建卫生系统的过程中,他们也忙于 DHOs[地区卫生部门]的重建,人手短缺,办公空间和设备不充足,还缺乏完成这一重大任务所需要的技能。同时,许多官员在处理个人损失的后继事宜。发展精神卫生系统的关键问题是地方卫生部门官员没有计划或实施精神卫生服务的经验,对此工作承诺的意义和内容有很不同的理解。社区精神卫生服务的概念几乎是完全陌生的。在这种背景下,地区卫生官员需要大量持久的支持,保证成功地计划、执行、监督和评价提出的社区精神卫生服务。

建立地区水平社区精神卫生服务的关键挑战是缺乏训练有素的临床工作人员(特别是经过精神健康培训的护士和医生)以及在省和地区层次发展和实施这些服务的能力有限。顺利实施这个过程的关键要素是识别、培训和支持在新精神卫生服务系统发展过程中有能力承担起省和地区层次领导角色的人员。

研究证据为社区精神卫生服务的建立过程提供指导,对已建立的服务进行严格的评估至关重要。由于印尼高层卫生部门建立亚齐省精神卫生系统时就此已经为其他省设立了标杆,这个过程就显得尤其重要。[30, p.2]

精神卫生系统发展项目从 2005 年开始[31-33],仍在继续,并且是印尼其他省份社区精神卫生系统发展的标杆。其中积极结果包括可用的各省份地区基于初级保健体系的精神卫生服务;实现精神健康战略的有效的任务分担人力资源[34]和省级和国家政府对保护重度精神障碍患者人权的努力。[35,36]就像在斯里兰卡,[28]启动并促进精神卫生系统的发展,提供灾后急需的及时精神健康和心理社会支持,在很困难、资源严重匮乏的情况下也是可能的。

6 未来的方向

尽管在人道主义背景下中精神健康和心理社会支持领域从本质上说是新兴的,它的出现伴随着两极化的观点,最近的举措开始就研究和干预的最佳实践形成了相对统一的看法。例如,IASC 和生态圈指南(Sphere Guideline)联合不同部门(如教育、健康、营养、保护)的工作人员提供了已达成共识的政策框架,来回应人道主义背景下广泛的精神健康和心理社会需求(见表 17.1—17.4)。[15,20]类似地,证据显示,研究者和实践者已经一致同意了如下研究议程:(a)可能指导实践的研究问题(例如,找出重大压力源、评估研究、加强用于监测和评价的指标测量);(b)评估广泛多样的精神健康需求;(c)保持对当地社会文化背景的敏感性和受影响人群的参与。[24,25]尽管有了上述进展,很多巨大的障碍仍阻碍着循证 MHPSS 干预的实施。在接下来的内容中,我们明确一些我们认为需要解决的知识和实践的重大空白。

第一,很明显 MHPSS 干预急需更有力的支持证据。目前,少有研究评估最频繁实施的干预,包括特定形式的咨询、社区社会支持、结构化创意和娱乐活动、爱幼空间和心理教育。关于这些干预的有限证据结果也并不一致。例如,在三项随机对照实验中,两项研究发现心理教育与改善无关。[37,38]此外,评估研究关注在人道主义背景下少数的精神健康问题(创伤后应激障碍、抑郁、焦虑症);拉美、非洲西部和中部的研究似乎短缺;大多研究忽略了儿童早期。[22]

第二,与第一点有关,最重要的阻碍之一是研究者和实践者的主要兴趣存在鸿沟。例如,大多数关于人道主义危机的精神健康文献集中在揭示情绪障碍和焦虑障碍的患病率(特别是创伤后应激障碍)。在被当作 MH-SET 倡议第一步工作的 733 个研究问题中,只有 42 个(6%)研究问题专门关注创伤。研究者和实践者优先等级的更好结合可以通过"把研究引进实践"和"把实践引入研究"推动。前者包括把被证明有效的干预应用于合适的情况。同时,将研究带入实践可能可以通过提升人道主义实践者的基本研究技巧来推动,从而使数据采集成为在研项目的一部分。在我们看来,虽然随机对照设计仍是结果评价的黄金标准设计,但其他不太严格的设计可能为干预的有效性提供重要信息。将实践引入研究将涉及保证研究者关注并回答与实践者有关的研究问题;例如,来源于 MH-SET 倡议的研究议程,在研究者和实践者中有很强的共识。此外,加强大学和人道主义组织之间的合作关系有助于弥合科学和实践的鸿沟。

第三,另一个重要阻碍是在即时危机阶段之后人道主义干预的可持久性。人道主义危机最经常影响到中低收入国家的人群,或发生在重大危机出现之前就缺乏精神卫生系统资源的环境。理想地说,人道主义干预——从早期恢复阶段开始——有助于在有时间期限的人道主义救助之外完善精神健康和心理社会体系。[39]然而,最近的一项财务分析发现,MHPSS 所有的经费中,只有 5.2% 被用于医疗服务,2.9% 用于教育系统。未来还需要更多的努力把加强当地和国家的健康、教育、社会服务和保护系统当作人道主义救助的一部分,以保证 MHPSS 服务的可持续性。

第四,尽管加强现有初级保健和其他社区社会基础设施常常是必要的,加强一些现有的基于机构的精神健康和社会保护系统可能并不令人满意。挑战常常是对现有的精神健康、康复和社会支持体系发起和维持实质性的改革,进而发展综合、有效、公平的医院和社区精神健康和社会支持服务。这类工作的一个特殊关注点是促进和保证健康、社会、教育、司法和其他相关部门的有效合作,但是这种工作在任何地方都很困难。

第五,除了有效的循证灾后心理社会反应的需要,通常还需要着手发展可持续性的精神卫生系统。亚齐和斯里兰卡的经验表明,即使在极具挑战的人道主义环境下,这也是可能的。

第十八章　污名、歧视、促进人权

尼莎·梅塔　格雷厄姆·桑尼克罗夫特

1　前言

污名对精神疾病患者的影响无处不在,并导致了严重的社会排斥。牛津英语字典指出,从 17 世纪 20 年代,污名(stigma)这个词的意思就是"耻辱和骂名的标志"。Goffman 将污名描述为"严重影响声誉的特征",会导致受影响的人"从完整的普通人变成有污点的人或残缺的人"。[1]最近,污名意味着"使一个人与他/她日常交往的'普通'人彻底不同并导致某些形式的社区惩罚的任何品质、特质或者障碍"。[1-3]同时,各种形式的排斥都是污名导致的歧视后果,对社会参与的许多方面有严重的负面影响,并实际削减了精神疾病患者充分享受基本人权的能力。在这一章,我们将依次考察罹患精神疾病这一社会现实密切相关的两个方面:污名、歧视经历和人权侵犯。然后我们会考虑应该做什么。

2　定义和概念

2.1　污名和歧视是什么?

现在有大量的文献定义了污名。[1,4-15]考虑到本章的目的,我们将污名看作是一个广义的术语,包括以下三个要素:
——知识问题(无知或信息错误)
——态度问题(偏见)
——行为问题(歧视)[3,16-18]

2.1.1　无知:知识的问题

虽然公共领域有大量的信息,但关于精神疾病的准确知识(有时被称为"精神健康素养")却相对缺乏。[19]例如,在英格兰的一项人口调查中,大多数人(55%)认为,"一个人无法为他或她的行为负责"这一说法描述患有精神疾病的人群。[20]大多数人(63%)认为,只有不到 10% 的人在人生的某一阶段会出现精神疾病。

为提高公众对精神疾病的认识而采取的措施已经取得成功,并且减少了污名的影响。在国家层面上,例如在新西兰和苏格兰,社会营销运动已经使公众对精神疾病患者的态度有了积极的转变。[21,22]澳大利亚的运动则尝试增加抑郁症及其治疗的知识,一些州和地区开设了高强度、筹备良好的课程,而另一些州或地区则没有。在接受课程的州和地区,人们能够更好地识别抑郁症的特征,更可能因为抑郁寻求支持,或更可能接受心理咨询和药物治疗。[23]相似地,研究比较了苏格兰和英格兰精神疾病态度的变化趋势,结果发现,苏格兰的"看我"(See Me)反污名运动在英格兰和苏格兰一致取得了良好的效果。[24]现在,英格兰启动了更大、更广泛的社会运动"改变时刻"(Time to Change),旨在从根本上减少污名和歧视。[25-27]然而,虽然反污名计划提升了公众意识,但却没有证据显示,持续不到一年计划对污名有实质性的影响。[28]

心理残疾人士非洲联盟的开普敦宣言

我们认识到,人们一直在用不友善的眼光看待心理残疾人士,用贬义词描述我们,例如精神失常、脑子有问题、傻瓜、疯子和其他很多伤害人的标签。

我们首先是人! 我们有潜能、能力和天分,我们每个人都可以对世界作出重要的贡献。如果消除了这些障碍,我们在过去、现在和未来会一直作出重要的贡献。

我们相信,在非洲,所有人可以自由做自己,可以被尊重。我们都是不同的、独特的,我们的差异应该被看作是多样性的表现。我们需要所有人接受这一多样性,多样性是美好的。

没有我们的经历,就没有精神健康。我们是智者,也是精神卫生保健领域尚未开发的资源。我们是专家。我们希望被听见,并充分参与我们的人生决定。我们必须是自己人生旅程的主人。

我们想要像所有人一样参与选举。我们想要结婚,恋爱,成家,生子,在工作中被平等对待、同工同酬。

只要其他人为我们做决定,我们就没有权力。没有人有资格代表我们发声,我们要自己发声。

我们想要拥有尊重和爱。

在这片广袤的土地上,我们深切地关心兄弟姐妹所经受的痛苦。贫穷、人权侵犯和心理残疾相伴而生。我们知道,如果贫困,就没有尊严。没有药物和成熟的西方技术可以消除贫穷,找回尊严。

精神疾病的历史到现在仍在上演。我们在精神病院依然被捆绑,被束缚,仍饱受殖民者带来思想的荼毒。

我们要所有人承认,他们曾给我们起绰号,没有把我们当作完整的存在。这都是我们充分享受人生的阻碍。这些阻碍让我们残疾,阻止我们全面地参与社会。

我们希望有更美好的世界，所有人都被公平地对待，每个人都拥有人权。我们邀请你和我们并肩共进。我们知道我们要去向何方。

开普敦
2011 年 10 月

2.1.2 偏见：消极态度的问题

"偏见"一词是指社会群体对具有特定特征的人群（如少数族裔）的消极信念和看法，但是这个术语很少与精神疾病患者关联。在带着偏见拒绝少数群体时，大多数人不仅有消极的想法，还有焦虑、愤怒、怨恨、敌意、厌恶或反感等情绪。

除了对暴力的恐惧，少有文献描述对精神疾病患者的情绪反应。[18,29]这就是说，对暴力的恐惧可能是污名和歧视的主要原因之一。[18,29]在 1987 年，Link 等人回顾了若干研究并总结道："在引入人们对精神病人危险感知的测量工具时，明显的标签（污名）效应会出现……标签和危险性感知的交互作用非常明显……如果人们觉得精神疾病患者会威胁他们，就会更倾向于与他们保持安全的距离。"[30]同样，1990 年两名著名的德国政治人物被精神疾病患者谋杀未遂后，公众对精神疾病患者的社会距离明显增加了。[31]这些消极标签更广泛的例子是学校学生对精神疾病患者的称呼，一项英文研究表明，在 250 个称呼中，没有一个是积极的，并且 70% 的称呼是消极的。[32]消极标签的另一个例子是报纸上有关精神疾病的内容。[33]

2.1.3 歧视：拒绝和回避行为的问题

如上讨论，歧视在个人水平、人际水平以及社会系统水平都可能发生，可以被看作是认识问题和消极态度共同作用的自然结果。

对精神疾病的"系统性"（systemic）或"制度性"（institutional）歧视很常见，例如，财政决策更倾向于身体健康而非精神卫生服务追加投入（更少撤资）。科里根等人描述了"制度性"歧视的另一个例子，他们考察了 2002 年美国 50 个州所有的相关议案，发现，在被查阅的议案中，大约四分之一与免受歧视有关。在这一组议案中，半数的法律议案实际上减少了对精神疾病患者的保护，如限制父母的权利。[34]

制度性歧视绝不局限于精神疾病，在英国种族关系中也是很明显的问题，可以为精神疾病的反污名运动提供重要的经验和教训。1999 年，英国政府发布了《Macpherson 报告》，描述了伦敦警察厅在调查处理黑人少年史提芬·劳伦斯种族谋杀案时的失职。现在，人们普遍认为，《麦克弗森报告》是英国对抗种族歧视的开始，并将警察的失职归结为警察局的制度性种族歧视问题，定义如下："组织由于肤色、文化或种族来源不能为人们提供适当专业服务的集体失职。"这可以通过不成文的偏见、无知、缺乏考虑和种族主义刻板印象等形式的歧视，在工作程序、态度和行为中被观察到或者觉察到，最终造成少数族裔的劣势地位。[35]

也正是如此,中央政府在认真采纳麦克弗森建议时表现出了坚定的决心。英国政府将重点放在了警方,要求警方加强现代化和多样化,增加黑人、少数族裔(BME)军官的数量。此外,英国内政部"多样化优势"议程[36]在所有的警察政策发展中都得到了积极的推广,麦克弗森的建议持续体现在各种官方文件和警方各种政策的实施。麦克弗森的精神已经渗透到其他公共机构,并在立法中得到了充分的体现(种族关系修正案,2000)。这意味着这个报告定义的制度性种族主义的识别和消除已经明确地体现在了英国各政府部门议程和所有公共机构的议程中。

从此项运动的成功中学到的经验或许可以应用于科里根等人提到的"结构性歧视"概念。作者指出,了解污名的宏观社会决定因素和了解精神疾病患者的经历一样重要。结构性歧视(structural discrimination)可以被定义为:

> 私人和政府机构的政策会有意限制精神疾病患者的机会,会无意阻碍精神疾病患者的选择。[10]

这个定义在许多方面与麦克弗森制度性种族主义的定义相似。科里根等人指出,研究者还需要更多的方法学和理论工作了解结构性歧视概念,这无疑是非常有用的。此外,我们认为,通过大力宣传结构性歧视和对个人困境的宏观因素分析(意识到劳伦斯谋杀调查受到了种族主义的影响),反污名议程也可能同样会受到重视。受到污名和精神疾病影响的人群即使没有受到制度性种族主义影响的人群多,这个人群数量也不少。我们可以从英国种族关系斗争的成功中学习经验,将这些经验应用于各种系统和制度。由于本国和欧洲的反歧视法律的有力影响和大规模的积极运动和资源(如苏格兰的"看我"反歧视运动和英格兰的"改变时刻"),欧洲的反歧视运动推动了政府和机构处理污名问题并正面面对精神疾病。

在人际关系层面使用定量的方法研究歧视的直接影响历来是有问题的。态度和社会距离(抗拒社会接触)调查通常会询问学生或公众成员在假设情景(如面对有精神疾病的邻居或同事)下会做什么或他们认为"大多数人"做什么。尽管这样的研究是有用的,但它并没有直接评估行为和歧视。实证研究结果需要证明歧视(例如污名对社交行为和社会排斥)的客观减少。[37-39]一项大型全球研究使用定量研究方法对上述问题进行了研究;该横断调查开发了歧视和污名问卷(DISC),并在 27 个国家对研究人员和732 名精神分裂症被试面对面访谈中使用了该工具的语言等值版本。[38]消极歧视最频繁出现的领域是交友或友谊维持(47%)、家庭成员歧视(43%)、工作维持(29%)、求职(29%)和亲密或性关系(29%)。积极歧视相对少见。预期歧视在如下领域相对常见:工作、培训或教育申请(64%)、亲密关系的建立(55%),并且72%的人认为有必要隐瞒病情。预期歧视其实比歧视经历更常见。这项研究表明,歧视的比例在所有国家都很高。质性研究可以非常有力地帮助研究者在个体层面了解精神疾病患者的歧视负担。越来越多的质性研究证据考察了精神疾病患者、照护者在主观上如何体验、描述和应对污名。这会帮助研究者理解污名的范围和维度、污名的个人后果、精神卫生服务使用者对反歧视运动优先等级的看法、污名对家庭的影响、污名测量工具的编制等。[40]

3　污名和人权

人权是国际法（如公民权利和政治权利的国际公约）或国家法律（如宪法或特定的法律）规定的权利。其中，政府是主体，有责任尊重、保护和保障个体充分享有人权。*政府包含中央政府、地方政府和其他政府和准政府机构以及法院和法庭。*

根据国际法，政府必须尊重、保护和保障人权。"尊重义务"意味着，政府不能干扰或限制个体享有人权。举例来说，各级政府不得干扰个体在社会保障机构中的选举权。保护义务要求政府保护个人和团体免受人权侵犯。例如，机构必须确保有明确的程序防止暴力和虐待。保障义务意味着政府必须积极采取行动促进个体享有基本人权。例如，在询问个体是否同意或者拒绝任何形式的治疗之前，精神卫生专业人员需要使用个体理解的语言和形式给他们提供书面和口头信息。

有精神健康问题或智力障碍的个体可能会面临一系列问题，其中很多问题与污名相关，可以从人权的角度思考。对这些权利的侵犯可能会加剧先前已经存在的精神健康问题而不是改善他们的状况。一些人权侵犯显而易见：例如，男护士强奸女精神病患者，很容易确定故意施虐的施暴者。

相反，系统的人权侵犯则可能是因为法律或政策有缺陷、法律或政策不能落实或者不能正确实施、国家、地区或者机构的文化、对服务的系统性经费支持不足或者资助了错误的服务类型（如支持大型精神病院而不是社区精神卫生服务）。在这些实例中，我们要记住"政府"有义务毫不歧视地尊重、保护和保障自己领土内所有人的人权。需要记住的是，人权监督不一定要妖魔化服务提供者（他们通常在困难的条件下会尽己所能做到最好）——而是客观、准确地测量违反人权标准的现实。

在世界范围内，许多精神疾病患者很少有机会或者完全没有机会接触到提供谈话治疗、药物或社会援助的支持系统。许多人生活在地方、国家或者国际社区权限以外的环境。在许多国家，法律加剧了对残疾人的排斥和污名。在 2006 年，联合国大会通过了残疾人权利公约（CRPD）。[42]该公约反映着残疾人人权的观念转变：它使用了残疾的社会模型，认为残疾不是定义一个人的特征，而应该是人类经验连续体的差异之一。人们不是残疾——社会不能让他们正常生活。因此，个体不应该被看作是施舍的接受者，而是有权力维护自主权利、在必要时得到他人合理地妥协或支持的人。公约还明确表明，它的条款也适用于有精神健康问题和有智力障碍的个体（CRPD，第一条）。虽然 CRPD 不包括任何新的权利，但它明确了全球大约 8 亿残疾人应得的保护和权利。[42,43]例如，CRPD 为定制机构治疗、发展评估精神卫生机构人权监管或侵犯的人权和照护评估(ITHACA)工具包提供了规范框架。[44]

每个欧洲国家监管体制差异很大,超出了本文的讨论范围。但是欧洲内部有各种各样的机制来监控和记录在精神病院和社会福利机构中的人权,包含健康权。[43,45]预防酷刑、不人道或有辱人格待遇或处罚委员会(CPT)是由 47 个欧洲成员国组成的机构。CPT 每年都会巡视各个国家,并监督监狱、警察局、精神病院和社会福利机构等机构执行工作的情况。它的作用是防止酷刑和其他形式的虐待。每次访问之后,它都会向有关政府呈递书面报告。政府可以授权发表该报告,如果政府同意,该报告会上传到 CPT 的网站上(见 http://www.cpt.coe.int/en/)。人权监控的重要性越来越受到重视。前联合国人人都享有可实现最高标准身心健康的特别报告起草人保罗·哈特指出,"对精神病院缺乏监管,问责制度薄弱或不存在,使得人权侵犯在公众视野之外泛滥。"[46-49]人权监管的指导原则将在"干预"一节进一步讨论。

4　污名的普遍性和形式

目前只有很少国家、社会或文化将精神疾病患者与其他没有精神疾病的人们一视同仁。对污名的评估研究一致发现,污名在非洲、[50-53]亚洲、[54-58]南美、[59]北美、[10,60-62]北非和近东的伊斯兰国家、[63]澳大拉西亚[64,65]和欧洲[13]普遍存在。

在过去 50 年,关于污名的早期工作多在高收入国家开展,很多已经发表的关于污名的工作都出自美国、加拿大和英国的研究人员。[2,7,8,16-18,30,66-81]上述大部分工作多关注对精神疾病患者的了解、态度、或有意行为,该个问题已在前文讨论。很多研究的兴趣集中于特定的疾病,如抑郁症或精神分裂症(其他疾病例如双相障碍则相对缺乏),或将精神疾病视为通用概念。[82]最近,高收入国家的反污名研究现在开始关注反污名运动有效成分的确定和使用,我们将在下文中进行更详细的讨论。

最近,描述污名形式和普遍性的研究主要集中在 153 个中低收入国家(LAMIC),这些国家的人口占世界人口的 85%。[83]现在,中低收入国家的污名文献很丰富,这一迅速发展的领域值得我们的特别关注。

埃塞俄比亚的一项研究使用社区样本和家庭采访问卷,调查了精神分裂症患者家属感知到的污名。研究发现,污名很常见(75%),不同社会人口学群体几乎没有差异。精神疾病起因的普遍观点包含超自然力量(27%),治疗精神病的首选方法是祈祷(65%)。[84]

尼日利亚的一项大型研究从三个州八个医院随机抽取了 350 名医生。研究发现,医生对病人普遍持污名态度,并普遍认为超自然力量是精神病的起因。其他结果表明,医生普遍认为,精神疾病很危险,预后不佳,应该保持社会距离;而且临床经验不到十年、45 岁以下、女性的医生更容易污名化病人。马拉维的一项大型研究发现,医院门诊的病人和照护人员普遍将精神疾病归因于吸毒和酗酒、"大脑疾病"、灵魂附体和心理创伤。[85]

乌干达最新的一项描述性研究发现，污名是帮助寻求行为和获取服务的障碍之一。印度有很多关于污名的描述性工作。[54,56,86-88]例如，在印度南部的金奈，精神分裂症患者的亲属主要担心的问题是婚嫁无望、害怕邻居的拒绝和需要向他人隐瞒病情。患有精神分裂症的妇女和年轻人背负着更沉重的污名。[56]在印度，患有精神疾病的妇女处于尤其不利的地位，因为人们害怕她们会将疾病遗传给子女，丈夫或前夫对她们缺乏经济支持、离异会带来额外的污名（这在患有精神障碍的女性中十分常见）。[87,89]印度南部韦洛尔的一项研究使用标准化工具在患者及其家属中考察了精神疾病和污名关系的解释模型。研究发现了多个疾病和治疗的竞争模型。污名得分与男性、不识字、农村居住和疾病由"业力"导致的信念显著相关。患者多数都使用至少两个药物系统。研究者假定（但没有证实）病人的一些解释模型是减少污名的适应性机制。[57]尼日利亚的一项大型社区研究发现，在 2040 人中，大部分人对精神疾病普遍持消极态度（96%的人认为精神疾病患者有暴力倾向），并且对精神疾病的起因了解甚少。[90]

中国一项大规模调查包括了 600 多名精神分裂症患者和 900 多位家属。超过半数的家属认为，污名对他们的家庭有很严重的影响，污名水平在城市地区和教育程度更高的人群更高。[91,92]

英文文献对关于伊斯兰群体的污名少有记载。尽管早期研究认为该群体污名水平相对偏低[93,94]，但详细研究表明，总的来说，该群体对精神疾病污名并不比我们前文描述的其他地区情况更好。[95-97]摩洛哥一项研究调查了 100 名精神分裂症患者家属，结果发现，76%的人并不了解这种疾病，许多人认为精神疾病是慢性病（80%）、会致残（48%）、无法治愈（39%），或和巫术有关（25%）。[98]

从这些研究结果中我们可以清楚看出，"对精神疾病患者的排斥和回避似乎是普遍现象。"[18]

5 污名的来源和决定因素

污名经历常常被认为包括内在和外在来源。内在污名可以被进一步分解为"体验到的"（实际的）歧视（如在工作申请中被不合理地拒绝）或者"预期"歧视（如一个人不申请工作，因为他或她预期自己一定会在工作申请中失败）。[99]这是一个全球现象：在一项使用前述 DISC 的全球研究中，[38]预期歧视比体验到的歧视更常见，体验到的积极歧视很少见。这有重要的意义：如果不设计干预措施减少预期歧视（如提高精神疾病患者的自尊，让他们更有可能申请工作），反残疾歧视法律可能不会有效。体验到的歧视和预期歧视的区别与所谓的"实际"和"知觉到的"污名间的差异密切相关。"实际"污名是指消极的歧视事件,而"知觉到的"污名包括患有精神疾病的病耻感和对遭遇"实际"污名的恐惧,[100]与低自尊有正相关。然而,值得注意的是,并非所有的精神疾病患者,包括少数族裔群体和身体残疾的孩子,[99]都会经历内在污名;内在污名的反义词是赋权概念,我们将在下面详细介绍。

如上讨论,外在污名有各种来源,可以发生在制度、系统等不同的层面。精神疾病患者的污名来自方方面面,包括家庭、朋友、雇主、警察、刑事司法系统和卫生保健系统,不一而足。[18]污名的另一个重要外在来源是媒体。大多数人都是通过与精神疾病患者的个人接触或者大众媒体获取精神疾病信息。[101]有力的证据显示,报纸上关于精神疾病的报道主要是负面信息。对一个月以来新西兰报纸有关精神疾病的报道进行详细评价发现,在600则报道中,94%是社论或新闻,其余是信件、漫画或广告。结果与澳大利亚一项早期研究结果[102]类似,超过一半的报道描述精神疾病患者是危险的,发现的关键词包括精神疾病对他人是危险的(61%)、罪恶的(47%)、不可预料的(24%)、对本人也是危险的(20%)。作者的结论是,"媒体描述是负面的、夸张的,并不能反映大多数精神疾病患者的真实生活。"[102-104]相似的结果在加拿大、[105]英国、[106]美国[107]和德国[108]等国家中得到了重复。

正如前面讨论的,德国的研究发现,在媒体大肆报道了精神疾病患者袭击著名政治人物的两例事件后,人们对精神分裂症患者的社会距离有显著的增加。[109]积极的消息是,最近的一项研究发现,在1992年和1998年之间,英国几家报纸对精神疾病的负面报道有显著的减少。对抑郁症的报道有明显的改善,但对精神分裂症的报道仍然基本是消极的。[110]

除了外在和内在污名,污名的决定因素还可能植根于其他社会结构(如贫困和性别)。对这一领域,我们了解相对较少,但低收入国家已经做了一些很好的研究,重点关注了这些问题。乌干达的一些重要工作阐述了贫穷和污名之间的关系。对各部门主要负责人和知情人的质性访谈揭示了贫困和精神疾病的关系,污名是二者的"中介"。[111]印度的研究也开始讨论了女性、精神疾病、污名和离婚的复杂关系。[87]在各种文化中,决定污名的各种因素以复杂的方式联系,这值得未来研究的进一步关注。

6 污名的影响

> 自从我患上精神疾病,我失去了所有的朋友。我的前同事也不再与我联系。我失去了工作、公寓和车。精神疾病摧毁了我的生活。(菲奥娜)[18]

污名带来的问题——知识、态度和行为的问题——对精神疾病患者、家属、照护者、卫生服务和更广泛的社会都可能有深远、毁灭性的影响。在系统层面,污名会导致"恶性循环":对服务的投资不足会导致治疗不足,进一步会导致污名的增加,并进一步导致投资不足。此外，污名在很大程度上是导致相关人群身心健康状况恶化的重要原因，我们在接下来的两部分考察这个问题。

6.1 污名、歧视和卫生保健系统的"诊断阴影"

有力的证据表明，有精神疾病和智力障碍的个体在身体不适时接受了更差的治疗。导致此现象的重要因素之一是"诊断阴影"，即因为一般卫生保健人员可能对精神疾病和智力障碍缺乏了解或将身体症状错误归结为精神障碍和智力障碍，精神疾病患者和智力障碍患者接受了更差的医疗卫生保健；"诊断阴影"最好在医疗背景下在学习障碍的人群中调查。[112,113]在过去的20年间，智力障碍文献对这个概念进行了深入的探讨；虽然精神卫生服务使用者广泛报告了此现象，但精神健康文献很少关注这个概念。[114]

上述歧视和忽视的影响之一是精神疾病患者和智力障碍患者有更高的死亡率。[115,116]例如，就心肌梗死，研究发现，在控制了其他风险因素（如社会经济地位）后，男性的抑郁症与心血管类死亡率的增加有关。[117]被诊断出精神病的个体死亡率尤其高。一项研究对英国三个地区2723名首发精神病患者进行了追踪研究。所有病人被追踪了四十年，该群体的平均追踪长度是11.5年。调查人员发现，该群体有更高的死亡风险，几乎是一般人群的两倍；他们大多是死于自然原因（主要因为呼吸道疾病和传染病）；死亡率的差距在近年来在不断扩大。[118]目前已经有大量的证据显示，精神疾病患者的预期寿命整体在缩短，但是目前尚未澄清的是过早死亡率在多大程度上可以归结为污名相关因素。[119,120]

事实上，这种卫生保健差距背后的原因并不清楚。重要的相关因素之一是医生和其他卫生保健人员歧视病人的做法，也叫消极刻板印象。[121]然而，最近的研究表明，另一个重要因素可能是临床医生对精神疾病患者作出了不同的诊断和医疗决定。"治疗阴影"这个概念也被提出来描述实际治疗决定的可能偏差。例如，临床医生可能假定精神疾病患者不适合某类干预，而没有采取相关治疗。研究表明，相对于没有精神疾病的个体，同时患有精神疾病的患者"明显更不可能接受冠状血管再生手术"。[122]与之类似，与没有精神疾病的个体相比，被送到急诊的精神疾病和糖尿病共病患者更不可能因为糖尿病并发症住院。[123]

很明显，许多卫生保健专业人员训练不足，不能识别和治疗精神疾病和智力障碍（如癫痫），不能认识到身体和精神健康问题的相互作用。例如，对于缺乏沟通技巧的人来说，牙痛可能表现得像"挑衅行为"。此外，社会因素（如丧亲和其他损失），社会结构的改变（如搬家、与其他住院病人不和、不尊重照护人员的处理），环境因素（如噪声或规律生活的中断），也可能表现为"挑衅行为"。在这些情况下，药物使用不仅不合适，而且可能会加深已经体验到的痛苦。这些情况的"治疗"常常可以通过简单地操纵环境实现，也就是说，通过消除个体的压力情境实现。

6.2 获得精神卫生服务的阻碍

消极态度和由此产生的歧视的后果之一是精神健康问题患者常常因为自己的问题或者害怕收到精神健康相关的诊断而回避求助。[15]直到最近,寻求治疗和照护的阻碍才得以识别。[124,125]例如,一些国家的研究一致发现,即使家庭成员出现了精神疾病的明确迹象,病人平均要到一年后才会第一次接受评估和治疗。[126]对17个国家的近1万名成年人的一项调查提供了更多细节。结果表明,大部分精神疾病患者最终会接触治疗服务,但在此之前,他们经常会等待很长时间:寻求帮助之前的平均延误时间,情绪障碍是八年,焦虑症至少是九年。在接受治疗前,年轻人、老人、男性、受教育程度低或少数族裔人群的延误时间通常会比平均延误时间更长。[127,128]

以下常见的信念会降低个体寻求帮助的可能性:精神病治疗是无效的;[129]其他人会回避我;每个人都应该自己解决问题;对自己的需求缺乏知觉,不知道去哪里寻求帮助;认为问题会自己消失;害怕违背自己的心愿被送到医院住院。[130]不过,家属极力鼓励个体接受精神健康评估和治疗经常通常很有用。[131]

污名和歧视越来越受到了关注的一个原因是,它们可能是个体寻求卫生保健的阻碍。四项综述考察了污名对使用精神卫生保健的影响,每项研究都发现,污名有明显的不利影响。[132]前瞻性研究证据也表明,污名可能对服务使用有消极的影响。[133]使用精神卫生保健的非污名阻碍包括:对公共精神卫生服务的资助不足、精神卫生服务过于集中、训练有素的卫生保健人员数量有限、非正式资源的宣传和动员不足。[134]其他阻碍可能包含经济、地理和语言障碍,缺乏服务意识和精神健康素养差等,不一而足。因此,很明显,与污名无关的阻碍(如服务提供不足)和污名相关的阻碍都可能会限制精神卫生保健的使用,但是目前不同类型阻碍的相对影响力仍不清楚。

7 污名的测量——研究方法

我们已经花了大量的精力来定义和理解我们所谓的"污名"。了解污名的不同测量方式也非常重要,可以为污名—消除研究的有效和无效方面提供实证证据。

2010年一项综述[135]分析了57项使用了污名测量工具的研究,一共发现了14个测量工具。其中,7个研究考察了知觉到的污名,10项研究考察了体验到的污名,5项研究研究了自我污名。[136,137]"污名"是个内涵丰富的术语,涵盖了污名、偏见和歧视。知觉到的污名最经常被测量(79%的研究),46%的研究测量了体验到的污名,33%的研究测量了自我污名。此外,污名的"知识和态度"成分与歧视之间的关系还不清楚。例如,改变立法可能减少歧视,但消极态度可能依然会存在,甚至会增加。此外,"污名"的定义在世界不同的社区和文化可能也不一定相同。因此,这些测量工具从西方哲学背景应用于非西方文化,可能会不够相关,甚至可能会弊大于利。正如一项研究所说,"这样翻译可能会在无意中加剧污名,制造精神疾病照护的阻碍。"[58]因此,在迅速壮大的全球精神健康领域,人类学和种族志研究对在不同的文化和背景下开展反污名工作至关重要。

8　反污名干预

我们已经讨论了全球描述污名的大量文献。在本章的开始部分,我们指出,大多数污名减少研究主要关注行为的意图和假设的结果,并呼吁开展更多、成功的循证歧视减少干预。在本节中,我们将首先考虑已知的反污名干预的有效成分。然后,我们关注国家、地区、机构和社区中开展的反污名干预例子,从中吸取经验和教训。最后,我们将强调污名消除的空白领域,并指明未来的研究方向。

8.1　反污名干预的有效成分

评估反歧视干预的证据在不断增加。对反歧视运动文献的元分析关注了抗议、社会活动、教育和接触等四个策略的方法。[138]基于少数族裔和性别歧视的经验教训,科里根和同事采用了相似的方法研究了污名并指出有效干预综述背后的原则可以被分为污名减少工作的四个策略。他们开展了一项元分析,考察了包括上述任何一个策略所有反歧视运动的效果研究。元分析发现了72篇文章和报告符合评价公众污名变化的筛选标准并且具有足够的统计效力。他们发现,同时包含了教育和接触的干预减少了对患有精神疾病的成年人和青少年的污名。接触能够更好地减少对成年人的污名,教育能够更好地减少对青少年的污名。面对面的接触比视频接触更有效,但视频接触的优势在于相对便宜、覆盖面更广,并且两种类型的接触都能够显著地减少污名。事实上,最近的RCT发现护理专业学生的视频接触和面对面的接触一样能够减少污名。[139]

昆士兰联盟考虑了接触和教育最具前景的方向,[140]并为上述反歧视干预的设计提供了如下建议:

如上讨论,在科里根等人的元分析中,很少研究测量了社会抗议的影响,但研究发现社会抗议的效应量并不显著。社会抗议的重点是让人们为自己的偏见感到羞耻,强调人们对体验到污名的个体造成的不公正对待和伤害。然而值得注意的是,研究显示,抗议的某些形式可能会通过无意的"反弹"效应,增加人们与目标人群的社会距离。[141,142]迄今为止,反污名干预的例子说明,我们目前已有教育和接触领域的证据非常有发展前景,但是社会抗议的证据并不完善。然而,几乎没有证据表明反污名干预在整体上有真实、可持续的改变,这是值得进一步研究的方向。

反污名运动的另一个有效成分是赋权。这可能被看作是自我污名的对立面,也增强自信(即自我污名的对立面)的一个方式。[136,143]内在污名会带来各种不良后果、预期歧视和低自尊,因此赋权是减少内在污名的有力工具。越来越多的文献表明,减少自我污名的策略是污名干预的有效方法。一项研究讨论了自我污名的定义,总结了消除自我污名的策略,发现 14 篇关键文章中有 8 篇报告了自我污名相关结果的改善。[144-152]米塔尔等人认为,最有前景的干预有两类:第一类是"通过提升自尊、赋权和求助行为提高自我污名的应对技巧"的干预;第二类在当前污名干预研究中不常见,是"尝试改变个体污名信念和态度的干预"。研究者也强调赋权是超越国界的重要工具,可以通过团体组织(如疯子尊严、国家赋权中心、听见呼声网络和新西兰的"遗忘")积极促进精神疾病患者的领导力。[140]

8.2　国家、地区、机构和社区水平的反污名干预

考虑了反污名干预的可能有效成分,我们现在综述这个领域在社会不同水平开展的工作。谈及全球证据,应该注意的是,目前绝大多数的工作在高收入国家开展,作者呼吁在中低收入国家下开展更多该领域的工作。

国家和国际政策需要通过强调社会包容持续地对抗歧视。昆士兰联盟于 2009 年建议了在系统层面减少污名的方法。[140]他们的建议包含提升精神健康素养(强调社会联系来达到最好的结果);教育青年群体精神疾病知识(提高同理心、亲社会行为和态度);改变生物医学模型的观点,因为生物医学模型在多数情况下会增加悲观态度和社会距离。但并非所有情况都是这样,例如,在尼日利亚,使用生物医学模型理解精神疾病的个体对精神疾病的污名程度相对较低。[90]同时,昆士兰联盟的报告还讨论了政策层面上的社会包容模型:

> 政策的发展和针对性策略旨在处理社会排斥的经济原因……工作、教育、训练和健康不公平、早期干预、贫困、住房、公民权利、创伤、虐待、忽视……鼓励用患者中心的取向设计和实施服务……通过社区资源培训加强人际交往。[140,p.16]

在 2007 年和 2012 年之间,澳大利亚政府建立了社会包容部门,把减少歧视作为工作重点。表 18.1[153]总结了在国家水平上系统地减少系统水平污名所需要的举措。

表 18.1　在系统水平减少污名的策略

举　措	执行者
使用残疾人的社会模型强调人权、社会包容和公民义务	改变核心概念的政府和非政府组织
将反歧视法律用于促进身体和精神残疾人士的平等权利	议会和政府
在这些法律前提下告知雇主他们的法律义务	人事部门或相关部门
对与精神疾病有关的反歧视法律进行解释	审判或司法专业人士

续表

举 措	执行者
建立服务使用者发言人组织，提供有关精神疾病的新闻故事和专题	非政府组织和其他国家级服务用户团体
评估媒体观察的基本单元，促进报道的平衡	受到资助的非政府组织媒体观察团队
国家间分享残疾歧视举措经验	法律制定者、律师、倡导者、消费群体
按照相关宣言和公约理解和实施国际法律义务	向所有利益方传达法律义务的非政府组织，监管义务在实践中落实的卫生和社会监管机构
审核保险业务是否符合业务标准	向服务使用者和精神卫生非政府组织保险公司组织
向重返工作的残疾人士提供经济激励（而非打击）	人事部门为残疾人士提供新的、灵活、低风险的工作安排
改变法律，允许有精神疾病史的个体在能力许可范围内下成为陪审团成员	修订与伤残服务有关法律的司法部门

如上所示，最高水平的举措可以在国际背景下发生，WHO 等组织可以通过指出国家精神卫生政策的需要和对其内容提供指导提高照护质量和减少歧视。

通过国家级社会抗议例子描述国家级的反污名举措阐释上述原则非常有用。美国的"污名克星"群体以挑战媒体中的污名为目标，已经成功取缔了电视剧中精神疾病患者污名的若干片段。[80]德国的"巴斯塔——精神疾病患者联盟"也取得了相似的成功。他们使用电子邮件提醒成员含有污名的广告和媒体信息，并鼓励他们采用集体行动。百分之八十的情况下，相关信息最终都被取缔，并获得了涉事机构的道歉。[99]

另一个值得关注的国家级消除污名的尝试在南非开展。南非的卫生部门，在三个非政府组织（南非精神健康联合会、南非抑郁和焦虑小组、精神健康信息中心）和其他机构的帮助下，协调了省级反歧视行动。[154]国家层面的反污名运动与大量地方和区域举措共存，2000—2005 年期间，南非所有 9 个省都开展了某种形式的运动。作者呼吁对反污名工作进行同行评价，帮助分享最佳实践和启示其他地方的政策。

旨在提高精神健康意识和减少污名的国家级大众媒体运动的例子有很多。例如，苏格兰"看我"运动始于 2002 年，在 2002—2004 年，苏格兰政府支持了一项经费充足、内容丰富的运动。这项活动通过各种形式的社交媒介以及电影广告、图书馆、监狱、学校、青年群体和医疗机构，向苏格兰人传递特定的信息（"看我——我是一个人"）。一项研究比较了 1994 和 2003 年英格兰和苏格兰公众对精神疾病患者的态度，结果发现，尽管态度没有改善，但是态度并没有像英格兰那样恶化很多，这在运动的第一年差别最大。[82]英格兰正在进行着另一项大型全国性运动。英国的"改变时刻"活动从 2009 年开始，接受了英国两大慈善机构（乐透基金和喜剧救济基金会）1800 万英镑的资助。"改变时刻"协调了国家和地方层面的举措，鼓励了个体、社区和利益相关组织（如法定医疗服务和专业协会）的参与。例如，每年在精神健康意识周（称为"走开"）举行一次民众体育锻炼活动,促进有精神障碍相关经验和没有相关经验的人群接触。这项全国性活动使用了大量的大众媒体广告和公关活动。它的主旨是:

(1)精神疾病很常见,精神障碍患者可以过上有意义的生活。

(2)精神疾病是我们的新禁忌,与之伴随的歧视和排斥可以影响人们,在一定程度上比疾病本身更糟糕。

(3)我们都可以做一些事情帮助精神疾病患者。

这个行动呼吁鼓励人们支持那些他们知道的精神疾病患者(如通过保持社会联系)。[155]虽然目前这些运动的全面评估和结果尚未可知,但"看我"和"改变时刻"是通过大众媒体开展国家级反污名干预的好例子。

在地区或省级水平,一项同行审议研究报告了污名干预在低收入国家的结果。它描述了对印度卡纳塔克邦班加罗尔农村地区的社区卫生工作者开展的精神卫生培训项目,发现污名态度有小幅度的下降。[156]作者为该地区的 70 名社区卫生工作人员设计了干预课程,所有的工作者参加了为期四天的培训课程,以提高对精神疾病的认识,增加反应率和转诊率,改善对病人和家庭的支持,在社区促进精神健康。培训项目由机构手册支撑。项目有效性的分析要求被试在干预前和干预后(立即和三个月后)完成了其他研究常用的精神健康问卷,包括了描述抑郁和精神病的两种情境。研究者要求被试找出"问题、原因和帮助的有效来源",报告了"对精神疾病患者的态度及预期结果"。通过课程学习,工作人员对精神障碍的识别明显有小幅度的改善,药物干预的感知有用性有持续的提高,但是非药物干预则缺乏证据;对抑郁而非精神病的污名态度在某些方面有小幅度的改善,但是没有明确的证据显示,抑郁和精神病有持久、有意义的改变。

"机构"水平的举措描述了在特定环境(如医院、基础保健中心、学校或警察部队)中的干预。因此,这些干预措施通常针对特定的人群,采用有价值的方法,因为某些群体可能具有特定的反污名培训需求,而这些反污名举措会比针对"一般"公众的大型运动更加精细。文献有许多这样的"机构"级干预的例子,我们将关注其中的两个。

英国(西肯特)的一项倡议结果表明教育干预很成功:皮弗德等[157-160]针对中学生、警官、公民咨询局志愿者、学校护士和当地自治市议会工作人员实施了一项反污名计划。研究者设计了一项系统的培训方案,并向 600 名学生和 200 名警察实施。在培训开始之前,研究者首先完成了焦点小组,确定了该方案将提供的核心信息。这些信息包括:(a)人们确实能从精神健康问题中恢复;(b)我们都有精神健康需求;(c)大约有四分之一的人会因为精神健康问题寻求帮助;(d)精神分裂症不是"分裂性格";(e)任何人都可以有暴力倾向——暴力不是精神疾病的症状;和(f)精神健康问题与学习障碍不同。西肯特倡议的结果表明,教育培训对态度可能产生比较小但积极的影响;在警察和学生中,女性比男性更容易接受教育培训;知识的增加随着时间的推移而减少,但是研究发现倾听个人经历有长期的影响;通过家庭、朋友或工作同事获得精神疾病经验的人比其他人有更积极的看法；有个人经验的年轻人从培训学到了更多的内容。

巴西开展了针对特定人群的基于接触的反歧视干预，是世界精神病理学协会减少污名和歧视计划的一部分。2002年，精神卫生专业人员、病人和家属团队会面并设计了一系列教育会议，为家庭和照顾者（15人小组）举办为期12周的教育课程，同时为精神分裂症患者、家属、照护者和神职人员（每组250人）举办大型开放教育会议。对大型群体会议的222次评价显示，33%的被试自我报告了知识的增加，63%自我报告了知识的显著增加。研究表明，86%自我报告了积极态度的增加，14%报告没有变化，但是没有人报告消极态度的增加。在证实了这一成功之后，这些会议每月仍举行两次，公关团队已经开发了信息资源、网站和面向记者的宣传册，并在巴西精神病协会季刊中有一个常规栏目。[3]

最后，反污名干预可以在社区层面开展，可以在没有参加大型团体组织的小型团体实施。在低收入地区，各种非营利组织和慈善机构在社区层面开展了大量出色的工作，其中大部分只在"灰色"文献（未出版的材料）中记录，但是他们的工作值得强调。印度开展了大量的开创性工作，反污名工作通常由消费者合作多年的团体完成。这些团队包括在印度金奈很完善的精神分裂症研究基金会（SCARF），在城市内外实施各种支持、赋权、认识和治疗工作。桑珈是果阿的一家非营利组织，致力于改善儿童发展、青少年健康和精神健康等重点领域，设计、实施和评估当地的反污名倡议。尼日利亚的一项研究[161]没有直接测量污名，但是在四年内向三个州的农村卫生工作人员（VHW）实施了精神健康意识计划（共培训2310名VHW）。这些地区缺乏精神疾病可以治愈的知识。这个干预导致医疗转介率的提高，这可能是因为可用治疗机构的认识有所提高；但是转介率在接下来的几个月开始不断减少，尽管这种益处在某种程度上仍然存在。虽然没有直接测量污名，但干预可能会影响以"精神攻击"为中心、传播污名的传统信仰体系。美国的一项社区反污名干预[162]主要关注了严重精神疾病患者家属的自我污名："我们自己的呼声"（IOOV）比较了同伴主导的家庭陪伴干预和临床医生主导的教育干预。与临床医生主导的干预相比，同伴主导的团体干预接受度（文化接受度、尊重、相关性、技术质量）更高，从本质上减少了自我污名和隐匿行为。

9　结论

尽管在过去几十年缺乏关注，近年来，研究者和实践者重新开始关注精神疾病患者污名和歧视的本质；人权侵犯的影响；寻求适合大规模推广的、减少或者消除污名和歧视的方法；在全球范围内推广精神卫生服务等方面的工作。[163]当前快速增加的文献表明，通过社会接触方法（在社区和机构水平）和社会营销干预（地区和国家水平）可以有效地减少污名。未来十年的挑战是检验这些方法或者不同方法在资源匮乏国家是否有效,在多大程度上是可负担、可持续的,是否真正扭转了人权不公平状况,在何种程度上加快了"社会精神残疾人非洲联盟开普敦宣言"的实现。全球合作伙伴正在共同努力,从当前所讨论的反污名运动中吸取经验教训,认真地制定统一的反污名干预。[164-166]现阶段仍需要继续认真做好减少污名的研究。

第十九章　全球精神健康的优先研究领域、研究能力和研究网络

帕梅拉·柯林斯　马克·汤姆林森

里瓦纳·卡库马　裴德·阿乌巴　哈里·米纳斯

1　前言

雅加达邮报的一篇文章向印尼读者报道了对精神疾病患者一种最严重的人权侵犯形式。[1,2]记者写道：

> 根据一位高级官员的说法，在爪哇中部，针对精神疾病患者的消除"镣铐"（或关押）实践项目虽然工程浩大，但可以实现。爪哇中部执行长官鲁斯迪里宁西说："如果可以恰当地采集到受害者的相关数据，到 2012 年可以实现零关押个案的目标"……根据爪哇岛中部卫生机构的报告，在 2011 年 9 月，该省被关押的人数为 458。她说："我们会先通过相关地区的 puskesmas（社区卫生中心）和社会机构采集病人数据，之后才会真的接触到他们。"家庭有时会将（精神疾病）当作是耻辱加以隐瞒，进而导致他们限制自己亲属的活动。被关押的病人通常会被绑到长木板上，尽管有些人也会被关在单独的房间或处所。[1]

在地球的数千英里之外，布丽姬·奥特谢描述了美国伊利诺伊州中南部的情况：

> 嘈杂的声音从昏暗的黄色墙壁传来。到处都有穿橙色、红色、卡其色连体裤的囚犯。一位照护人员正在大吼发号施令，因为一个瘦弱的女人正试图到拘留室的硬板凳上睡觉。这是伊利诺伊州最大的精神病院——库克县监狱——中日常生活中的一个残酷场景。库克县的法官汤姆·达特估计，在 11000 名因犯罪而待审和服刑的囚犯中，大约 2000 人患有某种形式的重度精神疾病，远多于大型州立艾尔金精神卫生中心的 582 个床位。奥特谢说："到四月底，这座城市（芝加哥）计划关闭 12 个精神卫生中心中的 6 个，省下大约 200 万美元…不治疗精神疾病患者已经够糟糕了，难道我们还要把他们当成罪犯对待吗？那么请问，我们变成什么了？"[3]

这两个故事强调了在两种非常不同背景下的干预实践，都与提供安全、有效、平等的精神卫生服务有关：一个背景是中低收入国家，因为缺乏资源和社区精神卫生服务，最终导致了虐待；另一个背景是富裕国家，分配到精神卫生服务的资源有限，最终导致

了不人道的待遇。诸如此类的故事引发了一些问题：当好的服务明显需要更多资源时，研究是否可以提供支持，研究如何给予更多支持？事实上，研究发挥着重要的作用。在印尼的例子中，文章所描述的"镣铐"实践，直到最近也很少有人研究，消除这些做法的政策指导更少。²政策的有效性不仅取决于关押精神疾病患者的普遍程度和决定因素，也取决于对干预有效性和政策实施情况的评价。爪哇中部卫生机构官方给出了遭受"镣铐"实践的精神疾病患者的准确人数，报告了精神卫生服务负责人的回应。她明确地表示这与数据采集和有效应对的能力有关。同样，在南美例子中，卫生服务研究者发挥了很大的作用，可以帮助州卫生系统解决有效实施高效保健干预的问题。

本章将考察研究在全球精神健康中的作用，尤其关注世界各地的资源匮乏地区。我们的很多例子都来自中低收入国家（LMICs），旨在强调这些地区的最新数据和研究进展。我们将证明将研究和研究能力纳入各种研究活动的必要性。我们的讨论基于如下假设。第一，精神健康研究涵盖了一系列宽泛的活动，包括但不限于基础神经科学、基因组学、将基础科学与临床干预联系的Ⅰ型转化研究、研究的实施和传播、精神卫生政策和卫生经济学的研究。本章的研究范例主要突出了研究工作中的一个环节：研究的实施和传播。通过这些工作，研究成果可以转化成公共卫生实践和政策；这些领域的相关研究能力建设工作可能会增加科学的公共卫生影响。第二，全世界精神健康研究的理想目标是改善个人和社区的精神健康结果。在这个过程中，研究的实施和研究能力的发展是不可分割的。第三，实现这一理想目标需要理解精神健康领域内外的全球健康优先研究领域设定的过程和结果。

本章探讨了研究的角色：为什么研究应该是全球精神健康工作的核心；研究能力建设是研究项目的先决条件（如我们如何定义研究、支持有力持久的科学工作所需要的资源）；优先研究领域的设定：利益方如何确定优先研究领域和这些研究活动的启发意义；研究如何实施并转化成为实践（如我们应该做好哪些工作保证优先研究领域能够更好地满足当地的需要）。

2　为什么研究对全球精神健康很重要？

> 开展基础研究、将其转化为新型健康工具的开发、向有需要的病人提供这些工具是有效的全球健康系统的核心功能。⁴

研究是全球健康不可分割的一部分。⁴正常运转的全球健康系统包含三个过程：开展探索性研究发现知识；明确干预目标；有效干预手段的发展、测试、实施和推广。随着对全球健康投入的增加，这些问题已经受到了关注。事实上，世界卫生组织在2012年已经将这些问题选为焦点议题，"没有研究，就没有健康"。20多年前，卫生研究发展委员会已经提出，开展全球研究，需要将中低收入国家（LMICs）平等地包括在内。该报告详细说明了开展研究的四个原因。第一，研究指导行动，在最大程度上减少组织和个人健康相关的无效和浪费活动。研究成果可以卓有成效地影响卫生政策和卫生系统策略。第二，研究有助于发展新的疾病应对工具。在精神健康背景下，一个典型的例子是研究已经发展了一系列针对抑郁症的有效循证心理疗法，并证实了这些疗法在不同社会文化环境下的有效性。第三，研究能够促进有效的规划和明智的资源使用。在这个方面，全球研究工作尤其有价值，因为在一个国家发展出的有效的、低成本的干预也可以被推广，并为很多国家节约成本。第四，研究有助于发展。如果一个社会培养科学和问题解决的文化，它的发现和解决已有问题、预测新问题的能力也会不断提高。

尽管清楚、详细地论述了全球健康研究的好处，委员会仍然强调，LMICs 对研究的投入严重不足。高收入国家对研究的大力投入和低收入国家的有限投入可能只是有助于解决特定背景下的现有健康问题，在某些情况下可能只有助于解决高收入国家弱势社区的问题。委员会的报告已经证实，虽然研究对解决发展的平等问题很关键，但是疾病负担最大的地区，研究工作往往更薄弱。

LMICs 的精神健康研究投入很大程度上反映了这种差距；例如，虽然精神障碍导致的疾病负担沉重，但是研究经费更低。迄今为止，关于 LMICs 精神健康研究人员最全面的研究由 2004 年健康研究的全球论坛和 WHO 开展。调查人员调查了来自 114 个 LMICs 的精神健康研究人员，并根据性别、年龄、职业、工作地点和训练将之分类。[5] LMICs 中相当比例的研究人员是科研人员、临床医生或具有两种专长的专业人士，但大多数参与国对科学界贡献的研究成果极少。只有 6 个国家脱颖而出，有重要的研究产出。

每个国家精神健康研究支出的财政数据并不容易获得，但是研究发表在一定程度上反映了国家对研究的支持。一般来说，LMICs 的精神健康研究出版物仅占全球精神健康研究成果很小的一部分。[6]科学信息研究所（ISI）和 Medline 的数据到 2007 年为止没有收录任何来自低收入国家的精神病学期刊，只有 4.1％的期刊来自中高收入国家。[7]

3　研究的先决条件：资源匮乏地区的能力建设和资源贮备

研究队伍、能力建设、支持性环境、正常运转的研究设施和持续的研究经费是国家级研究项目成功的基础。精神健康研究团队对开展研究、指导政策发展、项目规划和精神健康服务的开展至关重要。[8]

3.1　人力资源和能力建设

研究能力是"给个人、机构、组织和国家不断赋权的过程，允许他们（1）系统地定义问题并确定其优先等级;(2)发展并科学评估适合的解决方案;(3)分享和应用新知识。"[9]重要的是,研究能力并不仅仅是保证资助、开展研究并发表结果的能力,相反,此任务还包括研究人员将研究成果应用于政策和实践过程的技能。[10]

在一项全球精神健康研究能力的综述中,桑尼克罗夫特和同事指出,大多数LMICs缺乏精神健康研究成果可能与精神健康专业人员的短缺、研究生课程缺乏、研究和教育是临床工作的"额外"活动相关。[10]其他阻碍还包含精神健康研究的投入有限、个人和机构研究能力不足、训练有素的精神健康研究人员有限、基础设施和研究网络不足。[11]

打破最佳研究能力的阻碍需要多水平干预。针对个人、机构和国家的策略通常彼此影响,共同决定着研究基础设施的可持续性发展。通常方法包含专业能力发展倡议(指仅仅专注于研究能力建设的倡议);综合能力发展(指在发展或研究项目中的培训活动)。

3.2　专业能力发展倡议

在过去十年中,对研究人员培养的投入促进了资源匮乏地区精神健康研究的发展。里斯本新大学的精神卫生政策和服务国际硕士等课程吸引了美洲、亚洲、非洲、欧洲、中东地区的学生。课程的重点在于政策、规划和项目的发展与实施、服务的组织,同时兼顾了研究方法的培训。美国、英国、葡萄牙和加拿大等国的基金会资助了一些课程,支持研究设施不足的国家的学员在中高收入国家集中接受研究训练。美国国家健康研究院提供的课程支持美国大学培养了来自中国、印度尼西亚、越南和其他国家的精神健康研究人员。然而,越来越多的基金支持LMICs在自己国家的培训活动。专业能力建设活动包括短期集训课程,也包括长期的授予硕士和博士学位课程。在这些背景下,训练工作应该包括在科学写作技巧、将研究成果转化为政策、公开演讲、报告和研究传播等支持和训练。[12]培训机会并不限于LMIC研究人员,越来越多的HIC精神健康研究人员开始在世界各地求职,LMICs和HICs的训练机会都在不断增加(请看框19.1,精选课程的例子。)

3.3　综合能力发展

能力发展工作通常也可以纳入研究或发展项目。正如"实践学习"方法,[9]他们可能支持研究人员攻读硕士学位,包括了与导师和同门相互学习的机会。墨尔本大学国际精神卫生中心的精神卫生系统发展项目是综合能力建设项目,包括了在继续合作和伙伴关系背景下,将培训和研究纳入了精神卫生系统发展项目。[13-15]

虽然综合研究能力发展经常在大学进行,少数的全球精神健康非政府组织也开展研究和培训潜在的研究人员。发展、研究、宣传和应用护理研究所是一个例子。[16]

致力于黎巴嫩和阿拉伯国家精神卫生组织通过开设流行病学和生物统计学课程和在研临床研究、治疗试验和人口研究训练医生、心理学家和公共卫生专业人员。研究导师会根据受训者的个体需要和经验水平制定研究训练项目,旨在培养独立的研究人员。

英国国际发展部(DFID)资助的精神健康和扶贫项目研究课程是"实践学习"方法的另一个范例。该项目旨在评估加纳、乌干达、南非和赞比亚的精神卫生保健系统,协助这些国家发展和实施精神卫生政策,并评估政策的实施情况。MHaPP 团队通过初级卫生保健部门和非卫生部门调查了贫困社区使用精神卫生保健的策略。[17-21]四个国家的研究机构与卫生部门合作,将研究和国家重大战略结合,也与 WHO 和利兹大学合作获取技术支持。

MHaPP 将综合能力发展纳入了整个项目,合作伙伴参与了培训和发展需求的确定等一系列培训活动。能力发展活动——与具体的研究活动联系——包含测评工具设计、半结构化访谈技巧、定性数据分析、同行评审期刊的学术写作和其他沟通技巧(如政策简报、新闻稿等)等研讨会。MHaPP 成员还专门致力于帮助所有联盟成员(课题主持人[PIs]、研究人员、政府合作者)以第一作者的身份在同行评议期刊上发表论文,也积极寻求机会发表杂志专刊(如非洲精神病学杂志,国际精神病学综述)的机会,专门发表 MHaPP 的成果。

桑尼克罗夫特和同事提出了专业或综合项目中研究能力发展的系列阶段。[10]第一,介绍研究概况,帮助非研究员(如临床医生和卫生政策工作人员)了解实证研究基础的存在和使用。第二,学员通过参加系列研究报告或研究成果分享等活动学习研究团队的工作。第三,对精神健康研究感兴趣的学员可以从研究方法、领导力、筹款和科学演讲等短期课程学习中受益,使参与者学会其他相关的可迁移技能。第四,学员可以申请硕士学位课程,提高和扩展自己可迁移的研究技能。然后,一部分学员可能会选择申请准博士预科或博士研究生奖学金攻读博士学位。第五,博士后研究人员会学习主持小型研究项目,学习申请此类研究课题的技巧,同时作为合作者参加更大型的研究。

框 19.1　现有增强精神健康研究能力的倡议/项目的例子

● 国际精神健康领导力项目——澳大利亚墨尔本(*http://www.cimh.unimelb.edu.au/pdp/imhlp*)

● 国际精神健康研究方法与应用,英国伦敦卫生与热带医学院/精神病理学系(*http://www.lshtm.ac.uk/prospectus/short/simh.html*)

● 精神健康领导力——印度果阿(*http://www.sangath.com/sangath/files/otherpdfs/leadership_in_mental_health_course_annuncement_for_registration.pdf*)

- 精神健康领导力——尼日利亚伊巴丹 http://mhlap.org/
- 精神卫生政策与服务国际硕士,里斯本（http://www.fcm.unl.pt/gepg/index.php? option=com_content&task=view&id=400&Itemid=420）
- 精神卫生政策与经济研究的跨领域研究生课程——威尼斯,意大利（http://www.icmpe.org/test1/training/index.htm）
- 精神健康法律与人权国际学位后课程（http://www.mentalhealthlaw.in/）
- 开普敦大学-斯泰伦博斯大学公共精神卫生联合研究生课程和硕士课程（http://www.cpmh.org.za）
- 全球精神健康:创伤与恢复培训项目——意大利奥维多（http://hprt-cambridge.org/? page_id=31）
- 全球精神健康:方法与应用,英国伦敦卫生与热带医学院（全球精神健康研究中心）（http://www.centreforglobalmentalhealth.org/msc）
- 全球精神健康硕士课程,英国伦敦全球精神健康中心（http://www.centreforglobalmentalhealth.org/）
- 全球精神健康硕士课程,苏格兰格拉斯哥大学（http://www.gla.ac.uk/postgraduate/taught/globalmentalhealth/）
- 哥伦比亚大学全球精神健康博士后（http://columbiapsychiatry.org/research/global_mental_health）
- 曼彻斯特一般医院切斯特·皮尔斯全球精神健康系课程（http://www.mgh-globalpsychiatry.org/our-work/postdoctoral_training.html）扩充自 Thornicroft et al.[10]

3.4　研究人员的确定、招募和保留

至于能力建设,研究机构必须招募并维持人力资源,组建研究团队。面向潜在研究者和现有各级别研究者的外联工作可以为生物医学和行为研究工作团队提供人才来源。[22]这些工作必须考虑性别平衡或者每个背景（如种族多样性、社会经济地位多样性）下的相关问题,通过透明、竞争的选择过程招募有潜质的研究者。

"人才流失"给 LMICs 研究团体带来了更复杂的培训和保留问题。在 LMICs 中,研究预算不可以用于发放研究人员的工资,许多研究人员在义务工作。机构和系统支持研究工作的能力对最大程度上减少人才流失至关重要。NIH 和总统防治艾滋病紧急救援基金（PEPFAR）资助的医学教育合作倡议（MEPI）等倡议提供了一些精神病理学临床训练和研究训练机会,吸引了学生进入精神健康领域,也提供了有助于人才保留的专业发展选择。

其他因素在人才的保留和成功中也发挥着作用:学员利用和获取资源的能力、发展

从事学术工作的效能感和胜任感的能力、学习科学家必备技能（如时间管理、高效工作习惯、研究写作能力和演讲能力）的能力。[23]导师可以为学员的职业发展道路提供指导。他们证明，学员可以通过实践学到写作和演讲技巧；他们会为学员提供研究型职业发展的"路线"，纠正学员"天真"的假设，帮助他们评估追求不同职业生涯方向的成本和收益。[23]津巴布韦大学 MEPI 支持的精神健康课程和提高精神健康教育与研究能力课程（IMHERZ），将学员与导师团队（一个当地导师，一个国际导师）配对，为职业发展提供指导。

然而，相对于大量需要导师的年轻科学家，可用的导师非常有限，而且也缺乏对导师指导时间的保障，这都阻碍着很多领域的职业发展。[24]在许多 LMICs 中，缺乏研究人员也意味着缺乏导师。HICs 也有相似的需求：对致力于全球研究的学员来说，潜在的导师更少。在这两种情况下，如果一个机构或地区没有研究者和自己有共同的兴趣，会造成"地理和学术孤独"，这更强调了导师的重要性。[25]

没有适当的激励措施，有效的指导也难以实施和维持。在 HICs 中，研究人员可以通过增加科研成果发表和协助课题申请等形式从指导学生活动中获得实际的好处，有助于导师的职业发展和进步。LMICs 的许多学术机构并没有类似的激励，此外，在繁重的临床和行政任务之外，研究和指导学生还会带来额外的负担。

在全球范围内，缺乏专业研究机构的地方还存在额外的问题：为了获得国家或国际基金会的经费资助，高级研究人员也需要指导学生。因此，那些需要在所在研究机构发展优秀研究项目的人员可能也没有接受过年轻同事寻求和需要的训练。在这种情况下，与经验丰富的伙伴建立合作关系非常有益。框 19.2 列出了 MHaPP 项目的相关经验教训。

3.5 合作关系和网络

人们通过正式和非正式渠道、侨民社区、虚拟全球网络和兴趣相投的专业社区建立的联系是国际合作的重要动力。但是，我们对科学家的动向和网络及其对全球科学的意义却知之甚少。[26]

对专业和综合能力建设活动而言，各种形式的合作关系（如国际、跨学科或跨部门合作）都发挥着重要的作用。LMICs 和 HICs 之间机构合作为个人研究能力发展提供了平台。但是，合作的好处不仅仅局限于受训人员，因为合作还增加了获得新方法、新思想、技术专长和可持续经费的机会。[9]开展国家和国际合作，建立研究网络和卓越人才中心，为研究能力建设和经费筹集提供了新的平台。研究中心经常提供申请奖学金、研究课题写作、建立合作的可能机会。最近，美国精神健康研究院（NIMH）资助了新的倡议——中低收入国家精神健康国际研究合作中心（CHIRMH），通过 LMICs 中、LMICs 和 HICs 之间的国际合作，从个人和机构层面加强 LMICs 的精神健康研究能力。HICs 也将从这样的合作关系中受益。因为 HICs 的精神健康专业人员也相对短缺,不同社区并不能同等地获得精神卫生服务。和低收入的合作国家一样,这些国家也在寻求新的策略提供合算、平等的护理。由于高收入国家的文化多元化和国内不平等的不断加剧,国际合作研究使 HIC 研究人员有机会收集和使用实证依据,发展适合本国文化、高效、有效、平等的精神卫生服务。此外,这种合作支持 HICs 全球精神健康研究人员的培训。如果没有与 LMIC 国家同事持续、成功的合作,越来越多的 HIC 全球健康研究中心将无法维持。

框 19.2　LMICs 的国际研究能力建设倡议的经验与教训

●培训高级和初级研究者——高级研究者可能需要进修培训、从各种机构获得经费的新技能。

●培养适合特定职业阶段的技能。

●使用多种方式进行国际交流:电子邮件、电话会议、Skype、面对面会议。

●加强研究中心之间的实地访问。

●在每个地点指定一名负责人,负责当地能力发展,并与其他网络成员联络。

●采用培养培训员的办法,以使当地工作人员能够向团队成员提供持续的培训和支持。

●建立在线期刊小组,讨论和评论重要文章。

●明确每个合作者可与团队其他成员分享的具体优势。

●为初级研究者提供练习重要技能的机会(如口头报告、海报展示、经费申请),并接受同行和高级研究者的反馈。

修订自 Thornicroft et al.[10]

随着合作关系的物理距离不断增加,研究合作人员、导师和其他人员通过网络保持联系。出于个人无法独立实现更大、更复杂的目标,两个或两个以上的元素(个体、团体、组织或数据库)发生联系,网络就形成了。[27]在理想情况下,研究网络通过共同目标联络不同群体的人员,利用相似的兴趣、资源共享、相互支持、彼此信任维系个人关系。联系也可能通过协调会面、会议、简报和联合项目形成。个人、团体或组织构成了网络的节点。网络可以是全球性的(如全球精神和神经健康研究协会)、地区性的(如欧洲卫生系统和政策协会)和国家性的(如印度医学研究理事会)。科技在虚拟网络活动(通过电子邮件和其他方式)和面对面交流中起着重要的作用。[27]

在全球范围内,网络有助于促进跨国合作活动如优先事项设定和支持全球精神健康研究的宣传。全球研究网络(如发展健康研究理事会)会协调国家和捐助方的优先事项,确保全球支持可以满足国家/地区的特定需要,增强当地的研究能力。[28]地方研究网络会和国家和全球网络对接,为基金会、政策制定者和研究社群倡导地方和国家的优先研究领域提供平台。在国家层面,网络的存在可以更好地定义和加强国家优先事项,协调研究工作。

网络可以通过协调诸多利益方(如研究机构、政策制定者、民间社会组织、医学研究协会、商业组织和捐助者)推动和促进研究。各利益方的广泛代表和参与对优先研究领域的公众共识、支持实践和增加研究结果和影响的可信度至关重要。[26]通过这种方式,网络也有助于缩小研究和实践的差距,有助于研究成果付诸实践。最终,网络也有助于加强合作,推动诸多利益方的共同努力,推动研究对公众做出积极的贡献。例如,国际精神卫生系统监控协会[13]促进了成员国对精神卫生系统的追踪能力,为政策制定者、服务设计者和执行者提供循证建议。

3.5.1 东盟精神健康工作小组

2010 年,东南亚国家联盟(ASEAN)的成员国采用了地区卫生发展战略体系(2010—2015)。该体系的"促进东盟健康生活方式"部分包括了精神健康。2011 年 6 月举行的 ASEAN 精神健康会议促进了 ASEAN 精神健康工作小组的建立和小组工作计划的制定。工作小组的宗旨是加强东盟的精神健康,促进东盟成员国的合作。小组工作计划的目标是加强精神健康方面的合作,促进健康的生活方式;促进有效、可负担、可用、可持续的精神卫生服务,分享经验和最佳做法;采集和分享精神健康信息和研究;在 ASEAN 成员国中促进精神健康预防、推广、治疗和康复等环节的人力资源发展。

实现工作计划目标的策略中,研究内容包括:制定 ASEAN 的精神卫生政策倡导;将精神健康纳入卫生保健系统,加强能力建设;促进和加强 ASEAN 成员国精神健康数据信息系统、知识管理和研究;建立 ASEAN 精神卫生网络。

ASEAN 精神健康工作小组为发展和评价当前项目、将精神健康纳入一般卫生保健策略、在个人和组织层面加强研究人员和决策者的能力提供了清晰的政策和政策指导机会。工作小组是由 10 个 ASEAN 成员国卫生部长支持的政府间机构,工作组成员由卫生部任命。被纳入到工作组工作计划的研究已经被成员国相关部门认定是重要并且相关的。因此,工作小组有可能将研究、政策制定和实施、精神卫生服务发展紧密连接起来。

3.6 能力建设活动的监控和评估

在明确了能力建设的组成内容后,如何评估能力建设的结果?加强研究能力的倡议可以是循证的吗?现有培训项目如何影响学员之后的职业轨迹?已有培训项目影响了受训者随后的职业发展轨迹吗?能力建设的系统检控和评估是否允许项目实施者评估能力建设的目标达成情况,并最大限度保证有效能力建设策略的可持续性?

在培训活动开始之前,就应该明确预期结果。这些预期结果可能包括同行评议发表物的署名、会议报告的数量、研究资助获批的数量、精神健康研究的多方资助、接受过精神健康方法训练的研究人员、与其他地区健康研究能力培训项目的联系、公共卫生机构对精神健康研究的支持、在每个国家设立精神健康研究课程、网络伙伴之间合作的建立、决策者和其他利益方对研究的使用。[10]

2011 年,健康研究的 ESSENCE,基金会联盟共同协调各种项目、监控和评估策略,发布了健康研究能力发展的监控和评估体系,包括了在个人、组织和全国—区域研究系统层面测评活动、产出、结果的一系列指标。[29]加拿大健康科学研究院还制定了一个体系,总结了评估健康研究投入效果的具体指标。[30]虽然这些体系(如其他许多类似的体系)都通过文献综述和专家共识等方法制定,但是这些体系并没有得到实证检验,在LMICs 国家尤其如此。一些指标,如学术成果数量、课题申请的参与、培训项目、可用资源、LMICs 的伙伴关系数量,可能只反映了可用研究能力的一部分。[10]除了简单报告产出(如发表论文)的数量,需要时间的评价指标(如论文的第一作者、课题申请的主持人等角色转变;教学、督导和指导角色的增加、开展研究和发表论文的信心变化)也需要包括进来。此外,如果我们想要考察研究对政策和实践的影响,其他指标(如参与政策对话、参加政府会议并报告重大发现的能力、各利益方对研究结果的看法)都需要评估。

3.7　财政资源

从 2002 年到 2007 年间,全球对研究和发展的投入稳定保持在国民生产总值(GDP)的 1.7%左右,但实际的资金量增长了 45%。[31]"新兴发展中国家"——巴西、印度、中国、墨西哥和非洲南部——都在增加研究投入,但不同国家仍存在巨大的差异。在中国,伴随投入增加的是研究人员的增加。中国现在已经跻身"五大国"(美国、欧盟、中国、日本和俄罗斯),占世界 35%的人口,却有 75%的研究人员。相反,非洲和拉丁美洲只有世界研究人员的 5.7%。2006 年拉丁美洲和加勒比地区对研究和发展的总支出只有 GDP 的 0.68%,不到全球支出的 2%。

WHO 精神健康研究的图谱研究参与者认为,缺乏资金是研究人员的关键挑战。[5]可持续、多样化的资金链应该支持每一个有潜力的研究项目。不同的基金会(如机构、私人、企业、双边和多边资助者)和不同类型的资助(如再入基金、种子基金和差旅资助;核心资助;竞争性奖学金)可以为个人和机构提供一系列机会,可以负担研究相关的人力、基础设施和管理成本。发展机构是将研究活动纳入更大范围的精神卫生服务工作的经费来源之一。由瑞典国际发展合作署(SIDA)支持的两个项目从 2010 年开始考察了卢旺达精神卫生保健的阻碍和南非精神疾病患者的卫生保健权利。一个特别重要的资助策略是资源集中;例如,组织一大批有能力开展研究的研究人员、竞争经费、培训和指导研究生和青年研究者。[15]资源集中策略可以支持个人和组织研究能力建设。

国家基金机构和多边组织加大了全球健康研究能力建设的投入。越来越多的中等收入国家（如巴西）开展了优秀的国家级研究项目，包括了对精神健康研究的投入。十年前，巴西对健康研究的投入约 1.01 亿美元，对精神健康研究的投入只有 340 万美元。[32]圣保罗州资助机构和教育部提供了这些资源。从 1998 年到 2002 年，精神健康领域有 37 名受训人员获得博士学位，发表了 481 篇毕业论文。精神健康研究人员在 ISI 收录期刊发表了 637 篇专业论文，是往年的 2 倍。这极可能是因为精神健康研究生课程的研究内容在不断增强。十年后，巴西采取了进一步举措，加强与国际研究人员的研究合作，包含精神健康相关领域（如神经科学）的合作。[33]由国家科学技术发展委员会资助的科学无国界项目（CNPq/MCT）旨在鼓励巴西科学家与世界各地的领先研究机构取得联系，同时鼓励国际青年学者和资深学者在巴西开展研究和培训。巴西的这些合作研究活动旨在培养训练有素的、不同层次的科学家（如从本科到博士后）。

英国国际发展部（DFID）研究项目联盟规定了用于研究能力建设和传播活动的时间和资金量。[34]惠康信托基金会非洲分会与几个非洲联盟合作支持了 18 个国家中 50 个非洲研究机构研究能力的培养。WHO 卫生政策和系统研究联盟支持了 LMIC 研究能力建设，强调了研究证据在政策和实践的应用。[35]南北和南南研究合作大大增强了研究能力。[26]通过这些工作开展的研究项目有潜质成为未来精神健康研究的平台。惠康信托基金会和加拿大全球健康研究计划也通过奖学金和特定职业阶段的奖学金资助了 LMICs 的研究人员。

与 LMIC 研究人员获得的资助机会相似，对 HIC 全球精神健康研究人员职业发展的资助也在增加。在过去两年内，美国国家精神健康研究院（NIMH）和美国国家健康研究院（NIH）的福格蒂国际中心通过研讨会确定、召集和支持一批有志于全球精神健康事业的青年研究人员。据我们所知，2010 年 NIMH 在北美与对全球精神健康感兴趣的学生和青年研究人员（从本科生到初级教研人员）召开了第一次会议。参会者了解了职业发展轨迹的事例、合作的挑战、导师的重要性、在工作初期向研究课题主持人或其他高级研究人员学习经验的机会。他们与 NIMH 工作人员、研究中心新兴全球精神健康培训项目的负责人、开展 LMICs 精神健康研究的全球健康非政府组织代表进行了互动。参与者讨论了现有资助及其研究训练给全球精神健康职业发展的可持续性带来困难的原因。参与者还讨论了在 LMICs 开展研究的必要性和寻找资源支持这些研究的挑战。

针对这些问题，NIMH 通过开办电子杂志《全球追踪》向新生代全球精神健康研究人员提供相关的经费信息；通过与福格蒂国际中心的联合资助和在美国大学支持新的全球精神健康博士后培训项目向青年研究者提供更多经费申请机会；通过支持参加国际会议和网络活动增加与导师互动的机会；为青年研究者提供更多机会在 NIMH 资助的全球精神健康工作坊报告自己的研究和观点。图 19.1 和图 19.2 分别总结了支持美国和非美国研究人员全球精神健康研究活动的经费申请机会,这些都始于早期职业生涯阶段。

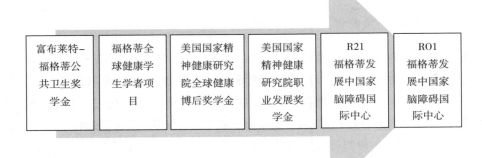

图 19.1　国家健康研究院支持美国研究者开展全球精神健康研究培训活动的部分资助机制

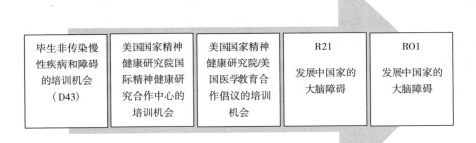

图 19.2　国家健康研究院支持符合资格的非美国研究者开展全球健康研究培训活动的部分资助机制

3.8　机构资源和能力

　　研究工作发展的必要条件是拥有功能良好的实体、虚拟和行政基础设施。发展良好的基础设施可以为研究的学习、产出和传播提供可行、支持性的环境。发展完善的实体基础设施包含提供和维护精心设计、设备齐全的实验室、诊所,拥有最新的教科书、大量的期刊杂志的图书馆,功能良好的教室或其他学习空间。这些可能包含虚拟基础设施和支持可靠的互联网接入,促进开源期刊使用,支持远程学习和网上指导,减少学术孤独。理想的行政基础设施提供了有效的研究管理,如支持课题申请的提交、审计、经费报销和财务报告。用来确定研究伦理规范的机构(如机构审查委员会或研究伦理委员会）可以通过这些行政基础设施维护。

4 全球精神健康的优先研究领域

4.1 为什么要设定优先研究领域？

优先领域的设定是全球健康系统的核心功能之一。摩恩和同事指出,通过设定优先研究领域建立研究议程是全球健康系统的五大功能之一。[36]其他包含经费和资源分配;研究和发展;实施与执行;监控、评估和学习。全球每年都有超过 1300 亿美元投入健康研究。[37]这个数字一直在增长,尽管如此,对研究资金的需求仍远高于可用的资金。鉴于这种不平衡,优先研究领域的设定必须使用可行的、透明的方法,把所有的利益方包括在内。

4.2 谁设定优先研究领域？

尽管多边组织和各国政府通常在设定优先研究领域时发挥着主要的作用,但现在越来越多的利益方开始参与大多数全球优先研究领域的设定。[36]利益方是广泛的、多样化的群体,但他们对优先研究领域设定的参与程度也非常不同。捐款组织可能希望参与设定优先研究领域,但是他们的参照群体可能相对小众并且同质。另一方面,政府设定的国家优先研究领域通常考虑到更大的、异质性群体,通常从政策制定者到干预和治疗的受众都包括在内。在没有相关证据的时候,中低收入国家经常如此,专家共识是很有用的方法。[38]

4.3 方法论

近年来,健康研究领域提出了很多优先研究领域的设定方法（见表 19.1 总结的四个最常用方法）。在这些方法中,精神分裂症使用了结合矩阵法;[39]儿童健康和营养研究倡议（CHNRI）使用的方法,[40]这种方法的修订版[41]和德尔菲法[42,①]已经用于设定全球精神健康的优先研究领域（这些过程的结果总结如下）。

4.4 全球优先研究领域设定工作和结果

近年来,精神健康领域已经开展了许多优先研究领域的设定工作。我们将概述这些优先研究领域设定过程的潜在主题、原则和顶级优先研究领域。

---

① 德尔菲法是一种用于预测和设定目标的结构化通信技术,它通过专家意见、匿名者意见和迭代的、受控的反馈来得出统计性的群体反应。参见 Goodman C.M."The Delphi technique：a critique."*Journal of Advanced Nursing* ,1987,12（6）：729–734。

4.4.1　柳叶刀 GMH 优先研究领域的设定

作为第一个全球精神健康系列研究的一部分,柳叶刀全球精神健康团队开展了优先研究领域设定工作,以确定四类精神障碍(精神分裂症和其他重大精神障碍、重度抑郁症和其他常见精神障碍、酒精滥用和其他药物滥用障碍,广泛的儿童和青少年精神障碍)的全球精神健康研究证据缺口。[17,40]团队采用了 CHNRI 的方法,他们列举并评定了各种研究选题。

他们发现的最高优先等级的研究领域与卫生政策、系统研究以及如何实施具有成本效益的干预有关。[40]该研究确定的五个优先研究领域是:

1. 实施卫生政策和系统研究(HPSR),确定最有效的跨部门(社会、经济和人口)策略,降低高风险人群(尤其是男性)酒精消费,从而减轻酒精滥用的负担。

2. 何种培训、支持和监督能够帮助现有的孕产妇和儿童健康工作人员识别常见的孕产妇、儿童和青少年精神障碍,并为之提供基础治疗?

3. 学校干预(包括有特殊需要的儿童)的有效性和成本效益如何?

4. 开展 HPSR,将儿童和青少年精神障碍管理纳入其他儿童和青少年生理疾病管理(包括营养)。

5. 研究早期筛查的有效性,研究适合文化的、日常初级保健中由非专业卫生工作人员实施的、可推广的简易治疗方法的有效性。

此外,得分最高的研究选题包括酒精和药物滥用或儿童和青少年精神障碍范畴。得分最低的研究选题是新干预措施和技术的开发(如新药物、疫苗或药物载体的发明)。[17,40]柳叶刀的工作强调了研究现有干预措施的实施、克服发展中国家卫生系统局限的必要性。[17]这项工作表明,在全球精神健康的背景下,研究经费最好用于卫生政策和系统研究,这将填补重要的知识空白,指导现有具有成本效益的干预实施方向和方式。

表 19.1　全球精神健康优先研究领域的设定:设定者和设定方法

健康研究与发展委员会(COHRED)	定义设定优先研究领域的人员、如何使参与者参与;各利益方可能的功能、角色、责任;设定优先研究领域的信息和标准;实施策略和评估指标 明确宽泛的研究方向
结合矩阵法(CAM)	系统分类、组织和报告大量信息 明确宽泛的研究方向 CAM 可以应用于疾病、风险因素、群体或条件水平,也可以用于当地、国家和国际水平
儿童健康和营养研究倡议(CHNRI)	立法和公平的原则 详细列出具体研究问题 根据预先设定的标准评定单个问题。技术专业独立评定每个研究选题 寻求和通过利益方的意见,提供标准的相对权重

德尔菲法	通过群体沟通过程达成共识 共识达成的原则 原则上是无限循环的过程——通常 3 轮

4.4.2　亚非拉和加勒比地区中低收入国家的精神健康研究优先研究领域

夏朗和同事（2009）调查了非洲、亚洲、拉丁美洲和加勒比地区 114 个国家的研究人员和利益方。[43]这项大型调查描述了中低收入国家在优先研究领域上的广泛共识，包含流行病学、卫生系统和社会科学研究。儿童、青少年、妇女和遭受暴力和创伤的人员都有更高的优先等级。就精神障碍而言，抑郁/焦虑、物质滥用障碍和精神疾病是具有高优先等级的障碍，但是自杀的优先级别较低。

4.4.3　LMICs 中精神和神经健康优先研究领域

科汉德沃和同事[44]采用结合矩阵法在 LMICs 六个地区开展了咨询过程，旨在制定中低收入国家精神和神经健康的地区和全球研究优先研究领域。

研究发现了如下优先研究领域：

1. 觉察和宣传——流行病学；疾病负担；社会经济影响；在卫生服务发展（HSD）中面向决策者的宣传项目；意识提升项目；宣传团队；

2. 研究能力——工具、测量工具与机制；国际联系；卓越人才中心网络

3. 服务实施的培训——评估现有项目；明确服务实施的阻碍；修订培训项目。

4. 政策——为将精神和神经卫生项目纳入更宽泛的 HSD 项目提供指导。

4.4.4　全球精神健康的重大挑战

在迄今最全面的全球精神健康优先研究领域中，柯林斯和同事采用德尔菲法确定了精神、神经和药物滥用障碍（MNS）的优先研究领域。[42]这项研究首次采用德尔菲法和全球视角，是第一个考虑了所有 MNS 障碍的研究。德尔菲团队包括了 60 个国家的 422 名研究人员、宣传者、项目实施者和临床医生。基础研究人员占团队的三分之一；四分之一为精神卫生服务研究者；三分之一是临床研究者和流行病学家。

优先研究领域的设定工作确定了 40 个主要挑战，包含实施和政策需求，有效干预措施的推广，与 MNS 障碍相关的病因和治疗问题。作者指出，儿童具有预防和护理的最高优先级别的人口群体，反映着很多精神障碍的发展本质。该研究发现了四个主题：

a. 由于很多 MNS 障碍源于生命的早期，研究应该采用毕生发展的视角，同时明确关注老年期风险因素的重要性；

b. 需要采取系统的方法，减轻 MNS 障碍造成的痛苦；

c. 干预措施应该是循证的；

d. 环境因素影响 MNS 障碍的风险和韧性。

根据可行性、影响的直接性、对平等的影响、疾病负担减轻等排序，排名前五的问

题是：

1. 将筛查、核心服务包纳入常规初级卫生保健

2. 降低成本，增加对有效药物的供应

3. 提供有效的、可负担的社区保健和康复服务

4. 增加中低收入国家儿童获得训练有素的卫生工作人员提供循证护理机会

5. 在卫生保健人员培训中加强精神健康内容

4.4.5　人道主义背景下优先研究领域的设定

托尔和同事[41]通过修订 CHNRI 使用的方法设计了基于共识的研究议程，旨在促进精神障碍的预防和治疗，保护和促进人道主义背景下的心理社会健康。在这个领域中，研究者和实践者看法的主要分歧在于将创伤后应激障碍（PTSD）当作是研究和干预的重要主题，[45]在恶劣条件下区分正常心理痛苦和精神障碍、[46]干预应该针对精神障碍还是环境中的结构性和情景性压力源。鉴于这些观念和知识的空白，研究者启动了人道主义背景下精神健康和心理社会支持——优先研究领域设定（MH-SET）项目，建立基于共识的研究议程，以支持精神障碍的预防和治疗，保护和促进人道主义援助背景下的心理社会健康。MH-SET 项目旨在从各利益方（包括不同领域的学者、实践者和政策制定者）的视角设定优先研究领域，确保能够代表人道主义危机发生的地区。

优先等级最高的研究问题应该支持实践行动，有潜质将知识转化成为精神健康和心理社会项目。

此工作中的五大研究选题是如下问题：

1. 在人道主义背景下，人们面临的压力源是什么？

2. 在人道主义背景下，评估人们精神健康和心理社会需要的适当方法是什么？

3. 在人道主义背景中，受影响的人们如何描述和感知精神健康和心理社会问题？

4. 在人道主义背景中，监控和评估精神健康和心理社会支持结果时，应该使用什么合适的指标？

5. 我们如何更好地修订已有的精神健康和心理社会干预，使之适用于不同的社会文化背景？

如果尝试将研究与当地问题密切联系，该工作强调关注受影响人群观点的重要性，并强调了考虑基层人员的重要性。

4.5　总结

大多数优先研究领域设定工作得出了不错但很笼统的结论。在这种情况下，政策制定者就研究基金的分配基本无法得到任何具体的指导意见。CHNRI 所用方法（和全球精神健康重大挑战中最近使用的德尔菲法）的优点是它们提供了更具体的结果和建

议，其中包括了优先研究领域评分，可用来帮助政策制定者确定与具体研究选题相关的风险水平。这也可以帮助基金会确定研究选题列表，将风险最小化，并尊重利益方的价值。

虽然保证公平、全面的优先研究领域设定过程至关重要，但不得不承认，设定并执行优先研究领域意味着利弊的权衡。优先等级设定会带来政策和资金支持方向的改变，也会使得优先研究领域能够发展出更好的培训项目和更快的干预发展，也会导致曾经的优先等级较高但现在优先级别偏低的领域内出现失业和资金短缺的问题。此外，当特定的健康问题（如精神健康）构成了更广泛的健康领域（如非传染性疾病）的一部分，并且政策强调某个部分而忽略其他部分，会增加该宽泛领域的其他部分失去优先等级的风险。

前文提到的五个研究优先研究领域的设定工作包括了几个重要主题。所有的结果都强调了如下工作的必要性：将研究与卫生政策和卫生系统联系；实施有效的、具有成本效益的大规模治疗；将精神卫生保健纳入初级保健；关注儿童，尤其是优先预防和保健工作；促进 MNS 服务实施的人力资源发展。

这些优先研究领域的推进将取决于未来 10 年内可用的主要研究经费。从这个角度，相关工作已经取得了重大的成就：美国 NIMH（在非洲、南亚和拉丁美洲）建立了协作中心；英国国际发展部（DfiD）资助了埃塞俄比亚、印度、尼泊尔、南非、乌干达的精神卫生保健项目（PRIME）；加拿大重大挑战基金会在 LMICs 支持了多个精神卫生项目。

5　从优先研究领域到落地：将研究转化为政策和实践

上述全球精神健康优先研究领域设定工作传递的价值观——如保证干预有实证基础和基层人员参与优先研究领域的设定——为增加研究与受影响社区的联系奠定了基础。我们将逐一讨论：保证研究伦理行为，社区参与研究活动和传播，提出研究要求和发展研究能力。

5.1　尊重研究过程：全球精神健康的研究伦理实践

随着 LMICs 精神健康研究活动的增加，保证充分的伦理监督至关重要。认知损伤、判断力不足、冲动控制差等症状使得某些精神疾病患者在研究背景下显得尤其弱势。随着贫困的加剧，研究伦理变得更加复杂。开展精神健康研究活动需要考虑九大因素：研究的社会价值、研究设计、研究人群、知情同意、风险和收益、保密性、实验后的义务、法律或伦理义务和监督。[47]

研究设计决定着采集数据的类型，而理想的数据决定着被试将接受的干预类型

（和参与风险）。当研究设计能够带来有用的发现,但将被试置于更大的风险时,这个问题可能变得尤其复杂。在国际背景下,对照试验达到现有的护理标准也带来了伦理问题。例如,如果在随机对照试验中,实验组被试接受有效的药物治疗或心理治疗,控制组的被试仅达到精神健康资源极度有限的低收入国家护理标准,为被试提供最好的护理是临床责任吗? 伦理委员会和机构审查委员会的标准通常是基于纽伦堡行为准则或贝尔蒙特报告(来自美国国家生物医学和行为研究人类被试保护委员会),帮助调查人员明确如何应对相关问题,更好地保护研究被试的利益。

贝尔蒙特报告要求平等地对待潜在研究被试。例如,研究者不能不公平地将可能从研究中受益的被试排除在外,也不能不公平地邀请被试参加有可能会受到伤害的研究。报告还要求考虑研究对“社会公平”的影响。根据此原则,研究不应该加剧社会不平等;参加研究不能导致让被试雪上加霜。[47]

研究经常会给被试带来一定程度的风险。精神健康研究可能存在如下风险:(1)参加实验可能会带来心理伤害(如实验药物可能产生副作用);(2)对于病人被试,参加实验可能需要停止服药,增加出现症状或危险行为(如自杀)的风险;(3)如果治疗能够控制症状,在实验完成后无法继续用药可能会导致复发。[47]贫困国家的另一风险是研究结束后被试无法找到精神药物。在精神疾病已经确诊的情况下,参加研究的另一个风险是增加病人的社会排斥或歧视;根据研究设计,参与研究可能导致病情的披露。

生命伦理学家约瑟夫·米勒写道:“精神疾病患者被试通常有能力和权力给出知情同意。”[47]然而,对于某些精神障碍病人,由疾病带来的认知或判断能力的损伤可能会降低知情同意的能力。研究设计需要包括被试能力的评估。米勒解释说:“如果被试理解研究课题及其意义,能够陈述自己的相关推理,那么无论被试的一般能力如何,都有能力同意参与研究。”如果研究给被试带来了很低的风险并可能对被试有益,那么应该使用监护人知情同意(即代理决定者的知情同意)。此外,医疗服务标准不应该与参与研究的标准混淆。根据定义,卫生保健意味着参与者获益,但是研究却不一定。

5.2　保持研究的相关性:社区的参与和责任的尊重

为了响应前文提及的重大挑战倡议,实施项目的研究人员确定了一系列的注意事项,保证优先研究领域的设定满足社区和研究目标群体的需求。[48]这些注意事项包含社区参与、公众参与、对文化信念的考虑和尊重实验后义务。

社区参与可以确保研究与研究实施社区的合作关系,要求研究者了解并解决社区成员的担忧,支持研究者和社区成员的开放交流,增加社区对研究的所有权。除了参加研究的特定人群,公众更广泛、更有效的参与有助于研究转化为社会行动。公众参与可以使更多的利益方了解研究相关的重要政策问题,向研究者提供接受公众贡献的途径,持续评估研究活动的公众知觉。最重要的是，成功的公众参与有助于将公众观点纳入决策和行动。如何更好地参与？Box19.3 列举了有助于建立有意义社区合作的八大行动。[49]

公众和社区参与必不可缺的部分是承认文化信念可能支持或阻碍健康促进干预的实施。社区成员和研究者可以调整活动安排以尊重文化信念，同时承认和处理植根于文化、阻碍有效公共卫生干预的消极行为（如性别歧视）。最后，当研究结束、研究提供的干预完成时，实验后的义务包括确保社区仍然可以获得主动、有效的干预（药物或其他治疗干预）。这也可以通过推广成功的干预来实现，使它们成为现有卫生保健系统的一部分，但这一步的前提条件是确保研究结果可以应用于现实生活情景。

5.3 创造研究需求

开展研究和证明精神健康干预工作有用——例如建立实证基础——并不能保证干预会广泛用于实践。虽然诸多政治、经济、社会、科学和文化障碍都可能导致研究无法转化为实践，干预相关成本、目标人群特征、对工作人员的竞争性需求、组织文化、研究结果有限的可推广性、广泛接受的可能性[50]（框 19.4）也可能构成了阻碍。研究人员必须仔细考虑研究活动的背景和利益方的不同需求，无论是地方决策者（如临床医生、组织、病人）还是政策制定者（市、州、联邦政府），因为他们可以收集信息，使得研究结果可以为干预提供外部效度信息。

一项对 LMICs 卫生保健人员的研究发现，如果研究在本国，而非高收入国家，开展并发表，他们更可能采取循证实践。[51]同时，卫生保健人员更可能认为，高收入国家的研究水平高于平均水平，比本国研究更好。获得和使用纸版临床指南、认为本国的研究高于平均水平或更好、相信随机对照试验的系统综述都会增加研究影响实践的可能性。

研究证据质量并不是研究、政策和举措联系的唯一因素。民间社会组织、倡导者、健康和教育的私营单位和媒体在使用和传播研究成果时发挥着重要的作用。与政策制定者的互动、学会预测政策制定者的需要也有助于明确研究方向和随后的政策相关性。研究人员和决策者知识转化的方法不断增加，使得这一切成为了可能。这些方法包括研究人员担任顾问，与决策者密切合作，定义需要解决的核心问题，分析相关信息，解释结果，向决策者报告结果。[52]通过这个过程，研究人员和决策者可以确定如何更好地组织结果、如何和他们沟通能促进改变。研究的最终使用者参与确定需要研究的领域可以激发对研究的需求，研究人员定期与这些广泛的网络接触可以为这一目标提供支持。

框 19.3　社区参与：需要考虑的八个方面

1. 进入社区前做好准备工作

—了解社区的结构

—了解对精神疾病的态度或者精神健康研究或服务的经验

2. 取得社区的信任

—诚实地描述即将开展的研究

—花时间认识社区成员

—听取社区成员的看法

3. 在社区投入精力

—避免只在开会出现或者立马离开

—表现出对社区及其成员的兴趣

4. 鼓励社区成员全面参与研究，发展研究能力

—与社区成员共同决定

—社区成员参与计划

—提供培训，增加社区对研究、预算和领导力的理解

5. 认识／明确社区成员的优势

6. 换位思考，认真倾听

7. 尊重合作者的时间

8. 保证合作的其他组织也欢迎社区的参与

修订自 Franco et al。[49]

　　创造研究需求的重要因素之一是加强研究文化，将高质量研究的产出、传播和使用视为卫生系统的组成部分。[13]国家研究能力反映了国家的价值观、信念、实践、语言和权力系统。一个基本文化信念是知识的来源。当社会认为知识是创造的或发现的，而不是"接受的"或"披露的"，知识是暂时的、在面对新证据时可以随时改变，就有可能会出现充满活力的研究文化。当社会关系反映着威望和权力的等级，主流信念和实践（包括健康相关实践）可能将不受质疑和挑战。当人们认为知识应该共有、广泛传播、共享、用于造福公众，优先研究领域也不同于将知识看作是致富和控制的有效途径的人口群体。主流文化将影响高质量研究能否蓬勃发展，是否挑战当前的信念和承诺，现有的政治、经济、宗教和社会传统观念是否盛行。对蓬勃发展的研究文化来说必不可少的价值观包含：追求卓越——保证研究质量最高；激发好奇心——鼓励质疑和探索；鼓励自由探索——消除自由探索的障碍；对权威尊重并怀疑的态度——质疑并公开调查主流观点；追求公正和平等——确保研究造福公众；保证研究伦理——建立保证研究伦理的

程序,保护和提高研究被试的权利和利益。[13]

6　结论

如下四个方面存在着动态关系:(1)优先研究领域的形成和特定领域知识发展的增加;(2)研究转化为政策优先事项和干预;(3)研究需求;(4)研究能力建设的必要性。这些方面最终均旨在提高个人和社区的精神健康结果(图19.3)。

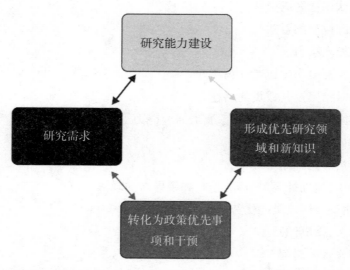

图 19.3　优先研究领域、将研究转化为政策和实践、创造研究需求和研究能力建设

尽管研究是指导社区提升健康水平的核心,但并不是每一个社区都能从研究设计、参与和获知结果中受益。精神健康研究尤其如此。在全球范围内能力建设和开展精神健康研究的能力受到很多彼此相关的现实因素的限制。最重要的两个因素——可用的健康研究基金和优先健康领域——决定着特定背景下研究人员的活动。随着对精神健康研究的倡导,特别是对促进个人和社区综合全面护理系统相关研究的倡导,社区成员、决策者、精神疾病患者及其家属、朋友意见在资源匮乏环境下显得特别重要。这种倡导有助于政府和资助人员改善过于分散杂乱的保健和资助系统,也可以避免健康和康复的方法缺乏系统性,不能满足精神疾病患者的需求。但是,这些工作都有风险,优先研究领域的设定至关重要,如果有些工作遗漏了,基金会永远无法满足需求。研究和全球合作也至关重要:研究创造的知识可以给我们提供最好的机会来建立更全面的预防、治疗和系统干预,满足精神疾病患者的需要。

框 19.4　评估研究转化为实践的阻碍：指导性问题

1. 干预措施：

    —成本是否高昂？

    —是否需要高水平的专业人员？

    —有无干预计划或手册？

    —是否高度适应特定背景？

2. 目标设置：

    —是否有过多竞争需求？

    —该项目是否为外部强加？

    —资源是否有限？

    —是否有时间限制？

    —当前做法如何阻碍创新？

3. 研究或评价设计：

    —所用研究样本得出的结果能否推广到不同的病人、工作人员和临床环境？

    —是否评估了与决策者和其他最终使用者相关的结果（如干预成本、成本效益、干预的制定、实施、维持和可持续性）？

4. 三者之间的相互影响：

    —参与障碍导致研究项目覆盖面或参与度低。

    —干预不灵活。

    —干预不适合目标人群。

    —人员配置模式与干预需求不匹配。

    —组织和干预理念不一致。

    —组织无法充分实施干预措施。

    修订自 Glasgow & Emmons。[50]

第二十章　为精神卫生系统发展作出政治承诺

若泽·米格尔　卡尔达斯-德阿尔梅达
哈里·米纳斯　克劳迪娜·卡耶塔诺

1　政治承诺

本章节所使用到的政治承诺概念包括其他相关常用术语、具有重叠含义的术语,如政治意愿[1,2]和政治优先事项[3,4]。所有这些概念都与议程设定概念相关。[2,5,6]"精神卫生系统发展的政治承诺"是指社会的关键决策者(特别是政治领袖)有效回应居民精神健康需求的有组织的意图和行动。这是统筹知识、社会和经济资源来共同实现人口群体精神健康重要目标的公开意愿(包括政治意愿),[7]通常包括法律、政策和监管体系的变革,加大精神健康投入,修改或改革现有项目,建立必要的新项目,加强精神健康人力资源建设,并收集和系统使用研究证据指导决策。

2　全球精神健康的进步

在过去的 20 年里,世界各地都在努力引导国家和国际的政治领袖多关注精神健康,提供与精神健康问题的严重程度和影响匹配的财政和人力资源。

这些工作源于对两个不同事实的共识。第一,尽管近几十年来,治疗精神障碍的有效干预发展取得了重大进展,但是全世界大部分精神障碍患者仍然难以获取可用的、有效的治疗和干预。第二,如果没有在国家层面上制定并落实精神卫生政策和计划,如果在国际层面上没有提出精神健康倡议支持资源有限国家,上述状况就难以有显著的改变。

精神卫生系统改革是一个复杂的过程,[8]需要关闭或缩减传统机构服务,发展新的服务、项目和干预,并将精神健康纳入初级保健系统。这一改革离不开复杂的资源再分配,并且在很多情况下,过渡时期没有额外的资源。在应用新的干预模式时,通常需要人力资源培训和与其他部门的密切合作。在这样复杂的过程中,变革的阻力、所需的资源和合作无法保障非常常见;为了克服政策发展中的这些阻碍,政策制定者的坚定承诺发挥着至关重要的作用。

在许多国家,获得捐赠承诺同样非常重要。在大多数低收入国家,健康预算已经非常有限,分配到精神健康的资源更是非常有限的一小部分。⁹这些国家在很大程度上依赖于外部支持启动精神健康变革过程,为过渡阶段的花销提供经费支持。

直到最近,精神健康在各地公共卫生议程中仍是优先级别最低的事项。在过去的二十年间,世界各地已经为此作出了大量的工作,使精神健康获得了应有的重视。¹⁰

所有这些工作已经产生了可观的效果。对比现在和 20 年前各部门看待精神健康的方式,我们不得不说,目前已经取得了重大的进展。观察许多国家在政策和服务层面上的发展,我们也可以得出同样的结论。

但是,目前仍有许多工作尚未完成。虽然政治、法律和技术原则是有效回应居民基本精神健康需求的基础,但迄今为止,这些原则的落实程度仍非常有限。尽管精神卫生倡导运动已经做了很多工作,但政策制定者、捐助者和公众舆论对精神健康的重要性仍缺乏普遍认同。

一些因素仍然是发展的阻碍。毫无疑问,污名是最重要因素之一。与精神疾病相关的神话、禁忌和误解在世界各地的普通民众、专业人员和政策制定者中仍然十分普遍,阻碍了必要的精神卫生政策、计划和项目的发展和实施。

与重建精神卫生系统有关的具体障碍和困难是另一类重要阻碍。精神卫生系统改革很复杂、难度大,需要强有力的政治支持、优秀的领导力、技术能力和充足的资源。如果缺乏这些要素,就难以实现所需的变革,难以发展新的态度和必须要引入的干预,难以克服此过程中常见的阻力。

目前大多数国家出现的财政限制,对卫生保健系统的经费影响尤其明显,是另一个尤其重要的阻碍。无一例外,所有国家都面临着卫生保健成本日益增长的问题。2007年金融和经济危机之后,许多国家都在采取强硬措施减少政府支出,常常大幅度削减卫生预算。

在这种情况下,不同健康领域的经费竞争不可避免地变得日益激烈,精神健康则有竞争劣势:首先是与精神障碍有关的污名;其次,尽管我们在精神健康服务研究方面已经有所进展,但我们仍然需要更多确凿的证据证明,精神健康投入能够产生良好的健康、社会和经济回报,应该优先此类投入。

2012 年 5 月,第 65 届世界卫生大会通过了 65.4 号决议,"精神疾病的全球负担和国家层面上卫生和社会部门的全面协调应对需要"。¹¹此决议敦促成员国"发展和强化全方位的政策和策略,促进精神健康,预防精神障碍,保证精神疾病患者及早识别、护理、支持、治疗和康复",并要求 WHO 总干事"加强宣传,并制定能产生可见效果的综合精神健康行动计划。"由 WHO 制定并发布的全球精神健康行动计划 2012—2020 草案指出,政府承诺是制定有效政策和计划的关键要素之一,承诺实施资源是决定行为的必要条件。

虽然目前在精神健康发展[6,12-22]、保健方案的技术指导[23-29]、精神健康立法、政策和服务的发展[30]等方面已经快速积累了大量的研究证据，但是在如何形成和加强精神健康发展的政治承诺方面仍少有指导。在这一章，我们将回顾在那些在形成政治承诺的过程中发挥重要作用的因素，并讨论如何制订行动计划以加强这些承诺。

3 政治承诺：它是什么？

虽然公共卫生文献经常提到政治承诺的核心需要，但政治承诺的内容和形成方法却很少得到研究者的关注[31]。在 HIV[32,33]、孕产期安全[2-4]和更宽泛的公共卫生领域中，这个问题得到了最为充分的探讨。[34]

一篇与 HIV 相关的政治承诺的文献综述确定了三个主要组成部分：

1. 表达性承诺：决策者在多大程度上公开表达对相关问题的支持。

2. 制度性承诺：是否制定了有助于实施既定目标的制度安排。这可能包括法律和政策体系、管理安排、项目和服务实施结构、监管和评估策略。

3. 预算性承诺。分配必要的资金，实现表达过的目标。

戈德堡和同事[31]强调了政治意愿的复杂性。

政府可能对 HIV 给出了口头承诺，出于工具性原因（如吸引捐助资金）作出了公开声明，但未能将这些说辞转化为法律形式或对实际项目的投入。相反，政府有可能保持沉默，但落实了所有的制度性基础设施，并对 HIV 投入了资源。政府也有可能作出了制度性承诺，但对项目的资助不足，导致政策不能完全执行。政府可能对项目有投入，但通过公开言论贬损这些项目的重要性或缺乏制度性能力充分利用这些资金。因此，对政治承诺水平的判断应该同时考虑这些承诺的不同组成部分。[31]

此外，除了上述三个维度，研究还确定了两个因素——承诺在多大程度保障了伦理和人权和这些政策反应在多大程度上是循证的。

4 政治承诺的关键决定因素

为了提高我们对形成精神健康政治承诺的能力，我们必须要理解国际和国家政治领袖积极关注健康问题的影响因素。

我们知道，某些健康领域比另一些领域更成功地被列为了政治优先事项，并在全球范围内调动了大量的资源。疫苗、HIV/AIDS、疟疾、孕产妇和儿童健康就是很好的例子。解释这些成功的因素有哪些呢？卫生宣传领域的研究者找到了影响全球卫生倡议成功的四类决定性因素：参与者的力量、观点和事实的力量、政治环境和问题本身的特征。[4]利用这个理论框架分析那些针对形成政治承诺而制定的全球精神健康宣传倡议，我们可以得出一些结论,可能有助于提高此领域未来倡议的成功率。

4.1　参与者的力量

全球精神健康倡议可涉及广泛的参与者:消费者、家人、专业人士、非政府组织、政府官员、国际组织、学者和研究人员、科学组织和人权组织。每个倡议的成功取决于相关参与者的力量和代表性、他们之间所建立的关系、所采用的领导和合作模式和他们应对那些不得不面对困难的能力。[4]

全球精神卫生政策共同体——政府官员、非政府组织领导人、双边捐助者、WHO 和其他国际组织成员、学者——一直在全球范围内开展精神健康工作,并取得了重大进展。这很大程度上归因于他们关注共同目标(如减轻精神障碍负担)并在解决方案上达成共识(如发展社区服务)的能力。由于这些参与者是领域内的权威人士,他们在国际和国家层面上对政策制定者有决定性的影响。因此,尽量与他们达成共识,并利用他们的权威提出有关政策和服务发展的明确提案是非常重要的。

消费者和家人对此过程的参与也尤其重要。虽然长期被忽视,但事实证明,他们的参与在呼吁普及高质量精神卫生保健、保护精神健康患者人权等活动中都很重要,目前已经被视为了必不可少的一部分。

事实证明,民间社会基层组织对全球精神卫生倡议的成功是绝对不可或缺的一部分。2001 年 WHO 对这些组织的动员对 2001 年世界精神卫生倡议的成功至关重要。由于世界各地成千上万基层组织的参与,在世界精神卫生联盟(WFMH)的领导下,每年的 10 月 10 日成为了世界精神卫生日,成为了精神健康宣传运动的重要组成部分,为提升精神健康意识提供了难得的机会。其他全球性倡议,尤其是关于人权和精神健康的倡议,也因其调动消费者和家庭组织的能力而成为了可能。

确保所有专业人员群体对精神卫生保健的参与也非常重要。他们中的一些人,如精神科医生、全科医生、心理学家和护士,在很多地方都非常强大,他们的支持已经被证明对宣传倡议的成功是必不可少的。

个人和机构的领导力也很关键。仔细回顾那些能够在国家和国际层面上形成政治承诺最成功的精神卫生倡议,我们总能发现它们的背后有受人尊重的领导者在提供指导,并且拥有加强合作和说服政策制定者所需要的权威。

领导全球精神卫生倡议的机构亦是如此。世界卫生组织(WHO)是全球精神健康领域卓越的机构领导者,极为有效地领导了各种倡议,包括引导和支持政策制定者提升精神卫生服务、确保卫生保健的普及和平等、促进精神健康疾病患者的人权。其他组织(如世界精神卫生联盟和全球精神健康运动)也在重要全球倡议中发挥着重要的领导作用。所有这些组织彼此也已经建立了积极地联系和强有力的伙伴关系,并且诚然在未来需要进一步加强。

4.2 观念和事实的力量

健康问题被公众理解和描述的方式是从形成政治承诺到付诸实践过程中的一个决定性因素。政策制定者经常不得不支持许多不同的健康问题;他们会优先考虑那些被视为更严重、对社会产生严重影响、已经有效解决方案的健康问题。如果可用的解决方案明显在可负担的范围,这当然有帮助;但更关键的一点是,我们不仅要有解决方案,还要充分、一致的证据支持其有效性。[4]

长期以来,致力于形成政治优先事项的精神健康倡议的主要弱点之一是曾经描述精神健康的传统方式:作为一个健康领域,它的客观症状来自未知或者有争议的病因,发病率和影响无法严格测量,没有真正有效的治疗方法,而且和独立于一般卫生系统的旧式精神病机构形象联系。

虽然生存条件恶劣的精神病院在很多地方仍然存在,大量精神疾病患者依然无法得到治疗,很多服务缺乏科学性,但是如今的情况与过去完全不可同日而语。正如本书其他章节所深入谈论,现在我们已经有可靠的数据表明,很多国家精神障碍的发病率和负担;我们知道精神健康服务可以是基于社区的、高质量的、尊重人权的;对大多数精神障碍,现在已经开始有可用、有效的治疗方法;并且每天都有重要的科学进展。

过去20年间积攒的有关精神障碍负担和治疗缺口的新知识为精神健康的重要性和将精神健康纳入公共卫生议程的必要性提供了强有力的证据支持。由于流行病学研究和疾病负担研究,我们已经掌握了一些事实,并且这些事实令人印象深刻。精神障碍不仅发病率很高,而且会对个体、家庭和社会产生巨大的影响。全世界有数百万人患有精神障碍。无论年龄、性别和社会因素,所有人都可能受到精神障碍的影响。精神障碍干扰着世界所有地区儿童、成人、男性、女性的生活,并给他们带来了巨大的痛苦和失能。[36]

积极的精神健康,尽管更难测量,但是它对个人和群体生活的很多方面也有深远的影响。[37]作为健康不可分割的一部分,它是个体的幸福和功能健全的基础,在人际关系、家庭生活、社会包容性和公民全面参与各种社会经济活动上发挥着基础性作用。

在过去20年中,神经科学分子层面和更整合层面的研究都取得了重大进展。这些科学成果和心理社会研究的进展使得我们在发展新的、更有效的治疗方法上取得了巨大的进步。大量的干预和服务已经被证实在大多数精神障碍的治疗和康复方面是有效的。在发展预防精神障碍和促进精神健康的有效干预方面,研究进展则相对缓慢。尽管如此,目前这些领域已经有一系列可用的干预[28](如抑郁、[27]精神分裂症、[24]注意缺陷多动障碍(ADHD)、[25]酒精滥用障碍、[23]癫痫[26]和痴呆[29]循证保健方案)。

最后,许多国家已经开发并评估了更多社区精神卫生保健的新模式。大多数研究表明,这些新的保健模式更有效,更受到病人及其家属的青睐,将精神健康纳入初级保健是提高精神卫生保健可得性的有效策略之一。[38]

所有这些知识都有助于改变精神健康干预有效性的旧观念,支持呼吁采取行动加大精神卫生政策和服务发展的投入。

4.3　政治环境

政治环境可能会明显影响政策制定者对精神卫生政策和服务发展的支持。总的来说,我们可以说,政治和社会变革期有利于提高对提升精神卫生保健的兴趣。在民主政府取代独裁统治后,拉丁美洲国家(如巴西和智利)对精神健康改革的支持就是这一原则的一个很好的例子[39]。

强调平等和社会包容性等价值观的政治环境也可以增加对精神健康给予特别关注的概率。值得一提的是,人权倡议已经被证明可以有效地引导政策制定者关注到精神障碍患者遭受到的排斥和虐待问题。

一些特殊的背景也为精神卫生倡导者提供了获得政治领袖承诺的良好机会。在2001年WHO全球精神卫生倡议之后的时期,这些倡议所产生的影响促使了许多国家和国际精神健康项目的成功。

灾害和紧急事件也是提高对精神健康重要性的认识、在全国范围内提升精神卫生服务的独特时机。在2001年9月11日恐怖袭击和2005年印尼海啸之后对精神卫生保健资源的调用是突发事件创造机会的很好例子。此外许多其他情况(如地震和其他灾害)同样也为精神健康倡议创造了新的机会。[40]

一些大型全球卫生倡议和项目虽然并非是专门针对于精神健康,但涉及精神健康方面的主题,也可以是很好的政策窗口。对联合国千禧年发展目标[41]来说,诚然如此;但不幸的是,这是个错失的机会,因为精神健康没有被明确地列为入选目标。尽管没有专门包括精神健康目标,但MDGs其他发展目标的实现也可以带来实质性的精神健康好处。[42]2011年联合国非传染性疾病峰会[43]也是从非传染性疾病(NCD)中关注精神健康重要性的好机会。由于WFMH的努力,一些组织一起推动将精神健康包括进入2011年联合国非传染性疾病高级会议的NCD议程和未来全球健康和发展议程。

在2012年初,WHO执行委员会通过了印度提出的一项决议草案[44],关注精神障碍的全球负担和国家层面卫生和社会部门作出全面协调应对的必要性。这标志着目前在支持政府和国际组织对精神健康作出政治承诺的行动体系上取得了非常重大的进展。这是国际层面上成功包括诸多参与者的优秀例子,为促进政策制定者形成承诺、采取行动支持精神健康提供了新的背景。

5　形成政治承诺:主要步骤

形成支持精神健康的政治承诺是一个过程,通常涉及几个重要步骤。[45]第一步是收集我们想要解决的精神健康问题的可用信息。第二步是构建对实施一个成功的宣传倡议起到基础性作用的网络。一旦我们有了这个合作网络，我们就可以进入第三步，开始与合作伙伴一起细化行动计划，包括我们想要实现的具体目标、为实现这些目标而制定的策略和活动、监测和评估程序。第四步是计划的实施，通常来说应该包含若干组成部分：形成想法和信息；为我们想要达到的特定受众定制信息，并纳入明星人物和与媒体工作的具体策略。[45]

5.1 收集信息

在开始宣传倡议形成政治承诺之前，收集与目标相关领域可用的所有信息至关重要。首先，必须收集证据，向政策制定者证明为何应该作出行动承诺。这包括我们想要解决的精神健康问题的严重程度和影响的数据和所提议行动的有效性证据。

另一方面，有必要找出可能在我们想要促进的变革过程中发挥重要作用的决策者：谁作出重要决策？谁影响政策？谁可能对投入精神健康项目有兴趣？最后，我们应该试着收集此领域之前倡议的有关信息，应该接近和邀请成为合作伙伴的组织的所有可用信息。

5.2 建立网络

在呼吁政策制定者支持精神健康项目发展的行动过程中，与拥有相同目标、有兴趣改变精神健康处境的其他合作伙伴建立联盟通常是该过程的必要组成部分。与他人合作有若干好处：可以增加我们的知识、资源和技能；可以促进精神健康相关领域工作的经验分享；对可见性和可信度有额外的价值；它还可以促进与重要决策者的接触。[45]

在这个涉及很多不同利益方的领域中，我们应该付出大量的努力，让所有相关部门和行动者（专业人士、使用者和家人、卫生部门和其他部门、政府和民间协会等）的代表参与进来。这样做可以预防可能出现的阻碍，增加对他人的影响力，并在国家和国际层面上提高推动精神健康行动的能力。

建立网络需要持久的工作。有必要先确定应该包括在网络中的个体和组织。还必须与所有可能的合作伙伴接触，向他们提供加入项目的充分理由，并与他们协商合作工作中需要遵循的规则。

合作的成功在很大程度上取决于信任和互惠。从一开始，所有合作方都必须确保共享相关信息，并在领导、内部沟通、任务分配和资源使用上确立清楚的规则。就用于维护组织凝聚力和解决可能冲突的机制达成共识也很重要。

5.3 定义行动计划

在所有合作伙伴的协作下共同制定行动计划对任何项目的成功都至关重要。它应该包括确定目标、确定实现每个目标的策略和活动、确定用于监控和评估项目的指标和方法。

就我们想要实现的目标给出清晰准确的定义是任何旨在为支持精神健康的行动而形成政治承诺的倡议中最重要的部分。我们的目标是说服政策决策者,某个精神健康问题需要得到解决,并且他们的支持对解决问题贡献巨大。

因此,我们必须能以非常简单明了的方式解释我们想要解决的问题、问题重要的原因、可改变现状并解决问题的行动内容。我们可以尽最大的努力描述我们想要达到的具体预期成果,并确定可能改变现状的具体、现实的行动。

我们可以为大量的精神卫生目标寻求政治承诺:从与干预和服务相关的具体目标,到与立法和政策相关的宽泛目标。在所有情况下,我们定义目标时,需要以非精神健康专家可以很容易理解的方式,针对真正需要改变的内容,制定具体倡议来确保变化发生。

5.4 能力建设

精神健康领导人和参与精神卫生政策实施的不同利益方的能力发展是旨在形成政治承诺的宣传倡议的关键组成部分。通过不同的教学项目、持续的支持和监督,通过心理卫生政策的区域性网络发展,上述能力建设已经成功取得了进展[46]。

5.5 传播策略的发展

传播策略是所有旨在形成精神卫生政策政治承诺的宣传倡议的关键组成部分。传播策略必须包括专门用于说服特定受众采取行动或提供支持的系列信息和用于传递信息的系列方法。一些信息应该使人们意识到精神健康问题的重要性,并使受众敏锐地感知到制定政策减轻精神障碍负担并缩小精神健康治疗差距的必要性。其他信息必须关注可用的解决方案,关注精神卫生政策的有效性,并提出目标受众可以采取的具体行动改变现状。信息应该针对每个受众量身定制,必须基于可用的证据,并且应该尽可能简洁明了。

信息的传播应该首先确定可能涉及此过程的不同受众的数据库:政策制定者和当局卫生部门,与精神健康相关的科学协会,精神健康相关领域的专业协会,病人和家属的代表、NGOs 和社区主要负责人等。具体行动只有在和目标群众特征一致时才能产生最大的影响,因此可以包括向媒体发布的情况说明、研讨会或高层会议的组织、学术期刊论文发表、向精神卫生政策制定相关国家和国际机构相关信息的介绍。如果有必要确保向包括普通人群在内的不同目标群体传播所有信息,则应该考虑开发网站。

5.6 明星人物的纳入

明星人物的纳入可以显著促进项目的成功。明星人物——在公共宣传工作中发挥着积极作用的知名个体——可以提高项目的可信度和知名度。他们有助于吸引媒体、公众和政策制定者注意到精神健康问题的重要性。他们还可以促进伙伴关系的建立和网络的建设。过去的一些精神健康倡议得到了不同类型明星人物（第一夫人、政府和议会成员、知名作家和艺术家等）的有力支持。在某些情况下，他们患有精神障碍或有亲戚患有精神障碍，是他们参与行动的重要因素，也使得他们可以特别有效地贴近公众。

5.7 监控和评估

监控和评估是获取与管理和改进行动计划有关的决策所需的信息和获得满足责任要求的数据。

为了评估行动计划是否成功，有效的政治承诺是最好的结果指标。佛克斯及其同事提供了测量政治承诺的理论框架。[32,33]我们还应该使用其他重要的结果指标，如加强相关网络、建立的联盟和成立的组织。

案例：研究伯利兹——为精神卫生改革实施形成政治承诺和捐助承诺

伯利兹是中美洲唯一的英语国家，是一个中高收入国家（根据世界银行 2010 年的分类），总面积为 22700 平方公里，人口为 291,800。大约 33.5% 的人生活贫困，13.4% 的人处于极端贫困状态。

1912 年，伯利兹市创立第一个专门致力于精神障碍治疗的服务机构，海景医院。和该地区同时期成立的大多数精神病机构类似，海景医院多年来一直为长期精神障碍患者提供住院护理。它的护理质量不佳，甚至会侵犯人权，具备此类机构的典型特点。

随着 20 世纪 60 年代第一位精神病学家的到来，医院采取了一些措施来改变这些状况，并将医学模式引入医院。医院建立了新的治疗方案，包括使用当时开发的新药，培训护士和服务人员，开展专业治疗活动。

然而，在 1979 年，伯利兹政府决定将精神病护理转移到罗克韦尔村由安全性很差的废弃监狱改造的医疗机构中。这给提升精神卫生保健工作带来了巨大的困难，严重阻碍了精神卫生服务的现代化过程。洛克维医院是距伯利兹市 22 英里远的破旧建筑群，没有任何条件可以开展医疗服务。新机构的位置偏远，给员工交通和服务设备的运输带来了巨大的挑战，并导致与社区的所有互动都空前的困难。

在 20 世纪 80 年代末，一些倡议（例如与加拿大纽芬兰纪念大学和泛美卫生组织的合作）促成了医院员工在加拿大霍姆伍德健康中心精神卫生服务机构的访问，并与路易斯维尔大学（肯塔基州）和西奈山大学纽约分校合作组织了研讨会。这些倡议为专业人员进一步了解新的干预模式创造了重要机会，并促成了与其他国家的合作。

当时，这些倡议对医院服务运作的直接影响几乎是不存在的。改革洛克维医院的监管模式的阻力非常大，精神健康也不在政府的优先事项之列。

不过,伯利兹专业人员接触其他国家的经验使他们越来越认识到提升自己国家精神健康保健的需要。这还催生了施压小组的建立,在后来政策制定者形成承诺的过程中发挥着重要的作用,对 20 世纪 90 年代初伯利兹开展的精神健康改革至关重要。

伯利兹精神卫生系统的改革是美洲同类改革中最具创新性的改革之一,证明精神卫生保健在资源有限的国家也可以取得成功和有效的提升。它也是形成政治承诺策略在精神卫生改革过程中发挥重要作用的很好例子。

这项改革始于 20 世纪 90 年代初,经历了不同的阶段,我们将在下文中对这些情况进行描述。

第一阶段(1992—2004)

在 20 世纪 90 年代初,伯利兹精神健康保健仍然几乎完全由洛克维医院提供。当地既没有社区精神健康服务,综合医院也没有精神科。精神卫生保健也没有被纳入初级保健服务。精神卫生立法仍然基于英国殖民统治期间所制定的过时法律,完全忽略了在过去几十年间在保护精神障碍患者权利上所取得的进步。

当时发生的明显不同于过去的变化是,政府认识到迫切需要采取一些行动提升精神卫生保健。政府对精神卫生保健的态度发生改变主要有三个原因。首先,专业人士接触到了其他国家(如加拿大和牙买加)开展的保健新模式,即精神卫生保健已经去中心化,促使伯利兹越来越多的人提倡精神卫生服务改革。第二,在加拉加斯宣言(1990年在委内瑞拉加拉加斯举行的拉丁美洲精神病护理重建的区域性会议上发布)之后,若干中美洲国家已经开展了重建精神卫生保健服务的项目,伯利兹无法不受到其邻国发展的影响。最后,通过泛美卫生组织(PAHO)和其他国际组织提供的技术合作,伯利兹已经开展了一些活动,增加了伯利兹精神健康问题的重要性和管理这些问题最佳方法的相关知识。

面对提升精神卫生保健的需要,卫生部别无选择。现有的精神病医院已经衰败,不值得投资恢复。由于当时精神科医生只有一到两个,具有精神科训练背景的护士很少,大部分的精神障碍患者生活在远离首都的地方,提升精神卫生保健的唯一可能方式是通过培训非医疗专业人员,让他们承担精神卫生保健重要部分的责任。

正是在此背景下,卫生部决定启动一项培训护士进行精神病护理的项目:精神科护士(PNPs)在精神科医生的督导下提供服务,发展社区精神卫生保健服务。该项目由加拿大国际发展署(CIDA)的经费支持。课程由加拿大纽芬兰纪念大学的教师教授,旨在为护士提供他们在社区中为精神障碍患者提供治疗所需要的技能。1992 年,16 名PNPs 完成了为期 10 个月的培训计划,并开始在全国各地开展工作。他们的工作包括在卫生保健门诊提供精神卫生保健,进行家访,以及在学校和社区提供精神健康教育。[47]精神科医生会定期访问 PNP 团队,提供临床监督,后期由远程精神病学项目继续为后继工作提供支持。

三年后，PNP 项目的评估显示，接受 PNPs 治疗的病人表现出了比较高的满意感，PNPs 认为，通过项目，他们已有充足的知识储备完成自己所负责的任务。[47]此项目的成功为伯利兹精神卫生改革获得国家和国际层面上的额外支持提供了关键的契机。在伯利兹内部，这一成功鼓舞了此前倡导此次变革的个体和群体，鼓励他们在变革过程中提出下一步的发展方向。在国际层面上，它引起了若干组织的兴趣，支持它使用有限的资源开展社区保健，并且有潜质在其他相似背景国家重复。

第一夫人凯西·埃斯奎维尔夫人的参与在宣传运动中发挥了特别重要的作用。这证实了明星人物在形成政治承诺过程中的有效性。她参加了由罗莎琳·卡特夫人所召集的精神健康会议，在会议上以令人印象深刻的方式介绍了伯利兹的经验，大大提高了伯利兹经验在国际上的知名度，也为伯利兹的精神卫生改革争取到了新的技术和经费支持。

另一方面，伯利兹的第一夫人从 1997 年开始担任精神健康咨询委员会（MHAB）的领导，使得该机构成为了宣传工作中的重要环节。MHAB 的使命是为卫生部提供精神卫生保健问题的相关建议，并开展宣传活动。它包含了来自不同部门的代表、精神健康专业人员和组织的代表。在 1998 年，它成功推动了自杀未遂的合法化。随着政府的变化，它转型成为国家精神健康协会——一个非营利性组织，在从日本小额赠款援助项目中筹集资金上发挥了重要的作用。这促成贝尔莫潘伯利兹综合医院在 2001 年建立了第一个精神急救科。这个组织还在促进抗抑郁症活动和发展倡议促使政策制定者形成承诺实施精神健康变革上发挥了重要的作用。

1997 年，伯利兹加强社区精神卫生保健项目被正式纳入 WHO 国家精神健康项目中[48]。此项目包括技术合作和资金支持，由卫生部和泛美卫生组织/WHO 实施。2002 年，它已经取得了一些重要的成就：

- 成立了具有自主职权范围的精神健康咨询委员会。
- 开展了社区精神健康培训工作坊。
- 在最需要的村庄建立了移动精神病科。
- 成立了社区精神健康教育委员会。
- 开展了精神健康媒体战略。
- 重组了精神健康问题的转诊系统。
- 更新了精神健康问题的报告、住院和出院形式
- 提出了重组精神病和精神健康服务的计划，重点是去机构化。

与 PAHO/WHO 的合作在伯利兹精神卫生改革的第一阶段发挥了重要作用。然而，这个阶段也建立了其他伙伴关系。正如上面所提到的，与日本的伙伴关系改善了基础设施，与美国和加拿大机构的伙伴关系促进了人员发展。与霍姆伍德基金会（加拿

大 NGO)的关系尤其富有成效,使伯利兹获得了专业人士在加拿大进行培训的机会、培训材料的开发和远程精神病学项目的启动。

第二阶段(2004—2008)

在新世纪之初,尽管社区保健已经取得了重要的进步,但伯利兹在精神卫生保健方面仍然面临着三个主要问题。首先,确保 PNP 计划提供的社区保健的可持续性:在 1992 年接受培训的一些护士已经离开;有必要建立机制保证定期培训新的专业人员。另一方面,前几年的经验表明,有必要进一步加强由 PNPs 领导的团队,促进这些团队被纳入初级保健团队,有必要巩固对临床活动的监督。

其次,洛克维医院的结构性缺陷很明显,它的基础设施严重老化,很明显解决洛克维问题的方案涉及医院的关闭和其他设施(最好在社区)的替代。

最后,缺乏足够的立法保护精神障碍患者的人权仍然是个问题。由于提倡精神卫生改革的各个团体的努力,卫生部与伯利兹大学合作于 2004 年推出了一个新的培训项目,从而将更多的 PNPs 纳入到精神卫生系统。通过该项目,13 名新的 PNPs 毕业并被纳入社区精神卫生服务网络。

到 20 世纪 90 年代末,政府已经认识到洛克维医院的条件明显令人无法接受,认识到有必要关闭医院并将其替换为综合医院的精神急救科,而伯利兹市的一家日间医院将为伯利兹市附近或者市内的慢性精神病患者提供住宿。2001 年在贝尔莫潘综合医院建立了一个精神急救科,这是为急性病人的住院治疗提供替代选择的第一步。然而,在为洛克维医院提供更好的替代方案上仍有许多工作要做,如何确保建立替代选择的观点也明显不同。

当政府宣布打算使用建设新建筑项目的经费在贝尔莫潘附近建立一所新的精神病理学医院时,上述观点的分歧尤其明显。专业人员、服务使用者与家属的代表反对这个项目,认为把所有精神疾病患者再次集中在一个远离社区的单独机构中进行住院治疗,独立于一般卫生系统,是在冒着巨大的风险重现洛克维医院的收容模式。

面对来自倡议团体的压力,政府决定要求对伯利兹精神卫生状况进行外部评估,并就关于继续精神健康变革最佳方法组织了全国性辩论。

2004 年年底,在 PAHO 的支持下,一名国际专家对伯利兹精神卫生状况进行了评估,并于 2005 年 2 月在伯利兹市举办了两次研讨会:一次关于人权和精神健康立法,另一次关于精神卫生政策和服务。这些研讨会的参与者包括了卫生部人员、洛克维医院的人员、用户和家庭协会的成员和其他相关非政府组织(残疾、人权、精神健康等)的人员和 PAHO 的员工。研讨会提出了如下建议:

- 制定国家精神卫生政策和计划,并更新精神卫生立法
- 成立国家精神健康委员会

- 实施国家精神卫生计划

- 重组服务,包括五个主要目标:关闭洛克维医院,加强 CMHC,在卡尔赫斯纳纪念医院设立精神科,为洛克维医院的病人和新的慢性精神病患者安排住宿,在国家的不同地区设立日间医院

- 减少污名的项目

在接下来几年里的发展证明,外部评估和通过研讨会开展的全国性辩论是就优先目标达成共识和确保政府强有力承诺的有效策略。

2007 年 5 月,国家精神健康委员会起草了精神卫生政策。同年,相关人员开展了重要工作,收集了对精神卫生服务规划、评估和监测至关重要的数据。一方面,通过 WHO-AIMS 项目(世界卫生组织和伯利兹卫生部,2009)收集了有关该国精神卫生系统的相关信息。另一方面,精神卫生信息被纳入信息化卫生信息系统。

2008 年,伯利兹在洛约拉港健康中心的许可下建立了一家日间医院,达成了重组服务的另一个重要目标。正是由于这项由 PNP、社会工作者和职业治疗师团队提供的新服务,才有可能在伯利兹市提供康复项目。2008 年 10 月 18 日,随着洛克维医院的最后 38 名病人被转移到贝尔莫潘的保障性住房(帕姆中心),洛克维医院,这个旧的收容式精神健康保健的象征,最终被关闭。

第三阶段(2008—2012)

在精神病院关闭后,伯利兹市开始了一个新项目,即社区治疗项目(CTP)。这个项目旨在满足那些从精神病院出院、在社区生活的长期精神疾病患者的需求。

CTP 工作人员最初是在精神病院工作。当精神病院关闭后,他们接受重新培训,然后到社区工作。CTP 项目的目标是在家庭、街道或社区的任何方面提供实际帮助,包括药物管理、自我保健、休闲和医疗支持等方面。该项目帮助了大约 80 名病人,包括男性和女性。

同样值得注意的是,在这个阶段,卫生部为精神卫生项目制定了详细的预算,并在卫生部内部为该项目的实施设立了业务结构。第三阶段和现阶段的其他目标是更新精神卫生立法,加强社区服务,在所有地区医院建立紧急精神病服务,并且发展精神健康灾难计划。

为什么在伯利兹取得了成功?

在不到二十年的时间里,伯利兹从根本上改革了自己的精神卫生服务,在很大程度上提高了精神卫生服务的可得性和质量。为了实施改革,使得这些进展成为现实,在这个过程的不同阶段让政策制定者和国际捐助者作出承诺是必要的。

不同的因素可以解释在此过程中所形成的成功的政治和捐助承诺。在改革实施过

程中存在明确的领导者诚然是成功的一个主要因素。它促进了优先事项的确定，并使得不同利益方达成共识成为可能。

在国家和国际层面上建立联盟和合作伙伴关系的能力也至关重要。这种能力使得伯利兹建立了能够捍卫变革的强大网络，包含专业人士、服务使用者、家属和非政府组织。吸引了众多国际组织的兴趣。因此，参与者的力量是这一过程中的关键因素，对参与者力量的重视体现出伯利兹很好地吸取了前人忽视参与者力量的教训。

伯利兹的例子也证实了事实的力量。识别存在于伯利兹精神卫生系统中的问题和提出克服这些问题有效措施的证据被证明是说服政策制定者和捐助者支持改革的好策略。在这方面，证明通过 PNP 计划能够显著地改善了精神卫生保健是特别有效的策略，因为它向政策制定者和捐助者表明，在伯利兹投资精神健康保健是值得的。

最后，在 20 世纪 90 年代，伯利兹利用卫生部门改革所提供的机会，也被证明是做出实施精神卫生改革政治承诺的有效策略。

内容概览

第一阶段

1992 年建立精神科护士（PNP）社区精神健康项目。

1995 年对 PNP 项目的评估表明，接受该项目所提供服务的病人满意度很高。

1997 年第一夫人，凯西·埃斯奎维尔夫人，受到罗莎琳·卡特夫人邀请，在精神健康会议报告了伯利兹的改革，随后领导成立了国家精神健康咨询委员会。世界卫生组织精神卫生国家计划纳入了伯利兹的加强社区精神卫生保健的示范项目。

1998 年精神健康咨询委员会重组为一个非营利组织，即精神健康协会。

由于该协会的努力，自杀未遂实现了合法化。

2001 年启动了由 PAHO/WHO 资助的第一个社区精神健康项目。

由精神健康协会从日本筹集的经费支持，在贝尔莫潘综合医院建立了第一个精神急救科。

第二阶段

2004 年为 PNP 开展的第二次培训项目旨在将更多的 PNP 纳入精神卫生服务系统：13 个新的 PNP 毕业。

在 PAHO 的支持下，举办了第一次人权研讨会。

政府要求对精神卫生项目进行评估。通过与 PAHO 合作，国际顾问对该项目做了综合评估，并对未来给出了建议。

2005 年由 PAHO 支持，卫生部组织了精神卫生政策和服务的研讨班，由专业人员、服务使用者和家属参加。主要的推荐意见包括发展精神卫生政策、用社区服务替代洛克维医院。

举办第二个关于精神卫生立法和人权的研讨会。

推荐建议包括更新精神卫生立法。

2007 年伯利兹的精神卫生政策得到了卫生部的批准。

精神卫生信息被纳入了信息化的卫生信息系统。

利用 WHO-AIMS 项目收集了伯利兹精神卫生系统的基本信息。

为警务人员编制了精神健康培训手册。

2008 年洛克维精神病院关闭。

来自精神病院的最后 38 个病人被转移到了帕姆中心,贝尔莫潘的保障性住院设施。

在洛约拉港健康中心建立了日间医院。

在伯利兹建立了社区治疗项目(CTP),满足居住在社区的长期精神患者的需要。

第三阶段

2011 年与 PAHO、西印度群岛大学和伦敦皇家自由医院精神卫生改革研究信托基金合作,培训了 170 名社区卫生保健护士。

将精神健康纳入加勒比海初级卫生保健系统:伯利兹和多米尼克的示范项目。

年度精神健康患者研讨会。

2013 年通过新的精神卫生立法。

6　结论

近年来,全球层面上精神卫生宣传都取得了重要进展。这些进步之所以成为可能,是由于科学研究进展帮助我们改变了对精神健康问题的看法,也因为我们在专业和科学协会、患者和其家庭、NGOs、大学、政府和国际组织的参与下建立了强大的网络。

在此过程中,人权运动的贡献也很关键。它帮助全球健康运动将目标集中在一些关键权利上,如享有达到最高标准身心健康的权利(包括得到合适专业服务的权力、个性化治疗的权利、康复和治疗自主的权利、享有社区服务的权利、享受最少限制服务的权利)、自由和安全的权利、免受歧视的自由、免受不人道待遇或人格侮辱的自由。

这些价值观,再加上关于精神障碍的影响、治疗缺口、世界各地持续存在的人权侵犯的可用证据,都为继续关注精神健康提供了基础。

我们对精神卫生领域形成政治承诺能力的影响因素已经有了越来越多的了解。因此,我们现在的处境比二十年前好多了:就形成政治承诺的过程,我们有坚定的价值观,合理的科学证据和充分的经验。

但是,我们在不久的将来必须面对的问题也是巨大的。我们需要新的政策和临床应对,解决日益增长的精神疾病发病率和弱势群体的心理社会问题,并且可以预计的是未来与其他卫生部门的资源竞争将日益加剧。

在这种背景下,形成政治承诺是全球精神健康所面临的最重要的挑战之一。为了应对这一挑战,我们需要发展能力,分享最佳经验,并找到在此领域建立国际合作的更新、更有效的方法。

译者后记

2015年,武汉大学健康学院全球健康学译丛主编之一黎浩副教授邀请我翻译这本书,当时的感受就有点复杂。一方面,我一直从事文化与健康研究,同时有精神健康和文化心理学的训练背景,应该足以胜任此书的翻译工作,也很有兴趣来从事本书的翻译工作;另一方面,直觉又提醒我,全球健康和心理学领域有颇多学科差异,心理学背景的我翻译全球健康领域的书籍,可能会遇到挑战乃至困难,但也可能是走出舒适区、跨学科学习和交流的难得机会。反复思量,跨学科学习和交流的热情还是战胜了诸多顾虑,我最终还是接受了黎老师的邀请,开始了本书漫长、艰辛的翻译之旅。所幸的是,在全书的翻译过程中,不确定的术语翻译经常可以向黎老师讨教,略感心安。

如我预期,在翻译精神健康原理部分的过程中,我不禁惊讶于全球精神健康研究与心理学研究在主题、理论、方法等诸多方面的相通之处,翻译过程也颇有"熟路轻辙"之感。经过本书的翻译,我第一次发现,跨文化的研究方法和统计技术、精神障碍的分类系统在心理学和全球健康/公共卫生领域如此一致,完全具备跨学科交流的学术共识。和直觉一致,两个学科确实有完全不同的侧重点,本书的内容对我来说既熟悉又陌生,整个翻译过程是充满挑战的学习之旅。例如,尽管关注相同的精神障碍,心理学研究更关注个体结果,全球健康研究同时兼顾了精神障碍在社会层面的影响。经过本书的翻译,心理学科班出身的我第一次更透彻、更清晰地认识到了自己研究工作的社会意义。尽管心理学在心理干预方法上如此有优势,然而公共卫生领域对实证证据基础、标准化保健包的强调、对实践中诸多现实问题的考虑对心理学研究者开阔思路、将研究成果转化为公共卫生实践如此有启发意义。

虽然一直从事跨文化心理学研究,也时刻关注着文化与健康研究前沿,但是在本书的翻译过程中,我仍不禁惊叹于这本书内容之丰富、范围之广泛:不仅由衷地敬佩作者们对基本理论、实证研究证据严谨审慎的科学态度,更钦佩作者们真诚关注各国(尤其是中低收入国家)弱势群体福祉的社会情怀。如作者所言,这本书可理解度高,对专业背景要求低,适合对文化与精神健康研究有兴趣的所有人。第一次接触全球健康领域的我深以为然并颇觉受益匪浅,相信心理学、公共卫生、医学护理、人文社科领域的其他研究者、学生、实践者也和我一样能够从此书收获很多新理念、新思路和新想法,日后能够参与到全球精神健康的研究和实践工作,为全球精神健康的蓬勃发展贡献力量。

最后,这本书的翻译得到了全球健康研究中心的资助,是"全球健康学译丛"系列丛书之一;也得到"武汉大学人文社会科学青年学者学术发展计划"文化与健康研究团队"双一流专项资金"的资助。由于我颇有完美主义的倾向,本书的翻译工作包括了多轮的翻译、修改和校对工作,在此真诚感谢同事王燕(第二章)和学生刘思琪(第一、八、九、十七、十八章)、朱颖(第五、六、七、十四、十六章)、陈一波(第十一、十五章)、徐婷(第四、十二章)、乔巾惠(第十三、十九章)、梁丽诗(第二、十章)、刘津君(第三、二十章)的大力协助。

最后,本书的出版还要感谢洪琼编审的精心打磨、全球健康学译丛主编们的组织和协调、原出版商和作者、人民出版社的大力支持。本书的翻译工作量巨大,第一次翻译全球健康相关书籍,翻译和审校难免有不足或纰漏之处,恳请广大同仁不吝赐教。

尤 瑾

2020 年 5 月于西雅图

责任编辑：洪　琼

图书在版编目（CIP）数据

全球精神健康：原则与实践/［英］维克拉姆·帕特尔等编；尤瑾译. —北京：人民出版社，
　2021.8

（全球健康学译丛/黎浩、向浩、毛宗福主编）
ISBN 978－7－01－022755－9

Ⅰ.①全… Ⅱ.①维…②尤… Ⅲ.①精神卫生-研究 Ⅳ.①R749

中国版本图书馆 CIP 数据核字（2020）第 245607 号

原书名：Global Mental Health：Principles and Practice

原作者：Vikram Patel，Harry Minas，Alex Cohen，Martin J. Prince

原出版社：Oxford University Press，2013

版权登记号：01-2019-7669

全球精神健康：原则与实践
QUANQIU JINGSHEN JIANKANG：YUANZE YU SHIJIAN

［英］维克拉姆·帕特尔　哈里·米纳斯　亚历克斯·科恩　马丁·普林斯　编

尤　瑾　译

人民出版社 出版发行
（100706　北京市东城区隆福寺街 99 号）

北京中科印刷有限公司印刷　新华书店经销

2021 年 8 月第 1 版　2021 年 8 月北京第 1 次印刷
开本：787 毫米×1092 毫米 1/16　印张：23.25
字数：510 千字

ISBN 978－7－01－022755－9　定价：128.00 元

邮购地址 100706　北京市东城区隆福寺街 99 号
人民东方图书销售中心　电话（010）65250042　65289539